LE GUIDE FAMILIAL DES HUILES ESSENTIELLES

Mode d'emploi + trousses de base

60 huiles essentielles détaillées

Plus de 275 formules classées par troubles

L. Bec, É. Gerbeau, C. Hofman, R. Le Jeune

Préface du Docteur B. Arnal

LE GUIDE FAMILIAL DES HUILES ESSENTIELLES

Mode d'emploi + trousses de base

60 huiles essentielles détaillées

Plus de 275 formules classées par troubles

MANGO

SOMMAIRE

PRÉFACE

L'aromathérapie, thérapeutique par les huiles essentielles, est une « branche » (le jeu de mots est involontaire) de la phytothérapie dont elle ne peut être dissociée. La situation est la même pour la phytothérapie, officiellement considérée depuis 1986 par le ministère de la Santé comme une part entière de la médecine allopathique[1], dite aussi conventionnelle.

Ce syllogisme conduit à une reconnaissance de l'aromathérapie comme une thérapeutique médicale. La pharmacognosie qui étudie l'activité chimique des plantes médicinales n'est pas enseignée aux étudiants en médecine en faculté... Elle l'est de moins en moins aux étudiants en pharmacie. C'est bien dommage.

Alors qu'un grand nombre de thérapeutiques allopathiques sont issues du végétal et que de plus en plus de personnes – en majorité des femmes – font appel aux médecines naturelles, le recours à la connaissance chimique et biochimique et à la compréhension du pouvoir thérapeutique des plantes médicinales dont celui des huiles essentielles, est fondamental.

Selon l'OMS, environ 80 % de la population mondiale utilisent au quotidien la phytothérapie dont l'aromathérapie, dans le respect de l'usage traditionnel, souvent transmis par voie orale de génération en génération. Les remèdes de « bonne femme » qui ont traversé le temps sont en fait des remèdes de bonne réputation : « *bone fame* ou *bona fama* » du latin *fama*, réputation. Le Pr Loic Girre[2], professeur de pharmacognosie de la faculté de pharmacie de Rennes, nous demande de « considérer les remèdes de *bona fama* jusqu'à éventuelle preuve scientifique du contraire, comme de bons médicaments ». Le Dr Henry Joseph, pharmacien, spécialiste de la pharmacognosie antillaise, le confirme : « Le savoir populaire est un savoir scientifique formulé différemment. » Et le Pr Lamine N'Diaye, qui enseigne la sociologie à l'université de Dakar-Sénégal, considère que « pour qu'un résultat thérapeutique soit durable, le traitement doit être en phase avec la personne et son groupe d'appartenance ».

La phytothérapie dont l'aromathérapie se veut un outil thérapeutique moderne, issu d'un long usage traditionnel. Elle est une vraie médecine expérimentale cautionnée, confirmée par les travaux de recherche en pharmacognosie tant dans les facultés de pharmacie, que de sciences et parfois de médecine !

La place de la pharmacognosie autour des plantes médicinales, dans la recherche médicale moderne, est méconnue du grand public. Elle est pourtant essentielle pour notre avenir ainsi que celui des laboratoires de recherche pharmaceutique. Les chercheurs sont sans cesse à l'affût de nouveaux principes actifs végétaux dans la perspective de les isoler, de les évaluer et de les reproduire par synthèse ou hémisynthèse. Ils peuvent ainsi se libérer de la servitude de l'approvisionnement en plantes, puis déposer des brevets dont certains parfois de grande rentabilité. Ils modifient si besoin les structures chimiques des plantes pour améliorer l'effet thérapeutique recherché, pour éliminer certains effets secondaires ou pour perfectionner le mode de prise (par exemple, voie orale plutôt que parentérale). Dès lors, des plantes médicinales deviennent une matière première permettant la fabrication de certains médicaments qu'il n'est pas possible de synthétiser entièrement. Le Pr Kurt Hostettmann[3], à la tête du Laboratoire de pharmacognosie et de phytochimie de l'École de pharmacie de Genève-Lausanne écrit : « Les plantes ont toujours été à la source des médicaments et le seront toujours. »

Ainsi, à l'heure du tout pouvoir de la Based Evidence Medicine[4], l'OMS va-t-elle encourager officiellement en 1999, les pays à fournir des approches et des remèdes traditionnels sûrs et efficaces au sein de leurs systèmes de santé publics et privés.

La phytothérapie dont l'aromathérapie, ainsi que l'homéopathie, l'oligothérapie, la médecine chinoise dont l'acupuncture, l'auriculothérapie, la naturothérapie, la médecine manuelle (ostéopathie), la mésothérapie... sont souvent imparfaitement qualifiées de médecines douces, naturelles, différentes, alternatives, complémentaires, non conventionnelles...

1. Le terme allopathie désigne la médecine classiquement employée dans les pays occidentaux : des médicaments sont administrés pour contrecarrer les symptômes d'une maladie. La phytothérapie (incluant l'aromathérapie et l'oligothérapie) est une thérapeutique allopathique, contrairement à l'homéopathie qui, pour soigner une maladie, fait absorber au patient des substances (diluées et dynamisées) qui agissent selon le principe de similitude.

2. *La phytothérapie moderne, de la tradition à la science*, Éditions Pierre Fabre, 1989.

3. *Tout savoir sur le pouvoir des plantes, sources de médicaments*, éditions Favre, 1997.

4. Médecine fondée sur des preuves.

Le terme de « médecine non conventionnelle » ne doit pas être opposé à celui de médecine « conventionnelle ». Ces pratiques dites « non conventionnelles » peuvent en effet venir en complément d'un traitement conventionnel, parfois prendre la place de celui-ci en première intention pour les petits maux du quotidien, et parfois être proposées en relais de celui-ci dans des pathologies plus lourdes... Elles présentent aussi dans certains cas un intérêt prophylactique.

La dénomination légale et obligatoire de « complément alimentaire » ou celle habituelle de « compléments nutritionnels ou diététiques » pour les plantes médicinales, dessert l'image de la phytothérapie dont l'aromathérapie. Elle peut mettre en cause le sérieux de la prescription par le prescripteur averti. Le terme « phyto-médicaments » (ou éventuellement « produits naturels de santé ») paraît plus approprié.

Ces thérapeutiques à base de plantes ont des indications précises. Elles présentent parfois des contre-indications absolues et d'autres relatives. Certaines sont susceptibles d'avoir des effets secondaires et/ou indésirables. Elles peuvent aussi présenter des interactions avec des médicaments conventionnels ou avec d'autres végétaux. Il y a souvent des précautions d'emploi et des limites d'utilisation à connaître.

Ainsi, « pas de phytothérapie sans phytologie »[5]. La phytothérapie dont l'aromathérapie s'enseigne encore dans quelques facultés de médecine ou de pharmacie... aux médecins, aux pharmaciens et dans certains cas à d'autres professionnels de santé. Des formations sont ouvertes aux thérapeutes non-médecins et au grand public, certaines sont de grande qualité, d'autres non...

Le recours à l'automédication en matière de phytothérapie et tout particulièrement d'aromathérapie, très à la mode depuis quelques années, est fréquent, il n'est pas souhaitable sans un minimum de formation.

Les huiles essentielles sont extraites des plantes aromatiques à des fins thérapeutiques depuis les temps les plus reculés. La découverte de l'alambic par les Arabes a permis un développement plus large de leur usage. Chaque huile essentielle est un ensemble complexe de molécules chimiques connues et identifiables, de plusieurs dizaines à plusieurs centaines. Les différents principes actifs chimiques peuvent se potentialiser au sein d'une même huile essentielle.

Elles ne représentent qu'un faible pourcentage de la plante dont elles sont extraites, 1 à 15 % et surtout ne présentent pas les mêmes propriétés thérapeutiques que les plantes dont elles sont issues. Les huiles essentielles jouent un rôle spécifique au sein de la plante entière : effet répulsif ou attractif vis-à-vis des insectes, conservation d'une certaine humidité et d'un tampon thermique pour assurer la survie de la plante, ressource énergétique, protection contre les maladies virales, microbiennes et parasitaires...

Leurs propriétés chez l'être humain sont diverses : antiseptiques souvent (antibactériennes, antivirales, antifongiques) mais aussi antispasmodiques, antalgiques, anti-inflammatoires, cicatrisantes, hormonales, toniques, tranquillisantes, digestives... Elles ont leur place dans un grand nombre de pathologies. Leur utilisation à des fins thérapeutiques nécessite un minimum de formation.

L'automédication est soutenue par l'accès facile à des informations – articles, ouvrages, newletters, blogs ou sites sur Internet – parfois fausses ou incomplètes et ceci n'est pas sans risques...

Ces quelques lignes de préface introduisent le beau travail à huit mains, publié dans ce ***Guide familial des huiles essentielles***. Quatre auteurs respectant la parité, tous non médecins[6], passionnés d'aromathérapie, viennent ici nous démontrer qu'il est possible de rédiger un ouvrage de qualité et de référence, autour du formidable pouvoir thérapeutique des huiles essentielles. Connaissance des propriétés thérapeutiques mais aussi des effets secondaires et des interactions avec d'autres plantes ou avec des molécules allopathiques. Galénique spécifique. Respect des contre-indications en cas de grossesse ou d'allaitement pour un grand nombre d'entre elles. Précautions d'emploi notamment chez l'enfant. Précautions d'emploi. Prudence. Le plus important est dit et mis en avant... pour un maximum de sécurité pour tous.

Longue et belle vie à cet ouvrage. Que de nombreuses mains le feuillettent, le découvrent, le décortiquent, le dispersent... au gré du Vent de la Connaissance...

Dr Bérengère Arnal,
gynécologue-obstétricien[7]

5. *Connaissance de la plante*, Dr Jean-Charles Schnebelen, pharmacien, enseignant de phytothérapie, faculté de médecine Paris-XIII.

6. Rémy Le Jeune fut l'un de mes premiers élèves en 1997 lorsque je pris la responsabilité du Diplôme universitaire de phytothérapie à la faculté de médecine Paris-XIII, pour une durée de 15 ans. Nous continuons à travailler ensemble après toutes ces années.

7. Bibliographie à consulter sur le www.berangere-arnal.fr..

À propos des huiles essentielles

Histoire de l'aromathérapie

Se plonger dans l'histoire de l'utilisation des principes actifs des plantes par l'Homme, c'est se lancer dans un véritable voyage dans le temps et dans les différentes régions du monde. En effet, l'utilisation des molécules aromatiques de plantes a commencé dès le plus jeune âge de l'humanité. L'histoire de l'aromathérapie ne commence donc pas avec le développement des différents stades de procédés de distillation, elle est en réalité beaucoup plus ancienne.

Que ce soit à des fins culinaires, olfactives ou thérapeutiques, les premières traces de ces pratiques se retrouvent chez des civilisations aussi éloignées les unes des autres que furent celles de l'Indus (médecine ayurvédique), de la Chine, ou celles du bassin méditerranéen, voire des peuples aztèques et aborigènes. Il y a 40 000 ans, ces derniers avaient déjà recours aux si précieuses propriétés médicinales du tea tree – *Melaleuca alternifolia* –, qui fournit aujourd'hui cette huile essentielle indispensable à toute trousse d'aromathérapie.

Les plantes aromatiques pouvaient alors être utilisées sous des formes très simples comme la combustion de résines ou de bois, mais aussi sous forme d'infusions, de décoctions voire de macérations dans des huiles végétales.

L'utilisation olfactive des essences de plantes sous forme de parfums ou d'encens fut particulièrement mise à profit en Inde traditionnelle et en Égypte ancienne, dans les pratiques religieuses et funéraires.

Les lignes qui suivent vont permettre d'apprécier de façon chronologique l'universalité et la constance de l'utilisation des principes actifs des plantes, depuis la plus haute Antiquité jusqu'au développement de l'aromathérapie scientifique moderne. On y retrouvera également quelques-uns des acteurs majeurs qui ont contribué de manière si précieuse à l'éclosion de cette discipline thérapeutique.

L'Antiquité

En Chine et en Inde, les vertus thérapeutiques des essences aromatiques sont connues depuis fort longtemps. On note des traces de méthodes d'extraction datant de plusieurs millénaires dans ces deux pays. Au Pakistan a été découvert un ancêtre de l'alambic en terre cuite, semblant remonter à 5 000 ans avant notre ère. Dès l'époque d'Imhotep, médecin du pharaon (2700 av. J.-C.), des papyrus témoignent de la connaissance par les Égyptiens des propriétés antimicrobiennes et désinfectantes des huiles essentielles. La préparation des momies est l'un des meilleurs exemples de cette maîtrise. D'autres utilisations à des fins cosmétiques et culinaires étaient par ailleurs courantes chez ce peuple.

Dans la civilisation romaine, des écrits attestent là encore que le recours à des procédés s'apparentant à l'enfleurage et aux macérations huileuses étaient utilisés pour isoler les fragrances de plantes.

Le Moyen Âge

Malgré de nombreux progrès de par le monde, il faudra cependant attendre encore deux mille ans pour qu'Avicenne (980-1037), éminent médecin arabe et philosophe, marque une étape importante. À l'aide d'un alambic de son invention, il découvre le moyen de produire la première huile essentielle de rose pure par distillation. Ses nombreux écrits ultérieurs vont témoigner de l'importance qu'il accorde aux huiles essentielles dans sa pratique médicale. Il convient d'ajouter que certains documents sur l'histoire de la distillation remontent aux écrits d'un alchimiste perse, Geber, à qui l'on attribuerait également l'invention de l'alambic au IXe siècle. Quoi qu'il en soit, les croisades du XIIe siècle conduisirent à l'importation de ces techniques en Europe.

Au XIIIe siècle, le médecin catalan Arnold Villanova de Bachuone décrit précisément pour la première fois la distillation conduisant à la térébenthine et à l'huile essentielle de romarin. Raymond Lulle fera de même avec celle de la sauge. L'amélioration des alambics et des modes opératoires va ainsi se poursuivre et donner les outils nécessaires à une utilisation thérapeutique de plus en plus fréquente des huiles essentielles.

La Renaissance

Au cours du XVIe siècle, le médecin suisse Paracelse (de son vrai nom Philippus Theophrastus Aureolus Bombastus von Hohenheim ; 1493-1541) joue un rôle très important dans l'évolution de la médecine et de la prescription de remèdes. Médecin, alchimiste, humaniste et visionnaire, il est considéré comme l'un des pères de la médecine expérimentale.

En 1563, Giovanni Battista della Porta, dans son *Liber de distillatione*, définit ce que sont les huiles grasses, les huiles essentielles ainsi que divers procédés de séparation des essences et des eaux distillées.

Mais le monde médical n'est pas le seul à intervenir dans l'univers des huiles essentielles. La parfumerie y tient également un rôle important, particulièrement dans le sud de la France. Ainsi, pendant ce même siècle, les essences de lavande étaient l'une des richesses de la Provence.

Durant toutes ces périodes et celles qui suivent, les huiles essentielles vont être intimement liées aux pratiques médicales partout où leurs bienfaits sont reconnus. D'innombrables récits en attestent. Le fameux épisode du « vinaigre des 4 voleurs » en est une des illustrations. Durant la grande peste de 1630, 4 voleurs détroussaient les cadavres sans être contaminés. Après leur capture, ils finirent par avouer que cette « immunité » était due au fait qu'ils s'enduisaient le corps d'un vinaigre de leur composition, à base d'huiles essentielles et de plantes médicinales. La formule d'origine, inscrite au Codex (recueil officiel des formules médicamenteuses autorisées en France), a traversé les âges et fut vendue en pharmacie jusqu'au XXe siècle.

Les Temps modernes

C'est ainsi que l'aromathérapie en tant qu'outil prophylactique contre les épidémies va perdurer jusqu'au XIXe siècle. En 1928, René-Maurice Gattefossé, chimiste spécialisé dans la cosmétique et les parfums, se brûle grièvement à la main lors d'une explosion survenue au sein de son laboratoire. Il plonge alors sa main dans un bain d'huile essentielle de lavande aspic placé à proximité. Le soulagement étant très rapide, il réitère l'opération les jours suivants et constate avec stupéfaction la vitesse et la qualité de sa guérison. Cet épisode va le conduire à l'étude approfondie des propriétés des composants aromatiques constituant les huiles essentielles. C'est à cette occasion qu'il crée le terme d'aromathérapie. Il établira les relations qui lient l'activité thérapeutique des huiles essentielles et la structure biochimique de ses composants et publie de nombreux ouvrages sur le sujet.

Au début des années 1960, le docteur Jean Valnet poursuit l'œuvre de R.-M. Gattefossé. Par le biais de nombreux ouvrages et conférences ainsi que la fondation de la Société française de phytothérapie et d'aromathérapie, il révèle au grand public l'extraordinaire pouvoir des huiles essentielles et en relance l'utilisation médicinale. Lui succèdent quatre médecins, Duraffourd, Lapraz, d'Hervincourt et Belaiche, qui prennent le relais de ses travaux.

1975 voit l'apport incontournable de Pierre Franchomme au monde de l'aromathérapie. Aromatologue renommé, il définit la notion de chémotype ou spécificité biochimique (voir p. 18). Il contribue ainsi à améliorer l'utilisation scientifique et sécurisée des huiles essentielles à des fins thérapeutiques. Il écrira avec Daniel Pénoël et Roger Jollois un livre de référence intitulé *L'aromathérapie exactement*.

D'autres scientifiques ont apporté un précieux tribut au monde de l'aromathérapie. Leurs ouvrages sont, là aussi, des livres de référence pour qui veut se plonger de façon approfondie dans la connaissance des huiles essentielles. Je pense particulièrement à Michel Faucon, Phillippe Mailhebiau ou encore Dominique Baudoux (références bibliographiques en fin d'ouvrage).

DÉFINITIONS UTILES

AROMATHÉRAPIE

L'aromathérapie (de *aroma*, odeur et *therapia*, soin) est une discipline médicale utilisant les principes aromatiques actifs présents dans les huiles essentielles, les essences et les hydrolats issus des plantes. Il est bon de ne pas oublier ici les supports et compléments synergiques que représentent les huiles végétales et les macérâts huileux.
Le terme d'**aromatologie** désigne la science associant les propriétés thérapeutiques des huiles essentielles (HE), des essences (ESS) et des hydrolats (HA) à leurs spécificités biochimiques.

ESSENCE

Ce terme est par principe réservé à la substance aromatique naturellement sécrétée par la plante dans ses organes producteurs (op). Notons qu'au sein des organismes de référence (AFNOR, Pharmacopée française, Pharmacopée européenne, etc.), il peut exister certaines ambiguïtés selon les versions des textes réglementaires. En toute rigueur et de façon consensuelle, le terme d'« essence » est employé pour les produits extraits par expression à froid (voir p. 14), utilisée pour certains genres de plantes comme les *Citrus* (citron, mandarine, orange, etc.).

HUILE ESSENTIELLE

Une huile essentielle, telle que définie et utilisable en aromathérapie, est un produit complexe issu des essences naturelles présentes dans les plantes (dans certaines parties ou en intégralité). Les huiles essentielles découlent de la fraction odorante volatile des végétaux et sont donc des distillats d'essences naturelles. Feuilles, fleurs, écorce, bois, zeste, graines, baies, fruits, tout est prétexte à extraction ! Ne sont actuellement considérées comme huiles essentielles, en aromathérapie, que celles obtenues par distillation à la vapeur d'eau (voir p. 14).
Suivant les destinations et les différentes instances réglementaires auxquelles elles sont soumises, il existe par ailleurs, plusieurs autres définitions normatives du terme « huile essentielle ». Ainsi, pour un usage aromatique et alimentaire, la norme AFNOR NF T 75-006 (1998-2000) donne comme définition :
« Produit obtenu à partir d'une matière première végétale, soit par entraînement à la vapeur, soit par des procédés mécaniques à partir de l'épicarpe (peau) des *Citrus*, soit par distillation "sèche". ».
C'est là une définition assez proche de celle de la norme ISO 9235 (*Matières premières aromatiques d'origine naturelle – vocabulaire*) :
« Produit obtenu à partir d'une matière première d'origine végétale, après séparation de la phase aqueuse par des procédés physiques : soit par entraînement à la vapeur d'eau, soit par des procédés mécaniques à partir de l'épicarpe des *Citrus*, soit par distillation "sèche". »
Pour un usage à destination pharmaceutique et/ou cosmétique, l'Agence nationale de sécurité du médicament et des produits de santé (ANSM) définit les huiles essentielles comme suit :
« Produit odorant, généralement de composition complexe, obtenu à partir d'une matière première végétale botaniquement définie, soit par entraînement par la vapeur d'eau, soit par distillation sèche, ou par un procédé mécanique approprié sans chauffage. L'huile essentielle est le plus souvent séparée de la phase aqueuse par un procédé physique n'entraînant pas de changement significatif de sa composition. »
Selon *La Pharmacopée européenne*, 7e édition (2010) : « Produit odorant généralement de composition complexe, obtenu à partir d'une matière première végétale botaniquement définie, soit par entraînement à la vapeur d'eau, soit par distillation sèche, soit par un procédé mécanique approprié sans chauffage. Une huile essentielle est le plus souvent séparée de la phase aqueuse par un procédé phy-

sique n'entraînant pas de changement significatif de sa composition.

Les huiles essentielles peuvent subir un traitement ultérieur approprié. Elles peuvent être commercialement dénommées comme étant déterpénée, désesquiterpénée, rectifiée ou privée de "x".

- **L'huile essentielle déterpénée** est une huile essentielle privée, partiellement ou totalement, des hydrocarbures monoterpéniques.
- **L'huile essentielle déterpénée et désesquiterpénée** est une huile essentielle privée, partiellement ou totalement, des hydrocarbures mono- et sesquiterpéniques.
- **L'huile essentielle rectifiée** est une huile essentielle qui a subi une distillation fractionnée dans le but de supprimer certains constituants ou d'en modifier la teneur
- **L'huile essentielle privée de "x"** est une huile essentielle qui a subi une élimination partielle ou complète d'un ou plusieurs de ses constituants. »

Par ailleurs, la 4e édition de la *Pharmacopée française* (2000) précise que 2 procédés seulement sont utilisables pour l'extraction des composés volatils (la distillation à la vapeur d'eau et l'expression). Il y est précisé également que l'extraction par expression est réservée à l'obtention des essences de plantes du genre *Citrus*.

Hydrolat

Ce mot vient du latin *hydro* (eau) et du français *lat* (lait), à cause de l'aspect laiteux de l'hydrolat en sortie d'alambic[1]. C'est l'autre produit obtenu lors de la fabrication d'une huile essentielle par distillation par entraînement à la vapeur d'eau (voir aussi « Les hydrolats » p. 61).

1. M. Faucon, *Traité d'aromathérapie*.

Huile végétale

Une huile végétale est une substance grasse extraite à partir des graines, des noix ou des fruits d'une plante oléagineuse. La directive 2003/30/CE (8 mai 2003) la définie comme « une huile produite à partir de plantes oléagineuses par simple pression à froid, extraction ou procédés comparables, brute ou raffinée, mais sans modification chimique ». Les huiles végétales sont composées principalement d'acides gras et sont des excipients de choix pour la dilution des huiles essentielles.

Olfactothérapie

Une part importante de l'aromathérapie est ce que l'on nomme l'olfactothérapie. Cette technique de soin utilise notre relationnel au monde des odeurs comme levier thérapeutique. C'est une méthode assez récente, agissant sur le côté émotionnel des individus (voir « La gestion des émotions » p. 243).

En pratique, on peut lier les différentes définitions aux modes d'extraction (voir « Les modes d'obtention des huiles essentielles », pp. 14-17).

- Huiles essentielles : distillation à la vapeur d'eau
- Hydrolats aromatiques (ou eau florale) : distillation à la vapeur d'eau
- Essence de percolation : percolation (ou hydrodiffusion)
- Essence d'expression à froid (ESS) : expression à froid (réservée aux *Citrus*)
- Essence d'extraction et essence absolue : extraction par CO_2 supercritique, extraction par solvants organiques.

LES MODES D'OBTENTION

Comment passe-t-on de la plante au flacon ? C'est là toute la problématique (et la magie !) de l'obtention et de la conservation des substances aromatiques des plantes. Il est à noter que nous avons tous fait de l'extraction de molécules odoriférantes sans en avoir réellement conscience. En effet, qui n'a jamais pressé un zeste d'orange entre ses doigts ? Extraction d'essence d'agrumes par expression à froid ! Qui n'a jamais mis des plantes à infuser pour se préparer une tisane ? Extraction d'huiles essentielles par hydrodistillation !
Dans ce chapitre, nous allons donc nous intéresser aux diverses méthodes qui permettent l'obtention de ces liquides si précieux que sont les huiles essentielles et les essences. Certains des principes de ces procédés, comme la distillation, sont connus et utilisés depuis l'Antiquité et bénéficient aujourd'hui de l'apport de la modernité. D'autres sont quasiment abandonnés mais de nouvelles technologies très pointues sont apparues récemment. Il convient d'ailleurs de préciser ici que certaines techniques d'extraction des essences peuvent être utilisées et appréciées différemment, selon que l'on se place du point de vue de l'aromathérapie ou de celui de la parfumerie.

L'EXPRESSION À FROID

Les végétaux concernés par ce procédé sont ceux du genre botanique *Citrus* (plus communément connus sous l'appellation d'« agrumes » : citron, orange, etc.). Il s'agit ici d'une extraction purement mécanique consistant à gratter et/ou à presser le zeste des fruits pour en récupérer les essences. Les résidus de cette opération mécanique sont ensuite soumis à une centrifugation afin de récupérer l'essence. La centrifugation consiste à faire tourner extrêmement rapidement un mélange (comme dans une sorte de « manège » miniature) afin de séparer les parties solides des parties liquides. Il convient de signaler que le terme « huile essentielle », souvent utilisé pour le produit de l'expression à froid, est abusif et doit être réservé aux techniques d'extraction décrites ci-après. En toute rigueur, on parle donc d'essence de citron, d'orange, de pamplemousse, etc., et non d'huile essentielle. Notons que les essences se conservent moins longtemps que les huiles essentielles et doivent donc être utilisées plus rapidement.

LES MÉTHODES DE DISTILLATION À LA VAPEUR D'EAU

Plusieurs méthodes utilisant l'eau et la vapeur d'eau existent, mais des différences importantes apparaissent dans leur mise en œuvre et dans leurs appareillages. Le but de la distillation est évidemment de récupérer les composés biochimiques et thérapeutiques présents dans les plantes aromatiques, avec le minimum de perte et de détérioration.

LA VAPODISTILLATION (DISTILLATION PAR ENTRAÎNEMENT À LA VAPEUR D'EAU)

C'est le procédé le plus récent de distillation et celui étant actuellement considéré comme le meilleur pour la production d'huiles essentielles employées en aromathérapie.
Il est le plus utilisé à la fois par les petits producteurs et par des fabricants produisant des quantités plus conséquentes.
Dans ce procédé, la vapeur d'eau est directement injectée sous pression régulée dans l'alambic où se trouvent les plantes. La production de vapeur se fait par un dispositif extérieur, par le biais de procédés plus ou moins modernes et sophistiqués (chaudière ou générateur de vapeur). La vapeur passe d'abord au travers des plantes pour en extraire les composés volatils aromatiques. Le mélange vapeur d'eau + substances aromatiques se condense ensuite, après passage dans un serpentin réfrigéré. Le recueil du condensat se fait dans un récipient collecteur situé à la fin du dispositif de distillation, l'essencier (ou séparateur).

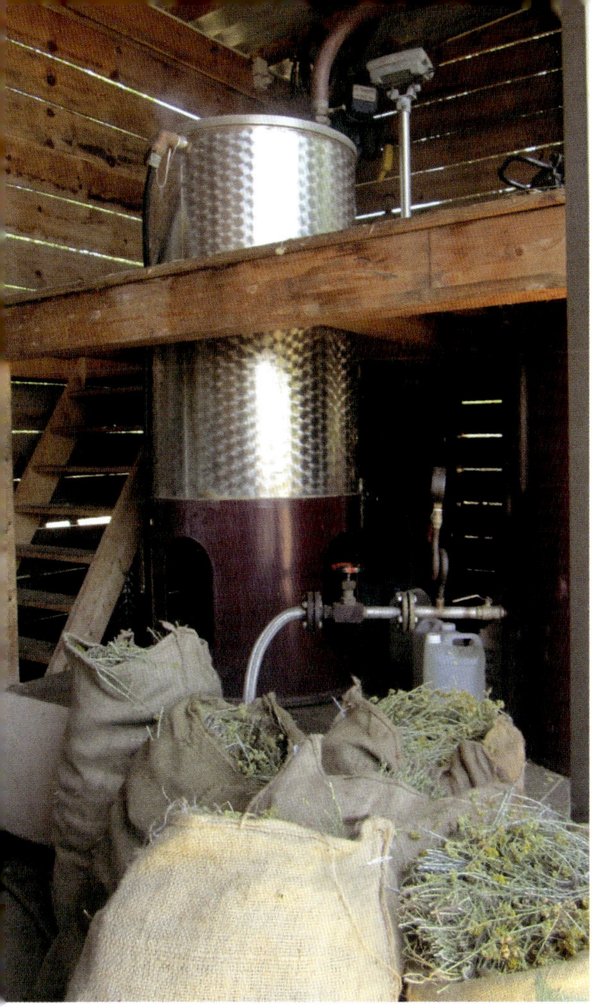

Distillateur et sacs d'hélichryse italienne en attente de distillation après cueillette (Vitalba, distillerie Listincu).

Après décantation, les deux phases liquides obtenues (huile surnageant sur la phase aqueuse) sont recueillies séparément et donnent l'huile essentielle d'une part et l'hydrolat (ou eau florale ou eau aromatique) d'autre part.

Hormis certaines exceptions, ce mode de distillation peut s'appliquer à la plupart des plantes, dans la grande majorité de leur forme (rameaux, bois, écorce, feuilles, fleurs, graines). Elle gomme quasiment tous les inconvénients liés aux deux méthodes qui vont suivre et combinent bon nombre d'avantages :

- aucun contact avec l'eau, d'où la quasi-absence de phénomènes d'hydrolyse (dégradation chimique des molécules entraînant la perte de leurs propriétés d'origine) ;
- diminution importante de la quantité d'eau ;
- rendements et rapidité grandement améliorés.

Cette technique permet une reproductibilité accrue des distillations et donc de la qualité des huiles essentielles et des hydrolats, par une meilleure maîtrise des paramètres de distillation :

- température et pression de la vapeur injectée ;
- durée du processus ;
- homogénéisation du contact « plantes-vapeur » ;
- meilleure maîtrise des coûts de production.

La vapo-hydrodistillation

L'appareillage est quasiment identique au premier, en dehors du fait qu'ici, les plantes sont disposées sur une grille au-dessus de l'eau portée à ébullition. Par contre, la cuve de l'alambic est directement en contact avec la source de chaleur.

Lorsque l'eau bout, la vapeur qui en résulte passe au travers des plantes, en extrait les principes actifs et les entraîne dans le col de cygne puis dans le serpentin de refroidissement. Il s'ensuit les mêmes phénomènes qu'avec la vapodistillation :

- condensation des vapeurs portantes ;
- décantation des deux phases obtenues ;
- récolte séparée de l'huile et de l'hydrolat dans l'essencier.

Par cette technique, certains inconvénients du procédé historique qu'est l'hydrodistillation (voir ci-après) sont évités ou limités. C'est le cas par exemple du risque de dénaturation par hydrolyse, qui est ici extrêmement réduit du fait de l'absence de contact direct entre l'eau et la matière végétale. Il reste cependant plusieurs désagréments, comme la quasi-impossibilité de régler la pression de vapeur d'eau agissant sur les plantes à distiller. De même, la vapo-hydrodistillation exige une surveillance très stricte du niveau d'eau (avec les risques inhérents lors des ajouts éventuels). Les faibles rendements et la durée du processus sont aussi des inconvénients de la méthode.

L'HYDRODISTILLATION

C'est la méthode la plus simple et la plus ancienne, puisqu'elle était déjà utilisée sous l'Antiquité. On plonge les plantes à distiller dans un alambic rempli d'eau, que l'on porte à ébullition. Selon leur forme (feuille, fleur, partie ligneuse, graine, etc.), ces plantes peuvent être traitées en amont, par exemple par broyage. Le dispositif de chauffe est placé directement sous la cuve de l'alambic. La vapeur, qui se forme directement au contact des plantes en suspension lors de la montée en température puis de l'ébullition, libère les composants aromatiques puis les entraîne dans les différents circuits de l'alambic. La suite du procédé est la même que pour les deux précédentes méthodes jusqu'à la récupération de l'huile essentielle et de l'hydrolat distillés.

Cette méthode présente divers inconvénients comme celui de la grande quantité d'eau nécessaire. S'y ajoutent la surveillance permanente du niveau de celle-ci ainsi que les risques importants lors des éventuels ajustements en cours de distillation. Ceci induit d'ailleurs une variabilité dans certains paramètres du processus (durée de distillation ou constance de la température par exemple). Par ailleurs, les risques de dégradation biochimique des composés olfactifs sont plus à craindre qu'avec d'autres méthodes (hydrolyse). Malgré tout, l'hydrodistillation est encore parfois utilisée dans le cas de certaines fleurs ou pour des plantes à points d'ébullition élevés.

L'EXTRACTION AU CO_2 SUPERCRITIQUE

L'extraction au CO_2 supercritique (gaz carbonique) est un procédé très récent utilisé pour la distillation des plantes. Ce mode d'extraction des composés actifs et aromatiques est apparu au début des années 1970. Les végétaux préalablement broyés sont placés dans la cuve de l'extracteur, puis soumis à un jet de CO_2 dans sa forme supercritique, sous haute pression (environ 70 à 300 fois la pression atmosphérique) et sous une température généralement de 30 à 50 °C.

Tout comme la vapeur d'eau dans les précédentes techniques, le CO_2 supercritique passe à travers la masse végétale et fait éclater les poches à essence. Il récupère les molécules aromatiques puis les véhicule à travers le dispositif d'extraction jusqu'au moment où, reprenant sa forme gazeuse, il envoie les huiles essentielles dans le récipient de collectage final. Le CO_2 redevenu gazeux est alors récupéré, puis recyclé pour de nouvelles extractions.

Comparés aux précédents, les avantages de ce mode d'extraction sont multiples :

- conditions opératoires à basses températures (30 à 50 °C), donc peu d'impact sur les structures chimiques des composés extraits ;
- pas d'utilisation de solvants ;
- empreinte écologique faible (pas d'énergie de chauffage importante, CO_2 non-polluant et recyclable).

Cependant, cette technique est actuellement peu utilisée, du fait de son prix élevé et de sa technicité, plus compliquée que la vapodistillation qui reste plus abordable pour les petits producteurs. La neutralité du CO_2 permet la production d'huiles essentielles très proches des substances d'origine élaborées par le métabolisme du végétal.

L'ENFLEURAGE

Il s'agit d'une technique très ancienne puisqu'elle remonte à l'Antiquité. Elle fut traditionnellement très employée dans le domaine de la parfumerie et de la cosmétique durant tout le XIXe et le début du XXe siècle, et repose sur la capacité qu'ont les graisses à retenir les molécules aromatiques. Le meilleur est dans le gras ! Les plantes concernées sont celles dont la fragilité limite l'utilisation des procédés d'hydro- ou de vapodistillation. Les fleurs sont incorporées à de la graisse qui va en absorber les composants volatils. Au bout de plusieurs jours et après avoir plusieurs fois renouvelé les fleurs, la graisse, saturée de composés aromatiques, est récoltée.

À ce moment de la production, elle peut être utilisée sous forme d'onguent ou mélangée à de l'alcool qui en extrait les arômes et permet d'obtenir ce que l'on appelle une « absolue ».

L'enfleurage peut se faire à froid pour les fleurs les plus fragiles (comme le jasmin, la violette, la jonquille ou le lilas) ou à chaud (à 60 °C environ) pour celles dont les principes volatils sont plus difficiles à extraire (la rose, le mimosa ou l'acacia par exemple).

LES AUTRES MÉTHODES

Les méthodes qui suivent sont peu ou plus utilisées pour l'obtention d'huiles essentielles destinées à l'aromathérapie. Elles peuvent néanmoins être citées car elles font appel à des notions historiques ou à des techniques en cours de développement.

L'EXTRACTION PAR SOLVANTS

Dans cette technique, les molécules aromatiques sont solubilisées, puis extraites par des solvants organiques comme l'hexane ou l'éthanol. En pratique, on fait macérer les plantes dans le solvant qui va se saturer de leurs substances odorantes. Après décantation des résidus végétaux et évaporation du solvant, on obtient une sorte de pâte extrêmement parfumée. Cette pâte, nommée « concrète », est lavée à l'alcool pour donner une substance là aussi nommée « absolue ». Pour des raisons évidentes de risques de présence de résidus de solvants organiques dans les huiles essentielles produites, cette technique est à déconseiller dans le cadre de l'aromathérapie médicale.

LA PERCOLATION (OU HYDRODIFFUSION)

Comme pour l'expression à froid, le terme d'huile essentielle ne peut être employé pour qualifier les produits provenant de l'hydrodiffusion : ce sont des « essences de percolation ». Le vecteur d'extraction utilisé est une nouvelle fois un flux de vapeur, mais de bas en haut. Ceci permet l'extraction de molécules plus lourdes que dans le cas de la vapodistillation et explique la présence, dans les essences de percolation, de molécules classiquement absentes des huiles essentielles produites par vapodistillation.

L'EXTRACTION PAR MICRO-ONDES

Il s'agit là aussi d'une technique très récente en cours de développement. On utilise ici la capacité des micro-ondes à faire bouillir l'eau de façon très rapide. Celle-ci étant présente en grande quantité dans les plantes, son ébullition va en faire éclater la structure cellulaire. La vapeur qui en découle va extraire et transporter les substances aromatiques comme dans le cas d'une hydrodistillation classique.

Les avantages de l'extraction par micro-ondes sur cette dernière sont la diminution du temps d'extraction. Tout comme pour l'extraction au CO_2 supercritique, le profil aromatique des huiles essentielles obtenues par ce procédé est très proche de celui que l'on retrouve naturellement dans la plante d'origine. Outre l'utilisation des micro-ondes qui peut en rebuter certains, l'un des inconvénients de cette méthode en est le caractère très récent, et le recul nécessaire à son appréciation de façon objective et documentée.

LA PYROGÉNATION

C'est une technique traditionnelle assez anecdotique qui s'applique sur le bois. Elle consiste à faire chauffer tronc et racines dans un four clos porté à une température de 250 °C. Durant l'opération, une huile très sombre est extraite et se dépose sur les parois du four, puis on la récupère. Ce procédé était utilisé historiquement depuis le XVIIIe siècle pour la production d'huile de cade, mais il avait pour inconvénient de produire des huiles cancérigènes malgré ses propriétés cicatrisantes. L'huile essentielle de cade est aujourd'hui produite par distillation classique et peut être utilisée sans risque à des fins thérapeutiques.

LA NOTION DE CHÉMOTYPE

La notion de chémotype, primordiale dans l'aromathérapie moderne, a été définie par Pierre Franchomme en 1975. Les travaux de Philippe Mailhebiau sur les critères HEBBD (Huile essentielle botaniquement et biochimiquement définie) et EOBBD (Essential Oil Botanically & Biochemically Defined) dans ce domaine sont également à saluer (voir plus loin, « Que doit-on trouver sur l'étiquette d'un flacon d'huile essentielle ? », p. 48).

Le chémotype est défini par le composant chimique majeur de l'huile essentielle. « Majeur » ne veut pas dire ici « majoritaire » en terme de concentration, mais signifie que c'est celui qui qualifie le mieux sa spécificité thérapeutique. Il s'agit d'une caractérisation supplémentaire venant s'ajouter aux notions botaniques qui désignent la plante. Il est donc impératif de choisir une huile essentielle en fonction de cette donnée pour toute démarche à visée médicale.

Il est cependant important de ne pas faire de simplification à outrance en limitant l'effet thérapeutique d'une huile essentielle à une seule substance biochimique. N'oublions pas qu'une huile essentielle est composée d'une multitude de molécules (parfois plusieurs centaines) agissant en synergie. C'est pourquoi la notion de « composés majoritaires » d'une huile essentielle est également importante et indispensable à connaître (voir l'exemple de l'huile essentielle de thym, p. 52).

Les termes de « chimiotype » ou « spécificité biochimique » (SB) sont également parfois rencontrés dans la littérature. Pour la personne désireuse de se soigner par l'aromathérapie, ce sont les molécules biochimiques (désignées par le chémotype) qui sont responsables des propriétés thérapeutiques mais aussi des toxicités des huiles essentielles et donc des précautions d'emploi qui en découlent.

C'est l'adoption du règlement REACH par l'Union européenne en 2006 qui a défini la notion de chémotype.

Ces spécificités biochimiques dépendent de plusieurs facteurs surtout liés au biotope et à l'ensemble des conditions de vie de la plante. À titre d'exemple, nous pouvons citer les paramètres suivants :

- nature du sol ;
- climat et saison ;
- hygrométrie ;
- altitude ;
- luminosité ;
- populations végétales voisines.

Le **stade de développement** de la plante est également important. En effet, selon les périodes de sa vie, le métabolisme de la plante est très différent. La composition aromatique de l'huile essentielle qui va en résulter peut donc montrer des variations à prendre en compte lors de toute utilisation thérapeutique. Un exemple classique en est donné par l'huile essentielle de menthe poivrée – *Mentha x piperita var officinalis* –, qui peut voir son taux de cétones (potentiellement toxiques) augmenter après la floraison.

Il est même rapporté qu'une surpopulation inhabituelle d'insectes sur les lieux de culture pourrait affecter la composition finale des huiles essentielles. Les déchets en tout genre qu'ils engendrent au cours de leur vie se retrouvent plus ou moins absorbés par les plantes lors de leur croissance.

Par ailleurs, un certain mécanisme de défense des plantes pour lutter contre les agressions extérieures trouverait également ici des implications sur la composition finale des huiles essentielles (voir ci-contre « La biochimie des huiles essentielles »).

Une excellente analogie peut être menée avec le monde de l'œnologie. Tous les critères de culture intervenant sur la qualité et les paramètres organoleptiques finaux d'un vin peuvent s'appliquer ici. L'ignorance de ces données et le manque de rigueur dans l'identification des huiles essentielles peuvent conduire non seulement à des échecs thérapeutiques mais aussi à des incidents liés à la toxicité potentielle d'un composant. C'est pourquoi il est du devoir des fabricants d'huiles essentielles d'être attentifs à bien fournir cette information de chémotype.

En pratique, le chémotype peut être transcrit de deux façons sur l'étiquette du flacon. Soit il est simplement ajouté dans un encart « composés majoritaires », soit il est ajouté à la fin de la dénomination. On peut se rendre compte de l'implication du chémotype au travers de trois spécificités biochimiques du romarin officinal (Rosmarinus officinalis) :
- romarin officinal CT 1,8 cinéole (*Rosmarinus officinalis cineoliferum*) ;
- romarin officinal CT verbénone (*Rosmarinus officinalis verbenoniferum*) ;
- romarin officinal CT camphre (*Rosmarinus officinalis camphoriferum*).

Les utilisations de ces trois huiles essentielles de romarin seront différentes ainsi que leurs précautions d'emploi, surtout en ce qui concerne les deux dernières (CT verbénone et CT camphre) qui doivent être manipulées avec de grandes précautions.

POUR ALLER PLUS LOIN

Afin de vous aider lors de vos futures acquisitions, nous vous proposons dans la partie « Annexes » (p. 358) le tableau intitulé « Composants majoritaires & chémotypes de quelques huiles essentielles courantes ». Cela vous permettra également de vous sensibiliser aux différences présentes au sein d'une même plante.

LA BIOCHIMIE DES HUILES ESSENTIELLES

La synthèse des essences aromatiques par les végétaux suit des chemins biochimiques particulièrement complexes qu'il est nécessaire d'évoquer afin de bien comprendre l'extraordinaire richesse et puissance que l'on retrouve dans les huiles essentielles après extraction. Les structures responsables de la synthèse des molécules aromatiques sont de véritables usines spécialisées pouvant se situer en différents points de la plante.

OÙ LES PLANTES FABRIQUENT-ELLES LES ESSENCES ?

Le plus souvent, ces « usines de production » sont localisées soit directement à la surface de la plante, soit à proximité ou enfin reliées à l'extérieur par le biais de canaux sécréteurs. De façon simplifiée, nous dirons qu'il existe principalement trois types de structures sécrétrices dans les plantes.

LES POILS GLANDULAIRES ÉPIDERMIQUES

Ces poils sont situés à la périphérie des divers organes végétaux que sont les calices, les feuilles ou les tiges. On trouve par exemple ce type de structure dans la famille de la sauge officinale – *Salvia officinalis* (famille des lamiacées).

LES POCHES SPHÉRIQUES

Ces poches dérivent de cellules végétales modifiées et peuvent se trouver soit en surface soit plus en interne. Le tea tree – *Melaleuca alternifolia* (famille des myrtacées) – en est un exemple.

Vous trouverez dans la partie « Annexes » p. 367 un lexique de termes scientifiques et médicaux utilisés dans cet ouvrage.

Les canaux glandulaires

Ces structures sont caractéristiques des résineux comme le pin maritime *Pinus pinaster* (famille des abiétacées). Chez ces représentants, les canaux se trouvent dans divers endroits (tronc, aiguilles, fruits, etc.).

Comment les plantes fabriquent-elles les essences ?

Les plantes élaborent les substances nécessaires à leur survie lors de processus chimiques très complexes que nous n'aborderons ici que dans leurs grandes lignes. Les molécules aromatiques dont sont issues les huiles essentielles font évidement partie de ces substances. Là encore, une comparaison très simplifiée peut être faite en assimilant ces procédés à ce qui se passe dans une usine où diverses étapes de fabrication aboutiraient aux composés chimiques finaux. Tout ce processus nécessite énergie, matières premières, savoir-faire et adaptation potentielle aux événements extérieurs et aux impondérables divers :

• énergie : lumière et chaleur solaire ;
• matières premières : eau, oxygène, gaz carbonique, sels minéraux et nutriments du sol ;
• savoir-faire : tout ce qui est inscrit dans les gènes de la plante et qui est caractéristique de son espèce, genre et famille botanique ;
• adaptation aux événements extérieurs et aux impondérables : là interviennent toutes les réponses de la plante pour survivre et interagir avec son biotope. C'est par exemple la synthèse de substances particulières lui permettant de lutter contre des maladies, d'attirer ou de repousser des insectes ou d'éloigner d'autres plantes. En résumé, tout ce qui lui permet de vivre et de s'adapter à son environnement.

En ce qui concerne la synthèse des huiles essentielles, deux voies spécifiques sont principalement utilisées par les végétaux : la voie des **terpènes** et celle des **phénylpropanoïdes**.

Ces deux « chaînes de fabrication » de notre « usine végétale » aboutissent au final à l'élaboration des substances biochimiques que l'ont retrouve dans les huiles essentielles.

Ces grandes familles sont principalement les suivantes (liste alphabétique) :

- Acides
- Alcools (monoterpénols, sesquiterpénols, diterpénols)
- Aldéhydes
- Cétones
- Composés azotés
- Composés sulfurés
- Coumarines
- Esters terpéniques
- Éthers
- Lactones
- Oxydes terpéniques
- Terpènes (monoterpènes, sesquiterpènes)
- Phthalides
- Phénols monoterpéniques

Dans les paragraphes qui vont suivre, nous allons voir les différentes caractéristiques de ces familles et des propriétés qu'elles induisent dans les huiles essentielles.

La composition des huiles essentielles

Les huiles essentielles sont composées d'une multitude de molécules biochimiques (jusqu'à plus de 300 pour certaines !). Les vertus thérapeutiques et la toxicité potentielle des huiles essentielles sont toujours reliées à la présence de ces molécules aromatiques. Aussi, si vous consultez le site Internet d'un producteur sérieux afin d'examiner les fiches descriptives de ses huiles essentielles, vous risquez fort de vous trouver face à un résultat proche des exemples suivants :

HE d'immortelle de Corse (sauvage littoral) - *Helichrysum italicum ssp italicum*

- Esters : acétate de néryle (39,71 %), propionate de néryle (4,48 %)

- Monoterpènes : limonène (9,38 %), α-pinène (2,89 %)
- Sesquiterpènes : Y-curcumène (5,01 %), italicène (1,38 %)
- Monoterpénols : nérol (3,45 %), linalol (1,67 %)
- Cétones : diones - italidiones (5,41 %)

HE de ciste ladanifère - *Cistus ladaniferus*

- Monoterpènes : α-pinène (37,59 %), béta-pinène (2,18 %), camphene (4,24 %), sabinene (1 %), limonene (1,6 %), para-cymène (2,73 %), gamma-terpinene (1,32 %)
- Monoterpénols : ledol (0,77 %), linalol (0,94 %), bornéol (0,2 %) myrtenol (0,79 %), terpinen-4-ol (1,06 %)
- Esters : acétate de bornyle (3,21 %)
- Cétones : pinocarvone (0,76 %), isopinocamphone (1,2 %)
- Oxydes : 1,8 cinéole (1,99 %)
- Alloaroadrene (1,11 %), transpinocarvéol (3,42 %), viridiflorol (2,24 %), 2-2-6-trimethyl cyclohexanone (1,58 %)

HE de myrte vert - *Myrtus communis*

- Oxydes terpéniques : 1,8 cinéole (23,70 %)
- Monoterpénols : linalol (2,42 %), α-terpinéol (1,53 %)
- Monoterpènes : α-pinène (47,63 %), limonène (5,18 %), terpinolène (1,17 %)
- Sesquiterpènes : β-caryophyllène (1,74 %)
- Esters terpéniques : acétate de myrtényle (0,06 %), acétate de géranyle (2,05 %)

De plus vous allez probablement retrouver certaines de ces indications sur les étiquettes des flacons que vous allez acquérir. Pas de panique, il n'est pas utile que vous vous lanciez dans des études universitaires de biochimie ! Les pages qui suivent vont vous aider à vous y retrouver dans ce jargon mystérieux. Elles vous permettront également de comprendre pourquoi telle huile essentielle possède telles propriétés thérapeutiques. Elles vous montreront également pourquoi certaines huiles essentielles ont été choisies plutôt que d'autres dans les formules aromatiques qui sont proposées dans la partie « Bien les utiliser » (vous trouverez d'autres informations sur l'étiquetage p. 48).

Nous allons à présent passer succinctement en revue les grandes familles présentes dans les huiles essentielles et qui expliquent la relation entre leur composition biochimique et leur action thérapeutique.

Les acides

Ils sont présents à l'état de traces mais ce sont les plus puissants anti-inflammatoires trouvés dans les huiles essentielles.

Voici quelques acides représentatifs de cette famille

- Anisique
- Benzoïque
- Béta-géranique
- Campholénique
- Cinnamique
- Citronnellique
- Géranique
- Laurique
- Myristique
- Myrténique
- Oléique
- Pélargonique
- Pinonique
- Salicylique

Propriétés thérapeutiques

- Anti-inflammatoires ++++
- Antispasmodiques ++++
- Antalgiques +++
- Hypotenseurs +++
- Hypothermisants ++
- Sédatifs

Propriétés psychiques et énergétiques

- Les acides détendent et conduisent au lâcher-prise.
- Action négativante ++

Toxicité et contre-indications

- Pas de toxicité particulière, ils sont généralement bien tolérés.

Quelques huiles essentielles représentatives

- Bois de santal (*Santalum album*)
- Bouleau jaune (*Betula Alleghaniensis*)

- Genévrier commun (*Juniperus communis ssp communis*)
- Vétiver (*Vetiveria Zizanoides*)

Les alcools

Cette famille est composée de plusieurs sous-familles (monoterpénols, sesquiterpénols, diterpénols et phénols). Chacune ayant des propriétés (et des toxicités) très différentes, nous les aborderons succinctement les unes après les autres. Ces molécules sont parmi les plus bénéfiques. Globalement, leur caractéristique est d'avoir une action anti-infectieuse, complétée par une action immunostimulante et neurotonifiante.

Alcools monoterpéniques ou monoterpénols (suffixe en « ol »)

Les acides monoterpéniques, ou monoterpénols, sont de puissants anti-infectieux à large spectre, bactéricides, virucides et fongicides. Leurs molécules possèdent 10 atomes de carbone (ils sont parfois dits « en C10 »). Ils sont tonifiants et renforcent le système immunitaire. Leur action est beaucoup plus douce que celle des phénols (voir plus loin) et ils peuvent donc être utilisés en traitement prolongé. Leur action contre les germes pathogènes se fait directement mais aussi indirectement, en rééquilibrant et en stimulant le système immunitaire.

Quelques monoterpénols représentatifs de cette famille

- Alpha terpinéol
- Anisol
- Atlantol
- Bornéol
- Carvéol
- Citronnelol
- Géraniol
- Lavandulol
- Linalol
- Menthol
- Myrtenol
- Nérol
- Pinocarvéol
- Piperitol
- Santenol
- Terpinène 1-ol-4
- Thujanol-4
- Verbénol

Propriétés pharmacologiques

- Antibactériens +++
- Antifongiques +++
- Anti-infectieux majeurs à large spectre ++++
- Antiparasitaires +
- Antiviraux +++
- Énergétisants, toniques généraux
- Hypertensifs légers
- Immunostimulants ou modulants
- Neurotoniques ++++
- Rééquilibrants : stimulants/calmants du système nerveux +++

Propriétés particulières

- Menthol : hépatostimulant, vasoconstricteur
- Thujanol-4 : hépatostimulant

Propriétés psychiques et énergétiques

- Ils transmettent équilibre et sérénité, ils harmonisent et tonifient le système nerveux.
- Action positivante

Toxicité et contre-indications

- Molécules très bien supportées par l'organisme.
- Attention cependant au menthol de par ses propriétés vasoconstrictrices
- Très bien supportées par voies cutanée
- Bien indiquées pour les traitements chroniques

Quelques huiles essentielles représentatives

- Bois de rose (*Aniba rosaedora*)
- Géranium rosat (*Pelargonium x asperum*)
- Laurier noble (*Laurus nobilis*)
- Lavande aspic (*Lavandula spica*)
- Lavande vraie (*Lavandula augustifolia*)
- Marjolaine à coquilles ou des jardins (*Origanum majorana*)
- Menthe poivrée (*Mentha X piperata*)
- Niaouli (*Melaleuca quinquenervia*)
- Petit grain bigarade op feuilles (*Citrus aurantium ssp. aurantium*)
- Palmarosa (*Cymbopogon martinii*)
- Tea tree (*Melaleuca alternifolia*)
- Thym CT thujanol (*Thymus vulgaris CT thujanol*)
- Ylang-ylang (*Cananga odorat*)

ALCOOLS SESQUITERPÉNIQUES (OU SESQUITERPÉNOLS) ET DITERPÉNOLS (SUFFIXE EN « OL »)

Contrairement aux monoterpénols, les sesquiterpénols (dit en « C15 », pour 15 atomes de carbone) et les diterpénols ne sont pas utilisés pour des propriétés anti-infectieuses mais pour leur action énergisante, tonifiante, décongestionnante et « hormon-like ».

QUELQUES SESQUITERPÉNOLS REPRÉSENTATIFS DE CETTE FAMILLE

- Alpha-bisabolol
- Bétulénol
- Cadinol
- Carotol
- Cédrol
- Daucol
- Élémol
- Eudesmol
- Farnésol
- Globulol
- Lédol
- Nérolidol
- Patchoulol
- Santalol
- Sclaréol
- Vétivénol
- Viridiflorol
- Zingibérol

PROPRIÉTÉS PHARMACOLOGIQUES

- Décongestionnants lymphatiques
- Décongestionnants prostatiques +++
- Décongestionnants veineux
- Énergétisants, toniques généraux
- Hormon-like +++
- Œstrogène-like : action sur le système hormonal féminin
- Protecteurs cellulaires
- Toniques vasculaires

ATTENTION

Certains sesquiterpénols possèdent des effets « hormon-like » et sont donc contre-indiqués en cas de cancers hormonodépendants, de mastoses ou de pathologies associées à des dysfonctionnements impliquant l'équilibre hormonal (endométriose, etc.). En dehors de ces restrictions, les alcools terpéniques, monoterpénols ou sesquiterpénols et diterpénols ne présentent pas de toxicité lorsqu'ils sont utilisés aux doses préconisées.

PROPRIÉTÉS THÉRAPEUTIQUES PARTICULIÈRES DE CERTAINS SESQUITERPÉNOLS

- Carotol : régénérant hépatocellulaire
- Cédrol : plébotonique
- Santalol : cardiotonique
- Spathulénol : antifongique
- Viridiflorol : œstrogen-like, phlébotonique

PROPRIÉTÉS PSYCHIQUES ET ÉNERGÉTIQUES

- Action positivante
- Ils transmettent harmonie et stabilité.

TOXICITÉ ET CONTRE-INDICATIONS

- Très bonne tolérance cutanée.

QUELQUES HUILES ESSENTIELLES REPRÉSENTATIVES

- Bois de hô (*Cinnamomum camphora CT linolol)*
- Bois de rose (*Aniba rosaedora*)
- Camomille matricaire ou allemande (*Matricaria recutita*)
- Camomille romaine (*Chamaemelum nobile*)
- Carotte cultivée (*Daucus carota*)
- Coriandre douce (*Coriandrum sativum*)
- Cyprès (*Cupressus sempervirens*)
- Eucalyptus radiata *(Eucalyptus radiata*)
- Géranium rosat (*Pelargonium x asperum*)
- Inule odorante (*Inula graveolens*)
- Lavande vraie (*Lavandula augustifolia*)
- Marjolaine à coquilles (*Origanum majorana*)
- Marjolaine à coquilles à thujanol (*Origanum majorana CT thujanol*)
- Menthe des champs (*Mentha arvensis*)
- Menthe poivrée (*Mentha X piperata*)
- Monarde (*Monarda fistulosa*)
- Néroli (*Citrus aurantinum fleur*)
- Niaouli (*Melaleuca quinquenervia*)
- Palmarosa (*Cymbopogon martinii*)
- Ravintsara (*Cinnamomum camphora CT cinéole*)
- Santal blanc (*Santalum album*)
- Tea tree (*Melaleuca alternifolia*)
- Thym CT géraniol (*Thymus vulgaris CT géraniol)*

- Thym CT linalol (*Thymus vulgaris CT Linalol*)
- Thym CT thujanol (*Thymus vulgaris CT thujanol*)
- Thym satureioïdes (*Thymus satureioides*)

Les aldéhydes

Tout comme pour les alcools, diverses sortes d'aldéhydes se retrouvent dans les huiles essentielles. Nous allons nous limiter ici aux aldéhydes aromatiques et aux aldéhydes terpéniques (ou monoterpénals et sesquiterpénals). Là aussi, les propriété et les utilisations sont bien différentes dans les deux groupes.

Les aldéhydes terpéniques ou monoterpénals ou sesquiterpénals (suffixe en « al »)

Les aldéhydes terpéniques sont de puissants anti-inflammatoires et sont utilisés dans des pathologies de type rhumatismales, articulaires ou tendineuses. On les retrouve également dans celles touchant le système nerveux. Ils donnent une odeur citronnée aux huiles essentielles qui en contiennent.

Quelques aldéhydes terpéniques représentatifs de cette famille

Aldéhydes monoterpéniques (ou monoterpénals) :

- Citrals (géranial, néral)
- Citronnellal (rhodinal)
- Furfural
- Myrténal
- Phellandral
- Pipéronal

Aldéhydes sesquiterpéniques (ou sesquiterpénals) :

- Farnésal
- Valérénal

Propriétés pharmacologiques

- Antalgiques
- Antibactériens ++
- Antidépresseurs ++
- Antifongiques ++
- Anti-inflammatoires majeurs ++++
- Antiviraux ++
- Aseptisants atmosphériques légers
- Calmants et sédatifs +++
- Hypotensifs ++
- Hypothermisants
- Litholytiques ++
- Spasmolytiques
- Stimulants des fonctions digestives et hépatiques ++
- Vasodilatateurs

Propriétés thérapeutiques particulières de certains aldéhydes terpéniques

- Citronnellal : répulsif à insectes (moustiques)

Propriétés psychiques et énergétiques

Les aldéhydes équilibrent les systèmes nerveux fragiles. Ils apaisent les peurs, détendent et amènent le sommeil. Attention, cet effet sédatif intervient uniquement s'ils sont fortement dilués (au-delà de 50 %) dans une huile végétale car appliqués purs, ils peuvent produire l'effet inverse.

Toxicité et contre-indications

Malgré une faible toxicité, ils peuvent être parfois tussigènes ou lacrymogènes. Bien qu'étant moins dermocaustiques que les aldéhydes aromatiques, la tolérance cutanée envers les aldéhydes terpéniques varie selon les molécules (citronnellal extrêmement bien supporté, citral parfois irritant). Ils devront donc être dilués dans une huile végétale (de 20 à 50 %) après les tests habituels de réaction allergique.

Quelques huiles essentielles contenant des aldéhydes terpéniques

- Cataire citronnée (*Nepeta cataria citriodora*)
- Citronnelle des Indes (*Cymbopogon citratus*)
- Eucalyptus citronné (*Eucalyptus citriodora*)
- Géranium rosat (*Pelargonium X asperum cv Egypte*)
- Lemongrass (*Cymbopogon flexuosus*)
- Litsée citronnée (*Litsea cubeba*)
- Manuka (*Leptospermum scoparium*)
- Myrte commun (*Myrtus communis CT ac. myrtényle*)
- Verveine citronnée (*Lippia Citriodora*)

Les aldéhydes aromatiques

Les aldéhydes aromatiques sont parfois nommés aldéhydes cinnamiques et leurs propriétés sont très proches de celles des phénols (voir plus loin). Ils ont d'excellentes propriétés anti-infectieuses (antivirales, antimicrobiennes, antiparasitaires et antifongiques). Les huiles essentielles en contenant sont souvent utilisées là où d'autres ont échoué.

Quelques aldéhydes aromatiques représentatifs de cette famille

- Aldéhyde asaronique (ou asaronaldéhyde)
- Aldéhyde benzoïque (ou benzaldéhyde)
- Aldéhyde cinnamique (ou cinnamaldéhyde)
- Aldéhyde cuminique (ou cuminaldéhyde)

Propriétés pharmacologiques

- Anti-infectieux majeurs ++++ : antibactériens, antiviraux, antifongiques, antiparasitaires
- Stimulants immunitaires +++
- Toniques généraux +++
- Tonifiants du système nerveux sympathique

Propriétés thérapeutiques particulières de certains aldéhydes aromatiques

- Aldéhyde benzoïque : antitumoral, anti-inflammatoire
- Aldéhyde cinnamique : hyperthermisant, anticoagulant
- Aldéhyde cuminique : emménagogue, calmant

Toxicité et contre-indications

Dermocaustiques, les aldéhydes aromatiques sont particulièrement irritants pour la peau et les muqueuses. En cas d'usage cutané, les huiles essentielles qui en contiennent doivent donc impérativement êtres diluées à 5 % maximum dans une huile. Tout comme les huiles essentielles à phénols, leur manipulation doit toujours se faire avec précaution et discernement, du fait de leur extrême puissance. Ils doivent toujours être employés à faible dose et sur des périodes courtes afin d'éviter les réactions allergisantes. Cependant, utilisés aux doses thérapeutiques strictement conseillées, ils ne présentent pas de toxicité connue à ce jour. Ces huiles ne doivent jamais être utilisées par voie aérienne (diffusion, etc.).

Quelques huiles essentielles représentatives

- Cannelle de Ceylan écorce (*Cinnamomum verum)*
- Cannelle de Chine (*Cinnamomum cassia*)
- Cannelle du Vietnam écorce (*Cinnamomum loureirii*)
- Cumin des pré ou officinal (*Cuminum cyminum*)
- Eucalyptus à fleurs multiples CT cryptone (*Eucalyptus polybractea CT cryptone*)
- Niaouli (*Melaleuca quinquenervia CT cinéole*)

Les cétones (suffixe en « one »)

En ce qui concerne les cétones, il est important de garder à l'esprit que ce sont des molécules rapidement toxiques et dangereuses. Elles ont en particulier un tropisme important pour les tissus du système nerveux et il faut donc toujours les utiliser avec prudence et discernement. De plus, les cétones sont très actives, avec inversion rapide des effets, en fonction de la dose et ceci de façon très variable selon les individus. Il faut donc bien lire le paragraphe concernant la toxicité et les contre-indications.

Quelques cétones représentatives de cette famille

- Artémisia cétone
- Aryl-tumérone
- Atlantone
- Bornéone (camphre)
- Carvone
- Cryptone
- Davanone
- Diosphénone
- Fenchone
- Fermacrone
- Isothujone
- Italdione
- Menthone
- Pinocamphone
- Pinocarvone
- Pipéritone
- Pulégone
- Tagétone
- Thujone
- Verbénone
- Vétivone

Propriétés pharmacologiques

Attention, certaines de leurs propriétés (lipolytiques et desclérosantes en particulier) font que l'on serait tenté d'utiliser les cétones de façon irréfléchie. Il faut bien se souvenir de la toxicité de ces molécules. Il en va de même en ce qui concerne les propriétés anti-infectieuses. D'autres huiles essentielles leur seront largement préférées en première intention.

- Anticoagulantes
- Anti-infectieuses et antiseptiques légères
- Antivirales +++
- Cholagogues et cholérétiques+++
- Cicatrisantes et régénérantes des tissus cutané et muqueux ++
- Desclérosantes efficaces ++++
- Immunostimulantes
- Lipolytiques puissantes ++++
- Mucolytiques respiratoires et gynécologiques ++++
- Parasiticides grâce à leur toxicité ++++
- Relaxantes et sédatives
- Sympathicotoniques et stimulantes du système nerveux central

PROPRIÉTÉS THÉRAPEUTIQUES PARTICULIÈRES DE CERTAINES CÉTONES

- Cryptone : cytoprotecteur, antiviral
- Italidione : antihématomes et résorption des hématomes installés (Hélichryse italienne – *Helichrysum italicum*)
- Verbénone : mucolytique, antifongique, équilibrant endocrinien

PROPRIÉTÉS PSYCHIQUES ET ÉNERGÉTIQUES

- Action négativante +++ à faible dose

TOXICITÉ ET CONTRE-INDICATIONS

Nous insistons sur le fait que les cétones nécessitent de grandes précautions. Elles sont difficiles d'emploi à cause de leur très forte activité et de l'inversion rapide de leurs effets, tout ceci variant énormément selon les individus. Les cétones présentent également un effet cumulatif, en particulier car elles se lient rapidement aux tissus cérébraux, d'où leur neurotoxicité (risques épileptiques). Les cétones sont par ailleurs potentiellement abortives et donc strictement interdites aux femmes enceintes. Dans tous les cas, il faut consulter un médecin ou un aromathérapeute autorisé avant d'utiliser des huiles essentielles à cétones.

QUELQUES HUILES ESSENTIELLES REPRÉSENTATIVES

- Carvi (*Carum carvi*)
- Cèdre de l'Atlas (*Cedrus atlantica*)
- Eucalyptus à fleurs multiples CT cryptone (*Eucalyptus polybractea CT cryptone*)
- Eucalyptus globuleux (*Eucalyptus globulus*)
- Eucalyptus mentholé (*Eucalyptus dives CT pipéritone*)
- Hélichryse italienne (*Helichrysum italicum ssp serotinum*)
- Lavande stoechade ou «papillon » (*Lavendula stoechas*)
- Menthe poivrée (*Mentha X piperita*)
- Myrrhe (*Myrtus communis*)
- Romarin CT camphre (*Rosmarinus officinalis CT camphre*)
- Romarin CT verbénone (*Rosmarinus officinalis CT verbénone*)
- Sauge officinale (*Salvia officinalis*)
- Thuya (*Thuya occidentalis*)
- Vétiver (*Vetiveria Zizanoides*)

LES COMPOSÉS AZOTÉS

L'activité thérapeutique des composés azotés est difficilement mesurable.

QUELQUES COMPOSÉS AZOTÉS REPRÉSENTATIFS DE CETTE FAMILLE

- Alcaloïdes terpéniques
- Cyanides
- Damascénone
- Indol
- N-anthranylates
- Pyrazines

PROPRIÉTÉS PHARMACOLOGIQUES

- Antidépresseurs
- Diminuent l'activité motrice
- Très calmants du système nerveux central +++

TOXICITÉ ET CONTRE-INDICATIONS

Les cyanides issus de l'acide cyanhydrique sont très toxiques.

QUELQUES HUILES ESSENTIELLES REPRÉSENTATIVES

- Angélique (*Angelica archangelica*)
- Chrysanthème (*Chrysanthemum*)
- Férule gommeuse ou Galbanum (*Ferula gummosa*)
- Jasmin (*Jasmimum grandiflorum*)
- Néroli (*Citrus aurantium L. ssp amara Engl.*)
- Patchouli (*Pogostemon cablin*)
- Petit grain bigaradier op feuilles (*Citrus aurantium*)
- Petit grain mandarinier op feuilles (*Citrus reticula blanco*)
- Rose de Damas (*Rosa damascena*)

LES COMPOSÉS SULFURÉS

Ils ne se retrouvent souvent qu'à l'état de traces dans les huiles essentielles.

QUELQUES COMPOSÉS SULFURÉS REPRÉSENTATIFS DE CETTE FAMILLE

- Isomintsulfide
- Sulfides
- Mintsulfide

PROPRIÉTÉS PHARMACOLOGIQUES

- Antibactériens
- Antiparasitaires
- Détoxifiants
- Stimulants respiratoires et digestifs

TOXICITÉ ET CONTRE-INDICATIONS

- Dermocaustiques
- Irritants pour les muqueuses

QUELQUES HUILES ESSENTIELLES REPRÉSENTATIVES

- Ail (*Allium sativum*)
- Anis vert (*Pimpinella anisum*)
- Géranium bourbon (*Pelargonium Roseum type bourbon*)
- Menthe poivrée (*Mentha piperita*)
- Oignon (*Allium Cepa*)
- Sauge sclarée (*Salvia sclarea*)

LES COUMARINES

Les coumarines sont caractéristiques des *Citrus* où elles existent le plus souvent à l'état de traces. Elles n'en possèdent pas moins une puissante efficacité.

QUELQUES COUMARINES REPRÉSENTATIVES DE CETTE FAMILLE

- Angélicine furocoumarine
- Bergamotine furocoumarine
- Bergaptène furocoumarine
- Citroptène
- Coumarine
- Herniarine
- Limettine
- Psoralène
- Umbelliprénine
- Visnadine pyrannocoumarine

PROPRIÉTÉS PHARMACOLOGIQUES

- Anticoagulantes ++++ (pour hématomes, varices, hémorroïdes, couperose…)
- Anticonvulsivantes +++
- Antiparasitaires ++
- Antispasmodiques +++
- Calmantes, apaisantes
- Hépatostimulantes
- Hypnotiques
- Hypotensives ++, vasodilatatrices
- Hypothermisantes ++
- Sédatives nerveuses ++++

PROPRIÉTÉS PSYCHIQUES ET ÉNERGÉTIQUES

La diffusion des coumarines étant particulièrement indiquée, les essences de plantes en contenant pourront être avantageusement utilisées dans des lieux et à des moments nécessitant détente et apaisement.

TOXICITÉ ET CONTRE-INDICATIONS

Les furocoumarines et les pyranno-coumarines sont photo-sensibilisantes (apparition potentielle de dermatites). Elles sont à proscrire en utilisation cutanée, et l'exposition au soleil après une prise par voie orale ou une éventuelle application cutanée (déconseillée) est à éviter. Les réactions de photosensibilisation sont très variables et imprévisibles. La persistance des coumarines dans l'organisme peut être longue en cas d'absorption de doses importantes. Attention donc à respecter un temps suffisant avant toute exposition au soleil. Les pyranno-coumarines sont hépato-toxiques.

QUELQUES HUILES ESSENTIELLES REPRÉSENTATIVES:

Même si elles sont présentes dans d'autres huiles essentielles, on retrouve le plus souvent les coumarines dans les essences d'agrumes et chez les apiacées.

- Angélique archangélique (*Angelica archangelica*)
- Bergamote (*Citrus bergamia*)
- Camomille matricaire ou allemande (*Matricaria recutita*)
- Cannelle de Ceylan (op écorce – traces uniquement) (*Cinnamomum verum*)
- Citron op zeste (*Citrus limomum*)
- Estragon (*Artemisia dracunculus*)
- Khella (*Ammi visnaga*)
- Limetier ou Limette (*Citrus aurantifolia Swingle*)
- Livèche (*Levisticum officinale*)
- Mélisse officinale (*Melissa officinalis*)
- Mandarine op zeste (*Citrus reticulata*)
- Orange amère op zeste (*Citrus aurantium L. ssp amara Engl*)
- Orange douce op zeste (*Citrus sinensis)*
- Pamplemousse op zeste (*Citrus paradisi*)
- Verveine citronnée (*Lippia citriodora*)

LES ESTERS TERPÉNIQUES (SUFFIXE EN « ... ATE DE ...YLE »)

Les esters sont d'excellents composés qui combinent certaines propriétés a priori antagonistes comme celles d'être calmants mais aussi toniques par exemple, en jouant plutôt sur le registre « régulateur ».

QUELQUES ESTERS REPRÉSENTATIFS DE CETTE FAMILLE

- Acétate d'eugényle
- Acétate de bornyle
- Acétate de citronnellyle
- Acétate de génaryle
- Acétate de linalyle
- Acétate de menthyle
- Acétate de néryle
- Acétate de terpényle
- Angélate d'isobutyle
- Benzoate de benzyle
- Formiate de citronnellyle
- Formiate de géranyle
- Salicylate de méthyle

PROPRIÉTÉS PHARMACOLOGIQUES

- Antalgiques +++
- Anti-inflammatoires
- Antispasmodiques (tropisme nerveux et musculaire) +++
- Anti-inflammatoires +++
- Cardio-régulateurs
- Hypotenseurs +++
- Neurotoniques mais apaisants +++ et sédatifs +++
- Rééquilibrants nerveux, antidépresseurs doux

PROPRIÉTÉS THÉRAPEUTIQUES PARTICULIÈRES DE CERTAINS ESTERS

- Acétate de benzyle : excellent antidouleur
- Acétate de linalyle : régulateur cardiaque
- Salicylate de méthyle : fébrifuge. Attention, cet esther est interdit aux personnes allergiques aux salicylés.

PROPRIÉTÉS PSYCHIQUES ET ÉNERGÉTIQUES

- Ils combattent le stress et sont utilisés contre les dépressions.
- Ils sont aussi calmants et harmonisent l'état nerveux et psychologique.

TOXICITÉ ET CONTRE-INDICATIONS

Les esters sont d'excellents alliés thérapeutiques. Utilisés aux doses recommandées, ils sont généralement bien tolérés et peuvent être appliqués par voie cutanée ou interne.

NOTONS CEPENDANT QUE :

- les formiates sont tachycardisants et les acétates sont épileptisants à doses élevées.
- les salicylates de méthyle sont à proscrire chez les personnes soumises à restriction d'utilisation des salicylés.

QUELQUES HUILES ESSENTIELLES REPRÉSENTATIVES

- Camomille romaine (*Chamaemelum nobile*)
- Cardamome (*Elettaria cardamomum*)
- Ciste ladanifère (*Cistus ladaniferus*)
- Épinette noire (*Picea mariana*)
- Gaulthérie couchée (*Gaultheria procumbens*)
- Gaulthérie odorante (*Gaultheria fragrantissima*)
- Genévrier commun (*Juniperus communis ssp montana*)
- Géranium d'Égypte (*Pelargonium x asperum*)
- Hélichryse immortelle (*Helichrysum italicum ssp serotinum*)
- Inule odorante (*Inula graveolens*)
- Laurier noble (*Laurus Nobilis*)
- Lavande vraie (*Lavandula augustifolia*)
- Lavandin (*Lavandula x burnatii*)
- Palmarosa (*Cymbopogon martinii*)
- Petit grain bigarade (*Citrus aurantium ssp aurantium*)
- Romarin off. CT verbénone (*Rosmarinus off. CT verbénone*)
- Sapin de Sibérie (*Abies Sibirica*)
- Sauge sclarée (*Salvia sclarea*)
- Verveine citronnée (*Lippia citriodora*)
- Ylang-ylang (*Cananga odorata*)

LES ÉTHERS

Les éthers sont des spasmolytiques majeurs et incontournables dans le monde de l'aromathérapie. Ils possèdent aussi des propriétés rééquilibrantes du système nerveux ainsi que d'autres actions anti-allergiques. Il existe plusieurs catégories d'éthers dont seules les plus importantes seront détaillées ici.

QUELQUES ÉTHERS REPRÉSENTATIFS DE CETTE FAMILLE

Dans la sous-famille des phénol-méthyl ethers

- Anéthole (trans)
- Asarol triméthyl-éther (=bêta-asarone)
- Carvacrol méthyl-éther
- Chavicol méthyl-éther (= estragole)
- Eugénol méthyl-éther
- Myrténol méthyl-éther
- Thymol méthyl-éther
- Trans-anéthole

Dans la sous-famille des éthers-oxydes

- Apiole
- Safrole
- Myristicine

PROPRIÉTÉS PHARMACOLOGIQUES

- Antalgiques puissants +++
- Anti-allergiques par action antihistaminique ++
- Antidépresseurs
- Antifongiques
- Anti-infectieux
- Anti-inflammatoires ++
- Antiparasitaires
- Antispasmodiques majeurs ++++ (très bonne action intestinale)
- Décontractants musculaires +++,
- Rééquilibrants du système nerveux+++ (calmants pour les hypertoniques, toniques pour les asthéniques)
- Stomachiques
- Toniques

PROPRIÉTÉS THÉRAPEUTIQUES PARTICULIÈRES DE CERTAINS ÉTHERS

- Asarol triméthyl-éther (bêta-asarone) : sédatif, hypnotique
- Chavicol méthyl-éther : antiallergique et incontournable dans le traitement de la spasmophilie
- Para-anol méthyl-éther (trans-anéthole) : œstrogen-like, galactogène

PROPRIÉTÉS PSYCHIQUES ET ÉNERGÉTIQUES

- Conduisent au lâcher-prise et aident à combattre les dépressions.
- Rééquilibrent le système nerveux.

TOXICITÉ ET CONTRE-INDICATIONS

- Asarol triméthyl-éthers (bêta-asarone) : toxique nerveux, abortif et cancérogène.
- Une toxicité hépatique et rénale a pu être mise en évidence.
- Les éthers pouvant être irritants pour la peau, il est préférable de les diluer à 50 % dans une HV.
- La toxicité des éthers-oxydes n'est pas à négliger. Ainsi, la myristicine est très toxique : abortive, convulsivante, hallucinatoir, l'apiole est neurotoxique et abortive.

QUELQUES HUILES ESSENTIELLES REPRÉSENTATIVES

- Acore odorant (*Acorus calamus*)
- Agastache anisé (*Agatache foeniculum*)
- Anis étoilé – badiane (*Illicium verum*)
- Anis vert (*Pimpinella anisum*)
- Basilic exotique (*Ocimum basilicum var. basilicum*)
- Estragon (*Artemisia dracunculus*)
- Fenouil doux (*Foeniculum vulgare*)
- Hysope (*Hyssopus off ssp officinalis*)
- Laurier noble (*Laurus nobilis*)

LES LACTONES

Hormis quelques exceptions comme dans l'huile essentielle de *Nepeta cataria CT népétalactone* (pouvant en contenir jusqu'à 90 %), les lactones ne se trouvent dans les huiles essentielles qu'à l'état de traces. Leurs propriétés sont très semblables à celles des cétones, tout en étant plus puissantes. Comme ces dernières, elles trouvent donc leur utilité dans des pathologies à production de mucus.

QUELQUES LACTONES REPRÉSENTATIVES DE CETTE FAMILLE

- Alantolactone
- Artémisine
- Massoia lactone
- Parthénolide
- Pétasine

PROPRIÉTÉS PHARMACOLOGIQUES

- Anticoagulantes
- Antifongiques +++
- Anti-infectieuses +++ (antibactériennes, antifongiques, antiparasitaires)
- Antiparasitaires +++
- Antispasmodiques +++
- Antitumorales ++
- Cholagogues et cholérétiques +++
- Hépato-stimulantes +++
- Hypothermisantes
- Immunostimulantes
- Mucolytiques et expectorantes ++++ (supérieures aux cétones)

PROPRIÉTÉS PSYCHIQUES ET ÉNERGÉTIQUES

Les lactones permettent d'appréhender les événements de la vie avec sérénité.

TOXICITÉ ET CONTRE-INDICATIONS

La toxicité des lactones est très faible du fait de leur présence à l'état de traces dans les huiles essentielles. Elles sont donc généralement très bien supportées. Cependant, à forte dose, leur neurotoxicité est la même que celle des cétones. Leur capacité à être allergisantes par voie cutanée n'est pas à négliger.

QUELQUES HUILES ESSENTIELLES REPRÉSENTATIVES

- Achillée millefeuille (*Achillea millefolium*)
- Cataire CT népétalactone (N*epeta cataria ct nepetalactonifera*) : jusqu'à 90 % de népétalactone
- Inule odorante (*Inula graveolens*)
- Laurier noble (*Laurus nobilis*)

LES OXYDES TERPÉNIQUES

Les oxydes sont de remarquables expectorants et antiviraux. Leur principal atout est de posséder d'excellentes propriétés décongestionnantes, mucolytiques et expectorantes. Un grand représentant de cette famille est le 1,8 cinéole, que l'on trouve dans un grand nombre d'huiles essentielles.

QUELQUES OXYDES REPRÉSENTATIFS DE CETTE FAMILLE

- 1,8 cinéole (eucalyptol)
- Ascaridiol
- Bisabol-oloxydes
- Linaloloxyde
- Menthofurane
- Pipéritonoxyde

PROPRIÉTÉS PHARMACOLOGIQUES

- Activatrices métaboliques
- Anti-infectieuses (surtout antivirales, antibactériennes modestes, antiparasitaires)
- Décongestionnantes respiratoires broncho-pulmonaires ++
- Expectorantes puissantes +++
- Immunomodulantes +++
- Stimulantes exocrines (pulmonaires, digestives)
- Toniques circulatoires (améliorent les échanges vasculaires et énergétiques)

PROPRIÉTÉS PSYCHIQUES ET ÉNERGÉTIQUES

Les oxydes, et particulièrement le 1,8 cinéol, luttent contre l'impulsivité.

TOXICITÉ ET CONTRE-INDICATIONS

Les oxydes ne présentent pas de toxicité particulière et sont remarquablement bien tolérés, excepté en cas de surdosage où peuvent alors survenir nausées, vomissements et vertiges. Leur tolérance cutanée est également excellente. Attention toutefois à l'ascaridiol (hépato et neurotoxique) et au menthofurane (toxique).

QUELQUES HUILES ESSENTIELLES REPRÉSENTATIVES:

- Eucalyptus radié (*Eucalyptus radiata*)
- Hysope couchée (*Hyssopus montana ex decumbens*)
- Laurier noble (*Laurus nobilis*)
- Lavande aspic (*Lavendula latifolia*)
- Myrte CT 1,8 cinéole (*Myrtus communis CT 1,8 cinéol*)
- Niaouli (*Melaleuca quinquenervia*)
- Romarin CT cinéole (*Rosmarinus officinalis 1,8 cineol*)
- Saro (=mandravasarotra) (*Cinnamosma fragrans*)

LES PHÉNOLS MONOTERPÉNIQUES

Les phénols sont de puissants anti-infectieux indispensables dans la panoplie de l'aromathérapeute. Leur puissance appelle cependant quelques inconvénients, notamment une dermocausticité importante. On dit parfois que ce sont les « commandos d'attaque » des huiles essentielles.

QUELQUES PHÉNOLS REPRÉSENTATIFS DE CETTE FAMILLE

- Australol
- Carvacrol
- Eugénol
- Gaïacol
- Thymol

PROPRIÉTÉS PHARMACOLOGIQUES

- Antalgiques percutanés par action hyperthermisante
- Anti-infectieux très puissants ++++ (bactéricides à large spectre d'activité, virucides, fongicides, parasiticides) mais ils préservent la flore saprophyte (bactéries naturellement présentes dans l'organisme)
- Antioxydants
- Antispasmodiques +++ (eugénol)
- Hypertensifs
- Immunostimulants
- Stimulants physiques : toniques à faibles doses, mais excitants à fortes doses
- Toniques et stimulants généraux du système nerveux central +++

PROPRIÉTÉS THÉRAPEUTIQUES PARTICULIÈRES DE CERTAINS PHÉNOLS

- Eugénol : antispasmodique

PROPRIÉTÉS PSYCHIQUES ET ÉNERGÉTIQUES

Les huiles essentielles à phénols redonnent de l'énergie en transmettant chaleur, force et courage. Un surdosage peut cependant réveiller énervement, agressivité et hyperactivité.

TOXICITÉ ET CONTRE-INDICATIONS

Comme de nombreuses huiles essentielles, les huiles essentielles à phénols sont dermocaustiques à l'état pur. Il faut donc les diluer à 10-20 % dans une huile végétale lors d'un emploi cutané. Des abus d'utilisation (haute dose, traitement prolongé) peuvent provoquer des gastrites, de l'arythmie cardiaque, de l'hépatotoxicité (dans ce dernier cas, il faut les associer avec des huiles essentielles hépato-protectrices). Les huiles essentielles à phénols doivent donc être utilisées sur de courtes périodes et en veillant à bien respecter les doses thérapeutiques. Afin de limiter les désagréments liés à leur utilisation, il est bon de les alterner avec des huiles riches en alcools terpéniques.

QUELQUES HUILES ESSENTIELLES REPRÉSENTATIVES

- Ajowan (*Trachyspermum ammi*)
- Basilic exotique (*Ocimum basilicum*)
- Cannelle de Ceylan (*Cinnamomum verum*)
- Eucalyptus à fleurs multiples CT cryptone (*Eucalyptus polybractea CT cryptone*)
- Giroflier (clou) (*Eugénia caryophyllus*)
- Origan compact (*Origanum compactum*)
- Origan de Grèce (*Origanum heracleoticum*)
- Origan de Turquie (*Origanum onites*)
- Sarriette des montagnes (*Satureja montana*)
- Serpolet (*Thymus serpyllum*)
- Thym CT carvacrol (*Thymus vulgaris CT carvacrol*)
- Thym CT thymol (*Thymus vulgaris CT thymol*)

LES PHTALIDES

Les phtalides sont des composés peu courants des huiles essentielles, auxquelles ils donnent une odeur puissante et caractéristique.

QUELQUES COMPOSÉS AZOTÉS REPRÉSENTATIFS DE CETTE FAMILLE

- Ligustilides
- Sédanolides

PROPRIÉTÉS PHARMACOLOGIQUES

- Antioxydants
- Antiparasitaires
- Détoxifiants majeurs +++
- Draineurs des émonctoires (peau, foie, reins, intestins) +++
- Éclaircissants des taches pigmentaires cutanées par action sur les dépôts de lipofuscine
- Lipolytiques
- Tonifiants et calmants du système nerveux autonome

TOXICITÉ ET CONTRE-INDICATIONS

Aucune étude n'a encore été faite à ce sujet.

QUELQUES HUILES ESSENTIELLES REPRÉSENTATIVES

- Céleri (*Apium graveolens*)
- Livèche (*Levisticum officinale*) – 70 % de phtalides dans l'op racine
- Présents dans certaines Apiacées, anciennement les Ombellifères

LES TERPÈNES

Les terpènes sont les molécules les plus répandues dans les huiles essentielles et très réputées pour leurs nombreuses propriétés thérapeutiques. Selon le nombre de carbones, les terpènes sont classés en :

- monoterpènes à 10 carbones
- sesquiterpènes à 15 carbones
- diterpènes à 20 carbones

Ils ont une action stimulante et tonique, et certains ont des propriétés antivirales efficaces à très basse concentration. Les terpènes sont surtout présents dans les zestes d'agrumes et les aiguilles de conifères. Parmi les huiles essentielles riches en terpènes, on compte celles de pin, de menthe, de citron, de cyprès, de genièvre et de romarin.

LES TERPÈNES MONOTERPÉNIQUES OU MONOTERPÈNES (SUFFIXE EN « …ENE)

- Alpha et bêta-pinène
- Camphrène
- Carvène
- Delta 3-carène
- Limonène
- Myrcène
- Paracymène
- Phellandrène
- Sabinène
- Terpinène
- Terpinolène
- Thuyène

PROPRIÉTÉS PHARMACOLOGIQUES

- Activateurs des circulations sanguines et lymphatiques
- Antalgiques percutanés
- Antiseptiques atmosphériques ++
- Antiviraux ++
- Cortisone-like : stimulation de l'axe hypophyso-corticosurrénalien +++
- Décongestionnants des voies respiratoires et lymphatiques +++
- Expectorants balsamiques +++
- Grande efficacité antiseptique par diffusion atmosphérique
- Lymphotoniques +++
- Stimulants digestifs ++
- Stimulants immunitaires
- Toniques, stimulants généraux, énergétisants

PROPRIÉTÉS PSYCHIQUES ET ÉNERGÉTIQUES

Dissolvent les peurs, transmettent force et courage.

TOXICITÉ ET CONTRE-INDICATIONS

Les huiles essentielles à terpènes sont généralement irritantes pour la peau (dermocaustiques) à l'état pur, et agressives pour les muqueuses. Pour une application cutanée, il faut donc les diluer à 50 % dans de l'huile végétale.

La térébenthine est néphrotoxique.

Possible phénomène de sensibilisation en cas d'usage abusif.

QUELQUES HUILES ESSENTIELLES REPRÉSENTATIVES

- Achillée millefeuille (*Achillea millefolium*)
- Angélique archangélique (*Angelica archangelica*)
- Carotte cultivée (*Daucus carota var. sativa*)
- Ciste ladanifère (*Cistus ladanisferus CT pinène*)
- Citron jaune (*Citrus limonum op zeste*)
- Coriandre doux (*Coriandrum sativum*)
- Cyprès de Provence (*Cupressus sempervirens*)
- Épinette noire (*Picea mariana*)
- Genévrier commun (*Juniperus communis*)
- Laurier noble (*laurus nobilis*)
- Lavande vraie (*Lavandula augustifolia*)
- Lentiste pistachier (*Pistacia lenticus*)
- Lédon du Groenland (*Ledum groenlandicum*)
- Limetier (*Citrus latifolia*)
- Mandarine (*Citrus reticula blanco zeste*)
- Orange (*citrus aurantium zeste*)
- Orange bigarade (*Citrus aurantium*)
- Origan compact (*Origanum compactum*)
- Pin sylvestre (*Pinus sylvestris*)
- Ravintsara (*Cinnamomum camphora CT cinéole*)
- Romarin officinal (*Rosmarinus officinalis*)
- Sapin baumier (*Abies balsamea*)
- Sarriette des montagnes (*Satureja montana*)
- Tea tree (*Malaleuca alternifolia*)
- Thym vulgaire (*Thymus vulgaris*)

LES TERPÈNES SESQUITERPÉNIQUES OU SESQUITERPÈNES (SUFFIXE EN « …ENE »)

Ces molécules aromatiques n'apparaissent qu'en fin de distillation. Leur présence est donc directement liée à la qualité de celle-ci. La localisation des sesquiterpènes dans les parties ligneuses des végétaux (racines, résines, bois) explique la nécessité d'une longue durée de distillation. Ils sont d'autant plus précieux qu'ils ne se retrouvent qu'en quantité souvent minime dans les huiles essentielles.

QUELQUES SESQUITERPÈNES REPRÉSENTATIFS DE CETTE FAMILLE

- Alpha-farnésène
- Alpha guaiène
- Alpha-humulène
- Bêta caryophyllène
- Cadinène
- Cédrène
- Chamazulène
- Curcumène
- Élémène
- Farnésène
- Germacrène
- Himachalène
- Humulène
- Longifolène
- Sélinène
- Viriflorène
- Zingibérène

PROPRIÉTÉS PHARMACOLOGIQUES

Le spectre d'action des sesquiterpènes est remarquablement vaste :

- Antalgiques ++++
- Anti-allergiques, antihistaminiques ++

- Anti-inflammatoires ++++
- Calmants +++
- Décongestionnants veineux lymphatiques +++
- Hormon-like
- Hypotenseurs ++
- Immunostimulants ++++
- Spasmolytiques
- Tonifiants, énergétisants du système nerveux central

PROPRIÉTÉS THÉRAPEUTIQUES PARTICULIÈRES DE CERTAINS SESQUITERPÈNES

- Chamazulène : antiphlogistique (qui combat l'inflammation), anti-histaminique, antiallergique, antiprurigineux. Molécule donnant leur couleur bleue à certaines huiles essentielles
- Germacrène : anti-inflammatoire puissant
- Humulène : antitumoral

PROPRIÉTÉS PSYCHIQUES ET ÉNERGÉTIQUES

- Fréquemment employés dans l'Antiquité à des fins spirituelles.
- Dissolvent les blocages et la rigidité, apaisent, équilibrent le système nerveux.
- Soutiennent la méditation.

TOXICITÉ ET CONTRE-INDICATIONS

Pratiquement aucune toxicité aux doses physiologiques. Contrairement aux monoterpènes, ils sont bien tolérés par la peau et ne provoquent pas d'irritation cutanée.

Attention à l'association de certains sesquiterpènes et de cétones, car celle-ci augmente l'activité abortive des cétones.

QUELQUES HUILES ESSENTIELLES REPRÉSENTATIVES

- Achillée millefeuille (*Achillea millefolium*)
- Camomille allemande ou matricaire (*Matricaria recutita*)
- Cèdre de l'Atlas (*Cedrus atlantica*)
- Cèdre de l'Himalaya (*Cedrus deodara*)
- Chanvre doux (*Canabis sativa*)
- Curcuma (*Curcuma longa*)
- Genévrier (*Juniperus communis*)
- Gingembre (*Zinginber officinalis*)
- Girofle op clou (*Eugenia caryoplyllata*)
- Houblon (*Humulus lupulus*)
- Myrrhe (*Commiphora myrrha*)
- Origan vulgaire (*Origanum vulgare*)
- Patchouli (*Pogostemon cablin*)
- Sapin baumier (*Abies balsamea*)
- Tanaisie annuelle (*Tanacetum annum*)
- Vétiver (*Vetiveria zizanoïdes*)
- Ylang-ylang (*Cananga odorata*)

EN CONCLUSION

Il me paraît indispensable de citer ici la représentation pyramidale de Philippe Mailhebiau. Cet aromatologue incontournable de l'aromathérapie moderne a développé un triangle de composition biochimique dont une version modifiée simplifiée est modestement proposée dans la partie « Annexes » page 363. Il est fortement conseillé à ceux qui voudraient approfondir leurs connaissances sur ce sujet de se référer aux publications de ce scientifique (références bibliographiques en fin d'ouvrage).

Les propriétés des huiles essentielles

Les propriétés physiques

Les propriétés organoleptiques des huiles essentielles sont très différentes de l'une à l'autre.
Les viscosités des huiles sont également très variables. Certaines sont visqueuses, comme l'huile essentielle de manuka (*Leptospermum scorparium*), d'autres comme celles du ravintsara (*Cinnamomum camphora*) sont très fluides. Soyez donc attentif au moment de compter les gouttes lors de l'utilisation. Leur densité respective peut varier d'un peu plus de 0,8 à plus de 1, soit plus légères ou plus lourdes que l'eau, avec laquelle elles ne sont d'ailleurs pas miscibles.
Même si elles sont généralement d'un jaune très pâle, quasiment toutes les teintes sont possibles. Les huiles essentielles contenant du chamazulène sont d'un bleu remarquable (tanaisie – *Tanacetum annuum* ; camomille allemande – *Matricaria recutita* ; achillée millefeuille – Achillea millefolium).

Les propriétés thérapeutiques

Les différentes molécules biochimiques des huiles essentielles leurs confèrent de multiples, puissantes et très précieuses propriétés médicales.
Elles peuvent en effet être :

- Antalgiques
- Anti-allergiques
- Anti-arythmiques
- Anti-catarrhales
- Anticoagulantes, fluidifiantes sanguines, anti-hématomes
- Anti-infectieuses (antibactériennes, antivirales, antifongiques, antiparasitaires)
- Anti-inflammatoires
- Antiprurigineuses
- Antiseptiques
- Antispasmodiques
- Calmantes, anxiolytiques, sédatives
- Cholagogues et cholériques
- Cicatrisantes
- Eupeptiques et carminatives
- Expectorantes
- Hémostatiques
- Hormon-like (œstrogen-like, cortisone-like, etc.)
- Hyperémiantes
- Hypo- ou hypertensives
- Hypo- ou hyperthyroïdiennes
- Immunorégulatrices et/ou stimulantes
- Mucolytiques
- Phlébotoniques, lymphotoniques
- Toniques digestives
- Toniques générales

Dans le tableau suivant non exhaustif sont rassemblées la plupart des huiles essentielles, avec les propriétés thérapeutiques majeures qui les caractérisent. Toutes les huiles essentielles listées dans le tableau font partie des 60 HE décrites en détail dans la partie « Bien les connaître », à l'exception des HE suivies d'une astérisque (*). Attention, gardez bien à l'esprit que les huiles essentielles ne possèdent pas un seul et unique effet thérapeutique et qu'elles peuvent être toxiques (sans parler des contre-indications). Par conséquent, seules les propriétés principales dominantes sont données ci-dessous. Il appartient à l'utilisateur de s'assurer que les autres propriétés de l'huile essentielle envisagée ne lui sont pas contre-indiquées.

PROPRIÉTÉ DOMINANTE	NOM VERNACULAIRE	NOM SCIENTIFIQUE
ANTALGIQUE	Menthe poivrée	*Mentha X piperita*
	Basilic tropical	*Ocimum basilicum var. basilicum*
	Camomille noble	*Anthemis nobilis L. ssp. chamaemelum nobile*
	Cumin	*Cuminum cyminum*
	Eucalyptus citronné	*Eucalyptus citriodora*
	Gaulthérie couchée	*Gaultheria procumbens*
	Géranium rosat	*Pelargonium X asperum var Egypt*
	Gingembre	*Zinziber officinalis*
	Laurier noble	*Laurus nobilis*
	Lavande aspic	*Lavendula spica*
	Lavande vraie	*Lavandula angustifolia P. Miller*
	Ylang-ylang	*Cananga odorata var. guenuina*
	Sapin baumier	*Abies balsamea*
	Sarriette des montagnes	*Satureja montana*
	Verveine citronnée	*Lippia citriodora*

PROPRIÉTÉ DOMINANTE	NOM VERNACULAIRE	NOM SCIENTIFIQUE
ANTI-ALLERGIQUE	Camomille romaine	*Anthemis nobilis L. ssp. chamaemelum nobile*
	Estragon	*Artemisia dracunculus*

PROPRIÉTÉ DOMINANTE	NOM VERNACULAIRE	NOM SCIENTIFIQUE
ANTITUSSIVE (TOUX SÈCHE ET SPASMODIQUE)	Cyprès	*Cupressus semperivirens*
	Estragon	*Artemisia dracunculus*
	Eucalyptus radiata	*Eucalyptus radiata*
	Gaulthérie couchée	*Gaultheria procumbens*
	Inule odorante	*Inula graveolens*
	Khella*	*Ammi visnaga*
	Sapin de Sibérie*	*Abies Sibirica*

PROPRIÉTÉ DOMINANTE	NOM VERNACULAIRE	NOM SCIENTIFIQUE
ANTIBACTÉRIENNE	Ajowan*	*Trachyspermum ammi*
	Basilic tropical	*Ocimum basilicum var. basilicum*
	Bergamote	*Citrus bergamia*
	Bois de rose	*Aniba rosaeodora*
	Cannelle de Chine (op écorce)*	*Cinnamomum verum*
	Citron	*Citrus limonum*
	Citronnelle de Java*	*Cymbopogon winterianus Jowitt citronnellaliferum*
	Combawa*	*Citrus hystrix*
	Épinette noire	*Picea mariana*
	Eucalyptus radiata	*Eucalyptus radiata*
	Géranium rosat	*Pelargonium X asperum var. Egypt*
	Giroflier (op clou)	*Zinziber officinalis*
	Inule odorante	*Inula graveolens*
	Laurier noble	*Laurus nobilis*
	Lavande aspic	*Lavendula spica*
	Lavandin super	*Lavandula hybrida super*
	Marjolaine à coquilles	*Origanum majorana L.*
	Menthe poivrée	*Mentha X piperita*
	Niaouli	*Melaleuca quinquenervia*
	Origan compact*	*Origanum compactum*
	Palmarosa	*Cymbopogon martinii var. motia*
	Petit grain bigarade	*Citrus aurantium var. amara (op feuilles)*
	Pin sylvestre	*Pinus sylvestris L.*
	Ravintsara	*Cinnamomum camphora (var. Madagascar)*
	Romarin CT cinéol	*Rosmarinus officinalis cineoliferum*
	Sarriette des montagnes	*Satureja montana*
	Tea tree	*Melaleuca alternifolia*
	Thym CT thujanol	*Thymus vulgaris thujanoliferum*
	Thym CT thymol*	*Thymus vulgaris thymoliferum*
	Thym saturéoïde CT bornéol*	*Thymus satureioides sb borneoliferum*

PROPRIÉTÉ DOMINANTE	NOM VERNACULAIRE	NOM SCIENTIFIQUE
ANTIDÉPRESSEUR	Encens (résine Oliban)*	*Boswellia carterii birdw*
	Litsée citronnée	*Litsea cubeba lour persoon*
	Verveine citronnée	*Lippia citriodora*
	Ylang-ylang	*Cananga odorata*

PROPRIÉTÉ DOMINANTE	NOM VERNACULAIRE	NOM SCIENTIFIQUE
ANTIFONGIQUE	Ajowan*	*Trachyspermum ammi*
	Bois de rose	*Aniba rosaeodora*
	Cannelle de Chine (op écorce)*	*Cinnamomum verum*
	Citronnelle de Java*	*Cymbopogon winterianus Jowitt citronnellaliferum*
	Épinette noire	*Picea mariana*
	Eucalyptus citronné	*Eucalyptus citriodora*
	Genévrier de Virginie*	*Juniperus virginiana*
	Géranium rosat	*Pelargonium X asperum var. Egypt*
	Giroflier (op clou)	*Zinziber officinalis*
	Inule odorante	*Inula graveolens*
	Laurier noble	*Laurus nobilis*
	Lavande aspic	*Lavendula spica*
	Litsée citronnée	*Litsea cubeba lour persoon*
	Marjolaine à coquilles	*Origanum majorana L.*
	Niaouli	*Melaleuca quinquenervia*
	Origan compact*	*Origanum compactum*
	Palmarosa	*Cymbopogon martinii var. motia*
	Pin sylvestre	*Pinus sylvestris L.*
	Romarin CT cinéol	*Rosmarinus officinalis cineoliferum*
	Sarriette des montagnes	*Satureja montana*
	Tea tree	*Melaleuca alternifolia*
	Thym CT thujanol	*Thymus vulgaris thujanoliferum*
	Thym CT thymol*	*Thymus vulgaris thymoliferum*

PROPRIÉTÉ DOMINANTE	NOM VERNACULAIRE	NOM SCIENTIFIQUE
ANTIHÉMATOME	Hélichryse italienne	*Helichrysum italicum G. Don ssp serotinum*

PROPRIÉTÉ DOMINANTE	NOM VERNACULAIRE	NOM SCIENTIFIQUE
ANTI-INFLAMMATOIRE	Basilic tropical	*Ocimum basilicum var. basilicum*
	Camomille romaine	*Anthemis nobilis L. ssp. chamaemelum nobile*
	Citronnelle de Java*	*Cymbopogon winterianus Jowitt citronnellaliferum*
	Cumin	*Cuminum cyminum*
	Épinette noire	*Picea mariana*
	Estragon	*artemisia dracunculus*
	Eucalyptus à bractées multiples CT cryptone*	*Eucalyptus polybractea CT cryptone*
	Eucalyptus citronné	*Eucalyptus citriodora*
	Eucalyptus radiata	*Eucalyptus radiata*
	Fenouil doux*	*Foeniculum vulgare var. dulce*
	Géranium rosat	*Pelargonium X asperum var. Egypt*
	Gingembre	*Zinziber officinalis*
	Katafray	*Cedrelopsis grevei*
	Lavandin super	*Lavandula hybrida super*
	Lédon du Groenland	*Ledum groenlandicum*
	Litsée citronnée	*Litsea cubeba lour persoon*
	Menthe citronnée*	*Mentha X citrata*
	Menthe poivrée	*Mentha X piperita*
	Petit grain bigarade	*Citrus aurantium var. amara (op feuilles)*
	Sapin baumier	*Abies balsamea*
	Verveine citronnée	*Lippia citriodora*

PROPRIÉTÉ DOMINANTE	NOM VERNACULAIRE	NOM SCIENTIFIQUE
ANTIPARASITAIRE	Ajowan*	*Trachyspermum ammi*
	Bois de rose	*Aniba rosaeodora*
	Camomille romaine	*Anthemis nobilis L. ssp. chamaemelum nobile*
	Cannelle de Chine (op écorce)*	*Cinnamomum verum*
	Épinette noire	*Picea mariana*
	Giroflier (op clou)	*Zinziber officinalis*
	Sarriette des montagnes	*Satureja montana*
	Tea tree	*Melaleuca alternifolia*
	Thym CT thymol*	*Thymus vulgaris thymoliferum*
	Thym saturéoïde CT bornéol*	*Thymus satureioides sb borneoliferum*

PROPRIÉTÉ DOMINANTE	NOM VERNACULAIRE	NOM SCIENTIFIQUE
ANTISPASMODIQUE	Agastache anisée*	*Agastache foeniculum*
	Basilic tropical	*Ocimum basilicum var. basilicum*
	Bergamote	*Citrus bergamia*
	Cumin	*Cuminum cyminum*
	Épinette noire	*Picea mariana*
	Estragon	*artemisia dracunculus*
	Eucalyptus citronné	*Eucalyptus citriodora*
	Fenouil doux*	*Foeniculum vulgare var. dulce*
	Gaulthérie couchée	*Gaultheria procumbens*
	Gingembre	*Zinziber officinalis*
	Hélichryse italienne	*Helichrysum italicum G. Don ssp serotinum*
	Inule odorante	*Inula graveolens*
	Lavande vraie	*Lavandula angustifolia P. Miller*
	Lavandin super	*Lavandula hybrida super*
	Lédon du Groenland	*Ledum groenlandicum*
	Lentisque pistachier	*Pistacia lentiscus*
	Marjolaine à coquilles	*Origanum majorana L.*
	Menthe citronnée*	*Mentha X citrata*
	Petit grain bigarade	*Citrus aurantium var. amara (op feuilles)*
	Sapin baumier	*Abies balsamea*
	Ylang-ylang	*Cananga odorata*

PROPRIÉTÉ DOMINANTE	NOM VERNACULAIRE	NOM SCIENTIFIQUE
ANTIVIRALE	Bois de rose	*Aniba rosaeodora*
	Cannelle de Chine (op écorce)*	*Cinnamomum verum*
	Cataire citronnée*	*Nepeta cataria citriodora*
	Ciste ladanifère	*Cistus ladaniferus*
	Citron	*Citrus limonum*
	Eucalyptus à bractées multiples à cryptone*	*Eucalyptus polybractea*
	Eucalyptus radiata	*Eucalyptus radiata*
	Giroflier (op clou)	*Eugenia caryophyllus*
	Laurier noble	*Laurus nobilis*
	Lavande aspic	*Lavendula spica*
	Manuka*	*Leptospermum scoparium*
	Menthe poivrée	*Mentha X piperita*
	Niaouli	*Melaleuca quinquenervia*
	Origan commun CT carvacrol & thymol*	*Origanum vulgare CT carvacrol & thymol*
	Palmarosa	*Cymbopogon martinii var. motia*
	Ravintsara	*Cinnamomum camphora (var. Madagascar)*
	Sarriette des montagnes	*Satureja montana*
	Tea tree	*Melaleuca alternifolia*
	Thym CT thujanol	*Thymus vulgaris thujanoliferum*
	Thym CT thymol*	*Thymus vulgaris thymoliferum*

PROPRIÉTÉ DOMINANTE	NOM VERNACULAIRE	NOM SCIENTIFIQUE
APHRODISIAQUE	Bois de rose	*Aniba rosaeodora*
	Bois de Siam*	*stirax tonkinensis*
	Cannelle de Chine (op écorce)*	*Cinnamomum verum (op écorce)*
	Gingembre	*Zingiber officinalis*
	Giroflier (op clou)	*Eugenia caryophyllus*
	Menthe citronnée*	*Mentha X citrata*
	Origan compact*	*Origanum compactum*
	Sarriette des montagnes	*Satureja montana*
	Ylang-ylang	*Cananga odorata*

PROPRIÉTÉ DOMINANTE	NOM VERNACULAIRE	NOM SCIENTIFIQUE
CALMANTE, SÉDATIVE, RELAXANTE	Bergamote	*Citrus bergamia*
	Camomille romaine	*Anthemis nobilis L. ssp. chamaemelum nobile*
	Céleri cultivé*	*Apium graveolens (graines)*
	Combawa*	*Citrus hystrix*
	Cumin	*Cuminum cyminum*
	Lavande vraie	*Lavandula angustifolia P. Miller*
	Angélique	*Angelica archangelica*
	Litsée citronnée	*Litsea cubeba lour persoon*
	Mandarine rouge	*Citrus reticulata*
	Marjolaine à coquilles	*Origanum majorana L.*
	Orange douce	*Citrus sinensis*
	Petit grain bigarade	*Citrus aurantium var. amara (op feuilles)*
	Ylang-ylang	*Cananga odorata*

PROPRIÉTÉ DOMINANTE	NOM VERNACULAIRE	NOM SCIENTIFIQUE
CHOLALOGUE ET CHLOÉRÉTIQUE	Romarin CT cinéol	*Rosmarinus officinalis cinéoliferum*
	Citron	*Citrus limonum*
	Fenouil doux*	*Foeniculum vulgare var. dulce*
	Menthe poivrée	*Mentha X piperita*

PROPRIÉTÉ DOMINANTE	NOM VERNACULAIRE	NOM SCIENTIFIQUE
CICATRISANTE	Ciste ladanifère	*Cistus ladaniferus*
	Encens (résine Oliban)*	*Boswellia carterii birdw*
	Hélichryse italienne	*Helichrysum italicum G. Don ssp serotinum*
	Lavande vraie	*Lavandula angustifolia P. Miller*
	Cèdre de l'Atlas	*Cedrus atlantica*
	Palmarosa	*Cymbopogon martinii var. motia*
	Carotte cultivée (op graines)	*Daucus carota (graines)*
	Géranium Bourbon	*Pelargonium graveolens CV Bourbon*

PROPRIÉTÉ DOMINANTE	NOM VERNACULAIRE	NOM SCIENTIFIQUE
DÉCONGESTIONNANTE LYMPHATIQUE	Cyprès	*Cupressus semperivirens*
	Genévrier de Virginie*	*Juniperus virginiana*
	Lentisque pistachier	*Pistacia lentiscus*
	Pin sylvestre	*Pinus sylvestris L.*
	Vétiver*	*Vetiveria zizanoides Stapf*
	Cèdre de l'Atlas	*Cedrus atlantica*
	Eucalyptus à bractées multiples à cryptone*	*Eucalyptus polybractea*
	Myrte vert	*Myrtus communis L. sb. 1,8-cineoliferum*
	Céleri cultivé*	*Apium graveolens (graines)*
	Niaouli	*Melaleuca quinquenervia*

PROPRIÉTÉ DOMINANTE	NOM VERNACULAIRE	NOM SCIENTIFIQUE
EXPECTORANTE (TOUX GRASSE)	Épinette noire	*Picea mariana*
	Eucalyptus globulus	*Eucalyptus globulus*
	Eucalyptus à bractées multiples à cryptone*	*Eucalyptus polybractea*
	Saro*	*Cinnamosma fragrans*
	Eucalyptus radiata CT 1,8 cinéole	*Eucalyptus radiata cineolifera*
	Inule odorante	*Inula graveolens*
	Laurier noble	*Laurus nobilis*
	Lavande aspic	*Lavendula spica*
	Myrte vert	*Myrtus communis L. sb. 1,8-cineoliferum*
	Niaouli	*Melaleuca quinquenervia*
	Pin sylvestre	*Pinus sylvestris L.*
	Ravintsara	*Cinnamomum camphora (var. Madagascar)*
	Romarin CT cinéol	*Rosmarinus officinalis cineoliferum*
	Sapin baumier	*Abies balsamea*

PROPRIÉTÉ DOMINANTE	NOM VERNACULAIRE	NOM SCIENTIFIQUE
HÉMOSTATIQUE	Ciste ladanifère	*Cistus ladaniferus*
	Géranium rosat	*Pelargonium X asperum var. Egypt*

PROPRIÉTÉ DOMINANTE	NOM VERNACULAIRE	NOM SCIENTIFIQUE
HYPOTENSIVE	Combawa*	*Citrus hystrix*
	Eucalyptus citronné	*Eucalyptus citriodora*
	Lavande vraie	*Lavandula angustifolia P. Miller*
	Ylang-ylang	*Cananga odorata*

PROPRIÉTÉ DOMINANTE	NOM VERNACULAIRE	NOM SCIENTIFIQUE
RÉGÉNÉRATRICE HÉPATIQUE ET/OU STIMULANTE HÉPATOCYTAIRE	Carotte cultivée (op graines)	*Daucus carota (graines)*
	Livèche	*Levisticum officinale*
	Lédon du Groenland	*Ledum groenlandicum*
	Myrte vert	*Myrtus communis L. sb. 1,8-cineoliferum*
	Romarin CT verbénone	*Rosmarinus officinalis var. verbenoniferum*
	Thym CT thujanol	*Thymus vulgaris thujanoliferum*

PROPRIÉTÉ DOMINANTE	NOM VERNACULAIRE	NOM SCIENTIFIQUE
MUCOLYTIQUE	Cataire CT nepetalactone*	*Nepeta cataria nepetalactonifera*
	Eucalyptus à bractées multiples à cryptone*	*Eucalyptus polybractea*
	Eucalyptus mentholé*	*Eucalyptus dives*
	Hélichryse italienne	*Helichrysum italicum G. Don ssp serotinum*
	Inule odorante	*Inula graveolens*
	Laurier noble	*Laurus nobilis*
	Romarin CT cinéol	*Rosmarinus officinalis cineoliferum*
	Menthe poivrée	*Mentha X piperita var officinalis*

PROPRIÉTÉ DOMINANTE	NOM VERNACULAIRE	NOM SCIENTIFIQUE
IMMUNO-MODULANTE	Ciste ladanifère	*Cistus ladaniferus*
	Thym à feuille de sarriette*	*Thym saturéioïdes CT borneol*
	Saro (ou Mandravasarotra)*	*Cinnamosma fragrans*

PROPRIÉTÉ DOMINANTE	NOM VERNACULAIRE	NOM SCIENTIFIQUE
IMMUNO-STIMULANTE	Cataire citronnée*	*Nepeta cataria var. citriodora*
	Laurier noble	*Laurus nobilis*
	Encens oliban*	*Boswellia carterii Birdw.*
	Eucalyptus radiata	*Eucalyptus radiata*
	Origan compact*	*Origanum compactum*
	Origan d'Espagne*	*Corydothymus capitatus*
	Ravintsara	*Cinnamomum camphora*
	Sarriette des montagnes	*Sarriette des montagnes*
	Tea tree	*Tea-tree*
	Saro*	*Cinnamosma fragrans*
	Thym à thujanol*	*Thym thujanoliferum*
	Thym CT Thymol*	*Thymus vulgaris thymoliferum*
	Vétiver*	*Vetiveria zizanioides*

PROPRIÉTÉ DOMINANTE	NOM VERNACULAIRE	NOM SCIENTIFIQUE
HYPO-CHOLESTÉROLÉMIANTE	Carotte cultivée (op graines)	*Daucus carota (graines)*

PROPRIÉTÉ DOMINANTE	NOM VERNACULAIRE	NOM SCIENTIFIQUE
LIPOLYTIQUE	Cèdre de l'Atlas	*Cedrus atlantica*
	Romarin CT verbénone	*Rosmarinus officinalis var. verbenoniferum*

PROPRIÉTÉ DOMINANTE	NOM VERNACULAIRE	NOM SCIENTIFIQUE
STOMACHIQUE, CARMINATIVE	Bergamote	*Citrus bergamia*
	Basilic tropical	*Ocimum basilicum L. var. basilicum*
	Céleri cultivé*	*Apium graveolens (graines)*
	Citron	*Citrus limonum*
	Combawa*	*Citrus hystrix*
	Cumin	*Cuminum cyminum*
	Estragon	*Artemisia dracunculus*
	Fenouil doux*	*Foeniculum vulgare var dulce*
	Gingembre	*Zinziber officinalis*
	Giroflier (op clou)	*Zinziber officinalis*
	Lédon du Groenland	*Ledum groenlandicum*
	Mandarine	*Citrus reticulata*
	Menthe poivrée	*Mentha X piperita*
	Romarin CT verbénone	*Rosmarinus officinalis verbenoniferum*
	Thym CT thymol*	*Thymus vulgaris thymoliferum*
	Verveine citronnée	*Lippia citriodora*

PROPRIÉTÉ DOMINANTE	NOM VERNACULAIRE	NOM SCIENTIFIQUE
CORTISONE-LIKE (HORMONALE)	Épinette noire	*Picea mariana*
	Pin sylvestre	*Pinus sylvestris*

PROPRIÉTÉ DOMINANTE	NOM VERNACULAIRE	NOM SCIENTIFIQUE
ŒSTROGÈNE-LIKE (HORMONALE)	Anis étoilée (badiane)*	*Illicum verum*
	Anis vert*	*Pimpinella anisum*
	Fenouil doux*	*Foeniculum vulgare var. dulce*
	Ravensare anisé*	*Ravensara anisata*
	Sauge sclarée*	*Salvia sclarea*

PROPRIÉTÉ DOMINANTE	NOM VERNACULAIRE	NOM SCIENTIFIQUE
PROGESTÉRONE-LIKE (HORMONALE)	Achillée millefeuille*	*Achillea millefolium*
	Coriandre	*Coriandrum sativum*
	Gatillier*	*Vitex agnus castus*

MODES D'ACTION DES HUILES ESSENTIELLES

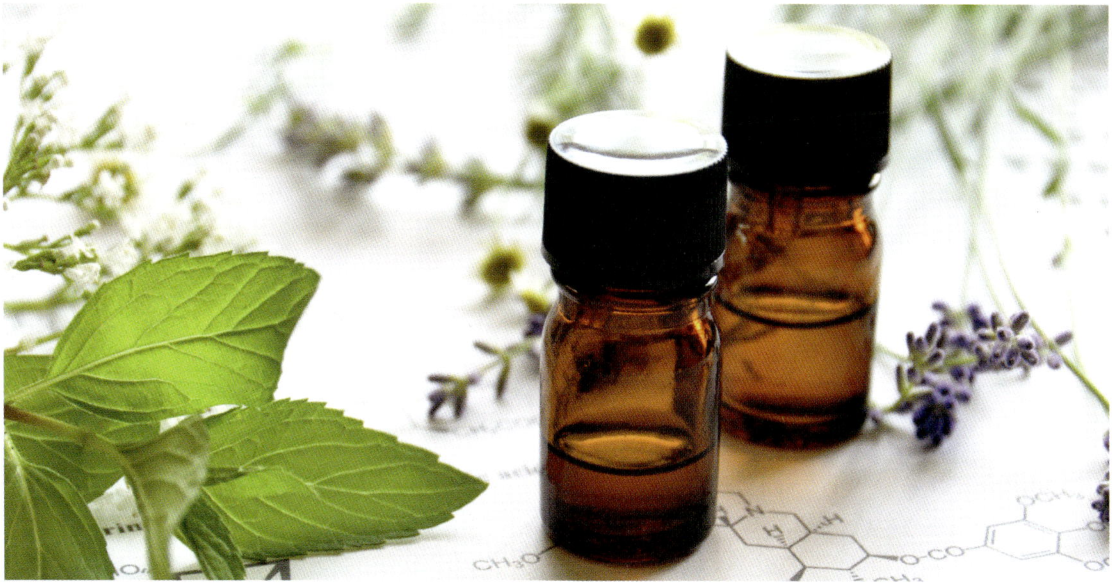

Une fois qu'elles ont pénétré dans l'organisme par les différentes voies d'administration, les effets thérapeutiques des huiles essentielles découlent de leur composition moléculaire. Leur action est de deux sortes, une action directe et une action indirecte.

ACTION DIRECTE

Elle se rencontre par exemple chez les phénols, dont la puissante activité anti-infectieuse est due au fait qu'ils agissent directement par destruction des parois cellulaires des micro-organismes.

D'autres exemples peuvent se trouver dans les diverses fonctions métaboliques :

- systèmes nerveux sympathique et parasympathique, par action au niveaux des neurotransmissions nerveuses ;
- systèmes endocriniens par action « hormon- like » (cortisol-like, oestrogène-like, etc.), par action sur certains sites récepteurs des fonctions endocriniennes.

ACTION INDIRECTE

Les huiles essentielles agissent de façon indirecte sur le plan énergétique et vibratoire de l'individu. En effet, elles sont pourvues d'une charge énergétique très importante et sont, à ce titre, positivantes ou négativantes (capables de capter ou de céder des électrons). Ceci conduit en particulier au concept de « bioélectronique », développé par le professeur Claude Vincent au début des années 1950.

Les huiles essentielles ont également des fonctions informationnelles qui entrent en jeu en olfactologie. C'est par le biais des réactions comportementales et physiologiques qu'elles induisent suite à leur action sur les récepteurs olfactifs que les molécules aromatiques agissent ici.

La qualité et le choix

Comment choisir une huile essentielle de qualité ?

Lorsque l'on choisit une huile essentielle à des fins thérapeutiques, il est impératif de respecter des règles strictes afin d'éviter toute prise de risque quant à son utilisation. Lorsque vous avez déterminé l'huile essentielle à acquérir, les premières questions que vous devez vous poser sont de savoir où l'acheter et quelle marque choisir.

En ce qui concerne le lieu d'achat, vous avez le choix entre 4 possibilités :

- sur Internet auprès des revendeurs spécialisés ;
- en pharmacie ;
- en magasins spécialisés type magasins bio possédant le rayon adéquat ;
- directement auprès des exposants dans des salons spécialisés type Marjolaine, Vivez nature, etc.

L'expérience montre que pour chacun de ces lieux d'achat, vous pouvez trouver le meilleur comme le pire en termes de qualité et de sérieux. Il en va de même en ce qui concerne le choix des marques. Les marques du commerce peuvent être celles de revendeurs achetant leur production en grosse quantité à des distillateurs/producteurs, puis la répartissant en flacons.

Les marques peuvent également acheter les plantes et procéder eux-mêmes à leur distillation puis à leur répartition, comme dans le premier cas.

Viennent ensuite les petits producteurs qui maîtrisent la production du début à la fin. Ils cultivent ou récoltent les plantes sauvages puis les distillent, les répartissent et les vendent directement sous leur nom. La plupart du temps, ces derniers sont des passionnés qui ont bien souvent de surprenants trésors aromatiques dans leurs tiroirs.

Pour l'utilisateur, il est difficile de se limiter à une seule marque car elles ont parfois des caractéristiques qui leur sont propres, comme par exemple le terroir géographique (Corse, Madagascar, Comores, etc). D'autres n'ont que quelques huiles à proposer car elles correspondent aux plantes qu'ils cultivent eux-mêmes. Ils peuvent néanmoins distiller des plantes achetées à d'autres producteurs et les revendre sous leur propre marque.

Par ailleurs, lorsque l'on commence à mettre le pied dans le monde de l'aromathérapie, la curiosité l'emporte et l'on se retrouve vite, tel un collectionneur passionné, à acheter la même huile essentielle chez plusieurs petits producteurs afin de savourer leurs différences.

C'est pourquoi il faut absolument connaître les critères de choix, qui limitent les risques de ne pas opter pour une huile essentielle de qualité correcte. Et même si « l'habit ne fait pas le moine », cela commence par l'emballage et l'étiquetage !

Que doit-on trouver sur l'étiquette d'un flacon d'huile essentielle ?

Les informations portées sur l'étiquette sont très importantes et reflètent bien souvent le sérieux des fournisseurs. Ces informations peuvent sembler extrêmement mystérieuses et rebutantes pour le profane mais il est indispensable d'y être attentif. Cependant, afin de démystifier ces données et pour vous permettre de vous y retrouver, nous allons les passer en revue et les expliquer. Cela vous permettra d'effectuer vos achats d'huiles essentielles en toute sécurité (voir aussi « La composition des huiles essentielles », p. 20).

Emballage et étiquetage

La lumière est, avec la chaleur, l'un des paramètres pouvant avoir une influence très néfaste sur la conservation des huiles. C'est pourquoi elles doivent en être protégées en permanence dans un flacon en verre sombre teinté. Ceux de couleur bleue seraient les plus efficaces. Dans le cas contraire (flacon de verre clair), un suremballage en carton ou mieux, en aluminium, est indispensable. Cette solution est plus onéreuse mais elle a l'avantage pour le fabricant de pouvoir y joindre une notice stipulant les données propres à l'huile essentielle (botanique, chimique, précautions d'emploi, etc.).

Contenance du flacon

Cela peut sembler évident mais comme pour tout contenant, la quantité doit être stipulée avec précision. C'est une donnée « économiquement » importante car certaines huiles essentielles sont très onéreuses. La contenance est généralement indiquée en millilitres (ml), voire plus rarement en grammes (g). Il est plus difficile de comparer les prix avec une contenance exprimée en ml, car la densité des huiles essentielles est très variable (par exemple, 0,808 ml pour l'huile essentielle de millepertuis – *Hypericum perforatum* – et 1,181 ml pour celle de gaulthérie odorante – *Gaultéria fragantissima*).

Par ailleurs, ne vous fiez pas à la taille du flacon mais à la contenance indiquée. Généralement de 5 ou de 10 ml, les volumes peuvent aller de 2 à 30, voire 50 ml en fonction du prix et de la rareté de l'huile essentielle.

Indications « 100 % pure et naturelle » ; « HECT » ; « HEBBD » et « EOBBD »

Il existe plusieurs critères normatifs de qualité qui peuvent s'appliquer aux huiles essentielles.

Le plus simple, « huile essentielle 100 % pure et naturelle », indique que l'huile essentielle n'a pas été diluée ou modifiée chimiquement (non déterpénée, rectifiée par ajout de solvants, etc.) après sa distillation.

D'autres critères beaucoup plus rigoureux scientifiquement et qualitativement ont été introduits par Phillippe Mailhebiau. Cette démarche est une étape majeure pour la standardisation scientifique et l'Assurance Qualité des huiles essentielles.

Ces critères sont les suivants :

• HEBBD : « huiles essentielles botaniquement et biochimiquement définies », définition introduite au début des années 1990. Les notions de variété botanique définie et identifiée ainsi que le respect de son intégrité sont ici clairement et précisément assurés.

• EOBBD : « (Essential Oil Botanically & Biochemically Defined). Évolution de l'HEBBD en 2000.

Ceci apporte encore plus d'exigences en matière de définitions, de contrôle et d'analyse[2].

Il s'ensuit l'adoption de 6 critères de qualité très précisément décrits :

• l'espèce botanique et la variété selon la Nomenclature botanique internationale ;
• l'origine géographique ;
• le mode de culture ;
• l'organe distillé et le stade de développement ;
• le chémotype ;
• la traçabilité intégrant toutes les données relatives à l'huile essentielle (production, contrôle et analyses, conditionnement, stockage, etc.).

En 2000, cette démarche Qualité décisive est à juste titre récompensée par l'obtention de la certification ISO9002.

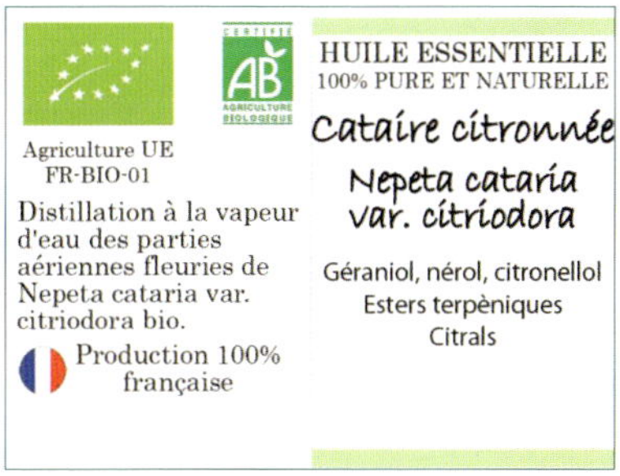
HUILE ESSENTIELLE
100% PURE ET NATURELLE
Cataire citronnée
Nepeta cataria
var. citriodora
Géraniol, nérol, citronellol
Esters terpèniques
Citrals
AB
Agriculture UE
FR-BIO-01
Distillation à la vapeur d'eau des parties aériennes fleuries de Nepeta cataria var. citriodora bio.
Production 100% française

Exemple d'une étiquette de la distillerie Florvital.

2. L'appellation EOBBD et le logo s'y rattachant ont fait l'objet d'un dépôt international et restent la propriété de Philippe Mailhebiau. Toute exploitation de ce terme ou du logo sans autorisation est donc abusive et expose le contrevenant à des poursuites. Le droit d'utilisation est accordé aux laboratoires s'engageant à respecter les exigences de la EOBBD Quality Assurance. Pour en savoir plus : https://sites.google.com/a/nouvellearoma.com/philippe-mailhebiau/normes-nouvelles-HEBBD-EOBBD

Culture « bio » ou « cuillette sauvage »

Cette indication doit être précisée ainsi que le nom et le logo de l'organisme certificateur dans le cas de culture « biologique » de la plante distillée. Avec la cueillette sauvage (plantes ramassées dans la nature), c'est une option incontournable. Ceci permet de limiter la présence de traces de pesticides ou des résidus pouvant résulter de leur passage lors de la distillation des huiles essentielles. Il est à noter ici qu'une provenance « bio » des plantes ayant servi à la fabrication de l'huile essentielle ne signifie pas à elle seule que cette huile est de qualité. En effet, la distillation est le facteur déterminant quant à l'efficacité des propriétés thérapeutiques de l'huile essentielle. C'est ici tout le savoir-faire du producteur qui se retrouvera dans son protocole de distillation.

Désignation botanique de l'huile essentielle en français et en latin

Le nom de l'huile essentielle doit impérativement être indiqué sous ses deux formes. Le nom en français commun (également nommé nom vernaculaire) et le nom scientifique en latin. Ce nom latin doit inclure la famille, le genre, l'espèce, la sous-espèce, la variété et, le cas échéant, l'hybride. À ce niveau, quelques explications complémentaires permettront au débutant de s'y retrouver.

Le nom scientifique en latin est le seul qui décrive précisément et sans confusion possible la nature exacte de l'huile essentielle que vous allez acquérir. C'est un nom international, rattaché à une nomenclature officielle qui obéit à des règles strictes et précises et permettant d'être compris partout sur la planète. Essayez de demander un flacon d'huile essentielle de lavande officinale au Japon ! Par contre, *Lavandula angustifolia* sera compris.

Même en France, cela évite les confusions dues aux diverses appellations d'une même plante, voire aux noms identiques que peuvent porter des plantes totalement différentes. De telles erreurs peuvent parfois entraîner de fâcheuses conséquences en termes de santé.

Vous trouverez ci-après l'explication des règles qui régissent cette dénomination botanique.

Exemple :

Sauge officinale (*Salvia officinalis* L.) *Lamiaceae*

Sauge officinale (*Salvia officinalis* L.) ; *Papaveraceae*

- Le nom courant ou vernaculaire
- Le nom scientifique en latin : le système actuel de classification, établi par le naturaliste suédois Carl Linné (1707-1778), est utilisé dans le monde entier dans le but d'éviter toute confusion. C'est une nomenclature binominale en latin :
  - avec le genre
  - et l'espèce
- Suivis de l'abréviation ou de la 1re lettre du nom du découvreur (L. = Linné). Le nom latin doit toujours être inscrit en italique. La première lettre du genre est écrite en majuscule et la première de l'espèce en minuscule.
- La famille botanique

D'autres exemples :

Eucalyptus globuleux, *Eucalyptus globulus* Labill. ; *Myrtaceae*

Lavande officinale, *Lavandula angustifolia* Mill. ; *Lamiaceae*

Chémotype

Le chémotype (ou spécificité biochimique) doit être clairement stipulé sur l'étiquette, pour les raisons qui ont été développées précédemment. Cette donnée, fort heureusement, n'est quasiment jamais oubliée par les producteurs sérieux. Reprenons la comparaison faite plus haut avec la culture de la vigne : il ne viendrait à personne l'idée, voire l'envie, d'acheter une bouteille de vin ne comportant aucune indication de terroir, de cépage ou d'origine !

À côté du chémotype et des composés majoritaires, il est indispensable que soit également précisée la présence d'autres molécules pouvant potentiellement induire des problèmes d'utilisation (allergie, photosensibilisation, dermocausticité ou autres toxicités).

Partie de la plante distillée (organe producteur ou op)

C'est également une donnée importante à prendre en considération car différentes parties des plantes peuvent être utilisées pour produire des huiles essentielles. Vous pourrez trouver l'utilisation :

- des racines ou rhizomes
- des parties ligneuses (écorce, rameaux)
- des parties aériennes (tiges et feuilles) fleuries ou non
- des sommités fleuries (extrémité des tiges possédant les feuilles terminales et les fleurs)
- des fruits
- des péricardes
- des graines et semences
- des gommes-résines

Là encore, l'organe producteur (op) doit être spécifié sur l'étiquette, car des parties distinctes d'une même plante peuvent être distillées et ne donneront absolument pas la même huile essentielle.
Un bon exemple est le cannelier de Ceylan (*Cinnamomum zeylanicum* ou *verum*), dont on peut distiller les feuilles, l'écorce, les fleurs (rare) et la racine (non exploitée). La distillation des feuilles (op feuilles) produit une huile essentielle très anti-infectieuse avec un composé biochimique majoritaire qui est l'eugénol alors que celle de l'écorce (op écorce) conduit également à une huile essentielle anti-infectieuse mais avec un autre composé biochimique majoritaire, le cinnamaldéhyde. À propos des précautions d'emploi, signalons au passage que ces deux huiles essentielles sont très agressives pour la peau et les muqueuses (dermocaustiques).

Origine géographique

L'origine géographique a son importance pour plusieurs raisons. Tout d'abord, nous avons vu lors de l'étude de la notion de chémotype que le biotope de la plante a une grande influence sur la composition chimique de l'huile essentielle.
C'est le cas par exemple de l'huile essentielle d'aneth – *Anethum graveolens* – dont la concentration en cétones, composés potentiellement très toxiques, peut varier d'un facteur 10 suivant l'origine géographique.
De plus, certaines provenances font parfois appel à des circuits de fabrication et à des protocoles de contrôle difficilement maîtrisables. Ceci peut induire de légitimes doutes quant à la véritable nature et à la qualité des huiles essentielles ainsi produites.

Procédé d'extraction

Selon le processus utilisé, le produit obtenu sera complètement différent. Ses propriétés thérapeutiques, son utilisation et ses précautions d'emploi dépendent là aussi de cette donnée importante à connaître.
Dans le cas de la vapodistillation, certains plaident actuellement pour l'obligation de fournir à l'utilisateur la pression et le temps de distillation. En effet, ces paramètres opératoires sont essentiels dans le résultat final. Certains producteurs consciencieux donnent déjà cette information… alors pourquoi pas tous ?

Numéro de lot, date limite d'utilisation, coordonnées du fabricant

En cas de problème, le numéro de lot permet au fournisseur d'assurer la traçabilité de son huile essentielle. La date limite d'utilisation vous renseigne sur la validité d'utilisation de l'huile essentielle dans le temps, à charge pour vous de la conserver dans les conditions préconisées par le fournisseur. Les coordonnées du fabricant doivent être indiquées afin que vous puissiez le contacter en cas de problème d'utilisation par exemple.

EXEMPLE DE L'HUILE ESSENTIELLE DE THYM

Vous pourrez noter dans le tableau suivant combien la simple dénomination « Huile essentielle de thym » serait insuffisante pour effectuer votre choix en toute connaissance des critères décrits dans ce chapitre. On comprend aisément qu'il est indispensable que toutes ces informations soient indiquées sur l'étiquette du flacon ou sur l'emballage extérieur s'il y en a un. Il n'est certes pas facile d'un point de vue pratique pour le fabricant de mettre toutes ces indications sur la petite surface que représente un flacon d'huile essentielle. Cependant certains y parviennent et ce ne sont pas forcément les marques les plus importantes. Vous pouvez donc faire votre sélection en les choisissant. C'est pour l'acheteur le gage que la fabrication de l'huile essentielle est maîtrisée et que les analyses et contrôles après production sont effectués correctement. Les sites Internet des fournisseurs donnent également des indices précieux sur le sérieux des marques, même s'il n'est pas aisé d'y lire les étiquettes.

NOM VERNACULAIRE	NOM SCIENTIFIQUE	PARTIE DISTILLÉE	HÉMOTYPES, COMPOSANTS MAJORITAIRES	ORIGINES GÉOGRAPHIQUES
Thym à feuilles de sarriette	*Thymus satureioides*	Parties aériennes fleuries	Bornéol, carvacrol, thymol, terpinéol	Maroc
Thym d'Espagne rouge	*Thymus zygis*	Parties aériennes fleuries	Thymol, p-cymène	Espagne, Portugal, France
Thym à thujanol	*Thymus vulgaris thujanoliferum*	Parties aériennes fleuries	Thujanol-4	France
Thym vulgaire à géraniol	*Thymus vulgaris geranioliferum*	Parties aériennes fleuries	Géraniol, acétate de géranyle	France
Thym vulgaire à linalol	*Thymus vulgaris linaloferum*	Parties aériennes fleuries	Linalol	France
Thym vulgaire à thymol	*Thymus vulgaris thymoliferum*	Parties aériennes fleuries	Thymol, p-cymène	France
Thym d'Espagne, marjolaine sylvestre, marjolaine d'Espagne	*Thymus mastichina*	Parties aériennes fleuries	1,8 cinéole, linalol, Alpha-terpinéol, pinènes	Espagne
Thym serpolet	*Thymus serpyluum*	Parties aériennes fleuries	carvacrol, thymol, p-cymène, gamma-terpène	Espagne, Maroc, Balkans

La conservation

Les huiles essentielles

Les huiles essentielles sont des produits extrêmement stables. Il convient toutefois d'observer quelques précautions élémentaires afin de garantir l'intégrité de leurs propriétés dans le temps.

Les premières choses à respecter sont bien entendu les recommandations du fournisseur, que celui-ci doit préciser sur l'emballage. Cependant, il convient de connaître les paramètres sensibles pouvant avoir une influence néfaste. Ce sont :

- l'exposition à la lumière ;
- une température ambiante excessive ;
- une humidité excessive ;
- une exposition à l'air prolongée ;
- une contamination croisée avec d'autres produits (autres huiles essentielles, végétales ou hydrolats par exemple).

Lorsque l'on connaît ces points sensibles, il est facile de les éviter. Par ailleurs, il est important de :

- ne pas changer de récipient, conserver le flacon d'origine du fournisseur ;
- ne pas laisser le flacon directement à la lumière ou près d'une source de chaleur ;
- ne pas stocker les flacons d'huile essentielle dans une pièce trop humide ;
- refermer immédiatement les flacons après usage ;
- ne jamais utiliser un compte-goutte (ou une seringue) ayant servi à d'autres produits pour prélever une huile.
- veiller à ne pas intervertir les bouchons lors de l'utilisation simultanée de plusieurs HE différentes ;
- conserver les flacons verticalement afin que l'huile soit le moins possible en contact avec les parties en plastique du bouchon. Certaines huiles, très corrosives, peuvent détériorer l'étanchéité du bouchon. Outre les fuites potentielles, ceci aurait pour conséquences une mise en contact de l'huile essentielle avec l'air, ce qui accélérerait son oxydation ;
- respecter les dates de péremption indiquées par le fournisseur. À ce sujet, certaines huiles essentielles peuvent néanmoins être utilisées après péremption, pour des indications moins exigeantes. C'est par exemple le cas de l'huile essentielle de lavande qui pourra alors vous servir à parfumer votre lessive.

Les huiles essentielles sont des produits puissants, potentiellement dangereux en cas d'utilisation inappropriée. Il convient de tenir les flacons hors de portée des enfants ou de toute autre personne susceptible de les utiliser sans discernement.

Dans de bonnes conditions de conservation telles que décrites précédemment, il est couramment admis que les huiles essentielles peuvent se conserver 5 à 6 ans. Par contre, les essences d'agrumes extraites des zestes se conservent moins longtemps (généralement 2 ans, voire 3 ans au grand maximum).

Pour la conservation des mélanges effectués par vos soins, reportez-vous au chapitre « Protocole d'aide à la fabrication de formules », p. 364.

Les hydrolats

Les hydrolats sont des produits beaucoup plus sensibles et délicats à conserver. En effet, ce sont des produits aqueux ne contenant aucun conservateur et ils sont, à ce titre, sensibles aux contaminations microbiennes. Celles-ci viennent s'ajouter aux possibles dégradations dues aux mêmes paramètres que pour les huiles essentielles (lumière, température, contact avec l'air, contaminations croisées, etc.). Une fois ouvert, l'hydrolat doit être placé au réfrigérateur par exemple dans la partie réservée aux bouteilles d'eau. Veillez à ne pas contaminer le flacon en mettant en contact le goulot du flacon avec un coton. De même, ne trempez pas de bâtonnet type coton-tige dans le flacon. Dans les deux cas, versez l'hydrolat dessus.

Toute évolution de l'odeur ou apparition de trouble dans l'hydrolat doit faire suspecter une altération de sa conservation et l'arrêt de son utilisation. C'est pourquoi il est préférable d'acheter les hydrolats en petits conditionnements.

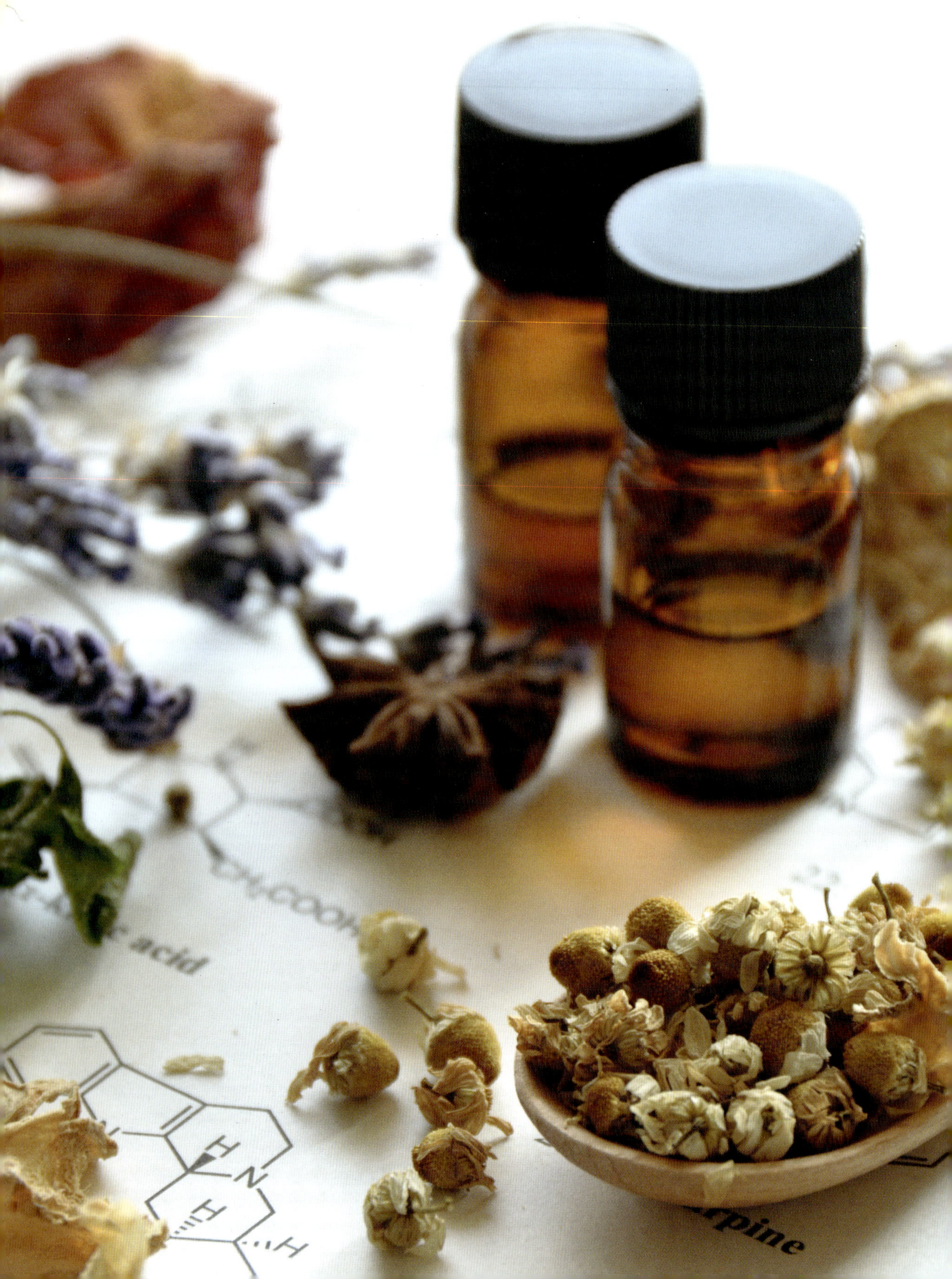
acid

Les différentes voies d'utilisation

AVERTISSEMENT

Comme tout ce qui concerne cette partie, ce qui suit n'est donné qu'à titre informatif et ne constitue en aucun cas la moindre forme de prescription que ce soit. Les huiles essentielles sont des produits puissants à manier avec toutes les précautions requises. Ne pas pratiquer d'automédication et toujours se référer à l'avis d'un médecin, quelle que soit la voie d'utilisation. Le lecteur se reportera aussi aux « Avertissement, précautions d'emploi et contre-indications » p. 66.

L'utilisation des huiles essentielles peut se faire sous plusieurs formes, chacune d'elles devant respecter des règles précises qu'il convient de connaître.

La voie cutanée

Cette voie est la plus utilisée dans le cadre de l'aromathérapie et historiquement depuis l'Antiquité, que ce soit à des fins de détente et de bien-être (massage relaxant) ou purement médicales (massage de kinésithérapie par exemple).

L'efficacité de ce mode d'utilisation n'est plus à démontrer, aussi bien au niveau de la rapidité d'action (une dizaine de minutes) qu'à celui de la qualité des résultats obtenus. De plus, lorsqu'il est utilisé à bon escient, ce mode d'utilisation est plus sécuritaire que d'autres, plus délicats à manier (voie interne sous ses diverses formes).

De par les infinies possibilités de dilution des huiles essentielles, l'application cutanée permet aussi des adaptations très fines du traitement et de la posologie. Les supports de dilution sont divers et si l'on ne considère que les huiles végétales, par exemple, les propriétés propres de ces dernières peuvent venir en synergie avec celles des huiles essentielles.

Le choix de l'huile végétale se fera ainsi de façon judicieuse en fonction de l'effet thérapeutique recherché mais aussi de la profondeur de l'organe ciblé. En effet, l'indice de pénétrabilité des huiles végétales est très variable selon leur nature.

Ainsi, elles peuvent rester très en surface (couche cornée de la peau pour l'huile végétale d'avocat par exemple) ou en traverser toutes les couches jusqu'à la circulation générale (huile végétale de tournesol).

Les dilutions d'huiles essentielles dans des macérâts huileux (macérations de plantes dans des huiles végétales) autorisent une synergie encore plus fine des propriétés médicinales des végétaux sélectionnés. En effet, dans ce cas, les propriétés des trois plantes se combinent : celles de l'huile essentielle, celles de l'huile végétale et celles de la plante macérée.

Comme lors de toute utilisation d'huiles essentielles, plusieurs paramètres sont à prendre en considération ici :

- test de réaction cutanée : l'utilisateur doit vérifier l'absence de toute réaction allergique par un test cutané. Cela peut se faire par l'application d'une goutte du mélange à tester au pli du coude par exemple ;
- éviter les huiles essentielles dermocaustiques (ou alors très diluées) ;
- éviter les huiles essentielles reconnues comme photosensibilisantes, irritantes ou allergisantes ;
- avoir bien à l'esprit que le temps moyen d'élimination d'une huile essentielle par l'organisme est d'environ 5 heures ;
- sauf dans des cas bien particuliers et restreints, les huiles essentielles ne doivent pas être utilisées pures par voie cutanée ;
- garder à l'esprit que même en application locale, les huiles essentielles peuvent ensuite diffuser dans tout l'organisme, de par leur nature biochimique.

En pratique, les dilutions dans une huile végétale sont les suivantes :

- de 0,5 à 3 % : troubles cutanés, visage, application cosmétique ;
- 5 % : troubles nerveux ou liés au stress ou à l'anxiété, massage bien-être ;
- 5 à 10 % : troubles circulatoires sanguins et lymphatiques ;
- 10 à 15 % : problèmes anti-inflammatoires musculaire, tendineux et articulaires ;
- 25 à 30 % : troubles digestifs (spasmes) ;
- 30 à 50 % : troubles infectieux ;
- pures : très localement et pour de rares huiles essentielles (application type coton tige).

En dehors des huiles végétales, d'autres supports peuvent également être utilisés avec les huiles essentielles.

- le gel d'aloe vera est par exemple un très bon support pour l'application cutanée des huiles essentielles. Outre sa forme pratique de « gel », il ajoute ses propriétés dermoprotectrices et réparatrices au mélange. Cela peut être un moyen de limiter la dermocausticité de certaines huiles essentielles ;
- en argilothérapie, avec des conditions strictes, certaines huiles essentielles peuvent être intégrées à des préparations d'argile. Attention cependant car l'argile amplifierait l'action propre des huiles essentielles.

LA VOIE ORALE

Encore plus que précédemment, une grande prudence doit être observée lors de l'utilisation, avec surveillance et prescription d'un médecin ou d'un aromathérapeute autorisé. Toutes les contre-indications et pathologies de la personne à soulager doivent être prises en compte relativement avec les propriétés des huiles essentielles envisagées. Attention, par exemple, aux pathologies liées à l'appareil digestif. C'est pourquoi ne seront abordées ici que les généralités d'utilisation par voie orale. Dans ce livre les auteurs ont choisi de ne pas proposer pas de formules par voie orale (hormis des hydrolats) car celles-ci doivent être encadrées par un professionnel de santé.

En pathologie aiguë, la dose généralement applicable pour un adulte ne doit pas dépasser 10 mg / kg de poids corporel / jour, répartie en 3 prises / jour, pendant 3 à 5 jours.

En pathologie chronique, on compte 1 goutte / 25 kg de poids corporel / jour, ceci limité à 15 ou 20 jours au plus par mois, avec observation de fenêtres thérapeutiques.

Bien noter que pour tout ce qui précède, le nombre de gouttes indiqué concerne la somme de toutes les huiles essentielles utilisées.

Ces indications doivent être modulées en fonction des propriétés et toxicités éventuelles des huiles essentielles.

Avant ingestion, les huiles essentielles doivent être incorporées à un support liquide ou solide comme par exemple :

- 1 cuillère d'huile végétale de qualité alimentaire : olive, noisette, tournesol, etc. ;
- 1 cuillère de miel, de préférence liquide, pour faciliter le mélange ;
- dans des solutés du commerce type Disper ou Solubol, qui permettent d'émulsionner les huiles essentielles. Ces deux produits sont des dispersants alcooliques ou non alcooliques à base de composés naturels (membrane de cellules végétales entre autre). Ils émulsionnent les huiles essentielles de façon stable et permettent leur utilisation en milieu aqueux ;
- 1 morceau de sucre ou de la mie de pain (en cas d'urgence ou sur une courte durée) ;
- des comprimés neutres absorbants.

Il est également possible de se faire préparer, en pharmacie, des gélules à avaler. Ces dernières contiennent un excipient dans lequel sont incorporées les huiles essentielles.

Dans tous les cas, la posologie ainsi que la durée de la prise doivent être indiquées par un médecin ou un aromathérapeute autorisé.

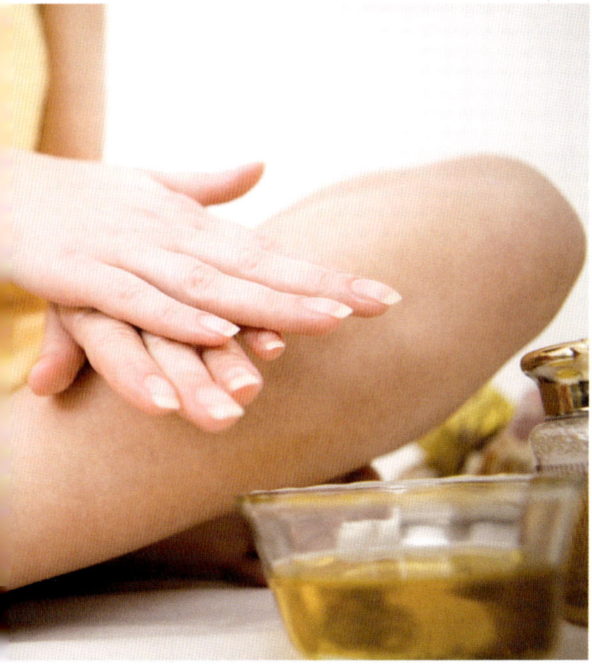

La voie respiratoire (ou diffusion atmosphérique)

Ce mode d'utilisation est particulièrement conseillé pour les pathologies respiratoires (bronchite, sinusite, rhinite, pharyngite, etc.), dans le but de désinfecter des pièces ou afin de créer des atmosphères particulières (tonique, relaxante, etc.).

Cette diffusion atmosphérique des huiles essentielles nécessite un système adéquat. Cela peut être un simple inhalateur (ou un bol d'eau chaude) dans lequel on place quelques gouttes des huiles essentielles à inhaler.

Des appareillages plus sophistiqués, en vente dans le commerce, utilisent différentes technologies, principalement de deux sortes :

- aérosol ultrasonique : appelé parfois « brumisateur » et utilisant des ultra-sons pour disperser les huiles essentielles ;
- micro-nébulisateur : une pompe propulse un mélange « air-huile essentielle » dans l'air sous forme de micro-gouttelettes. C'est un système très respectueux de l'intégrité des huiles essentielles.

Ici aussi, quelques précautions de base sont à respecter :

- pas de diffusion d'huiles essentielles agressives pour la peau ou les muqueuses (comme par exemple celles contenant des phénols ou des cétones) ;
- attention aux personnes présentant des pathologies de type asthme ou allergies respiratoires ;
- ne pas diffuser dans des pièces en présence de jeunes enfants et d'animaux domestiques ;
- limiter la durée de diffusion à des périodes de 10 à 15 minutes toutes les 2 heures, répétées 2 à 3 fois par jour.

La balnéothérapie

Le bain peut être une forme d'utilisation des huiles essentielles. Cependant, ces dernières n'étant pas miscibles dans l'eau, il convient de les diluer au préalable dans un excipient dispersant (savon liquide, Disper, Solubol, etc.). La dilution des huiles essentielles en solution dispersante doit être de 2 à 10 % maximum. Selon la taille de la baignoire, ½ à 1 bouchon suffit à obtenir un effet bénéfique.

Dans ce mode d'utilisation, il faut noter que la grande surface de contact des composés aromatiques avec la peau (le corps entier), ainsi que la température de l'eau du bain (souvent chaude), auront tendance à augmenter l'action des huiles essentielles.

Les autres voies d'utilisation des huiles essentielles

D'autres modes d'utilisation des huiles essentielles sont possibles mais elles sont alors extrêmement délicates à utiliser. C'est pourquoi nous ne ferons que les décrire brièvement. Il s'agit des voies rectale et vaginale, qui nécessitent la fabrication en officine de suppositoires pour la première et d'ovules pour la seconde. La prescription et le suivi médical sont impératifs pour ces deux façons de procéder.

LES HUILES VÉGÉTALES

PROPRIÉTÉS

L'huile végétale est une substance grasse extraite à partir des graines, des noix ou des fruits d'une plante oléagineuse. Les huiles végétales interviennent de façon non négligeable dans l'utilisation médicale des huiles essentielles. Leur rôle ne se limite pas uniquement à celui de support de dilution et vecteur de pénétration dans l'organisme. Elles on souvent de réelles propriétés thérapeutiques. Leur action est ainsi complémentaire et déterminante dans l'efficacité des huiles essentielles et sur les résultats obtenus. Afin de les choisir à bon escient, il est donc important de prendre connaissance de quelques données indispensables. Seul l'utilité en aromathérapie des huiles végétales, sera abordée ici. Les utilisations cosmétiques ou diététiques ne seront pas décrites.

CRITÈRES DE CHOIX AU MOMENT DE L'ACHAT

Tout comme les huiles essentielles, il convient d'être attentif au moment de l'achat.

Les huiles végétales, devront respecter certains critères de qualité :

- procédé d'extraction par 1ère pression à froid (n'excédant pas une température de 40° C) ;
- aucun traitement chimique ou thermique additionnel (désodorisation, raffinage, etc) ;
- filtration, clarification uniquement à l'aide de moyens mécaniques ou par décantation ;
- certification « biologique » par un organisme officiel d'accréditation et de contrôle.

En ce qui concerne les macérâts, les plantés utilisées devront provenir de culture biologique ou de cueillettes sauvages et l'HV répondre aux critères précédents. La macération consiste à laisser macérer une plante médicinale (tout ou partie) dans une huile végétale pendant plusieurs semaines. Les principes actifs de la plante vont alors être extraits par le processus et se retrouver dans l'HV de macération. La préparation est ensuite filtrée avant utilisation.

Toute les HV n'ont pas les mêmes capacités de conservation. Leur résistance au rancissement et à l'oxydation est ainsi très variable de l'une à l'autre. Elle est en particulier tributaire des conditions de stockage comme la température et l'exposition à la lumière. Il faudra donc être très attentif aux spécifications du fournisseur dans ce domaine. Il est également impératif de respecter ici les mêmes précautions d'usage que celles applicables aux HE en utilisation cutanée. Outre les conseils d'un thérapeute autorisé, un test d'allergie cutanée devra donc être réalisé. Quelques gouttes apposées au creux du coude permettront de vérifier l'absence de réaction de type allergique.

CRITÈRES DE CHOIX DE L'HV POUR LA DILUTION DE L'HUILE ESSENTIELLE :

Le choix de l'HV servant à diluer les HE doit se faire de façon judicieuse. Le tableau ci-contre indique la profondeur de pénétration des HV du moins pénétrant (+) au plus pénétrant (++++). C'est un critère important à prendre en compte en fonction du site d'action souhaité des l'HE. Par exemple, on préférera l'huile de tournesol à celle d'olive comme support de dilution en cas de ciblage de la circulation sanguine. Les propriétés intrinsèques des HV sont également à prendre soigneusement en compte en aromathérapie. La synergie entre les propriétés des HEs à diluer et celle des HV de dilutions est ici très importante. Cette synergie peut encore être amplifiée et devenir triple lors d'utilisation de macérâts huileux. Dans ce cas il y a addition des 3 propriétés, celle des HE, celles de la plante macérée et celles de l'huile végétale de macération. Il est à noter que dans ce cas la profondeur de pénétration du macérât dépendra de celle de l'HV de macération.

DEGRÉ DE PÉNÉTRATION		NOM FRANÇAIS	NOM SCIENTIFIQUE
+	COUCHE CORNÉE	Beurre de karité	*Butyrospermum parkii (ou Vitellaria paradoxa)*
		Calendula (Soucis)	*Calendula officinalis*
		Olive	*Olea europea*
	ÉPIDERME	Jojoba	*Simmondsia chinensis*
		Amande douce	*Prunus amygdalus*
		Argan	*Argania spinosa*
		Bourrache	*Borago officinalis*
		Onagre	*Oenothera biennis*
		Rose musquée du Chili	*Rosa rubiginosa*
	DERME	Calophylle	*Calophyllum inophyllum*
		Macadamia	*Macadamia integrifolia*
	HYPODERME SYSTÈME MUSCULO-ARTICULAIRE	Noisette	*Corylus avellana*
		Noyau d'abricot	*Prunus armeniaca*
		Sésame	*Sesamum indicum*
	CIRCULATION SANGUINE SYSTÉMIQUE	Tournesol	*Helianthus annuus*
++++		Pépins de raisin	*Vitis vinifera*

ARGAN *ARGANIA SPINOSA*

- Régénérante, nourrissante assouplissante, adoucissante et cicatrisante cutanée
- Émolliente, anti-déshydratation, anti-inflammatoire, anti-oxydante
- Également bénéfique sur les cheveux

AMANDE DOUCE *PRUNUS AMYGDALUS*

- Hydratante, nourrissante et apaisante des démangeaisons et irritation cutanées (gerçures, crevasses, dermatose)
- Bon excipient en aromathérapie pour les enfants

ARNICA (MACÉRAT) *ARNICA MONTANA*

Le degré de pénétration dépendra de celui de l'HV de macération.

- Très efficace contre les hématomes, les contusions, les douleurs musculaires et tendineuses
- Anti-inflammatoire léger
- Facilitateur de la circulation sanguine

BOURRACHE *BORAGO OFFICINALIS*

- Régénérante cutanée et tissulaire. Calmante inflammatoire et allergique
- Immunostimulante. Rééquilibrante nerveuse et hormonale
- Régulatrice cardio-vasculaire.

CALENDULA OU SOUCIS *CALENDULA OFFICINALIS*

- Apaisante, cicatrisante, régénérante des tissus cutanés et des muqueuses
- Adoucissante et assouplissante cutanée
- Anti-inflammatoire

CALOPHYLLE *CALOPHYLLUM INOPHYLLUM*

- Réparateur des affections dermatologiques (eczéma, psoriasis, zona) ou circulatoire (varices, hémorroïdes)
- Anti-inflammatoire et antalgique doux à visée musculaire et articulaire
- Propriétés antiseptiques

Attention pas d'utilisation chez les personnes sous anticoagulants sans avis médical.

JOJOBA *SIMMONDSIA CHINENSIS*

C'est en réalité une cire liquide filmogène mais ne laissant pas de film gras sur la peau. Très fluide, sa conservation dans le temps est remarquable et permet donc la conservation longue des préparations. C'est la plus proche du sébum humain.

• Anti-déshydratante, nourrissante, calmante, émolliente, et cicatrisante cutanée

• Séborégulatrice de tous types de peau

• Dermoprotectrice solaire et face à certains agents pathogènes

• Anti-oxydante

• Régénératrice par son action sur l'élastine

• Anti-inflammatoire

MACADAMIA *MACADAMIA INTEGRIFOLIA*

Composition très semblable de celle du sébum humain.

• Excellente pénétration qui en fait une huile incontournable en aromathérapie.

• Bonne conservation

• Réputée pour son action sur la microcirculation et le système lymphatique (utilité en cas de couperose, jambes lourdes, etc)

• Très bien absorbée par la peau sans laisser de film gras

• Émolliente, adoucissante, assouplissante, hydratante et calmante

• Excellente base pour les massages et la fabrication de macérâts huileux

MILLEPERTUIS (MACÉRAT) *HYPERICUM PERFORATUM*

Le degré de pénétration dépendra de celui de l'HV de macération.

• Très anti-inflammatoire

• Lénifiant sur les démangeaisons, les irritations cutanées et les brûlures (coups de soleil)

• Antalgique contre les douleurs articulaires et rhumatismales

• Activité cicatrisante importante

• Antiprurigineux

Précautions : ne pas employer avant une exposition au soleil (risque de photosensibilisation). Ne pas utiliser chez les femmes enceintes et les jeunes enfants.

NIGELLE OU CUMIN NOIR *NIGELLA SATIVA*

• Calmante, adoucissantes nourrissante, régénérante, assouplissante elle revitalise et protège l'épiderme tout en limitant le vieillissement cutané.

• Cicatrisante, et anti-infectieuse cutanée, elle est particulièrement indiquée pour les peaux sèches, sensibles, irritées ou crevassées. Son application est également bénéfique lors d'affections cutanées telles que l'acné, l'eczéma, le psoriasis, les mycoses, gerçures ou les coups de soleil.

• Incontournable pour bon nombre de problèmes capillaires (cheveux fatigués et fragilisés, pellicules, etc)

• Ses propriétés anti-inflammatoires, décontractantes et calmantes la rendent très utile en cas de contractures musculaires, et troubles ostéo-articulaires.

• Ses vertus immunostimulantes aident à renforcer les défenses naturelles de l'organisme.

• Elle est également anti-allergique, anti-histaminique, et diminue l'hypersensibilité aux allergènes par action stabilisatrice sur la production des IgE.

NOISETTE *CORYLUS AVELLANA*

• Parfaite pour massages et support des huiles essentielles

• Excellentes propriétés adoucissantes

• Très pénétrante sans laisser de film gras

• Cicatrisante, réparatrice cutané

• Régulatrice de la sécrétion de sébum

• Facilite la circulation veineuse.

• Bonne action musculaire

NOYAU D'ABRICOT *PRUNUS ARMENIACA*

• Bon excipient en aromathérapie adulte

• Régénérante, revitalisante, hydratante, adoucissante, nourrissante

OLIVE *OLEA EUROPEA*

• Nourrissante, émolliente, adoucissante, calmante, rafraîchissante, et cicatrisante

• Tonique cutanée
• Bonne base de massage et pour la macération de plantes médicinales

ONAGRE *ŒNOTHERA BIENNIS*

• Régénérante, restructurante, raffermissante, régulatrice, hydratante et protectrice cutanée
• Propriétés anti-inflammatoires envers les affections cutanées comme l'eczéma ou le psoriasis
Attention, huile sensible au rancissement.

PÉPINS DE RAISIN *VITIS VINIFERA*

• Huile fine, non grasse, qualifiée « d'huile sêche »
• Sa très bonne pénétration trans-cutanée en fait un excellent support aux HE et comme huile de massage.
• Elle est également antioxydante et régénérante.

ROSE MUSQUÉE DU CHILI *ROSA RUBIGINOSA*

• Huile de la peau. Régénérante, assouplissante, cicatrisante cutanée, hydratante.
• Efficace en cas de problèmes de peau (couperose, escarres, dartres, eczéma, psoriasis, cicatrices d'acné, de varicelle, chéloïdes)
• Active la microcirculation sanguine.

SÉSAME *SESAMUM INDICUM*

• Protectrice
• Très pénétrante et fluide
• Utile en cas de problèmes cutanés marqués (eczéma, psoriasis, etc)
Attention : potentiellement allergisante.

TOURNESOL *HELIANTHUS ANNUUS*

• Adoucissante, hydratante, nourrissante
• Excellente base pour les massages et la fabrication de macérâts huileux
• Très fluide et très pénétrante

NEEN OU MARGOUSIER *AZADIRACHTA INDICA*

Huile très précieuse à découvrir du fait de sa composition en Azadirachtine A (bio-insecticide naturel très puissants.
• Problèmes de peau : acné, furoncles, eczéma, psoriasis, démangeaisons dues à des mycoses ou des piqures d'insectes, soins pelliculaires.
• Incontournable pour la répulsion et la destruction d'insectes (poux, acariens, tiques moustiques, etc)

LES HYDROLATS

PROPRIÉTÉS

Dans le monde de l'aromathérapie, les hydrolats ont souvent été considérés à tord comme un produit secondaire des huiles essentielles. Cette injustice est heureusement obsolète et la reconnaissance de leurs immenses vertus est aujourd'hui faite. Ce chapitre n'apportera au lecteur que quelques clés afin de comprendre ce qu'est un hydrolat.
L'hydrolat est l'eau distillée recueillie suite à la recondensation de la vapeur d'eau pendant le processus de production des huiles essentielles. Cette eau se retrouve donc chargée en **molécules aromatiques hydrosolubles actives**, séparées de celles de l'huile essentielle produite lors de la distillation (voir « Les modes d'obtention des huiles essentielles », pp. 14-15). Les hydrolats aromatiques sont beaucoup plus doux et moins concentrés que les huiles essentielles. L'hydrolat aromatique, s'il est très riche en molécules hydrosolubles, l'est cependant beaucoup moins en principes aromatiques, comparativement à l'huile essentielle. Outre ses utilisations cosmétiques et alimentaires, il convient également de prêter aux hydrolats une grande attention pour leurs appli-

cations thérapeutiques. Il est admis d'ailleurs qu'il existe une complémentarité non négligeable entre hydrolat et huile essentielle originaires d'une même plante. Du fait de sa grandeur douceur, l'hydrolathérapie (soin par les hydrolats) peut ainsi être utilisée là où les huiles essentielles trouvent leur limite à cause de leurs restrictions d'utilisation (dermocausticité, voie interne, personnes plus fragiles, durée de traitement, etc).
Alors que bon nombre de plantes permettent la production à la fois d'hydrolat et huiles essentielles (plantes dites « aromatiques »), d'autres ne sont distillées que pour leur hydrolat (bleuet, fleur d'oranger, hamamélis, etc). Dans ce cas précis, on utilise alors plus spécifiquement le terme « d'eau florale ».

Critères de choix à l'achat

Là encore, un soin particulier doit être observé lors de l'achat. Comme pour les huiles essentielles, les plantes utilisées doivent être d'origine de culture certifiée biologique ou sauvage. Par ailleurs, comparativement aux huiles essentielles, les hydrolats sont des substances beaucoup plus fragiles. Ils doivent être microfiltrés dès le recueillement puis conditionné en flacons stériles et teintés afin de limiter les contaminations microbiennes et la dégradation par la lumière. Ils doivent évidement être 100% pur et naturel et ne contenir aucun additif (des conservateurs par exemple). Ils ne doivent subir aucun traitement supplémentaire (tel que la pasteurisation).
L'attention doit être portée sur le fait que l'eau utilisée pour la distillation revêt ici une grande importance. Il est aisé de comprendre que si cette eau est souillée par des pesticides ou autres substances toxiques, ces composés indésirables contamineront l'hydrolat. Pour la conservation très délicate des hydrolats, reportez-vous au chapitre « La conservation » p. 53.

Composition des hydrolats

L'hydrolat aromatique, même s'il est très riche en molécules hydrosolubles, l'est cependant beaucoup moins en principes aromatiques comparativement à l'huile essentielle. Sa composition est un subtil mélange de molécules hydrosolubles présentent dans la plante, associées aux composés aromatiques chargés par la vapeur d'eau durant la distillation. Même si on retrouve des traces de l'HE dans l'HA correspondante, ce cocktail moléculaire explique par exemple la différence d'odeur entre les deux produits. Les concentrations en substances actives peuvent varier mais elles sont beaucoup plus faibles que dans les huiles essentielles.
Deux modes de récolte de l'hydrolat existent. Le premier, précoce, se fait en début de distillation et pendant une courte durée (30 à 40 min), pendant laquelle l'hydrolat est le plus chargé en principes actifs (concentration plus élevée). Le second récolte l'hydrolat durant toute la durée de la distillation, recueillant ainsi toutes les familles de molécules (diversités plus complètes mais concentrations plus faibles).

Modes d'utilisations des hydrolats

Les hydrolats peuvent être utilisés aussi bien par voie externe qu'interne et agissent sur de multiples pathologies. L'aspect purement physique n'est pas le seul à être impacté par les HA car ils possèdent également de grandes propriétés énergétiques et psycho-émotionnelles. L'utilisation externe sera mise à profit lors de soins cutanés, cosmétiques ou relaxants (HA de géranium rosat, de rose, de palmarosa ou de lavande vraie par exemple selon les effets recherchés).
La voie orale en cure permet d'agir en curatif et/ou préventif. Le mode opératoire communément utilisé est d'une cuillère à soupe diluée dans 1 litre d'eau à boire la journée pendant 3 semaines (après consultation d'un thérapeute autorisé). Autres utilisations possibles : bains de bouche et de siège, gargarisme, inhalation, sprays nasaux, dans l'eau du bain. Les HA

peuvent également servir en argilothérapie afin de combiner leurs propriétés à celles de l'argile.
Cette présentation n'est qu'une approche vraiment très succincte dont le but n'est que de sensibiliser les lecteur à l'univers des hydrolats. S'il veut compléter ses connaissances, le lecteur pourra se tourner à cet effet vers d'autres ouvrages plus particulièrement dédiés comme par exemple le livre de Lydia Bosson *Hydrolathérapie*.
La liste suivante donne les caractéristiques générales des HA les plus couramment utilisés en aromathérapie, cités dans les formules aromatiques de ce livre et dont la plante n'est pas déjà décrite en tant qu'huile essentielle dans la partie « Bien les connaître ».

BASILIC DOUX À LINALOL *OCIMUM BASILICUM CT LINALOL* :

aide à digérer, apaise douleurs et spasmes, les ballonnements, calme et apaise le système nerveux, en cas d'anxiété de nervosité d'angoisse, de stress.

BOIS DE SANTAL *SANTALUM ALBUM* :

astringent, apaisant cutané, apaisant et tonifiant nerveux, tonique cardio-vasculaire, anti-inflammatoire, analgésique, diurétique, aphrodisiaque, décongestionnant pelvien.

CANNELLE ÉCORCE *CINNAMOMUM VERUM* :

aide à combattre les infections virales, bactériennes, parasitaires, stimule le système nerveux et l'organisme en général et l'immunité, aide à digérer, apaise les spasmes et les douleurs de la digestion.

FLEUR D'ORANGER *CITRUS AURANTIUM* :

calme et apaise le système nerveux, en cas de stress, d'anxiété, de peurs de nervosité, aide à trouver le sommeil.

LIVÈCHE *LEVISTICUM OFFICINALE* :

décongestionne le foie et la vésicule biliaire, draine et détoxifie le foie et les reins.

MÉLISSE *MELISSA OFFICINALIS* :

calme et apaise le système nerveux en cas de stress, choc émotionnel, anxiété, nervosité, aide à trouver le sommeil, aide à digérer, apaise les inflammations de tout ordre, assainit les peaux grasses, intervient sur l'hypertension artérielle.

MILLEPERTUIS *HYPERICUM PERFORATUM* :

rééquilibrant, calmant nerveux, psychique et émotionnel, antidépresseur, anxiolytique, sédatif, purifiant et cicatrisant digestif, anti inflammatoire muqueux, musculaire et squelettique, mucolytique antiallergique, cicatrisant, régénérant cutané.

ROSE DE DAMAS *ROSA DAMASCENA* :

pour le système cutané : astringent, purifiant, tonifiant, anti-inflammatoire, apaisant, analgésique régénérant et anti-ride ; pour le système nerveux : euphorisant, anxiolytique, apaisant, neurotonique.

TILLEUL *TILIA VULGARIS* :

apaise et calme le système nerveux en cas de stress, d'anxiété, d'angoisse, aide à trouver le sommeil.

Bien les connaître

Avertissement, précautions d'emploi et contre-indications

Toutes les informations contenues dans cet ouvrage sont données à titre informatif et ne sauraient en aucun cas constituer la moindre forme de prescription ou d'information médicale que ce soit. Toute utilisation thérapeutique d'HE doit se faire sous la prescription et la surveillance d'un médecin aromathérapeute et en dehors de toute auto-médication. Les auteurs et l'éditeur ne pourront en aucun cas être tenus pour responsables d'une mauvaise utilisation de cet ouvrage.

• Les huiles essentielles sont des substances très riches en principes actifs extrêmement puissants et il convient donc d'en aborder l'utilisation avec prudence et respect. Elles doivent être prises à bon escient et à doses adaptées afin d'éviter de dommageables effets secondaires.

• Ne pas utiliser les huiles essentielles par voie orale sans la prescription et la surveillance d'un médecin spécialisé en aromathérapie. Ne pas faire d'automédication.

• Quel que soit le mode d'utilisation (voie percutanée, diffusion atmosphérique digestive), des précautions strictes et adaptées doivent être observées.

• Toutes les pathologies ou troubles de santé, même les plus anodins doivent être pris en compte lors de l'utilisation des huiles essentielles.

• Les huiles essentielles pouvant interagir avec les médicaments, il faut se méfier d'éventuelles interactions avec les traitements des patients (anticoagulants, antidépresseurs, hypotenseurs, traitement hormonaux, etc.).

• Comme tout produit exigeant des précautions particulières d'utilisation, ne pas laisser les flacons d'huiles essentielles à la portée des enfants ou de personnes n'ayant pas le recul nécessaire à leur manipulation.

• Les huiles essentielles sont totalement interdites pendant le premier trimestre de la grossesse. Elles restent fortement contre-indiquées chez la femme enceinte ou allaitante, les nourrissons et les enfants âgés de moins de 7 ans.

• Les personnes présentant un terrain allergique doivent systématiquement procéder à un test allergique de tolérance cutanée. Ce test peut être fait en déposant une goutte de l'huile essentielle à utiliser dans le pli du coude et en observant l'apparition d'une éventuelle réaction cutanée. La réaction allergique cutanée peut être très rapide (10 à 15 minutes) mais peut parfois prendre plus de temps (12 h).

• En outre, les allergies respiratoires et les états asthmatiques constituent des contre-indications majeures à l'utilisation d'huiles essentielles par diffusion atmosphérique.

• Il convient de garder à l'esprit que les huiles essentielles n'ont pas de barrière et qu'il existe de potentiels effets cumulatifs d'absorption des huiles essentielles, toutes voies d'utilisation confondues. Ainsi, lorsque vous faites le « compte » de la quantité d'huiles essentielles absorbées dans une journée, il vous faut faire la somme des voies cutanée, respiratoire et orale.

• En cas d'ingestion accidentelle, ne pas boire d'eau mais ingérer de l'huile végétale et contacter un centre anti-poison.

• Veiller à bien observer des fenêtres thérapeutiques (c'est-à-dire des pauses régulières) lors d'une utilisation prolongée d'huiles essentielles.

- Certaines huiles essentielles (riches en phénols et/ou en aldéhydes par exemple) sont dermocaustiques (agressives pour la peau et les muqueuses), il convient donc de les diluer judicieusement dans un excipient adéquat avant utilisation.

- Certaines huiles essentielles présentent des propriétés dites « hormon-like » (c'est-à-dire mimant l'action des hormones dans le corps). L'utilisation de ces huiles essentielles doit donc se faire avec extrême prudence chez les personnes souffrant de troubles endocriniens, d'endométriose, de fibromes, de mastoses, de cancers hormonodépendants, etc.

- Certaines huiles essentielles présentent des effets neurotoxiques. Il est donc impératif d'être très prudent chez les personnes ayant des antécédents épileptiques ou convulsifs.

- Il ne faut jamais appliquer d'huile essentielle (surtout pure) dans et sur les yeux, les muqueuses auriculaires, nasales et ano-génitales. De même, les creux axillaires, les plis inguinaux (aine), le visage exigent une prudence particulière.

- En cas de projection accidentelle sur l'œil, rincer abondamment l'œil avec de l'huile végétale sur un coton ou autre tissu.

- Une bonne mesure de précaution consiste à joindre systématiquement un flacon d'huile végétale de qualité à la trousse d'huiles essentielles afin de l'avoir à disposition immédiatement. Attention à la date de péremption de cette huile végétale.

- Rappel : ne jamais utiliser d'eau pour nettoyer un excès d'huile essentielle.

- Après toute application cutanée, il est très important de se laver soigneusement les mains.

- Les huiles essentielles ne doivent jamais être injectées, que ce soit par voie intramusculaire ou par voie veineuse.

- Lors de la diffusion atmosphérique, certaines huiles essentielles peuvent être irritantes pour la muqueuse respiratoire si elles sont utilisées sur une longue durée.

- Ne pas diffuser d'huile essentielle en présence d'enfants de moins de 7 ans, de femmes enceintes ou allaitantes, de personnes allergiques ou asthmatiques.

- Ne jamais pratiquer de diffusion en continu dans une pièce close ou en présence de personnes assoupies, en particulier durant toute une nuit.

- Certaines huiles essentielles (et certains macérâts) sont photosensibilisantes et peuvent provoquer l'apparition irréversibles de taches sur la peau. C'est particulièrement le cas des essences d'agrumes. Il faut donc éviter toute exposition au soleil dans les heures qui suivent l'application ou la prise *per os* (par voie buccale) d'une huile essentielle photosensibilisante.

- Se souvenir qu'une huile essentielle peut mettre jusqu'à 5 heures avant d'être éliminée par l'organisme.

- Ne pas verser de l'huile essentielle pure directement dans l'eau du bain, mais la diluer préalablement dans une base neutre, un bain moussant, etc. En effet, n'étant pas hydrosolubles, les huiles essentielles utilisées de cette manière flottent à la surface et risquent de provoquer des irritations de la peau et des muqueuses.

En conclusion, afin de bénéficier encore longtemps de la liberté d'utiliser les merveilleuses propriétés thérapeutiques des huiles essentielles, il est de la responsabilité de tous (producteurs, revendeurs et utilisateurs) d'observer scrupuleusement ces précautions. Il serait dommage que la législation en restreigne l'usage pour tous à cause de la survenue d'accidents résultant de la négligence de quelques-uns.

Centres anti-poison : numéros disponibles sur : www.centres-antipoison.net

ANGÉLIQUE OFFICINALE

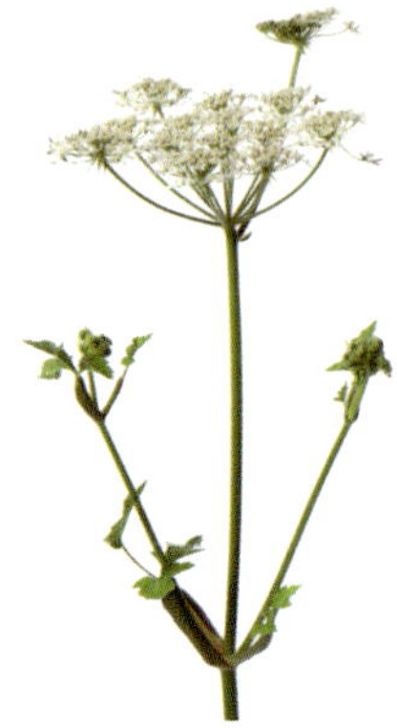

Autre noms : angélique cultivée, angélique de Bohême, angélique des jardins, angélique vraie, archangélique, grande angélique, herbe aux anges, herbe impériale, herbe du Saint-Esprit, racine du Saint-Esprit
Nom latin : *Angelica archangelica*
Famille botanique : Apiacées (Ombellifères)

LIEUX DE PRODUCTION

France (Auvergne), Hollande, Allemagne, Pologne, Hongrie, Croatie, Inde.

PARTIE DE LA PLANTE DISTILLÉE

La racine.

Attention à l'automédication, les huiles essentielles doivent toutes être utilisées avec certaines précautions, leur utilisation nécessite un avis médical et l'encadrement par un professionnel de santé. Voir également les contre-indications et précautions d'emploi communes à toutes les huiles essentielles (p. 66).

L'huile essentielle des spasmes (nerveux, digestifs et féminins).

L'angélique n'a pas été placée sans raison sous la protection des anges. Une légende raconte que ce serait l'archange Raphaël qui l'aurait révélée à un ermite comme traitement spécifique de la peste. L'angélique soigne bien d'autres maux et procure ses bienfaits à tout le corps ; elle soulage en particulier les maux nerveux, digestifs et féminins. Des travaux de recherche internationaux récents ont même démontré que l'angélique possède de puissantes propriétés antitumorales.

CONTRE-INDICATIONS

L'huile essentielle d'angélique est déconseillée pour :
- la femme enceinte (pendant toute la grossesse) ;
- la femme allaitante (car l'huile essentielle passe dans le lait maternel) ;
- les enfants de moins de 7 ans.

PRINCIPAUX COMPOSANTS

L'huile essentielle d'angélique présente une composition variable en fonction de la partie de plante distillée : racine, semence ou feuille. On retiendra ici l'huile essentielle obtenue à partir des racines. L'huile essentielle de racines d'angélique possède de très nombreux monoterpènes, dans l'ordre décroissant : alpha-pinène, alpha-phellandrène, limonène, béta-myrcène, béta-pinène, et p-cymène (hydrocarbures aromatiques). On y retrouve aussi des oxydes monoterpéniques (1,8-cinéole) et une faible quantité de coumarines : ombelliférone, archangélicine, angélicine, bergaptène, osthol, osthénol, impératorine, xanthotoxol, xanthotoxine…

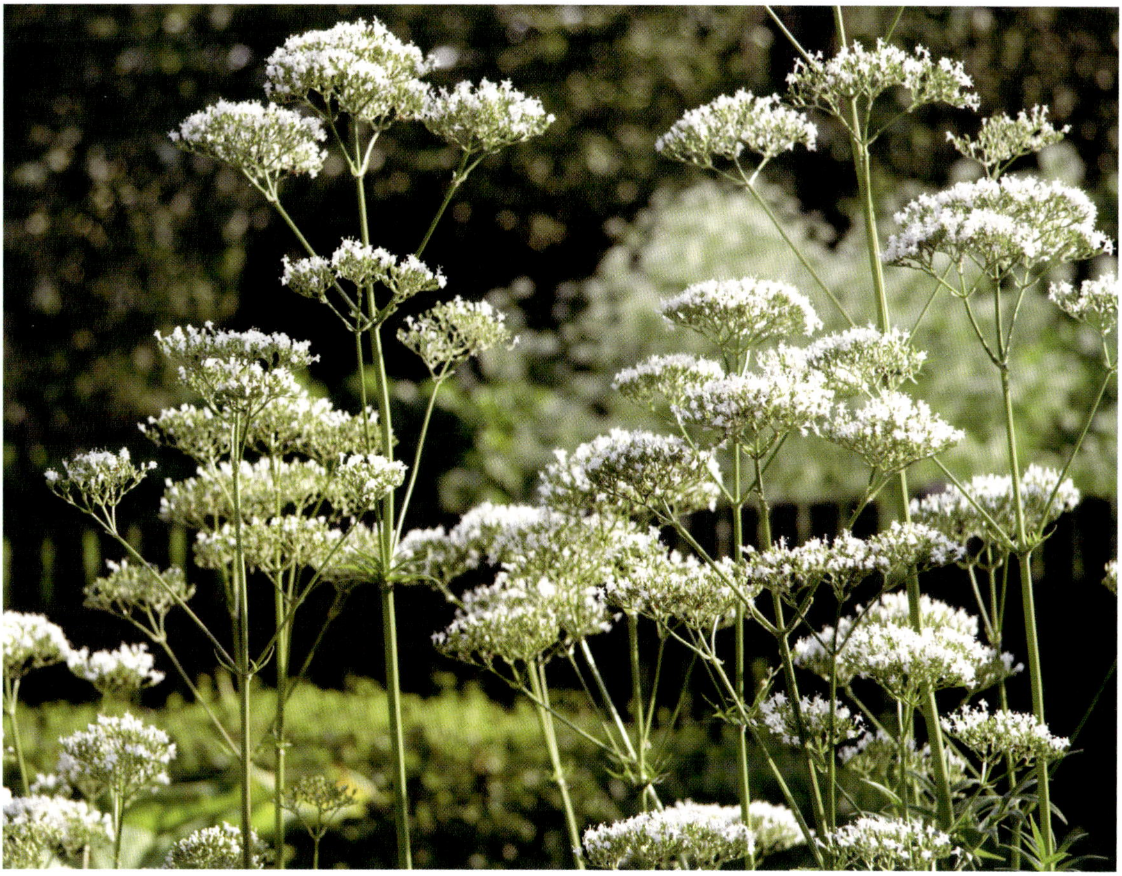

Précautions d'emploi spécifiques

L'huile essentielle d'angélique est potentiellement photosensibilisante car elle possède des coumarines. Ne l'appliquez pas sur la peau avant une exposition au soleil.

Agissant comme fluidifiant sanguin, elle doit être utilisée avec prudence chez les personnes suivant un traitement anticoagulant. Elle pourrait en augmenter les effets et aggraver le risque de saignements.

Stimulant hormonal, l'huile essentielle d'angélique est à proscrire en cas de problèmes féminins importants : fibromes, mastoses et cancers hormonodépendants (sein, ovaire, utérus).

En excès, elle est également neurotoxique.

Propriétés

- Sédatif nerveux, anxiolytique, reconstituant et rééquilibrant général agissant au niveau du système neurovégétatif, antiasthénique psychique et physique, anticonvulsivant.
- Tonique, apportant de la vitalité et équilibrant les hormones corticosurrénales.
- Stimulant digestif, apéritif, eupeptique (facilite la digestion) et stomachique (facilite la digestion gastrique), carminatif (élimine les flatulences).
- Antispasmodique puissant, calmant les spasmes digestifs (estomac, intestin), décongestionnant et draineur toxinique, dépuratif.
- Régulateur du cycle menstruel et du système endocrinien féminin, emménagogue (favorise le flux menstruel), stimulant les œstrogènes.

• Béchique (antitussif) et vraisemblablement immunostimulant.
• Stimulant de la circulation sanguine (augmente le nombre de globules rouges) et anticoagulant. Draineur rénal, diurétique, diminuant l'acide urique. C'est un purifiant général (sanguin, lymphatique, diurétique et sudoral).
• En usage externe, l'huile essentielle d'angélique est antalgique (antidouleur).

INDICATIONS

• Troubles nerveux : anxiété, angoisse, asthénie nerveuse, asthénie générale due à une hypersensiblité, dépression, idées noires, tempérament inquiet, émotivité, troubles du sommeil, insomnie d'origine nerveuse, dépendance orale (addiction alcoolique).
• Faiblesse physique : après une opération ou une longue maladie chronique, convalescence, amaigrissement, anémie, fatigue de l'adolescence et de l'âge avancé.
• Troubles digestifs : dyspepsie, anorexie, manque d'appétit, lourdeurs d'estomac, aérophagie, aérocolie (flatulences, ballonnements), spasmes abdominaux, crampes d'estomac, coliques intestinales, entérocolites spasmodiques, migraines digestives, inflammations du tract intestinal.
• Troubles gynécologiques : tous les problèmes liés au cycle menstruel, syndrome prémenstruel, dysménorrhée.
• Troubles respiratoires : toux spasmodique, rhume, bronchite, grippe.
• Troubles cardiovasculaires d'origine neurovégétative, excitabilité cardiaque ou générale, vertiges.
• Rhumatismes inflammatoires (en onction locale sur les articulations) et névralgies.

MODALITÉS D'UTILISATION

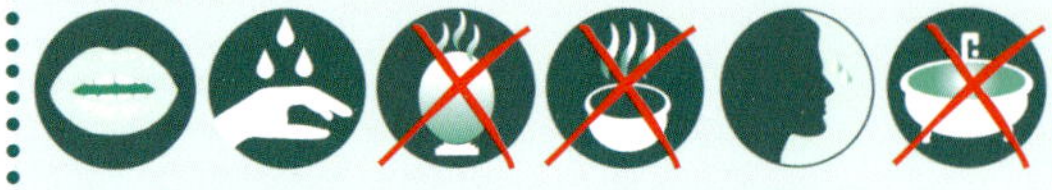

++ +++ + + +++ –

On peut utiliser l'huile essentielle d'angélique par voie respiratoire, par voie cutanée et par voie orale (sous l'encadrement d'un professionnel de santé). En usage externe, on peut appliquer quelques gouttes d'un mélange à base d'huile essentielle d'angélique et d'huile végétale sur le plexus solaire et sur le plexus cardiaque, sur la face interne des poignets, le long de la colonne vertébrale et sur la voûte plantaire. Les puissantes vertus olfactives de cette huile essentielle sont recherchées. Certains usages ne sont pas recommandés (diffusion, inhalation, bain), du fait de sa composition, de son odeur caractéristique et/ou de son prix élevé.

FORMULES PROPOSÉES DANS CE LIVRE

Formule unique

• Anxiété page 244

Formule synergie

• Anxiété page 244
• Eczéma page 265
• Cervicalgie page 285
• Déchirure musculaire page 291
• Entorse page 292
• Œdème des membres inférieurs page 307
• Abcès buccal page 314
• Aphte page 316
• Colopathie spasmodique page 320
• Gingivite page 333

Basilic tropical

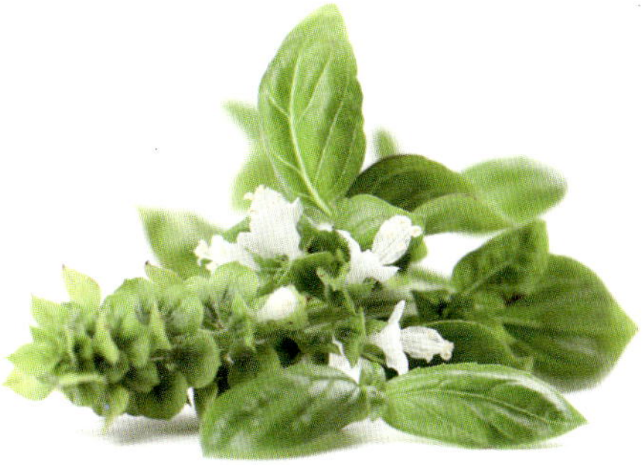

Autres noms : basilic exotique, grand basilic
Nom latin : *Ocimum basilicum* ssp. *basilicum*
CT méthylchavicol
Famille botanique : Lamiacées (Labiées)

LIEUX DE PRODUCTION
Inde, Népal, Pakistan, Thaïlande, Vietnam, Madagascar, Comores, Réunion et France hexagonale.

PARTIE DE LA PLANTE DISTILLÉE
Les feuilles, les sommités fleuries ou les parties aériennes fleuries.

Une huile essentielle antispasmodique musculaire très puissante. Pour le soin des maux digestifs et féminins.

Nos Anciens ont nommé cette plante « basilic », terme issu du grec ancien *basilískos*, diminutif de *basileús*, signifiant « roi » ou « petit roi ».
L'huile essentielle de basilic exotique est l'un des plus puissants antispasmodiques, efficace contre les maux digestifs ou féminins. Elle soulage aussi de nombreux troubles nerveux, comme la dépression, voire la spasmophilie.
C'est aussi une huile essentielle anti-infectieuse, comparable à l'origan compact ou à la sarriette des montagnes, qui fonctionne selon le terrain de la personne (loi du tout ou rien). Elle peut être antibactérienne (contre les staphylocoques et les pneumocoques) et antivirale (contre la plupart des virus hépatiques, digestifs et neurologiques). Certains médecins aromathérapeutes l'utilisent pour toutes les infections d'origine virale, bénignes ou malignes : l'herpès, le zona, les hépatites (A, B, non A, non B), les encéphalites, les névrites, les méningites et la poliomyélite, et pour soigner la grippe (intestinale notamment) ainsi que toutes les viroses tropicales, dont la dengue et la fièvre jaune.
Sur le marché français des huiles essentielles, on trouve d'autres basilics aux vertus différentes : le basilic français (*Ocimum basilicum* ssp. *basilicum* CT linalol), le basilic à feuilles de laitue (*Ocimum basilicum* var. *basilicum* 'Feuilles de laitue'), le basilic grand vert (*Ocimum basilicum* var. *basilicum* 'Grand vert'), et le basilic sacré ou tulsi (*Ocimum tenuiflorum*).

Contre-indications

L'huile essentielle de basilic tropical est déconseillée pour :

- la femme enceinte (pendant toute la grossesse) ;
- la femme allaitante (car l'huile essentielle passe dans le lait maternel) ;
- les enfants de moins de 7 ans.

Outre les contre-indications et précautions d'emploi communes à toutes les huiles essentielles (voir (p. 66), l'huile essentielle de basilic ne doit pas être utilisée chez les femmes qui ont des problèmes hormonaux – fibromes, mastoses et cancers hormonodépendants (sein, ovaire, utérus) – car c'est un stimulant ovarien et œstrogénique.

Attention à l'automédication, les huiles essentielles doivent toutes être utilisées avec certaines précautions, leur utilisation nécessite un avis médical et l'encadrement par un professionnel de santé. Voir également les contre-indications et précautions d'emploi communes à toutes les huiles essentielles (p.66).

PRINCIPAUX COMPOSANTS

L'huile essentielle de basilic tropical est presque exclusivement composée de méthylchavicol (appelé aussi chavicol méthyléther), appartenant à la famille biochimique des éthers monoterpéniques, et d'un peu d'oxydes et de sesquiterpènes.
Remarque : l'huile essentielle d'estragon (*Artemisia dracunculus*) contient aussi beaucoup de méthylchavicol, mais davantage de monoterpènes, du cis-ocimène, du trans-ocimène, et de l'alpha-pinène.

PRÉCAUTIONS D'EMPLOI SPÉCIFIQUES

L'huile essentielle de basilic exotique ne présente aucune toxicité si elle n'est pas utilisée trop souvent, ni en trop grande quantité.
Par voie cutanée, elle peut irriter la peau (dermocausticité), à cause de sa forte teneur en éthers monoterpéniques ; il faut donc bien la diluer avec une huile végétale ou tout autre excipient, et pratiquer un test cutané avant la première utilisation.

PROPRIÉTÉS

Elle possède de puissantes propriétés antispasmodiques musculaires, qui ciblent plusieurs systèmes biologiques et présente d'autres propriétés remarquables.

- Tonique digestif, antispasmodique, décongestionnant hépatique et cholagogue (agissant sur la vésicule biliaire), anti-inflammatoire et anti-infectieux intestinal.
- Gonadotrope chez la femme (c'est-à-dire agissant sur les ovaires), œstrogénique et antiprolactine (hormone de lactation), antalgique et antispasmodique puissant, décongestionnant du petit bassin.
- Décongestionnant prostatique chez l'homme.
- Anti-infectieux respiratoire, immunostimulant, décongestionnant, anti-inflammatoire bronchique et antihistaminique (antiallergique).
- Antalgique musculaire, antispasmodique, relaxant et décongestionnant.
- Décongestionnant veineux et artériel, agissant sur les saphènes (veines superficielles des jambes et des cuisses), la veine cave et les artères pulmonaires.
- Sédatif et antidépresseur, régulateur nerveux (par action au niveau du bulbe rachidien et du système sympathique, stimulant les surrénales et l'hypophyse antérieure, et diminuant l'activité cérébro-spinale).

INDICATIONS

- Troubles digestifs, notamment d'origine psychologique : spasmes digestifs, aérophagie, flatulences, ballonnements, éructations, gastrites, reflux gastrique, ulcère gastro-duodénal, insuffisance digestive (pancréatique et hépatique), coliques hépatiques et néphrétiques, constipation, crampes digestives, douleurs post-prandiales (après les repas), hoquet, nausées, mal des transports, vomissements, céphalées d'origine digestive.
- Troubles urogénitaux : infections urinaires, cystites et cystalgies. Chez la femme, tension au niveau des seins, dysménorrhée, règles douloureuses, leucorrhée, spasmes utérins. L'HE de basilic tropical peut être proposée dans les cas d'endométriose (avec prise en charge d'un médecin aromathérapeute). Chez l'homme, prostatite et hypertrophie bénigne de la prostate.
- Troubles respiratoires : allergies des voies respiratoires, rhume des foins, bronchite asthmatiforme et asthme.
- Troubles circulatoires : maladie veineuse, stases veineuses, jambes lourdes, œdèmes des membres inférieurs, varices, hémorroïdes.

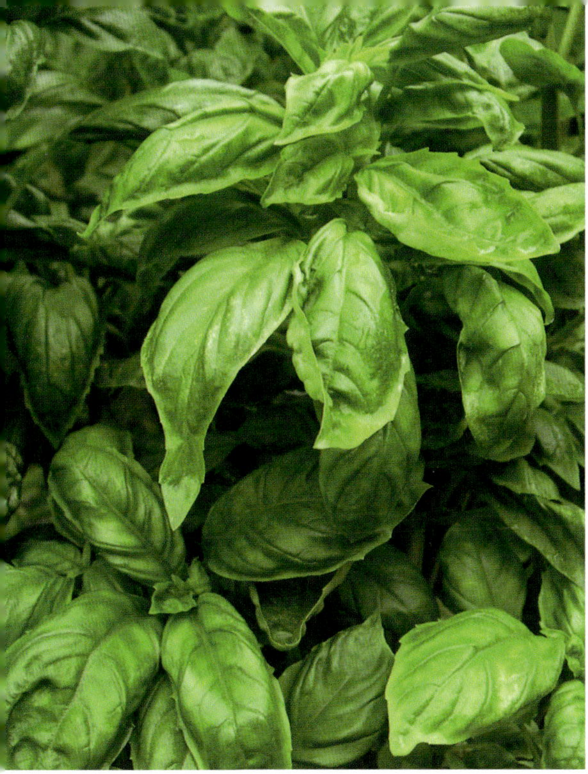

- Troubles locomoteurs : rhumatismes, arthrose, arthrite, polyarthrite rhumatoïde, tendinites, névrites, crampes, contractions musculaires.
- Troubles nerveux : nervosité, agitation, angoisse, anxiété, surmenage, problèmes de concentration et de mémoire, asthénie nerveuse, dépression nerveuse, insomnies (notamment par surcharge digestive). L'huile essentielle de basilic peut être proposée dans le traitement de la spasmophilie, voire de la schizophrénie, par certains médecins aromathérapeutes.
- Sur la peau, conseillée contre les lésions et les irritations cutanées, l'acné, les dermites, le pityriasis et la varicelle.

FORMULES PROPOSÉES DANS CE LIVRE

Formule unique

- Syndrome dépressif / Dépression page 254
- Ballonnement abdominal / Aérophagie page 318
- Dyspepsie / Difficulté à digérer page 327

Formule synergie

- Syndrome dépressif / Dépression page 254
- Furoncle page 267
- Zona page 278
- Arthrose page 283
- Crampe musculaire page 289
- Entorse page 292
- Goutte page 294
- Tendinite page 298
- Abcès buccal page 314
- Ballonnement abdominal / Aérophagie page 318
- Colopathie spasmodique page 320
- Constipation page 324
- Dyspepsie / Difficulté à digérer page 327
- Gastrite page 331
- Gingivite page 333
- Reflux gastro-œsophagiens page 335
- Angine page 338
- Bronchite aiguë page 341

MODALITÉS D'UTILISATION

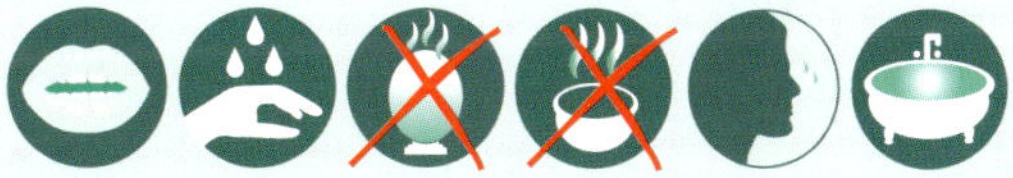

+++ +++ - - ++ -

On peut utiliser l'huile essentielle de basilic tropical soit par voie orale (avec un support adapté à la voie orale, et en ne prenant que le nombre de gouttes journalières recommandées), soit par voie cutanée (diluée jusqu'à 20 % maximum dans une huile végétale). Les vertus olfactives de cette huile essentielle sont parfois recherchées. Certains usages ne sont pas recommandés (diffusion, inhalation), du fait de sa composition, et/ou de l'odeur caractéristique.

BERGAMOTE

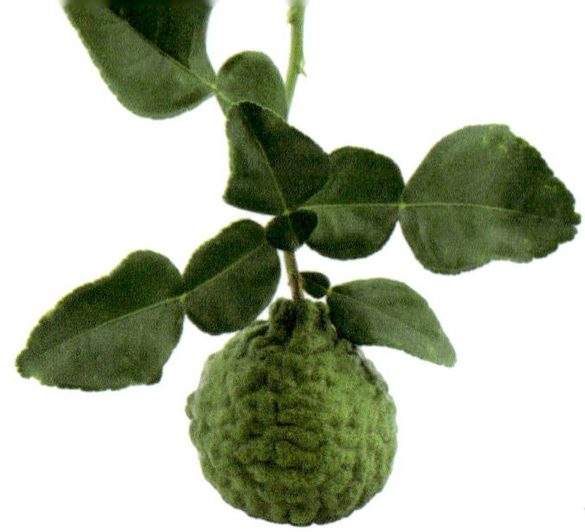

Nom latin : *Citrus aurantium* ssp. *bergamia*
Famille botanique : Rutacées

LIEUX DE PRODUCTION
Italie, Sicile.

PARTIE DE LA PLANTE EXPRIMÉE À FROID
Le péricarpe (zeste) du fruit du bergamotier.

Une essence qui aide à faire face au stress, à la colère, à la nervosité. Elle permet de retrouver son calme.

L'essence de bergamote, véritable bijou olfactif comme celle de mandarine, fine et profonde à la fois, est une précieuse alliée pour réconforter les personnes angoissées ou stressées, pour calmer les coléreux, les agités, les nerveux. C'est une remarquable essence équilibrante sur le plan nerveux. Son action calmante s'étend aussi au système digestif et permet de soulager certains inconforts. C'est également un excellent purifiant et antibactérien cutané.

CONTRE-INDICATIONS

L'essence de bergamote est déconseillée pour :
- la femme enceinte (pendant toute la grossesse) ;
- la femme allaitante (passe dans le lait maternel) ;
- les enfants de moins de 7 ans.

Outre les contre-indications et précautions d'emploi communes à toutes les huiles essentielles, l'essence de bergamote ne doit pas être utilisée par les personnes sous traitement médicamenteux anticoagulant, et celles devant subir une intervention chirurgicale et les hémophiles, car c'est un fluidifiant sanguin.

Attention à l'automédication, les huiles essentielles doivent toutes être utilisées avec certaines précautions, leur utilisation nécessite un avis médical et l'encadrement par un professionnel de santé. Voir également les contre-indications et précautions d'emploi communes à toutes les huiles essentielles (p. 66).

PRÉCAUTIONS D'EMPLOI SPÉCIFIQUES

L'essence de bergamote, riche en monoterpènes, ne doit pas être utilisée pure sur la peau, car elle peut présenter une dermocausticité et provoquer une irritation cutanée. Diluez-la dans une huile végétale, un gel ou un excipient adapté, et pratiquez un test cutané avant la première utilisation.
Les coumarines rendant l'essence de bergamote très photosensibilisante, avant une exposition au soleil, elle ne doit pas être appliquée localement (même diluée), ni absorbée par voie orale (elle rejoint la circulation générale et est distribuée dans tout le corps).

ESSENCE

Les citrus font l'objet d'une expression à froid des zestes (processus de production différent de la distillation). C'est à ce titre que l'on obtient une essence et non une huile essentielle (la dénomination d'huile essentielle est attribuée aux produits obtenus après distillation des végétaux à la vapeur d'eau). L'appellation juste est « essence de bergamote ».

PRINCIPAUX COMPOSANTS

L'essence de bergamote est riche en monoterpènes (limonène principalement, mais aussi alpha-pinène, béta-pinène, gamma-terpinène) et en esters (acétate de linalyle). Sont aussi présents des alcools monoterpéniques (dont linalol, nérol, géraniol), des aldéhydes terpéniques, des sesquiterpènes en très faible pourcentage, des traces de coumarines et furocoumarines (dont la bergaptène). Toutes ces molécules favorisent le calme, la relaxation, l'apaisement.

PROPRIÉTÉS

L'essence de bergamote possède des propriétés complémentaires, efficaces principalement sur le système nerveux, le système digestif et la peau.

- Antistress, calmant (nervosité, agitation, angoisses, peurs), sédatif et équilibrant du système nerveux autonome.
- Antispasmodique, digestif, carminatif et laxatif doux. Apéritif, en olfaction. Calmant des problèmes digestifs d'origine nerveuse.
- Purifiant et régénérateur cutané, antibactérien (contre les staphylocoques et les streptocoques). Attention, cette essence est très photosensibilisante.

INDICATIONS

- Affections de la peau : peau grasse, acné, eczéma, psoriasis.
- Troubles nerveux : stress, nervosité, anxiété, angoisses, peurs, colère, hypersensibilité, résistance au lâcher-prise, troubles du sommeil.
- Troubles digestifs : perte d'appétit, mauvaise digestion, digestion lente, dyspepsie, crampes et spasmes de la sphère abdominale, gaz, ballonnements, coliques, colites, constipation.

FORMULES PROPOSÉES DANS CE LIVRE

Formule unique

- Stress page 252

Formule synergie

- Fibromyalgie page 248
- Stress page 252
- Syndrome dépressif /Dépression page 254
- Alopécie / Perte de cheveux page 259
- Herpès labial page 269
- Pellicules page 270
- Arthrite page 281
- Contracture musculaire page 287
- Tendinite page 298
- Hématome page 301
- Hémorroïdes page 303
- Œdème des membres inférieurs page 307
- Foie (détoxication hépatique) page 329
- Bronchite aiguë page 341
- Laryngite page 345
- Trachéite page 354

MODALITÉS D'UTILISATION

\+ ++ +++ +++ ++

On peut utiliser l'essence de bergamote diluée par voie orale, sur avis médical, en application cutanée, diluée et localisée, en olfaction au flacon, en diffusion atmosphérique et dans le bain. Privilégiez la voie olfactive ou l'application cutanée bien diluée sur les points du système nerveux ou sur la sphère abdominale.

BOIS DE ROSE

Nom latin : *Aniba rosaeodora* var. *amazonica*
Famille botanique : Lauracées

LIEUX DE PRODUCTION
Forêt amazonienne, Brésil.

PARTIE DE LA PLANTE DISTILLÉE
Le bois réduit en copeaux.

Une huile essentielle très douce qui réconforte les peaux abîmées, les peaux matures et qui rééquilibre notre système nerveux.

L'huile essentielle de bois de rose, très douce pour la peau et les muqueuses, répare les peaux malades et abîmées. Elle a aussi les propriétés de stimuler et d'équilibrer les systèmes nerveux fatigués et de combattre les infections. Grande protectrice, elle convient aussi bien aux enfants qu'aux personnes âgées. C'est une championne, parfois sous-estimée, des affections ORL et broncho-pulmonaires.

CONTRE-INDICATIONS

L'huile essentielle de bois de rose est déconseillée pour :

- la femme enceinte (pendant toute la grossesse) ;
- la femme allaitante (car l'huile essentielle passe dans le lait maternel) ;
- les enfants de moins de 7 ans. Toutefois, l'huile essentielle de bois de rose peut être utilisée beaucoup plus tôt, sur avis médical, en cas de bronchiolite, par exemple.

Attention à l'automédication, les huiles essentielles doivent toutes être utilisées avec certaines précautions, leur utilisation nécessite un avis médical et l'encadrement par un professionnel de santé. Voir également les contre-indications et précautions d'emploi communes à toutes les huiles essentielles (p. 66).

PRÉCAUTIONS D'EMPLOI SPÉCIFIQUES

Aucune toxicité connue aux doses recommandées.

PRINCIPAUX COMPOSANTS

L'huile essentielle de bois de rose, comme celle de bois de hô, est très riche en alcools monoterpéniques, principalement le linalol (90 à 95 %), composant majeur, mais aussi l'alpha-terpinéol et le géraniol, et contient quelques oxydes et monoterpènes.
En cas de pénurie d'huile essentielle de bois de rose, remplacez-la par l'huile essentielle de bois de hô (*Cinnamomum camphora* CT linalol, famille des Lauracées), que l'on nomme aussi bois de shiu ou laurier du Japon, dont le pourcentage en linalol est sensiblement identique, voire un peu plus élevé (95 à 99 %).

BOIS DE HÔ

En cas de pénurie d'huile essentielle de bois de rose qui est actuellement protégée et rare, vous pouvez la remplacer par l'HE de bois de hô aussi nommée bois de Shiu (*cinnamomum camphora CT linalol*). Cette HE d'origine de Chine est issue du laurier de Chine. Elle possède comme l'HE de bois de rose une forte teneur en linalol (plus de 90 %). On peut considérer que ces deux HE ont les mêmes propriétés, avec une odeur douce, agréable et fleurie très similaire, entre la rose et le muguet.

PROPRIÉTÉS

L'huile essentielle de bois de rose agit tant au niveau psychique et émotionnel qu'au niveau physique. C'est une huile de la réparation qui agit en profondeur.

- Relaxant, calmant, anxiolytique, antidépressif, antistress.
- Tonique et stimulant.
- Anti-infectieux, antibactérien, antimycosique, antivirale, antiparasitaire, avec une action plus spécifique sur les sphères cutanée, ORL, broncho-pulmonaire et uro-génitale.
- Protecteur et cicatrisant cutané

INDICATIONS

- Dépression nerveuse, anxiété, stress, blues, fatigue, surmenage intellectuel.
- Infections des voies respiratoires (bronchiolite chez l'enfant, bronchite chez l'adulte, adaptée à la personne âgée).
- Infections mycosiques génitales et infections urinaires.
- Affections de la peau : acné, furoncles, mycoses, cicatrices, plaies infectées, ulcères variqueux, eczéma, brûlures.
- Entretien de la peau : peau sèche, peau atone (manquant de tonicité), peau asphyxiée, peau mature vieillissante, rides, vergetures.

FORMULES PROPOSÉES DANS CE LIVRE

Formule unique

- Acné juvénile page 257
- Brûlure page 261
- Eczéma page 265
- Psoriasis page 273
- Vieillissement de la peau page 276

Formule synergie

- Anxiété page 244
- Acné juvénile page 257
- Brûlure page 261
- Cicatrices / crevasses page 263
- Eczéma page 265
- Psoriasis page 273
- Vieillissement de la peau page 276

MODALITÉS D'UTILISATION

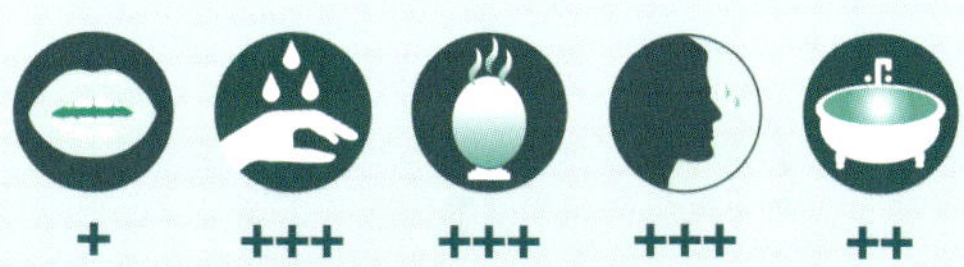

Les voies les plus adaptées sont la voie cutanée, diluée, même si le bois de rose est très doux, la diffusion atmosphérique, olfaction au flacon ou diluée dans le bain. Il n'y a pas de contre-indication particulière à la voie orale (sur avis médical), cependant ce mode d'utilisation n'est pas le plus courant.

CAMOMILLE ALLEMANDE

Autres noms : matricaire, petite camomille, camomille sauvage
Nom latin : *Matricaria recutita, Chamomilla recutita*
Famille botanique : Astéracées

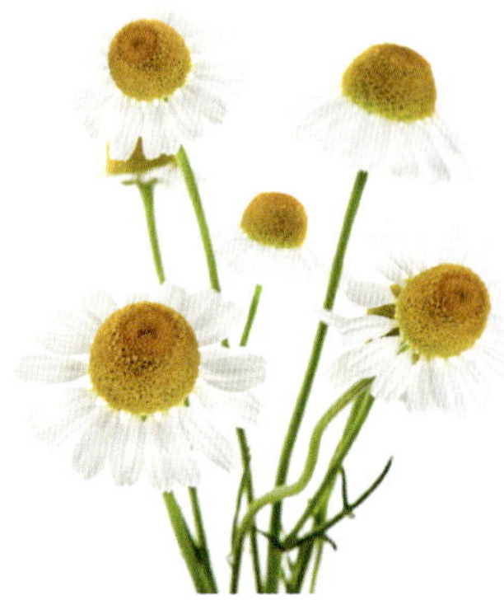

LIEUX DE PRODUCTION
Égypte.

PARTIE DE LA PLANTE DISTILLÉE
Les fleurs.

Une huile essentielle des plus importantes dans le soin des peaux lésées.

En aromathérapie familiale, l'huile essentielle de camomille allemande est exclusivement utilisée pour ses propriétés calmantes, anti-inflammatoires, antiallergiques, antiprurigineuses et cicatrisantes. Toutefois, elle est aussi efficace dans les pathologies inflammatoires et douloureuses du système locomoteur.

CONTRE-INDICATIONS

L'huile essentielle de camomille allemande est déconseillée pour :

- la femme enceinte (pendant toute la grossesse) ;
- la femme allaitante (car l'huile essentielle passe dans le lait maternel) ;
- les enfants de moins de 7 ans.

Attention à l'automédication, les huiles essentielles doivent toutes être utilisées avec certaines précautions, leur utilisation nécessite un avis médical et l'encadrement par un professionnel de santé. Voir également les contre-indications et précautions d'emploi communes à toutes les huiles essentielles (p. 66).

PRINCIPAUX COMPOSANTS

L'huile essentielle de camomille allemande est riche en oxydes sesquiterpéniques (oxyde alpha-bisbolol, principalement) et en sesquiterpènes (béta-farnésène, chamazulène, germacrène-D). Elle contient aussi des alcools sesquiterpéniques (alpha-bisabolol), des éthers et des monoterpènes.

La couleur bleue de cette huile essentielle est due à la présence de chamazulène. Le chamazulène se forme lors de réactions chimiques au cours de la distillation à la vapeur d'eau. Cette molécule n'existe pas dans la plante.

Il existe plusieurs autres variétés de camomille. L'huile essentielle de camomille allemande ne doit pas être confondue avec l'huile essentielle de camomille romaine (*Chamomilla nobile*) ou celle de camomille bleue du Maroc (tanaisie, *Tanecetum annuum*).

PRÉCAUTIONS D'EMPLOI SPÉCIFIQUES

L'huile essentielle de camomille allemande est très bien tolérée par la peau.
En revanche, stimulant hormonal, elle est à proscrire en cas de problèmes féminins importants : fibromes, mastoses et cancers hormonodépendants (sein, ovaire, utérus).

PROPRIÉTÉS

- L'huile essentielle de camomille allemande est surtout connue pour ses facultés à apaiser et réparer la peau. C'est un excellent anti-inflammatoire, antiprurigineux, antiallergique, antalgique, antifongique, antibactérien.
- Anti-inflammatoire, antalgique et antispasmodique à ne pas négliger pour le système locomoteur.
- Pour le système hormonal, œstrogène-like et emménagogue (favorise le flux menstruel).
- Anti-inflammatoire et antispasmodique du système digestif.
- Sédatif, calmant et apaisant du système nerveux.

INDICATIONS

- Affections de la peau : inflammations, démangeaisons, allergies cutanées dont urticaire, eczéma, psoriasis, acné, piqûres d'insectes, cicatrices, plaies infectées ou non, ulcères variqueux, escarres, zona.
- Troubles locomoteurs : douleurs, inflammations telles que rhumatismes, entorse, sciatique, arthrite.
- Troubles hormonaux : règles irrégulières, absence de règles, règles douloureuses, douleurs de règles.
- Troubles nerveux : nervosité, anxiété, angoisses.
- Troubles digestifs : inflammations et spasmes digestifs (ulcères, gastrite, colites).

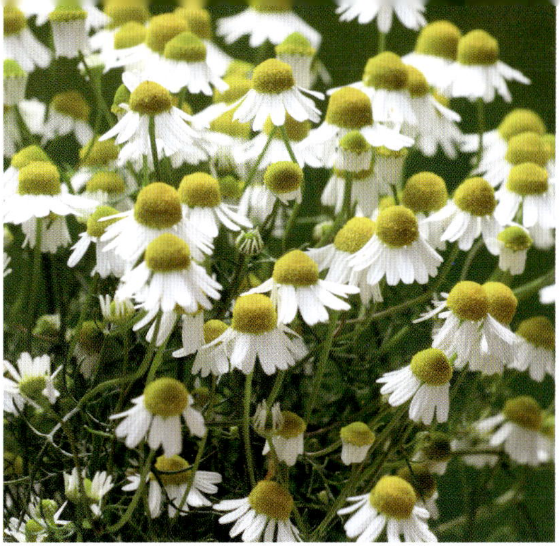

FORMULES PROPOSÉES DANS CE LIVRE

Formule unique

- Eczéma page 265
- Piqûre d'insecte page 272

Formule synergie

- Eczéma page 265
- Piqûre d'insecte page 272
- Rhinite allergique page 349

En hydrolat

- Trachéite page 354

MODALITÉS D'UTILISATION

On utilise l'huile essentielle de camomille allemande essentiellement diluée par voie cutanée et en olfaction au flacon. Il n'y a pas d'intérêt à l'utiliser dans le bain. Elle ne se diffuse pas et la voie orale est exceptionnelle (prescription réservée aux professionnels de santé).

CAMOMILLE ROMAINE

Autres noms : camomille noble
Nom latin : *Chamaemelum nobile*
Famille botanique : Astéracées

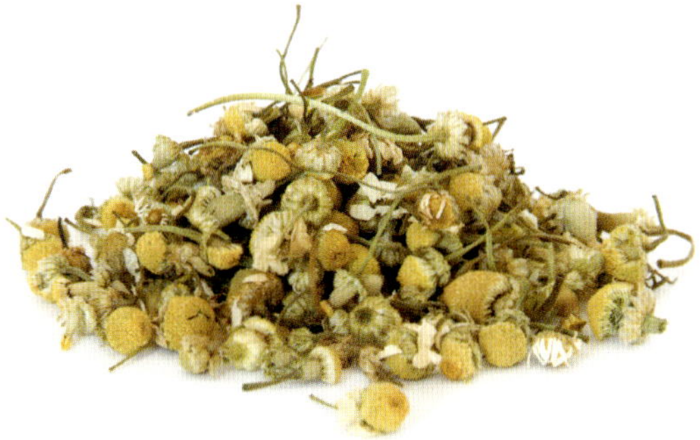

LIEUX DE PRODUCTION
France, Hongrie.

PARTIE DE LA PLANTE DISTILLÉE
Les fleurs.

Une huile essentielle remarquable, qui apaise les peaux abîmées et des systèmes nerveux exacerbés.

L'huile essentielle de camomille romaine, au parfum très agréable, est une alliée sûre pour réconforter les personnes anxieuses, angoissées ou stressées, et un excellent soin pour la peau. Elle est très efficace aussi pour enrayer les douleurs légères ou intenses du système locomoteur. Elle possède enfin des propriétés remarquables sur le système digestif dans son ensemble, pour traiter de simples inconforts ou des pathologies plus importantes.

CONTRE-INDICATIONS

L'huile essentielle de camomille romaine est déconseillée pour :

- la femme enceinte (pendant toute la grossesse) ;
- la femme allaitante (car l'huile essentielle passe dans le lait maternel) ;
- les enfants de moins de 7 ans.

Attention à l'automédication, les huiles essentielles doivent toutes être utilisées avec certaines précautions, leur utilisation nécessite un avis médical et l'encadrement par un professionnel de santé. Voir également les contre-indications et précautions d'emploi communes à toutes les huiles essentielles (p. 66).

PRÉCAUTIONS D'EMPLOI SPÉCIFIQUES

L'huile essentielle de camomille romaine est très bien tolérée par la peau. Sa toxicité est liée à la présence de cétones monoterpéniques, qui sont neurotoxiques et abortives à forte dose.

PROPRIÉTÉS

- Antistress, calmant, sédatif du système nerveux. L'HE de camomille romaine permet de faire face aux chocs émotionnels et aiderait à lutter contre la dépression.
- Anti-inflammatoire et antispasmodique, antivomitif, antinauséeux, antiparasitaire, carminatif et cholagogue. Cette huile essentielle soulage les problèmes digestifs d'origine nerveuse.
- Cicatrisant cutané, apaisant, anti-inflammatoire, antiprurigineux, antiallergique, antiparasitaire et antalgique.
- Anti-inflammatoire, antispasmodique, décontractant musculaire et antalgique, même si cet aspect n'est pas le plus exploité.

PRINCIPAUX COMPOSANTS

L'huile essentielle de camomille romaine est très riche en esters (dont principalement les angélates d'isobutyle, d'isoamyle et de béta-méthallyle). Elle contient aussi des cétones monoterpéniques (pinocarvone et pinocamphone), des monoterpènes (alpha-pinène, limonène, camphène), des alcools monoterpéniques (transpinocarvéol), des aldéhydes terpéniques en très faible pourcentage, des traces d'acides et de lactones.
Il existe plusieurs variétés de camomille. L'huile essentielle de camomille romaine ne doit pas être confondue avec l'huile essentielle de camomille bleue allemande (matricaire, *Chamomilla recutita* ou *Matricaria chamomilla*) ni celle de camomille bleue du Maroc (tanaisie, *Tanecetum annuum*).

INDICATIONS

- Troubles nerveux : stress, nervosité, anxiété, angoisses, crises de panique, colère, hypersensibilité, choc émotionnel, troubles du sommeil.
- Troubles digestifs : mauvaise digestion, digestion lente, dyspepsie, crampes et spasmes de la sphère abdominale, vomissements, mal des transports, migraines, céphalées, aérophagie, gaz, ballonnements, coliques, colites, côlon irritable, ulcères, gastrites, parasitoses intestinales. C'est aussi un stimulant de la chasse biliaire (évacuation de la bile par la vésicule biliaire).
- Affections de la peau : inflammations, démangeaisons, urticaire, allergies cutanées, eczéma, psoriasis, piqûres d'insectes, cicatrices, couperose, plaies infectées ou non, ulcères variqueux, escarres, zona.
- Troubles locomoteurs : douleurs, inflammations ostéo-articulaires, douleurs et spasmes musculaires, arthrite, polyarthrite, tendinite, épicondylite, entorse, névrites et névralgies, sciatique, cruralgie.

FORMULES PROPOSÉES DANS CE LIVRE

Formule unique

- Anxiété page 244
- Douleurs chroniques page 246
- Stress page 252
- Gingivite page 333

Formule synergie

- Anxiété page 244
- Stress page 252
- Syndrome dépressif / Dépression page 254
- Piqûre d'insecte page 272
- Tendinite page 298
- Aphte page 316
- Colopathie spasmodique page 320
- Gastrite page 331
- Gingivite page 333

En hydrolat

- Gingivite page 333

MODALITÉS D'UTILISATION

On peut utiliser l'huile essentielle de camomille romaine diluée par voie orale, diluée par voie cutanée, en olfaction au flacon ou diluée dans le bain. Cette HE ne se diffuse pas car elle contient des cétones monoterpéniques, neurotoxiques à forte dose. La voie privilégiée est la voie externe ; la voie orale, même si elle est autorisée, est à utiliser avec parcimonie et précaution, sur avis médical.

CARDAMOME

Nom latin : *Elleteria cardamomum*
Famille botanique : Zingibéracées

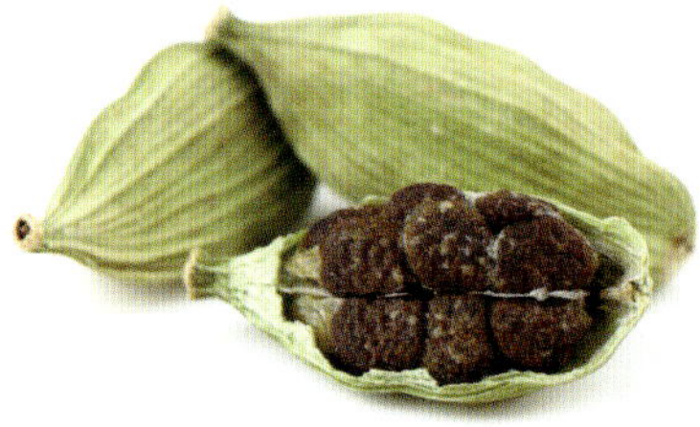

LIEUX DE PRODUCTION
Inde, Guatemala.

PARTIE DE LA PLANTE DISTILLÉE
Les fruits (en forme de graine).

L'huile essentielle championne contre les ballonnements et flatulences.

L'utilisation de la cardamome en médecine remonte à l'époque gréco-romaine, et fait partie intégrante de la cuisine asiatique et indienne. Ce sont les graines de cardamome qui contiennent l'huile essentielle. Elles étaient utilisées (et le sont encore) pour faciliter la digestion, calmer les douleurs d'estomac, et pour leurs vertus stimulantes. En aromathérapie, on utilise l'huile essentielle pour les mêmes propriétés, et plus spécifiquement pour son action très efficace sur les ballonnements, flatulences et spasmes intestinaux. Elle peut aussi être bénéfique pour enrayer les encombrements bronchiques, et il ne faut pas négliger ses propriétés rééquilibrantes du système nerveux en cas de stress.

CONTRE-INDICATIONS

L'huile essentielle de cardamome est déconseillée pour :

- la femme enceinte (pendant toute la grossesse) ;
- la femme allaitante (car l'huile essentielle passe dans le lait maternel) ;
- les enfants de moins de 7 ans.

Attention à l'automédication, les huiles essentielles doivent toutes être utilisées avec certaines précautions, leur utilisation nécessite un avis médical et l'encadrement par un professionnel de santé. Voir également les contre-indications et précautions d'emploi communes à toutes les huiles essentielles (p.66).

PRÉCAUTIONS D'EMPLOI SPÉCIFIQUES

Il n'y a pas de toxicité connue aux doses recommandées, mais il faut être attentif à ne pas diffuser cette huile essentielle en présence de personnes asthmatiques (présence d'oxydes).

PRINCIPAUX COMPOSANTS

L'huile essentielle de cardamome est riche en oxydes (1,8-cinéole) et en esters (acétates de terpényle et de linalyle). Sont présents en plus faibles pourcentages des monoterpènes (sabinène, myrcène, limonène), des alcools monoterpéniques (linalol, alpha-terpinéol), des alcools sesquiterpéniques (nérolidol, farnésol) et des aldéhydes terpéniques (citrals : néral et géranial). Les composants majeurs identifiés sont le 1,8-cinéole et l'acétate d'alpha-terpényle.

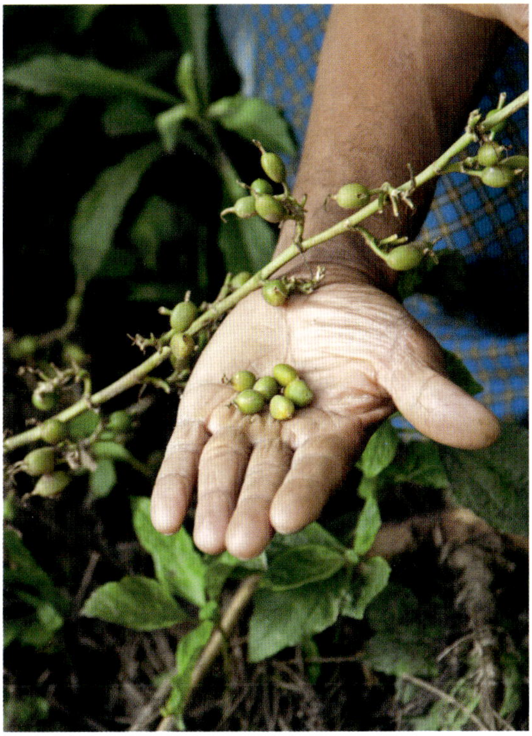

les inconforts intestinaux (liés ou non à des problèmes de stress). Elle est aussi efficace sur les mauvaises digestions, les problèmes de dyspepsie et les colites spasmodiques.

- Troubles nerveux : fatigue nerveuse, anxiété, stress.
- Troubles respiratoires : bronchite.

Formules proposées dans ce livre

Formule synergie

- Alopécie / Perte de cheveux page 259
- Furoncle page 267
- Ballonnement abdominal / Aérophagie page 318
- Diarrhée page 324
- Dyspepsie page 327
- Gastrite page 331
- Angine page 338
- Bronchite aiguë page 341
- Laryngite page 345
- Trachéite page354

Propriétés

L'huile essentielle de cardamome agit principalement sur le système digestif et intestinal, ainsi que sur la sphère ORL et broncho-pulmonaire.

- Excellent carrminatif, tonique, digestif et antispasmodique.
- L'HE de cardamome équilibre le psychisme et calme le système nerveux. Elle est à la fois relaxante et tonifiante.
- Par la présence d'oxydes, elle possède des propriétés expectorantes et anticatarrhales efficaces sur les encombrements et congestions du système respiratoire.

Indications

- Troubles digestifs : l'huile essentielle de cardamome excelle dans l'élimination des gaz et des ballonnements. Elle est utilisée essentiellement pour

Modalités d'utilisation

+++	+++	++	+++	-

On peut utiliser l'huile essentielle de cardamome diluée par voie orale, diluée par voie cutanée, en diffusion atmosphérique, en olfaction au flacon ou diluée dans le bain (bien que cette utilisation ne présente que peu d'intérêt). Cette HE est très efficace en massage abdominal et thoracique. L'utilisation par voie orale est réservée aux professionnels de santé.

CAROTTE

Nom latin : *Daucus carota*
Famille botanique : Apiacées

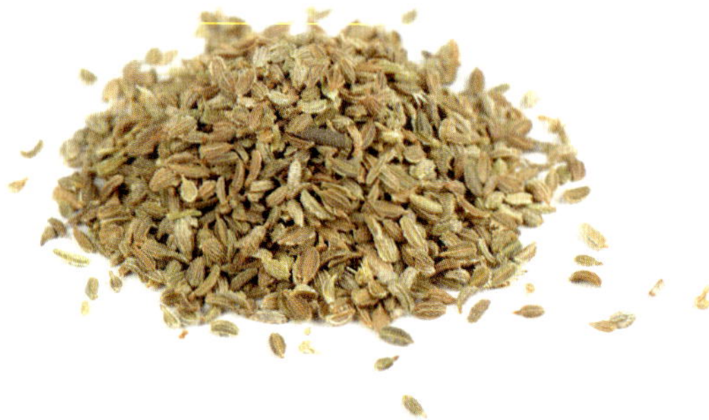

LIEUX DE PRODUCTION
France, Inde.

PARTIE DE LA PLANTE DISTILLÉE
Les graines (de la carotte cultivée).

L'huile essentielle bienfaitrice et bienveillante des problèmes de peau et merveilleux soutien à la régénérescence cellulaire du foie.

L'huile essentielle de carotte permet d'améliorer de nombreuses affections de la peau et d'entretenir des peaux matures. C'est une huile essentielle qui régénère et soutient en profondeur notre organisme, intervenant sur le bon fonctionnement de notre système hépatorénal et pancréatique.

PRINCIPAUX COMPOSANTS

L'huile essentielle de carotte est très riche en alcools sesquiterpéniques et, plus particulièrement, en carotol (de 30 % à plus de 70 % selon l'origine géographique) et daucol. L'huile essentielle d'Inde est la plus riche en carotol. Nous retrouvons dans cette huile d'autres composants biochimiques tels des monoterpènes (alpha-pinène, béta-pinène, sabinène), et des sesquiterpènes (béta-bisabolène, béta-caryophyllène, béta-farnésène, daucène), des esters (acétate de géranyle), et des alcools monoterpéniques (dont linalol et géraniol) en faible pourcentage.

CONTRE-INDICATIONS

L'huile essentielle de carotte est déconseillée pour :
- la femme enceinte (pendant toute la grossesse) ;
- la femme allaitante (car l'huile essentielle passe dans le lait maternel) ;
- les enfants de moins de 7 ans.

Attention à l'automédication, les huiles essentielles doivent toutes être utilisées avec certaines précautions, leur utilisation nécessite un avis médical et l'encadrement par un professionnel de santé. Voir également les contre-indications et précautions d'emploi communes à toutes les huiles essentielles (p. 66).

PRÉCAUTIONS D'EMPLOI SPÉCIFIQUES

Il n'y a pas de toxicité connue aux doses recommandées, toutefois l'huile essentielle de carotte est à proscrire en cas d'hypertension.

PROPRIÉTÉS

L'huile essentielle de carotte possède des propriétés importantes aux niveaux cutané et hépatique.
- C'est un tonique cutané et un régénérateur cellulaire remarquable. Antirides, cette HE améliore l'élas-

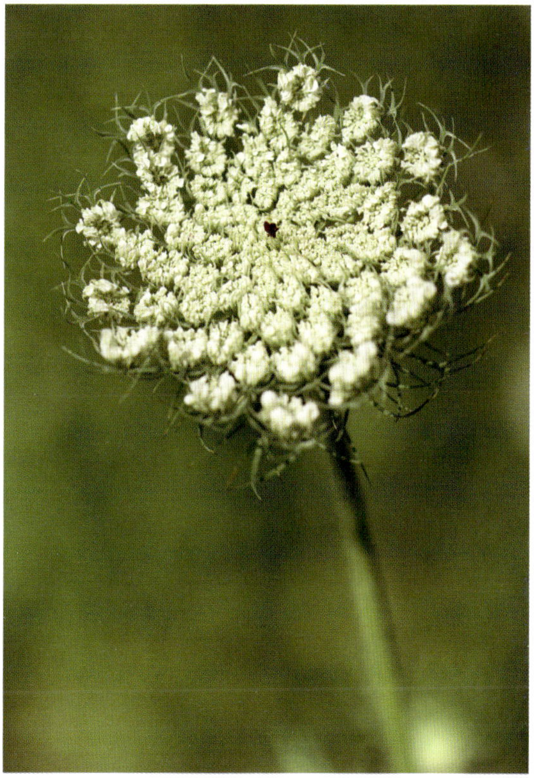

ticité de la peau. Cicatrisante, c'est une grande protectrice de la peau et des muqueuses. Elle possède aussi des propriétés dépigmentantes.

- Stimulant de la pousse des cheveux.
- Sur la sphère digestive, remarquables propriétés détoxifiantes du foie : dépuratif hépatorénal, drainant et régénérateur hépatocellulaire. Également hypoglycémiant et hypocholestérolémiant.
- Régulateur intestinal.
- Tonique, neurotonique, stimulant pour tout l'organisme.
- Anticoagulant et hypertenseur.

Indications

On utilise l'huile essentielle de carotte pour soulager différentes affections de la peau et du foie en particulier, ou encore pour soutenir l'organisme en profondeur.

- Affections de la peau : cicatrices, crevasses, engelures, vergetures, couperose, acné, eczéma, furoncles, dartres, brûlures, plaies.
- Entretien des peaux sèches, matures, ridées, asphyxiées, atones et en perte d'élasticité, ternes, abîmées, présentant des taches de pigmentation dues au soleil.
- Entretien des cheveux : chute des cheveux, cheveux ternes, fatigués, sans ressort.
- Affections hépatiques : insuffisance hépatique, congestion hépatique.
- Hyperglycémie, diabète, cholestérol.
- Insuffisance rénale, néphrite.
- Fatigue, asthénie.
- Hypotension.

Formules proposées dans ce livre

Formule synergie

- Brûlure page 261
- Cicatrice / Crevasse page 263
- Foie (détoxication hépatique) page 329

MODALITÉS D'UTILISATION

On peut utiliser l'huile essentielle de carotte diluée par voie cutanée, et diluée par voie orale, sur avis médical, ainsi qu'en olfaction au flacon. Bien qu'il n'y ait pas de contre-indication, cette HE ne se diffuse pas et ne s'utilise pas dans le bain car l'odeur de la carotte est forte et peut être désagréable.

CÈDRE DE L'ATLAS

Autres noms : cèdre de l'Atlantique, cèdre bleu, cèdre argenté
Nom latin : *Cedrus atlantica*
Famille botanique : Abiétacées ou Pinacées (Conifères)

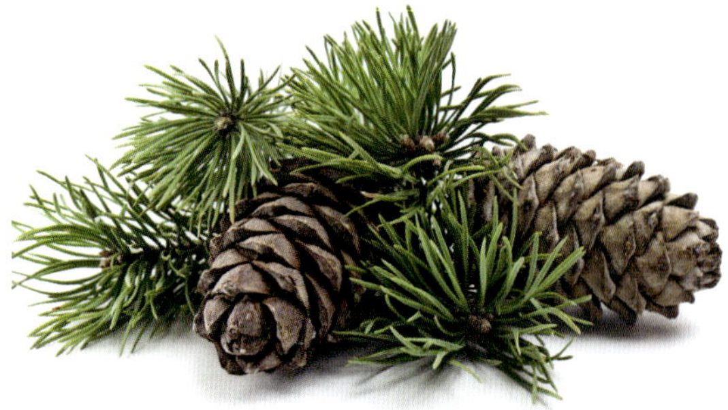

LIEUX DE PRODUCTION

Afrique du Nord, surtout les zones montagneuses du Maroc (Moyen Atlas, Rif et Haut Atlas oriental).

PARTIE DE LA PLANTE DISTILLÉE

Le bois, rarement les aiguilles.

La force vitale et spirituelle du cèdre peut soulager de nombreux troubles de la santé.

Cet arbre est le symbole de l'immortalité, car il possède la faculté de vivre très longtemps, jusqu'à dix siècles, voire davantage. Il représente la force vitale et spirituelle qui se maintient envers et contre tout – son nom arabe *kedron* signifie « force ». Cette vitalité se retrouve dans l'huile essentielle obtenue à partir du bois de cèdre, qui agit puissamment sur le cerveau, ainsi que sur d'autres organes majeurs.
On retiendra l'usage courant de l'huile essentielle de cèdre de l'Atlas pour apaiser les maux nerveux, soigner la peau et les phanères et activer le drainage de la lymphe. En outre, en médecine épigénétique, des travaux de recherche ont démontré son impact sur l'ADN de nos cellules.
Il existe d'autres huiles essentielles de cèdre, obtenues à partir de plantes appartenant à des genres botaniques différents : le cèdre de l'Himalaya (*Cedrus deodara*), le cèdre du Japon (*Cryptomeria japonica*), le cèdre de Virginie (*Juniperus virginiana*), le cèdre de l'Ouest (*Thuya plicata*) et le cèdre blanc (*Thuya occidentalis*).

CONTRE-INDICATIONS

L'huile essentielle de cèdre de l'Atlas est déconseillée pour :
- la femme enceinte (pendant toute la grossesse) ;
- la femme allaitante (car l'huile essentielle passe dans le lait maternel) ;
- les enfants de moins de 7 ans.

Outre les contre-indications et précautions d'emploi communes à toutes les huiles essentielles (voir p. 66), l'HE de cèdre de l'Atlas, qui contient un alcool sesquiterpénique aux propriétés hormonales (moins de 1 % de cédrol), est contre-indiquée chez les femmes ayant des antécédents hormonodépendants.

PRÉCAUTIONS D'EMPLOI SPÉCIFIQUES

L'huile essentielle de cèdre de l'Atlas s'achète uniquement en pharmacie, car elle fait partie d'une liste d'huiles essentielles potentiellement dangereuses, bien qu'elle ne possède pas de cétones monoterpéniques.
Par voie orale, l'administration de plus de 6 gouttes par jour peut entraîner des troubles gastriques, des nausées et des hallucinations.

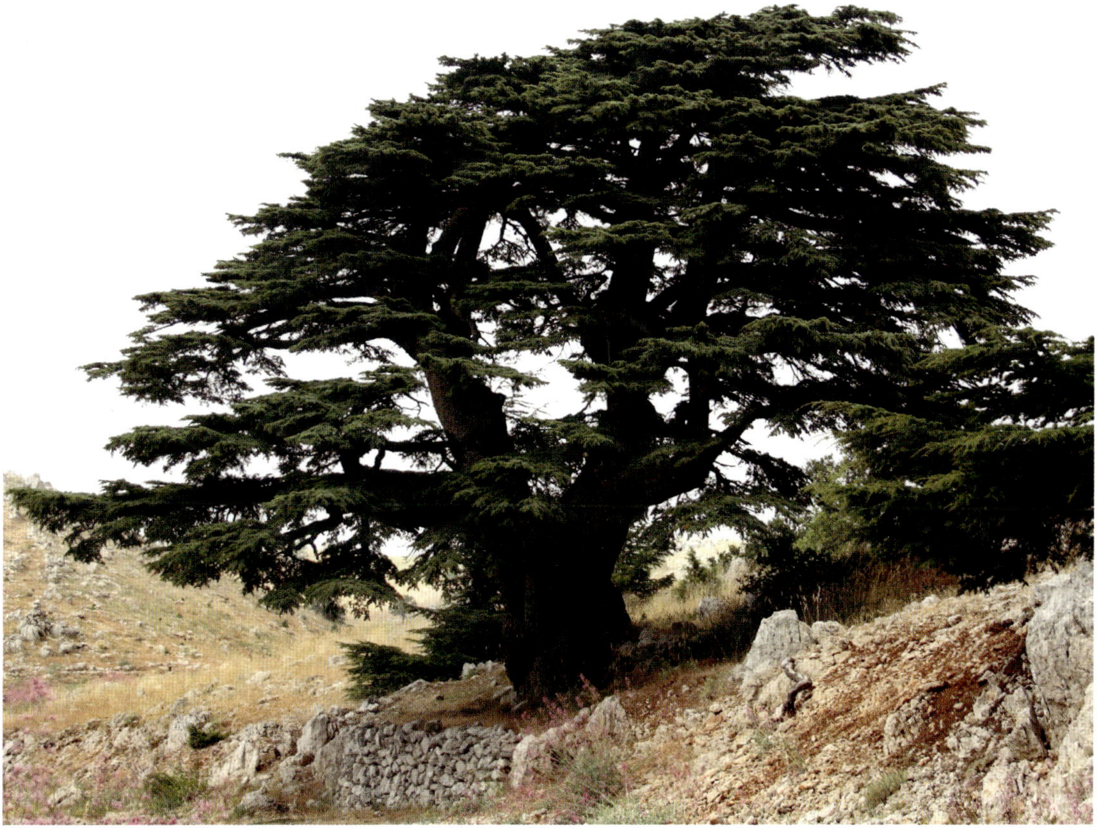

Bien que très intéressante pour soigner de nombreux troubles cutanés, l'huile essentielle de cèdre de l'Atlas peut être irritante à cause de ses terpènes. Pratiquez un test cutané dans le pli du coude lors de la première utilisation, et associez cette HE à une huile végétale (de jojoba ou d'amande douce).

Propriétés

- Puissant oxygénant du cerveau, apaisant du système nerveux, anxiolytique, antidépressif, antistress, réconfortant, aphrodisiaque. Facilite la relaxation (calme les sens) et la méditation.
- Antiallergique (antihistaminique), antiprurigineux, antiseptique (notamment antifongique), détoxifiant, hydratant, adoucissant, régénérant et cicatrisant.
- Tonique et régénérant artériel, tonique lymphatique (lymphotonique), décongestionnant, drainant, diurétique, anti-œdème, déstockeur de graisses, anticellulitique et lipolytique (dissout les graisses).
- Antirhumatismal, antalgique, anti-inflammatoire.
- Anti-infectieux puissant, immunostimulant, décongestionnant pulmonaire, expectorant, mucolytique.
- Antiseptique urinaire et décongestionnant prostatique.
- Répulsif contre les moustiques et les mites.

PRINCIPAUX COMPOSANTS

L'huile essentielle de cèdre de l'Atlas est l'une des huiles essentielles les plus riches en sesquiterpènes, appelés aussi terpènes sesquiterpéniques (alpha, béta et gamma-himachalène). Elle contient aussi des alcools sesquiterpéniques ou sesquiterpénols (himachalol, atlantol) et des cétones sesquiterpéniques (alpha-atlantone et béta-atlantone).

INDICATIONS

- Troubles nerveux : anxiété, dépression, insomnie, stress, cauchemars ; troubles de l'acuité mentale, de l'attention et de la mémoire.
- Maladies de la peau et des phanères : dermatoses, infections de la peau (notamment les mycoses cutanées), allergies cutanées, eczéma, psoriasis, mais aussi taches de vieillesse, œil de perdrix, peau grasse. L'huile essentielle de cèdre de l'Atlas est intéressante pour protéger les cheveux : contre les pellicules sèches, les inflammations et les mycoses du cuir chevelu, les cheveux gras et la chute des cheveux (alopécie). Elle a aussi une action bénéfique sur les ongles cassants.
- Troubles circulatoires : œdèmes des membres inférieurs (rétention d'eau), cellulite et surcharge pondérale.
- Troubles locomoteurs : rhumatismes, douleurs articulaires, arthrite et polyarthrite.
- Troubles respiratoires : bronchite, asthme, grippe, rhume, toux.
- Troubles urogénitaux : infection urinaire, hypertrophie bénigne de la prostate.

FORMULES PROPOSÉES DANS CE LIVRE

Formule unique

- Acné juvénile page 257
- Pellicules page 270
- Psoriasis page 273

Formule synergie

- Stress page 252
- Syndrome dépressif / Dépression page 254
- Acné juvénile page 257
- Alopécie / Perte de cheveux page 259
- Herpès labial page 269
- Pellicules page 270
- Verrues page 275
- Sciatique page 296
- Tendinite page 298
- Hématome page 301
- Hémorroïde page 303
- Constipation page 322

En hydrolat

- Eczéma page 265
- Psoriasis page 273

MODALITÉS D'UTILISATION

\+ +++ +++ +++ ++

L'huile essentielle de cèdre de l'Atlas s'utilise surtout par voie cutanée, diluée dans une huile végétale ou tout autre support adapté, dans le bain (avec un dispersant), en diffusion atmosphérique (comme tous les conifères), en inhalation sèche, en olfactothérapie, et exceptionnellement par voie orale.

CISTE LADANIFÈRE

Autres noms : ciste à gomme, labdanum, ladanum
Nom latin : *Cistus ladaniferus*
Famille botanique : Cistacées

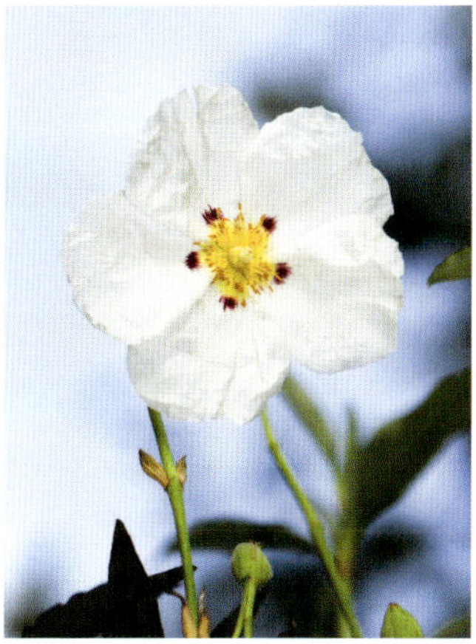

LIEUX DE PRODUCTION
Corse, Espagne, Portugal, Crète, Chypre et Afrique du Nord.

PARTIE DE LA PLANTE DISTILLÉE
Le rameau feuillé.

Une huile essentielle antihémorragique puissante, pour les blessures du corps et de l'âme.

Autrefois, on confectionnait à partir de la gomme-résine (ladanum) du ciste ladanifère un médicament nervin (pour les nerfs) et antihémorragique, dont on se servait peu en usage interne. Cette résine entra ensuite dans la composition de « l'emplâtre contre la rupture », de « la thériaque céleste » et des pastilles odorantes pour les fumigations, puis en raison de la difficulté à l'obtenir, elle ne fut plus employée par la médecine.
Aujourd'hui, on retrouve l'intérêt exceptionnel et les vertus remarquables de cette gomme dans l'aromathérapie, et son huile essentielle a une place majeure dans une trousse familiale d'urgence car elle stoppe les saignements de toutes origines. En traitement olfactif, elle soulage les maux nerveux. En touchant le sang et le cerveau, l'huile essentielle de ciste ladanifère soigne nos blessures du corps et de l'âme.

CONTRE-INDICATIONS

L'huile essentielle de ciste ladanifère est déconseillée pour :
- la femme enceinte (pendant toute la grossesse) ;
- la femme allaitante (car l'huile essentielle passe dans le lait maternel) ;
- les enfants de moins de 7 ans.

Attention à l'automédication, les huiles essentielles doivent toutes être utilisées avec certaines précautions, leur utilisation nécessite un avis médical et l'encadrement par un professionnel de santé. Voir également les contre-indications et précautions d'emploi communes à toutes les huiles essentielles (p. 66).

PRÉCAUTIONS D'EMPLOI SPÉCIFIQUES

Aucune toxicité connue aux doses recommandées.

PROPRIÉTÉS

- Harmonisateur et régulateur du système nerveux autonome parasympathique, calmant, neurotonique, anxiolytique, hypnotique (facilite l'endormissement), antistress.
- Antihémorragique puissant (hémostatique), anti-inflammatoire, astringent, anti-artéritique (artérite, inflammation des parois des artères), cicatrisant.

PRINCIPAUX COMPOSANTS

L'huile essentielle de ciste ladanifère contient près de 200 composants, essentiellement de la classe biochimique des monoterpènes. Sa composition varie en fonction du milieu écologique (écosystème) et du mode de distillation. Elle est constituée de plus de 50 % d'alpha-pinène (un monoterpène omniprésent dans les conifères), de camphène, de paracymène (appelé aussi p-cymène, un terpène aromatique), et de bien d'autres composants comme l'acétate de bornyle (ester monoterpénique), l'isopinocamphone (cétone monoterpénique), le bornéol et le pinocarvéol (alcools monoterpéniques). Attention cependant à certains lots qui peuvent contenir du viridiflorol, un alcool sesquiterpénique aux propriétés œstrogène-like.

- Immunomodulant, régulateur de l'immunité (elle baisse ou augmente les défenses immunitaires selon les besoins du corps), et aussi antibactérien, antiviral, antifongique.

INDICATIONS

- Troubles nerveux : anxiété, insomnie d'origine nerveuse, fatigue nerveuse, asthénie, stress et traumatismes nerveux.
- Troubles hémorragiques affectant tout le corps, les organes et les systèmes biologiques (sang, émonctoires, peau, tube digestif, appareil génital) : blessures, coupures, saignements de nez (épistaxis), hémorragie utérine, artérite, règles abondantes et douloureuses, hémorragie digestive, ulcère gastro-duodénal, dysenterie.
- Grâce à ses vertus « régulatrices de l'immunité », l'HE de ciste ladanifère est proposée dans certaines maladies auto-immunes (sous contrôle médical, encadré par un médecin aromathérapeute) : polyarthrite rhumatoïde, sclérose en plaques, maladie de Crohn et rectocolite hémorragique.
- Certaines maladies infectieuses : infections urinaires à *Escherichia coli*, infections infantiles (scarlatine, coqueluche, varicelle, rougeole), infections fongiques (candidoses).
- Problèmes cutanés : vieillissement des tissus cutanés, rides, vergetures, gerçures, crevasses, acné, eczéma suintant, couperose, ulcères putrides, plaies.

FORMULES PROPOSÉES DANS CE LIVRE

Formule synergie

- Acné juvénile page 257
- Cicatrices / Crevasses page 263
- Vieillissement de la peau page 276
- Arthrite page 281
- Déchirure musculaire page 291
- Hémorroïde page 303

MODALITÉS D'UTILISATION

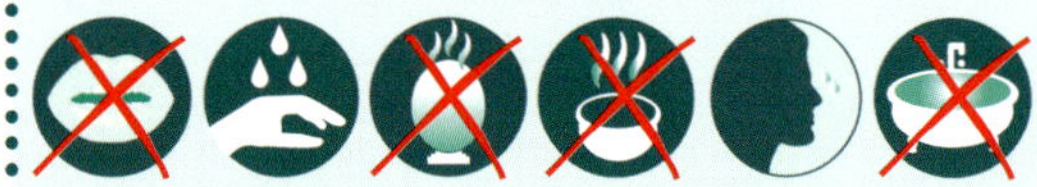

– +++ – – +++ –

L'huile essentielle de ciste ladanifère s'utilise de façon privilégiée en massage local, pure ou diluée dans une huile végétale, sur la peau ou une blessure cutanée.
Son usage en olfactothérapie est aussi très intéressant, pour ses puissantes vertus énergétiques et psychiques.
Certains usages ne sont pas recommandés (voie orale, diffusion, inhalation, bain), du fait de sa composition, de son odeur caractéristique et/ou de son prix élevé.

CITRON

Autre nom : limon
Nom latin : *Citrus x limon*
Famille botanique : Rutacées

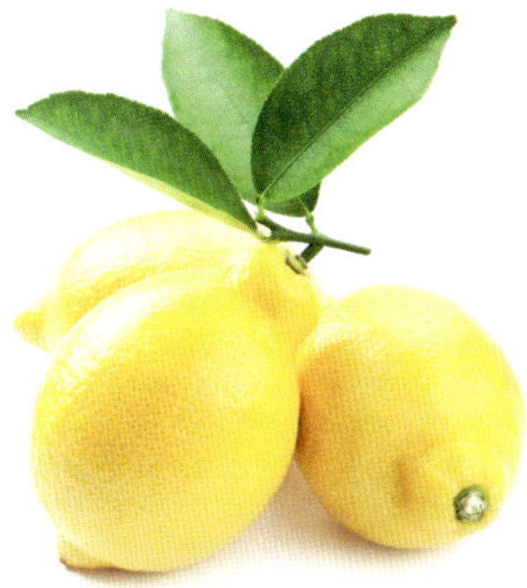

LIEUX DE PRODUCTION
Région méditerranéenne, France, Italie, Espagne, Afrique, Amérique centrale et États-Unis.

PARTIE DE LA PLANTE EXPRIMÉE À FROID
Le péricarpe (zeste) du fruit du citronnier ou limonier.

L'essence protectrice du foie, dépurative du sang et digestive.

Le citron est originaire de l'antique Médie, région située entre la mer Caspienne et le bassin du Tigre, d'où ses anciens noms de pomme persique ou pomme médique. Depuis des siècles, il est utilisé pour soigner une infinité de maladies, et il entre dans des compositions tenues comme antidotes.
L'essence (voir la définition p. 93) de citron trouve en premier lieu sa place dans une trousse familiale d'urgence, car c'est un détoxifiant de haute valeur. Sa principale indication est digestive, grâce à ses propriétés actives sur le foie, le sang et les émonctoires. C'est aussi l'un des plus puissants antiseptiques aériens (en diffusion), notamment lors d'épisodes épidémiques comme celui de la grippe.
L'essence de citron entre dans la composition de l'eau de Cologne (codex 1937), avec les essences d'orange, de bergamote, de fleur d'oranger et de romarin.
Certains producteurs d'huiles essentielles distillent les feuilles du citronnier (petit grain citronnier) ou les fleurs (très rare).

CONTRE-INDICATIONS

L'essence de citron est déconseillée pour :
- la femme enceinte (pendant toute la grossesse) ;
- la femme allaitante (car l'huile essentielle passe dans le lait maternel) ;
- les enfants de moins de 7 ans.

Outre les contre-indications et précautions d'emploi communes à toutes les huiles essentielles (voir p. 66), l'essence de citron ne doit pas être utilisée par les personnes sous traitement médicamenteux anticoagulant, les personnes devant subir une intervention chirurgicale et les hémophiles, car c'est un fluidifiant sanguin.

PRINCIPAUX COMPOSANTS

L'essence de citron possède presque exclusivement des monoterpènes (appelés aussi terpènes monoterpéniques). Elle est très riche en limonène, avec un peu de bêta-pinène, de gamma-terpinène et des traces de coumarines (bergaptène, bergamottine...).

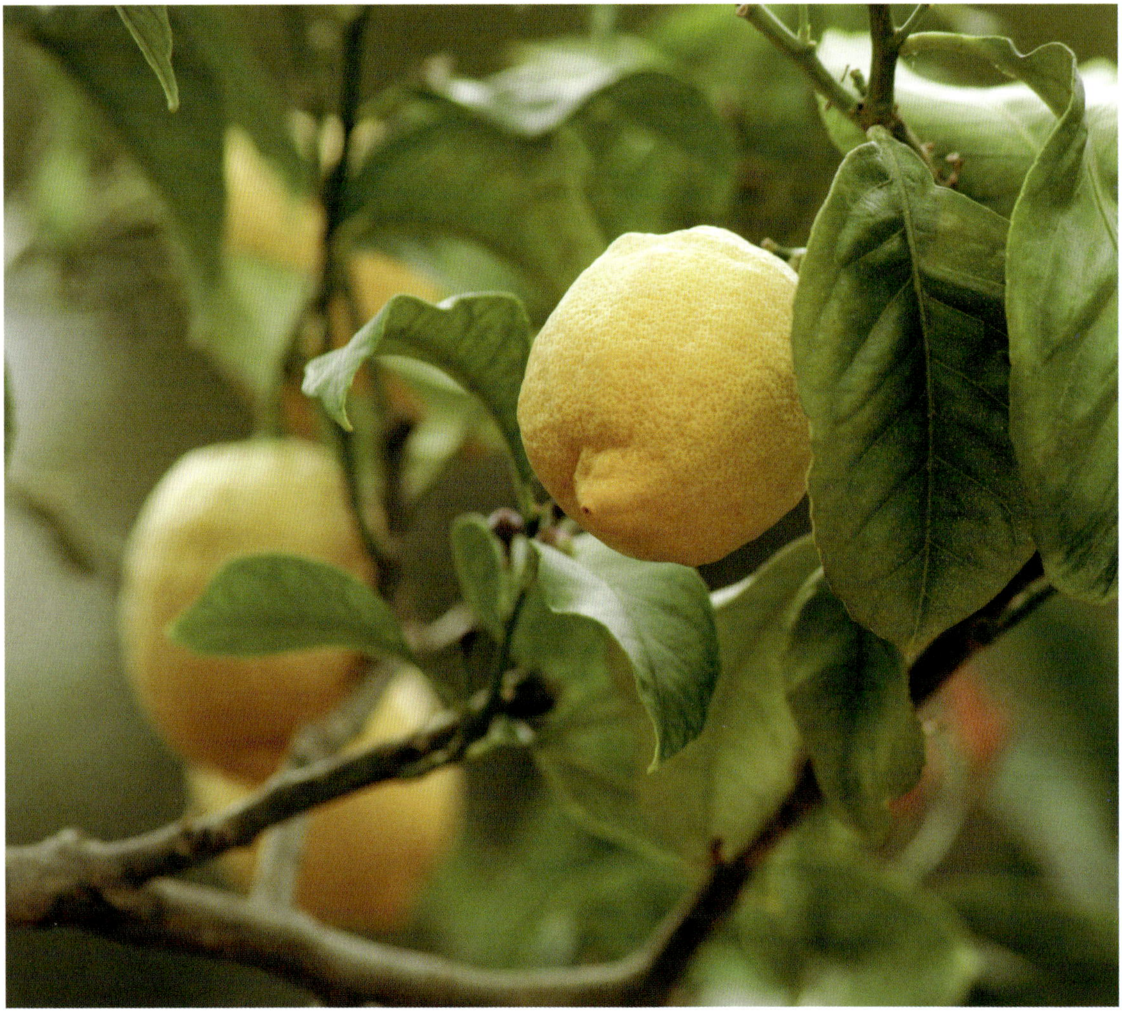

Précautions d'emploi spécifiques

L'essence de citron, riche en monoterpènes, ne doit pas être utilisée pure sur la peau car elle peut présenter une dermocausticité et provoquer une irritation cutanée. Diluez-la dans une huile végétale, un gel ou un excipient adapté, et pratiquez un test cutané avant la première utilisation.

L'essence de citron, en raison de la présence de coumarines, est très photosensibilisante. Avant une exposition au soleil, elle ne doit pas être appliquée localement (même diluée), ni absorbée par voie orale (l'essence rejoint la circulation générale et est distribuée dans tout le corps).

Propriétés

- L'essence de citron est un véritable détoxifiant et purifiant de l'organisme au niveau des principaux émonctoires (peau, foie, reins, intestins, poumons), et ses propriétés touchent plusieurs systèmes biologiques du corps.
- Effet purifiant et astringent sur la peau.
- Tonique digestif, eupeptique, carminatif, apéritif, stomachique, régulateur hépatique, cholérétique et cholagogue (stimule les sécrétions biliaires du foie et évacue la bile stockée par la vésicule biliaire dans les intestins), antilithiasique (calculs biliaires), stimulant

ESSENCE

Les citrus font l'objet d'une expression à froid des zestes (processus de production différent de la distillation). C'est à ce titre que l'on obtient une essence et non une huile essentielle (la dénomination d'huile essentielle est attribuée aux produits obtenus après distillation des végétaux à la vapeur d'eau). L'appellation juste est « essence de citron ».

pancréatique, antispasmodique, astringent intestinal, antivomitif.

- Diurétique et litholytique (calculs rénaux).
- Expectorant.
- L'essence de citron agit sur la circulation veineuse et artérielle. C'est un tonique veineux, vitaminique P-like (active la microcirculation, renforce la résistance des capillaires et diminue leur perméabilité, améliore la tonicité des parois), fluidifiant sanguin, anticoagulant, antivitamine K-like (fluidifiant sanguin), diurétique, hypotenseur, dépuratif sanguin, hypocholestérolémiant.
- Antiseptique atmosphérique, antibactérien, antiviral, antifongique et immunostimulant sur de nombreux germes pathogènes communs ou non.
- Neurotonique, anxiolytique, antidépressif et tonifiant nerveux.

INDICATIONS

- Peau : abcès, furoncles, dartres, séborrhée, cors, verrues, plaies infectées.
- Foie et tube digestif : aérophagie, ballonnements, flatulences, gastrite, ulcère gastrique, dyspepsie, fatigue digestive, insuffisance hépatique, hépatite, lithiase biliaire, crise de foie, céphalées d'origine digestive, mal des transports, nausées, diarrhée.
- Reins : calculs rénaux et coliques néphrétiques.
- Troubles cardiovasculaires : fragilité capillaire, couperose, stase veineuse, jambes lourdes, varices, thromboses, phlébite (prévention), crises hémorroïdaires, artérite, athérosclérose, maladie de Raynaud, mais aussi obésité et drainage lymphatique. L'HE de citron est également recommandée en cas de syndrome métabolique, hypertension artérielle, hypercholestérolémie et diabète non insulinodépendant.
- Troubles du système immunitaire (et maladies infectieuses) : utilisée pendant les périodes de maladies contagieuses et pour la désinfection des locaux professionnels ou habitations. Affections respiratoires : rhinite, sinusite et otite.
- Troubles du système nerveux : fatigue nerveuse, asthénie, anxiété, stress, insomnie, voire cauchemars.

FORMULES PROPOSÉES DANS CE LIVRE

Formule synergie

- Verrues page 275
- Arthrose page 283
- Goutte page 294
- Varice page 309
- Grippe page 343
- Rhinite allergique page 349
- Sinusite page 352

MODALITÉS D'UTILISATION

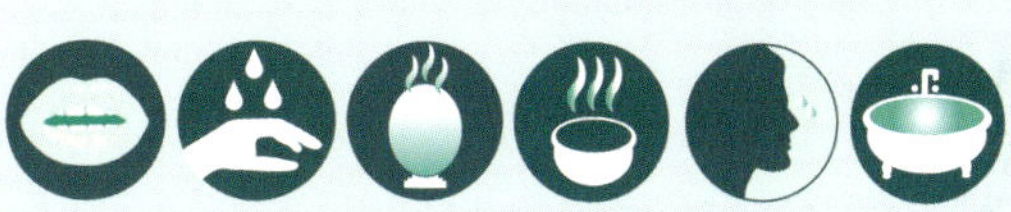

+++ ++ +++ +++ ++ ++

L'essence de citron s'utilise aisément par voie orale avec un support adapté, en massage diluée dans une huile végétale, dans le bain, en diffusion (dans une chambre par exemple), en inhalation ou en aérosol. Les vertus olfactives de l'essence sont parfois recherchées.

CORIANDRE

Autres noms : persil arabe, persil chinois
Nom latin : *Coriandrum sativum*
Famille botanique : Apiacées

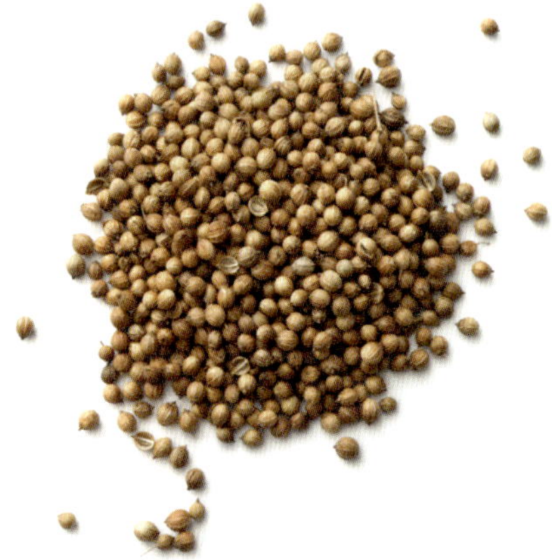

LIEUX DE PRODUCTION
Russie, pourtour méditerranéen.

PARTIE DE LA PLANTE DISTILLÉE
Les fruits (très petits, souvent confondus avec des graines).

Attention à l'automédication, les huiles essentielles doivent toutes être utilisées avec certaines précautions, leur utilisation nécessite un avis médical et l'encadrement par un professionnel de santé. Voir également les contre-indications et précautions d'emploi communes à toutes les huiles essentielles (p. 66).

L'huile essentielle antifatigue, alliée des systèmes digestifs en difficulté.

L'huile essentielle de coriandre est un très bon tonique général et cérébral. Elle permet de faire face aux grandes fatigues, au surmenage, aux déprimes et à toutes formes de stress. Par sa douceur, elle saura vous booster. Elle possède également des propriétés remarquables sur le système digestif dans son ensemble, pour traiter de simples inconforts ou des pathologies plus importantes. Il existe deux catégories d'huile essentielle de coriandre en fonction de la maturité des fruits. Les fruits mûrs contiennent surtout du linalol (alcool monoterpénique), alors que la plante entière avec les fruits verts contient principalement des aldéhydes terpéniques.

CONTRE-INDICATIONS

L'huile essentielle de coriandre est déconseillée pour :
- la femme enceinte (pendant toute la grossesse) ;
- la femme allaitante (car l'huile essentielle passe dans le lait maternel) ;
- les enfants de moins de 7 ans.

PRÉCAUTIONS D'EMPLOI SPÉCIFIQUES

Il est recommandé d'effectuer un test cutané localisé afin d'observer une éventuelle réaction allergique à certains composants. La présence de camphre est à prendre en considération.

PRINCIPAUX COMPOSANTS

L'huile essentielle de coriandre est très riche en alcools monoterpéniques (dont 60 à 70 % de linalol). Sont présents aussi des monoterpènes (gamma-terpinène, limonène, paracymène), des cétones monoterpéniques (camphre) et des esters (acétate de géranyle). Le composant majeur identifié est le linalol (sa teneur est variable en fonction du degré de maturité de la plante), mais il ne faut pas négliger la présence de camphre.

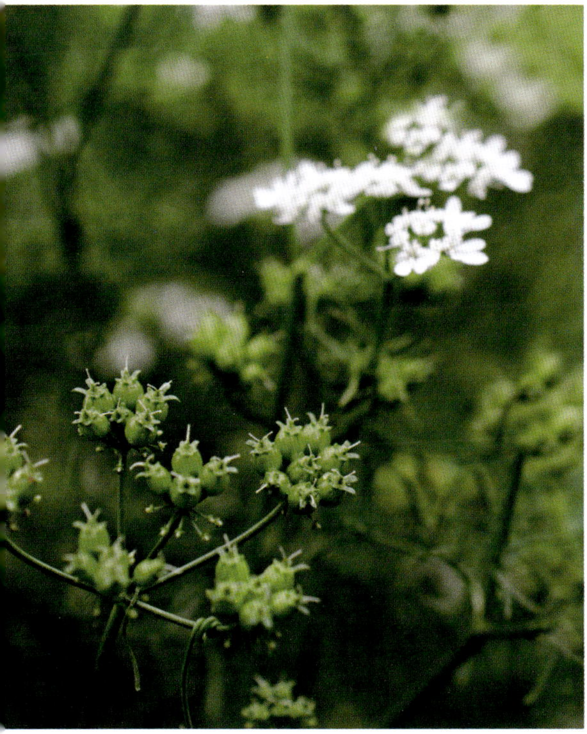

PROPRIÉTÉS

Cette huile essentielle possède des propriétés efficaces principalement sur le système digestif et le système nerveux, mais aussi sur le système locomoteur.

- Tonique digestif, stomachique, carminatif, anti-inflammatoire, elle facilite et stimule la digestion.
- Tonique général, mais surtout neurotonique, l'HE de coriandre aurait des propriétés antidépressives et euphorisantes.
- Action antibactérienne et antifongique (agit sur l'immunité).
- Antalgique, anti-inflammatoire et décontracturant musculaire (camphre).

INDICATIONS

- Troubles digestifs : l'huile essentielle de coriandre est très efficace pour tonifier le système digestif et apporter une aide précieuse en cas de dyspepsie, mauvaise digestion, gaz, ballonnements, crampes d'estomac, colites, problèmes digestifs liés au stress, dont les ulcères.
- Troubles nerveux : grande fatigue physique et nerveuse, asthénie, dépression nerveuse, anxiété, stress, blues, troubles du sommeil.
- Infections : grâce à ses propriétés antibactériennes, antifongiques et antivirales, l'HE de coriandre peut être utilisée pour lutter contre les infections des voies respiratoires (grippe ou bronchite – présence d'alcools monoterpéniques, de cétones et de monoterpènes) et digestives et les infections urinaires.
- Troubles locomoteurs : douleurs articulaires et musculaires, contractures ou blocages liés au stress, rhumatismes, arthrose.

FORMULES PROPOSÉES DANS CE LIVRE

Formule synergie

- Colopathie spasmodique page 320
- Dyspepsie / Difficulté à digérer page 327
- Gastrite page 331

MODALITÉS D'UTILISATION

On peut utiliser l'huile essentielle de coriandre par voie cutanée diluée (maximum 20 % dans une huile végétale), en olfaction au flacon, et par voie orale sur une courte durée et sur avis médical. Cette huile essentielle ne se diffuse pas et ne s'utilise pas dans le bain car elle contient des cétones monoterpéniques (camphre), neurotoxiques à forte dose. L'application cutanée est à privilégier.

CUMIN

Autres noms : cumin officinal, cumin des prés, faux aneth
Nom latin : *Cuminum cyminum*
Famille botanique : Apiacées

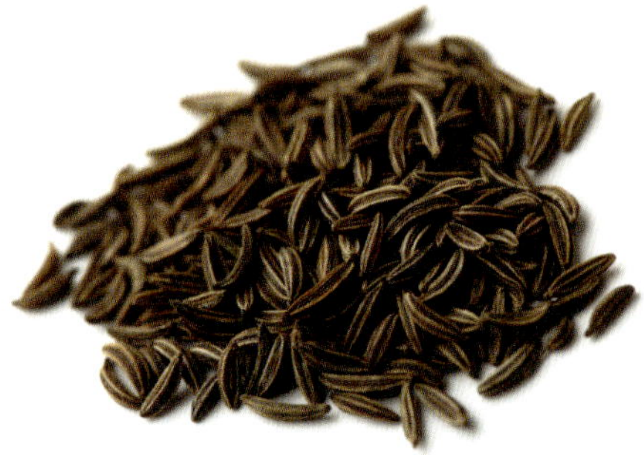

LIEUX DE PRODUCTION
Originaire du Moyen-Orient, l'huile essentielle de cumin provient essentiellement d'Égypte, de Turquie, de Hongrie, d'Iran et d'Inde.

PARTIE DE LA PLANTE DISTILLÉE
Les graines.

L'huile essentielle des troubles intestinaux.

Depuis la nuit des temps, les graines de cumin sont réputées pour faciliter la digestion, pour soulager les coliques, ballonnements et troubles intestinaux. L'huile essentielle de cumin est une véritable alliée pour tonifier le système digestif, entretenir son bon fonctionnement et, par conséquent, nous maintenir en forme. Elle possède des propriétés remarquables pour traiter de simples inconforts du système digestif (crampes, douleurs, aigreurs, constipation) ou des pathologies plus importantes.
Ses propriétés anti-inflammatoires, antalgiques et antispasmodiques peuvent être utilisées contre les douleurs et inflammations du système locomoteur. Mais son odeur d'épice et sa dermocausticité ne la rendent pas facile d'utilisation en massage, pourtant très efficace.
Il ne faut pas oublier aussi son action très calmante du système nerveux central qui permettra, même par simple olfaction au flacon (si vous en appréciez l'odeur), de vous relaxer et de vous apaiser. C'est une huile essentielle qu'il faut toutefois utiliser avec parcimonie et précaution. Elle est narcotique à forte dose !

PRINCIPAUX COMPOSANTS
L'huile essentielle de cumin est très riche en monoterpènes (gama-terpinène, alpha-terpinène, béta-pinène, paracymène) et en aldéhydes aromatiques ou cinamiques (aldéhyde cuminique). Sont présents aussi des aldéhydes terpéniques (béta-pinène, limonène, alpha-pinène), des alcools monoterpéniques en faibles pourcentages, ainsi que des traces de coumarines. Les composants majeurs identifiés sont l'aldéhyde cuminique, le gamma-terpinène, le paracymène et le béta-pinène. Toutefois, le profil biochimique de l'huile essentielle de cumin varie en fonction de sa provenance géographique.

CONTRE-INDICATIONS

L'huile essentielle de cumin est déconseillée pour :
- la femme enceinte (pendant toute la grossesse) ;

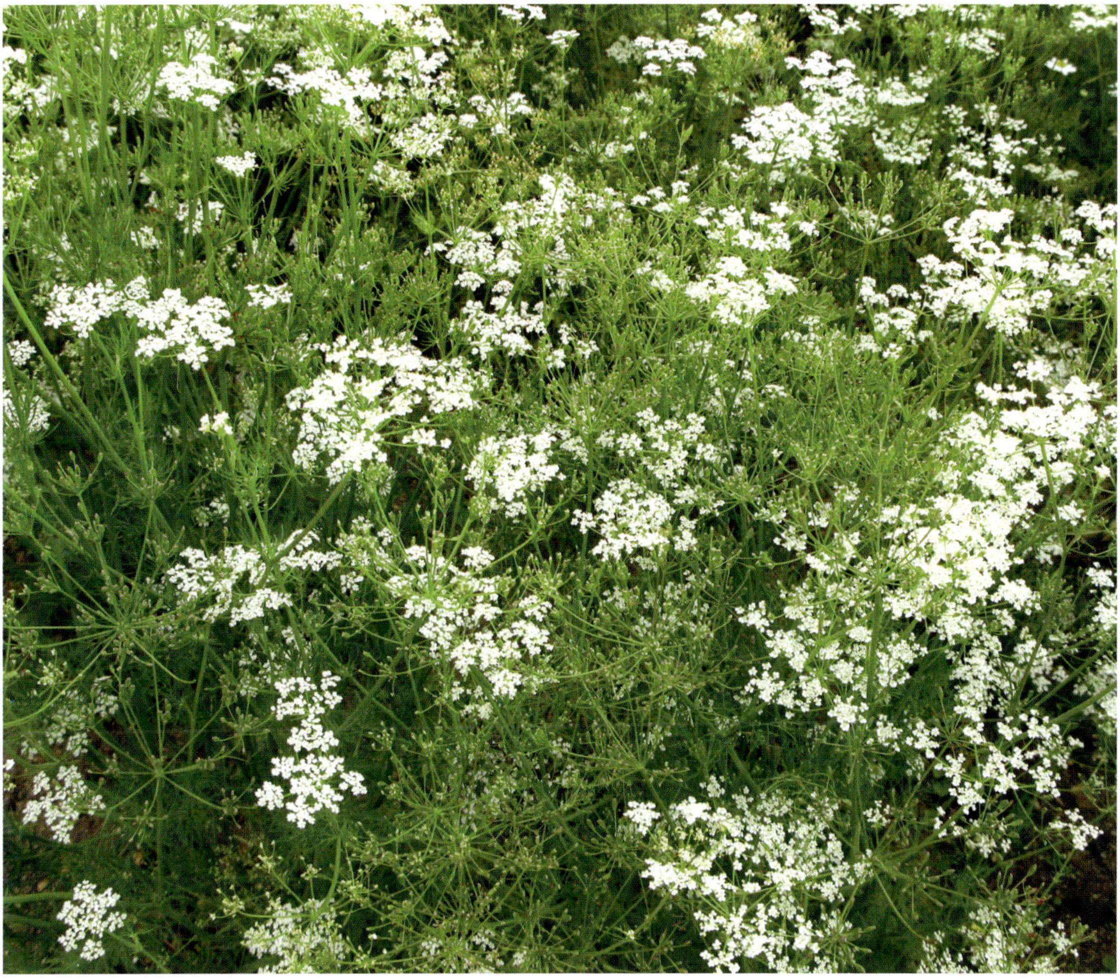

- la femme allaitante (car l'huile essentielle passe dans le lait maternel) ;
- les enfants de moins de 7 ans.

Attention à l'automédication, les huiles essentielles doivent toutes être utilisées avec certaines précautions, leur utilisation nécessite un avis médical et l'encadrement par un professionnel de santé. Voir également les contre-indications et précautions d'emploi communes à toutes les huiles essentielles (p.66).

Précautions d'emploi spécifiques

La toxicité de cette huile essentielle est connue. À forte dose, elle a un effet stupéfiant, aussi faut-il l'utiliser avec parcimonie quelle que soit la voie d'administration.

De plus, elle contient des molécules biochimiques qui sont dermocaustiques et potentiellement allergisantes. Il est recommandé d'effectuer un test cutané localisé, de préférence dans le pli du coude, avec quelques gouttes de votre mélange, afin d'observer si une éventuelle réaction dermocaustique ou allergique se produit. Elle est à éviter sur des peaux sensibles ou lésées.

Stimulant hormonal, cette HE est également à proscrire en cas de problèmes féminins importants : fibromes, mastoses et cancers hormonodépendants (sein, ovaire, utérus). Enfin, l'huile essentielle de cumin ne doit pas être utilisée chez les personnes souffrant d'hypothyroïdie.

PROPRIÉTÉS

- Remède de la digestion et, plus précisément, des problèmes intestinaux. C'est un tonique digestif, apéritif, carminatif, anti-inflammatoire et antispasmodique digestif, antalgique, laxatif doux.
- Calmant et sédatif.
- Anti-inflammatoire, antispasmodique et antalgique du système locomoteur. L'huile essentielle de cumin possède la même odeur que les graines, ce qui ne rend pas toujours facile l'utilisation en massage.
- Freine l'activité de la thyroïde (effet hypothyroïdien) et œstrogène-like.

INDICATIONS

- Troubles digestifs : manque d'appétit, mauvaise digestion, indigestion, dyspepsie, crampes et spasmes de la sphère abdominale intestinale, atonie digestive, aérophagie, gaz, ballonnements, constipation, coliques, colites, entérocolites, syndrome du côlon irritable, hépatites.
- Troubles nerveux : fatigue nerveuse, nervosité, angoisse, troubles du sommeil (efficace dans les insomnies dues à une surcharge digestive).
- Troubles locomoteurs : douleurs et inflammations articulaires, douleurs et spasmes musculaires, rhumatismes, arthrite.
- Troubles endocriniens et hormonaux : hyperthyroïdie, absence de règles (aménorrhée).

FORMULE PROPOSÉE DANS CE LIVRE

Formule synergie

- Ballonnement abdominal / Aérophagie page 318

MODALITÉS D'UTILISATION

On peut utiliser l'huile essentielle de cumin diluée par voie orale, très diluée et souvent très localisée par voie cutanée, et en olfaction au flacon. Cette HE ne se diffuse pas et ne se met pas dans le bain. La voie orale est réservée aux professionnels de santé.

CYPRÈS

Autres noms : cyprès toujours vert, cyprès de Provence
Nom latin : *Cupressus sempervirens*
Famille botanique : Cupressacées

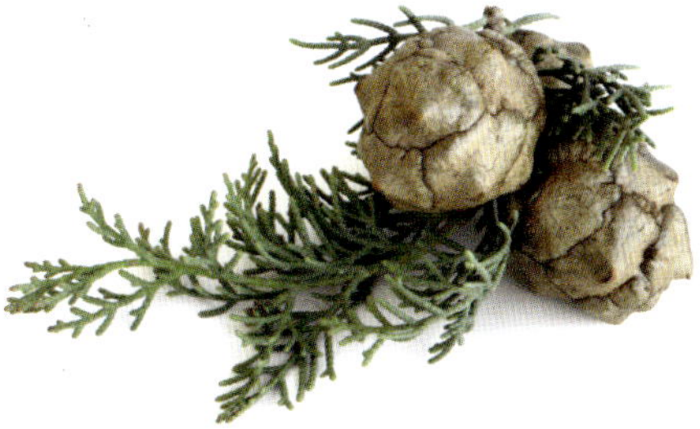

LIEUX DE PRODUCTION
France, pourtour du bassin méditerranéen.

PARTIE DE LA PLANTE EXPRIMÉE À FROID
Les rameaux feuillus.

L'huile essentielle de la circulation veineuse et lymphatique.

En Provence, il était très courant autrefois de planter un cyprès de chaque côté de l'entrée principale de la propriété en guise de bienvenue. L'huile essentielle de cyprès, ce grand arbre très droit, majestueux, en grand équilibre, que rien ne perturbe, est une championne pour soutenir, relancer, stimuler la circulation veineuse et lymphatique, sans laquelle tout stagne, tout ralentit au sein de notre corps et de notre esprit. Cette huile est un grand harmonisant, qui rétablit notre équilibre psychique et nous donne la force d'avancer. Le cyprès représente l'immortalité de l'âme.

CONTRE-INDICATIONS

L'huile essentielle de cyprès est déconseillée pour :
- la femme enceinte (pendant toute la grossesse) ;
- la femme allaitante (car l'huile essentielle passe dans le lait maternel) ;
- les enfants de moins de 7 ans.

Attention à l'automédication, les huiles essentielles doivent toutes être utilisées avec certaines précautions, leur utilisation nécessite un avis médical et l'encadrement par un professionnel de santé. Voir également les contre-indications et précautions d'emploi communes à toutes les huiles essentielles (p. 66).

PRINCIPAUX COMPOSANTS

L'huile essentielle de cyprès est très riche en monoterpènes, notamment en alpha-pinène et delta-3-carène. D'autres familles biochimiques sont représentées : alcools monoterpéniques, alcools sesquiterpéniques (cédrol), sesquiterpènes. Les composants majeurs identifiés sont l'alpha-pinène, le delta-3-carène, le germacrène-D, l'acétate d'alpha-terpényle, sans oublier le cédrol, molécule très importante, même en faible pourcentage, par son action dont découlent certaines propriétés majeures de cette huile essentielle.

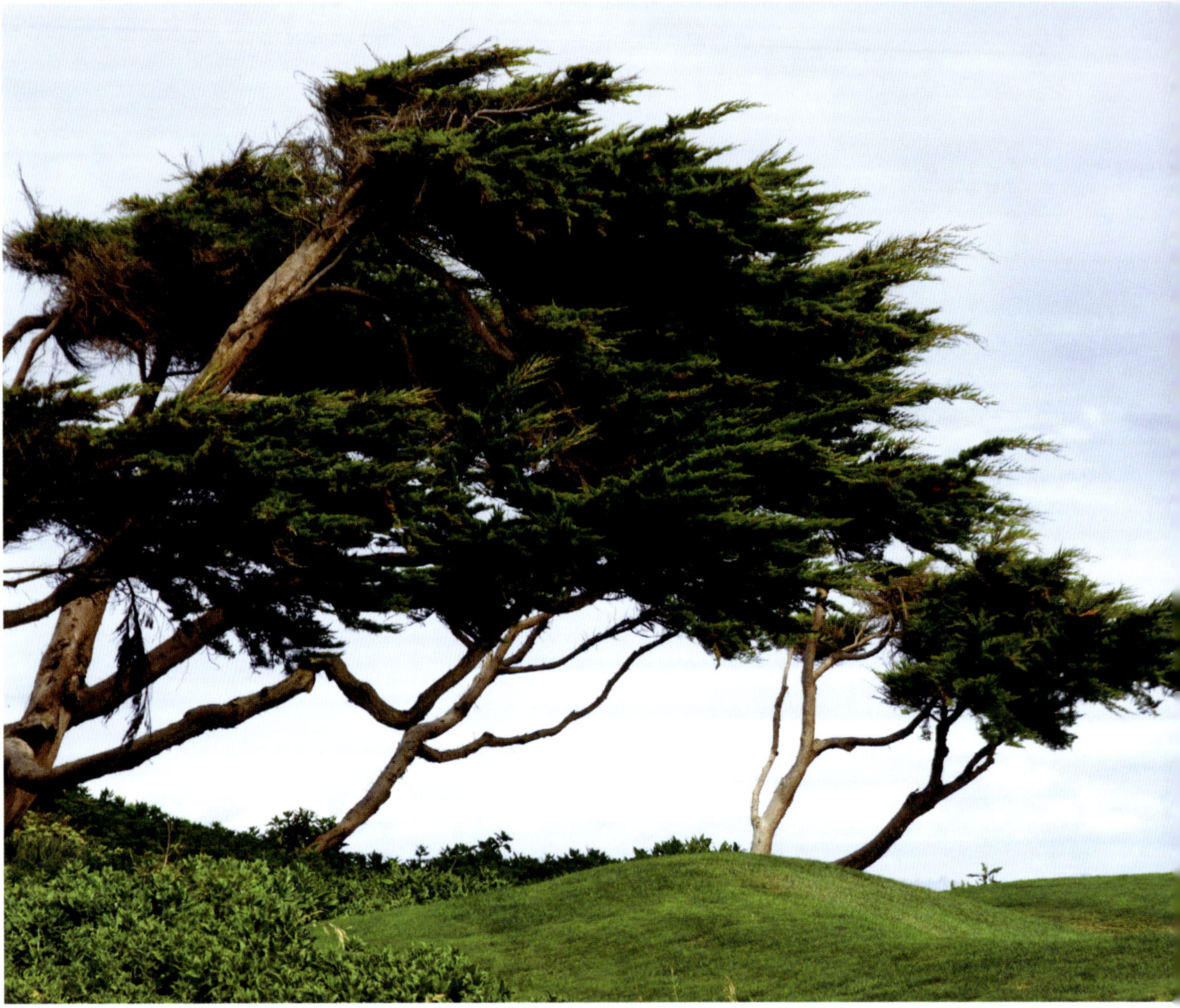

Précautions d'emploi spécifiques

Il n'y a pas de toxicité connue aux doses recommandées, toutefois il est préférable d'effectuer un test cutané localisé avec quelques gouttes d'HE pure, afin d'observer si une éventuelle réaction dermocaustique ou allergique due à la présence de monoterpènes se produit.

L'huile essentielle de cyprès est à proscrire en cas de problèmes féminins importants – fibromes, mastoses, cancers hormonodépendants (sein, ovaire, utérus) –, car c'est un stimulant hormonal.

Propriétés

- Tonique circulatoire, décongestionnant veineux et lymphatique.
- Antispasmodique musculaire et respiratoire.
- Tonique nerveux. L'huile essentielle de cyprès permet de se recentrer et amène une certaine paix intérieure.
- Œstrogène-like (mimétise l'action des œstrogènes), stimulant des fonctions pancréatiques.
- Antitussif, calmant des toux spasmodiques.
- Décongestionnant prostatique.
- Régulateur de la transpiration.

INDICATIONS

- Troubles du système veineux lymphatique : jambes lourdes, varices, œdèmes lymphatiques, hémorroïdes externes.
- Troubles nerveux : anxiété, stress, fatigue nerveuse.
- Troubles respiratoires : bronchite et surtout toux spasmodique. En cas de sinusite, on peut l'associer à d'autres huiles essentielles.
- Troubles locomoteurs : spasmes, congestions des tissus musculaires en cas de contractures, crampes, lumbago, tendinite, arthrite, sciatique, entorse, élongation musculaire.
- Troubles hormonaux : aménorrhée, problèmes féminins liés à une baisse de production d'œstrogènes.
- Troubles urogénitaux : c'est l'une des rares huiles à intervenir sur les congestions prostatiques.
- Transpiration excessive.

FORMULES PROPOSÉES DANS CE LIVRE

Formule unique

- Hémorroïde page 303
- Jambes lourdes page 305
- Œdème des membres inférieurs page 307
- Varice page 309

Formule synergie

- Crampe musculaire page 289
- Entorse page 292
- Goutte page 294
- Tendinite page 298
- Hémorroïdes page 303
- Jambes lourdes page 305
- Œdème des membres inférieurs page 307
- Varice page 309
- Trachéite page 354

En hydrolat

- Trachéite page 354

MODALITÉS D'UTILISATION

\+ +++ + +++ ++

On peut utiliser l'huile essentielle de cyprès diluée par voie cutanée, diluée dans le bain, en diffusion atmosphérique en synergie avec d'autres huiles, en olfaction, et diluée par voie orale, sur avis médical, mais cette dernière utilisation reste exceptionnelle et plus adaptée à des problèmes de toux spasmodique ou encore d'insuffisance pancréatique.

Encens de Somalie

Autres noms : oliban, arbre à encens, encens véritable
Nom latin : *Boswellia carterii*
Famille botanique : Burséracées

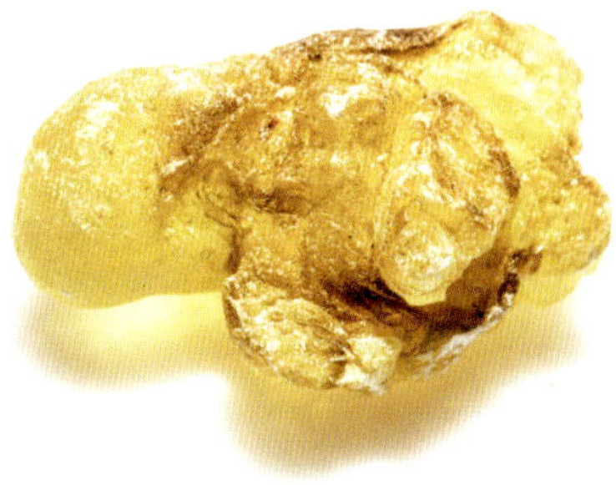

LIEUX DE PRODUCTION
Yémen, Somalie.

PARTIE DE LA PLANTE DISTILLÉE
La résine.

L'huile essentielle sacrée et merveilleuse panacée.

L'arbre à encens fait partie de la même famille botanique tropicale que les arbres qui produisent la myrrhe, l'élémi et le copal. Ces gommes résineuses ont de multiples vertus et sont utilisées en parfumerie et en aromathérapie. L'encens et la myrrhe prennent une dimension particulière puisque ce sont, avec l'or, les offrandes qu'ont apportées les Rois mages à l'Enfant Jésus.
L'ensemble de ses propriétés, à la fois différentes et complémentaires, permettent à l'encens de soulager de très nombreuses maladies. Ses bienfaits se retrouvent à tous les niveaux : physique, biologique, immunitaire, émotionnel et psychologique. L'encens peut donc être considéré comme une panacée, c'est-à-dire un remède capable de guérir tous les maux, aussi bien corporels que mentaux.

Contre-indications

L'huile essentielle d'encens est déconseillée pour :
- la femme enceinte (pendant toute la grossesse) ;
- la femme allaitante (car l'huile essentielle passe dans le lait maternel) ;
- les enfants de moins de 7 ans.

Attention à l'automédication, les huiles essentielles doivent toutes être utilisées avec certaines précautions, leur utilisation nécessite un avis médical et l'encadrement par un professionnel de santé. Voir également les contre-indications et précautions d'emploi communes à toutes les huiles essentielles (p. 66).

PRINCIPAUX COMPOSANTS

L'huile essentielle d'encens est très riche en monoterpènes, notamment en alpha-pinène et d-limonène, comme les conifères et les agrumes. Sont présents aussi des sesquiterpènes. Les composants majeurs identifiés sont l'alpha-pinène, le limonène, le béta-phellandrène, l'alpha-thujène et le myrcène.

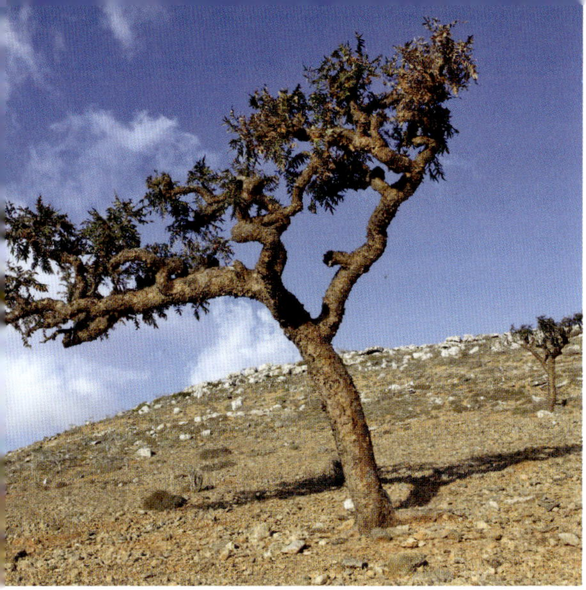

Précautions d'emploi spécifiques

Il n'y a pas de toxicité connue par voie externe, toutefois il est recommandé d'effectuer un test cutané localisé, avec quelques gouttes d'HE pure, afin d'observer si une éventuelle réaction dermocaustique ou allergique due à la présence de monoterpènes se produit.

MODALITÉS D'UTILISATION

+++ + +++ +++ ++ +

Très intéressant pour l'olfactothérapie, on peut aussi utiliser l'huile essentielle d'encens diluée, en diffusion atmosphérique et par voie orale de façon exceptionnelle. Les puissantes vertus olfactives de l'huile essentielle sont recherchées. Certains usages ne sont pas recommandés, du fait de sa composition, de son odeur caractéristique et/ou de son prix.

Propriétés

- Harmonisant, énergétisant, relaxant, calmant, antistress, anxiolytique, antidépressif, régulateur des rythmes par action centrale.
- Antiseptique, anti-infectieux, antibactérien contre les germes dits à Gram positif et à Gram négatif, antiviral, anticatarrhal, expectorant, immunostimulant.
- Dermoprotecteur et remarquable cicatrisant de la peau et des muqueuses. Tonique cutané, régénérant, antidégénératif, raffermissant, desclérosant, antirides, sudorifique.
- Anti-inflammatoire et analgésique.
- Analgésique, antiseptique, stimulant des fonctions du tract urogénital et des reins.

Indications

- Troubles nerveux : dépression nerveuse, anxiété, angoisse, stress, blues, narcolepsie.
- Troubles respiratoires : infections chroniques des voies respiratoires, sinusite, laryngite, maladies pulmonaires, bronchite, asthme.
- Troubles locomoteurs : douleurs articulaires et musculaires, rhumatismes, arthrose, arthrite, périarthrite, artérite.
- Affections de la peau et des muqueuses : peau sèche, peau asphyxiée, rides, vergetures, engelures, cicatrices, plaies infectées ou profondes, verrues, ulcères variqueux, lichen plan, zona.
- Troubles urogénitaux : infections et inflammations urinaires et génitales.

Formules proposées dans ce livre

Formule synergie

- Insomnie page 250
- Syndrome dépressif / Dépression page 254
- Contracture musculaire page 287
- Hématomes page 301
- Jambes lourdes page 305

ÉPINETTE NOIRE

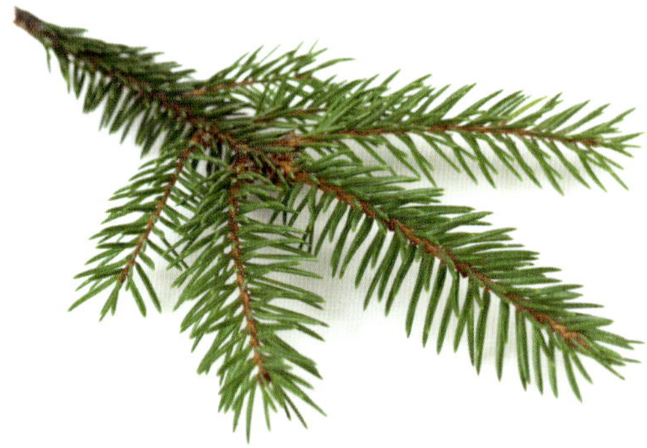

Autre nom : sapinette noire
Nom latin : *Picea mariana*
Famille botanique : Abiétacées

LIEUX DE PRODUCTION
Canada.

PARTIE DE LA PLANTE DISTILLÉE
Les aiguilles.

Véritable chargeur de batterie et de vitalité, vole à votre secours en cas de grande fatigue physique ou psychique.

L'huile essentielle d'épinette noire est souveraine en cas de grande fatigue ou de fatigue passagère. C'est un véritable booster d'énergie ! Cette belle propriété est due au fait qu'elle stimule au quotidien notre production de cortisone naturelle et de cortisol, hormones produites par nos glandes surrénales (situées au-dessus des reins). L'odeur de l'huile essentielle d'épinette noire est très apaisante, tout en étant tonifiante.
Cette huile essentielle est aussi très efficace pour soulager ou enrayer des inflammations et certaines affections cutanées, ainsi que des douleurs du système locomoteur. Elle agit en profondeur et ses bienfaits se retrouvent à tous les niveaux : physique, biologique, immunitaire, émotionnel et psychologique.

Il existe plusieurs autres variétés d'épinette : l'épinette rouge (*Picea rubens*), l'épinette blanche (*Picea glauca*), l'épinette bleue (*Picea pungens*), à partir desquelles on produit des huiles essentielles qui ont sensiblement les mêmes propriétés, même s'il existe entre elles quelques différences biochimiques. Ces HE sont olfactivement plus subtiles et encore plus apaisantes que celle d'épinette noire.

CONTRE INDICATIONS

L'huile essentielle d'épinette noire est déconseillée pour :
- la femme enceinte (pendant toute la grossesse) ;
- la femme allaitante (car l'huile essentielle passe dans le lait maternel) ;
- les enfants de moins de 7 ans.

Attention à l'automédication, les huiles essentielles doivent toutes être utilisées avec certaines précautions, leur utilisation nécessite un avis médical et l'encadrement par un professionnel de santé. Voir également les contre-indications et précautions d'emploi communes à toutes les huiles essentielles (p. 66).

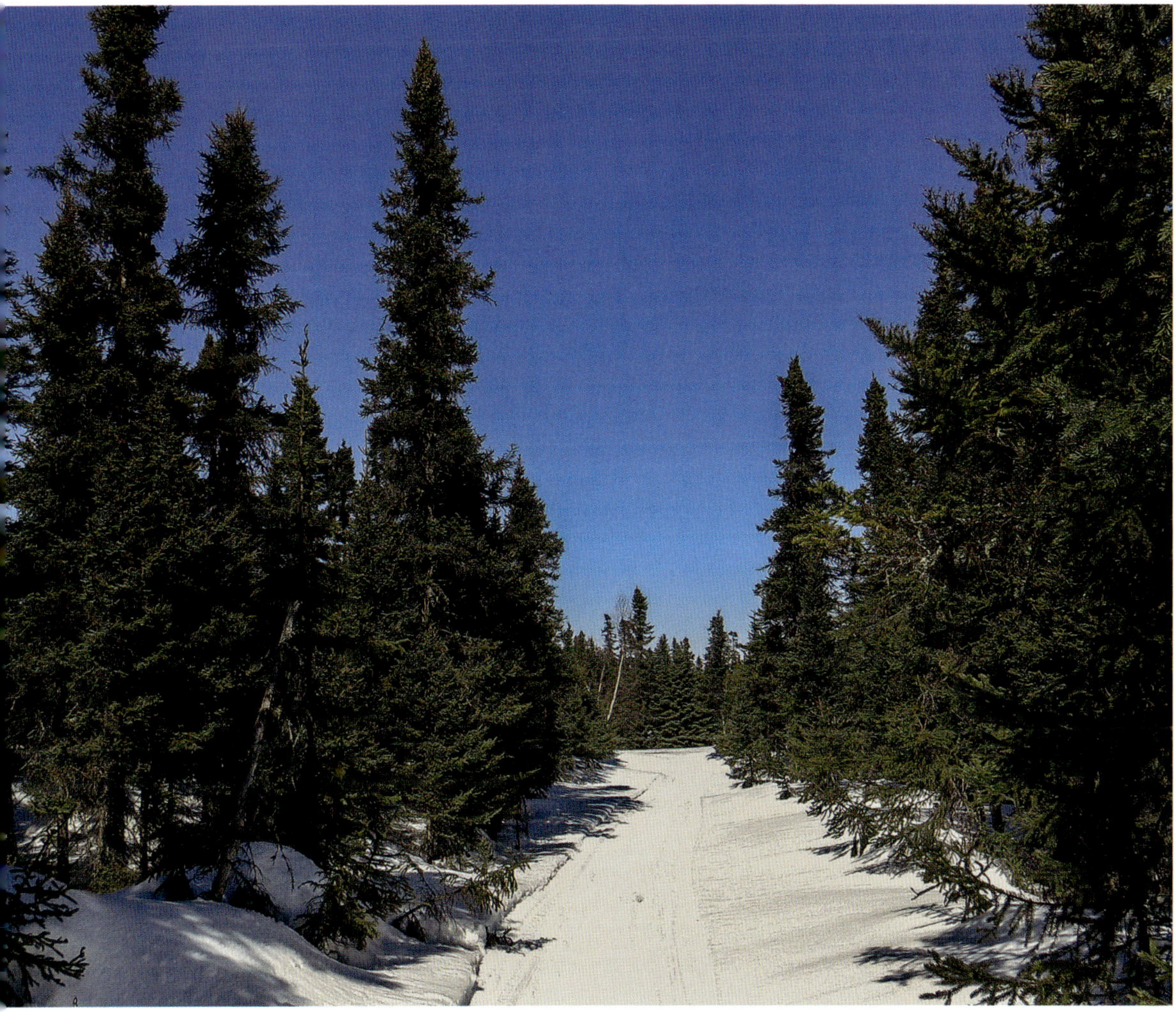

PRINCIPAUX COMPOSANTS

L'huile essentielle d'épinette noire est riche en monoterpènes (camphène, alpha-pinène, béta-pinène, delta-3-carène) et en esters (acétate de bornyle essentiellement), qui représentent les composants majeurs. D'autres familles biochimiques sont présentes en pourcentages très faibles : sesquiterpènes, alcools sesquiterpéniques et monoterpéniques.

PRÉCAUTIONS D'EMPLOI SPÉCIFIQUES

Il n'y a pas de toxicité connue aux doses recommandées, toutefois il est préférable d'effectuer un test cutané localisé avec quelques gouttes d'HE pure, afin d'observer si une éventuelle réaction dermocaustique ou allergique due à la présence de monoterpènes se produit.

En cas de massage sur les surrénales, l'huile essentielle d'épinette noire est à éviter chez les sujets souffrant d'hypercortisolémie.

L'huile essentielle d'épinette noire ralentirait l'activité de la thyroïde. Les personnes souffrant d'hypothyroïdie devront donc agir avec prudence et uniquement sur avis médical. L'HE d'épinette serait indiquée en cas d'hyperthyroïdie d'après les sources du docteur Pénoël.

PROPRIÉTÉS

Cortisone-like (stimule la production de cortisone naturelle de l'organisme), l'HE d'épinette noire est souvent associée à celle de pin sylvestre qui a la même propriété.

- Anti-inflammatoire et antiseptique de la peau (grâce à son effet cortisone-like).
- Anti-inflammatoire, antalgique et antispasmodique du système locomoteur.
- Très intéressant harmonisant nerveux, énergétisant, tonique, mais aussi relaxant, calmant, apaisant.
- Stimulant immunitaire, anti-infectieux, antimycosique, antiparasitaire, plus spécialement de la peau.
- Stimulant respiratoire, expectorant, antiseptique des voies respiratoires.
- Aseptiseur d'air.

INDICATIONS

- Troubles immunitaires : excellent antifatigue, anti-asthénie, stimulant des défenses immunitaires en cas de baisse de ces dernières.
- Troubles nerveux : stress, nervosité, angoisse, anxiété (apporte la paix intérieure).
- Troubles locomoteurs : inflammations et douleurs articulaires et musculaires, rhumatismes, arthrose, arthrite, polyarthrite, sciatique.

MODALITÉS D'UTILISATION

- +++ +++ +++ +++

On peut utiliser l'huile essentielle d'épinette noire diluée par voie cutanée, en diffusion atmosphérique, en olfaction au flacon ou diluée dans le bain. La voie orale n'est pas conseillée. C'est une huile essentielle très efficace par voie externe.

- Troubles respiratoires : infections des voies respiratoires, sinusite, bronchite.
- Affections de la peau et des muqueuses : acné, eczéma sec, plaies infectées, infections mycosiques et parasitaires, irritations cutanées.

FORMULES PROPOSÉES DANS CE LIVRE

Formule synergie

- Douleurs chroniques page 246
- Fibromyalgie page 248
- Arthrite page 281
- Arthrose page 283
- Cervicalgie page 285
- Déchirure musculaire page 291
- Sciatique page 296
- Tendinite page 298
- Grippe page 343

ESTRAGON

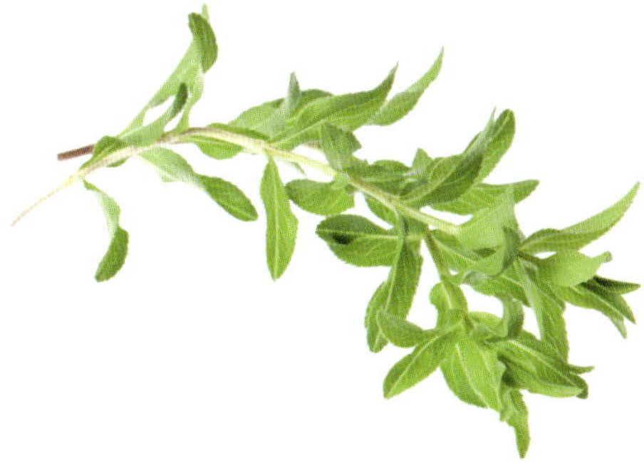

Autres noms : herbe au dragon, petit dragon, dragonne, serpentine, armoise âcre, armoise potagère
Nom latin : *Artemisia dracunculus*
Famille botanique : Astéracées

LIEUX DE PRODUCTION
France (uniquement à l'état cultivé), Hongrie, Russie.

PARTIE DE LA PLANTE DISTILLÉE
La partie aérienne fleurie.

Une huile essentielle antispasmodique musculaire et anti-allergique exceptionnelle.

Selon Jean-Baptiste de la Quintinie, jardinier du roi Louis XIV, l'estragon est la plus parfumée des plantes aromatiques, à l'odeur délicatement épicée et anisée. Son huile essentielle est l'un des plus puissants antispasmodiques neuromusculaires, c'est-à-dire qu'elle soulage toutes sortes de spasmes, contractions musculaires brusques, violentes et involontaires. En application locale, l'HE d'estragon apaise les douleurs digestives, urogénitales, respiratoires ou musculo-articulaires.

C'est aussi le remède d'urgence des allergies saisonnières, comme le rhume des foins. Certains médecins aromathérapeutes la proposent également dans le traitement de l'asthme d'origine allergique.

CONTRE-INDICATIONS

L'huile essentielle d'estragon est déconseillée pour :
- la femme enceinte (pendant toute la grossesse) ;
- la femme allaitante (l'huile essentielle passe dans le lait maternel) ;
- les enfants de moins de 7 ans.

Attention à l'automédication, les huiles essentielles doivent toutes être utilisées avec certaines précautions, leur utilisation nécessite un avis médical et l'encadrement par un professionnel de santé. Voir également les contre-indications et précautions d'emploi communes à toutes les huiles essentielles (p. 66).

PRÉCAUTIONS D'EMPLOI SPÉCIFIQUES

Il n'y a pas de toxicité connue aux doses recommandées, toutefois l'huile essentielle d'estragon est dermocaustique : elle peut irriter la peau, surtout à l'état pur. Une réaction cutanée peut apparaître chez les sujets sensibles, aussi faut-il bien la diluer dans une huile végétale ou un autre excipient, entre 20 et 50 %, et pratiquer un test cutané avant toute utilisation.

En cas d'usage abusif, c'est-à-dire à des doses élevées (hors des doses recommandées) ou sur une longue durée, l'huile essentielle d'estragon est abortive et potentiellement cancérigène. Les molécules appartenant aux allylbenzènes (asarone, eugénol, estragol et safrol) exposent à des mutations biologiques.

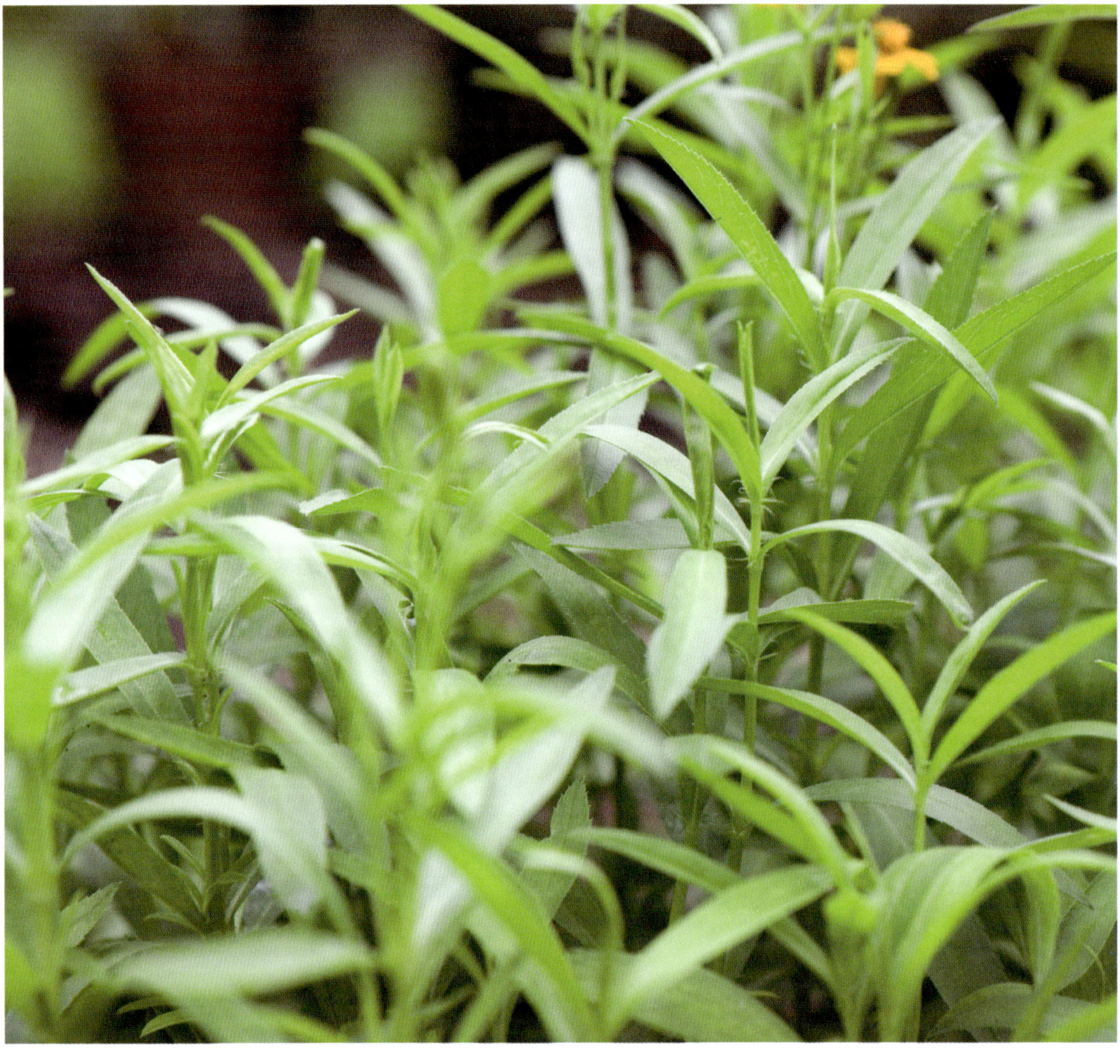

PRINCIPAUX COMPOSANTS

L'huile essentielle d'estragon contient une quantité importante d'estragol (appelé aussi méthylchavicol ou chavicol méthyléther, de la famille biochimique des éthers monoterpéniques), mais aussi des monoterpènes (cis-ocimène, trans-ocimène et alpha-pinène). On trouve également des traces de coumarines.

PROPRIÉTÉS

- Antispasmodique neuromusculaire puissant, qui harmonise le système neurovégétatif (ou système nerveux autonome parasympathique), tonique mental (physique et psychique), anxiolytique, calmant nerveux et antistress.
- Antispasmodique et tonique digestif, stimulant les sécrétions digestives et pancréatiques, apéritif, carminatif, stomachique, antifermentaire intestinal (antibactérien, antiviral, antifongique, immunostimulant), vermifuge, antiémétique, antinauséeux.

- Diurétique, emménagogue, antispasmodique musculaire urogénital, antalgique, anti-infectieux (loi du tout ou rien).
- Remarquable antiallergique (antihistaminique) des voies respiratoires, antispasmodique, anti-infectieux, antibactérien (loi du tout ou rien), antiviral, immunostimulant.
- En action locale, antispasmodique musculaire, antalgique, anti-inflammatoire, antirhumatismal et décongestionnant articulaire.

INDICATIONS

- Troubles nerveux : anxiété, nervosité, stress, spasmophilie, tics nerveux, dystonie neurovégétative en général (contractions musculaires involontaires).
- Troubles digestifs : digestion difficile, dyspepsie, ballonnements, flatulences, éructations, reflux, mal des transports, nausées, vomissements, spasmes digestifs, colites spasmodiques, coliques hépatiques, constipation, diarrhée, infections intestinales, candidoses digestives, intoxication alimentaire.
- Troubles urogénitaux : syndrome prémenstruel, règles douloureuses, dysménorrhée, préménopause, endométriose, salpingite, herpès génital. L'huile essentielle d'estragon soulage aussi les coliques néphrétiques.
- Troubles respiratoires : hoquet, allergie saisonnière ou printanière, rhume des foins, rhinite allergique, toux spasmodique, bronchite spasmodique, asthme allergique.
- Troubles locomoteurs (localement) : douleurs rhumatologiques, arthrite, arthrose, crampes musculaires, contractures, névralgies (sciatique). L'huile essentielle d'estragon soulage aussi les douleurs dentaires.
- Problèmes cutanés : allergie, eczéma, urticaire, prurigo, couperose, hématome.

FORMULES PROPOSÉES DANS CE LIVRE

Formule unique

- Piqûre d'insecte page 272
- Ballonnement abdominal / Aérophagie page 318
- Colopathie spasmodique page 320
- Rhinite allergique page 349

Formule synergie

- Psoriasis page 273
- Contracture musculaire page 287
- Crampe musculaire page 289
- Sciatique page 296
- Ballonnement abdominal / Aérophagie page 318
- Colopathie spasmodique page 320
- Dyspepsie / Difficulté à digérer page 327
- Rhinite allergique page 349
- Sinusite page 352

MODALITÉS D'UTILISATION

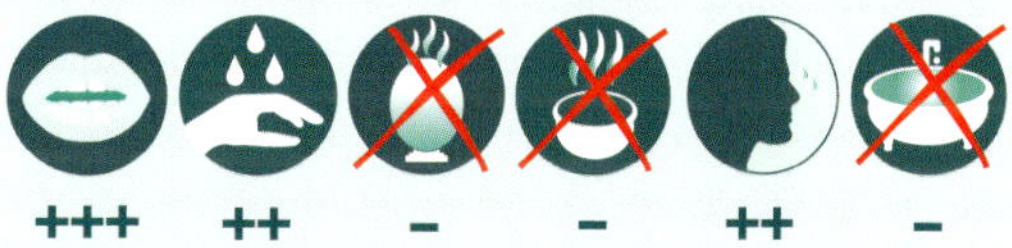

L'huile essentielle d'estragon s'utilise par voie orale (avec un support adapté), en massage localisé (diluée et mélangée à une huile végétale, comme celle d'amande douce) et en inhalation sèche dans un mouchoir (pour les allergies respiratoires). Les vertus olfactives de l'huile essentielle sont parfois recherchées. Certains usages ne sont pas recommandés (diffusion, inhalation, bain), du fait de sa composition, et/ou de l'odeur caractéristique.

EUCALYPTUS CITRONNÉ

Autres noms : gommier bleu, eucalyptus bleu
Nom latin : *Eucalyptus citriodora*
Famille botanique : Myrtacées

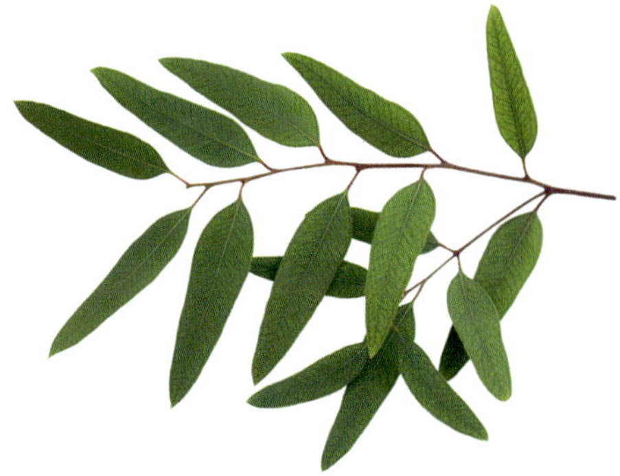

LIEUX DE PRODUCTION
Australie, Tasmanie (Brésil), Madagascar.

PARTIE DE LA PLANTE DISTILLÉE
Les feuilles.

Attention à l'automédication, les huiles essentielles doivent toutes être utilisées avec certaines précautions, leur utilisation nécessite un avis médical et l'encadrement par un professionnel de santé. Voir également les contre-indications et précautions d'emploi communes à toutes les huiles essentielles (p. 66).

L'huile essentielle d'eucalyptus citronné, grande calmante des rhumatismes, des inflammations et des douleurs de notre système locomoteur.

L'huile essentielle d'eucalyptus citronné permet de soulager de très nombreuses inflammations, douleurs et spasmes, aussi bien du système locomoteur mais aussi de nos autres systèmes. C'est un bon calmant des tensions musculaires et nerveuses, et son parfum doux et citronné renforce le grand réconfort qu'elle apporte. Par ses vertus lénifiantes, relaxantes, voire sédatives, l'huile essentielle d'eucalyptus citronné conduit à l'apaisement des tensions nerveuses qui, par effet cascade, induit le relâchement des tensions musculaires et articulaires.

CONTRE-INDICATIONS

L'huile essentielle d'eucalyptus citronné est déconseillée pour :

- la femme enceinte (pendant toute la grossesse) ;
- la femme allaitante (car l'huile essentielle passe dans le lait maternel) ;
- les enfants de moins de 7 ans.

PRÉCAUTIONS D'EMPLOI SPÉCIFIQUES

Il n'y a pas de toxicité connue aux doses recommandées, toutefois il est conseillé de bien diluer cette huile essentielle avant de l'appliquer en massage (maximum 20 % dans une huile végétale) car elle peut être irritante pour la peau.
Attention à la diffusion atmosphérique dans la maison ! L'huile essentielle d'eucalyptus citronné diffusée seule, particulièrement dans des diffuseurs électriques sans eau, peut être entêtante au bout d'un moment. Il vaut mieux l'associer à d'autres huiles essentielles douces non agressives.

PRINCIPAUX COMPOSANTS

L'huile essentielle d'eucalyptus citronné est très riche en aldéhydes terpéniques (entre 60 et 80 % selon l'origine géographique), dont la molécule la plus présente est le citronnellal. Elle contient aussi des alcools monoterpéniques (isopulégol et citronellol), et quelques monoterpènes et esters.

L'huile essentielle d'eucalyptus citronné étant hypotensive, elle doit être évitée chez les sujets souffrant d'hypotension.

Propriétés

L'huile essentielle d'eucalyptus a des propriétés intéressantes essentiellement pour le système locomoteur et pour combattre le stress. Toutefois, elle peut être utilisée aussi pour toutes sortes d'inflammations.

- Anti-inflammatoire (un des plus puissants).
- Antalgique.
- Antispasmodique.
- Antirhumatismal.
- Relaxant, calmant, antistress, voire sédatif.
- Attention à ses propriétés hypotensives, qui peuvent cependant être bénéfiques en cas d'hypertension.
- Anti-infectieux moyen (antiviral).
- Insectifuge : éloigne les insectes (moustiques) en diffusion.

Indications

- Troubles nerveux : anxiété, stress, blues, insomnie, fatigue nerveuse.
- Inflammations, douleurs et spasmes articulaires et musculaires, liés ou non à des tensions nerveuses : rhumatismes, arthrite, polyarthrite, tendinite, sciatique, périarthrite, épicondylite (tennis elbow), arthrose, lumbago, courbatures, torticolis, fibromyalgie.
- Inflammations, douleurs et spasmes de la sphère urogénitale : infection urinaire, cystite, vaginite, syndrome prémenstruel.
- Inflammations et douleurs de la sphère ORL : sinusite, otite, pharyngite, trachéite, mal de gorge.
- Infections virales avec inflammation de nerfs : zona.
- Inflammations, irritations et démangeaisons de la peau suite à des piqûres d'insectes.
- Hypertension (agit sur la circulation artérielle).

Formules proposées dans ce livre

Formule unique

- Arthrite page 281
- Sciatique page 296
- Tendinite page 298

Formule synergie

- Douleurs chroniques page 246
- Piqûres d'insecte page 272
- Arthrose page 283
- Tendinite page 298

MODALITÉS D'UTILISATION

+ +++ ++ +++ ++

On peut utiliser l'eucalyptus citronné par toutes les voies, par voie cutanée bien diluée (car irritante pour la peau), en olfaction au flacon ou en diffusion atmosphérique mais associée à d'autres huiles essentielles car elle peut être entêtante, diluée dans le bain, et diluée par voie orale, sur avis médical. Cependant ce dernier mode d'utilisation n'est pas le plus courant. L'huile essentielle d'eucalyptus citronné excelle en massage.

EUCALYPTUS GLOBULUS

Autres noms : eucalyptus commun, gommier bleu
Nom latin : *Eucalyptus globulus*
Famille botanique : Myrtacées

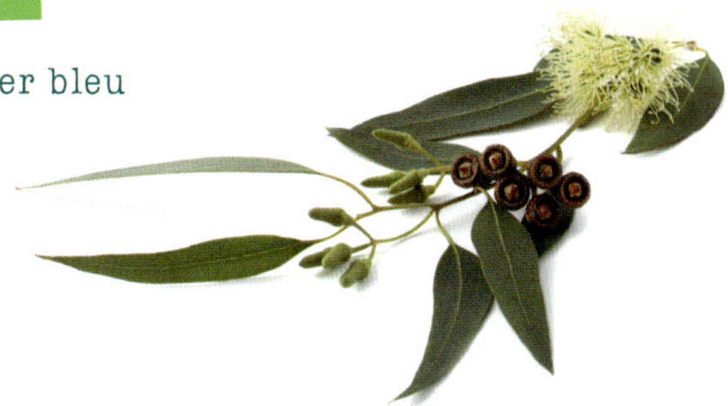

LIEUX DE PRODUCTION
Australie, Chine, Espagne, Portugal.

PARTIE DE LA PLANTE DISTILLÉE
Les feuilles.

Attention à l'automédication, les huiles essentielles doivent toutes être utilisées avec certaines précautions, leur utilisation nécessite un avis médical et l'encadrement par un professionnel de santé. Voir également les contre-indications et précautions d'emploi communes à toutes les huiles essentielles (p. 66).

Remarquable expectorant et mucolytique, pour combattre les infections pulmonaires.

L'huile essentielle d'eucalyptus globulus a une odeur puissante, qui libère les bronches encombrées et dégage le nez. Elle est remarquable dans les affections ORL de la sphère basse, c'est-à-dire broncho-pulmonaires. Elle est à la fois anti-infectieuse, expectorante et mucolytique. Toutefois, c'est une huile essentielle à utiliser avec précaution et parcimonie, uniquement en cas de gros encombrement bronchique. Elle n'est pas adaptée à l'enfant, à l'inverse de celle d'eucalyptus radiata, plus douce.

CONTRE-INDICATIONS

L'huile essentielle d'eucalyptus globulus est déconseillée pour :
- la femme enceinte (pendant toute la grossesse) ;
- la femme allaitante (car l'huile essentielle passe dans le lait maternel) ;
- les enfants de moins de 7 ans.

PRÉCAUTIONS D'EMPLOI SPÉCIFIQUES

L'huile essentielle d'eucalyptus globulus est très puissante. Elle contient un fort pourcentage d'oxydes, qui ont une action expectorante sur les voies respiratoires. Elle a aussi un effet asséchant. Par conséquent, il faut être très prudent avec les personnes asthmatiques ou celles qui présentent une toux sèche.

PRINCIPAUX COMPOSANTS

L'huile essentielle d'eucalyptus globulus est très riche en oxyde 1,8-cinéole (composant majeur identifié), appelé aussi eucalyptol. Sont présents aussi des monoterpènes (alpha-pinène surtout et béta-pinène), des sesquiterpènes (aromadendrène), des alcools sesquiterpéniques (globulol), des esters (acétate d'alpha-terpényle), des cétones (camphre et pinocarvone), des alcools monoterpéniques et des aldéhydes terpéniques.

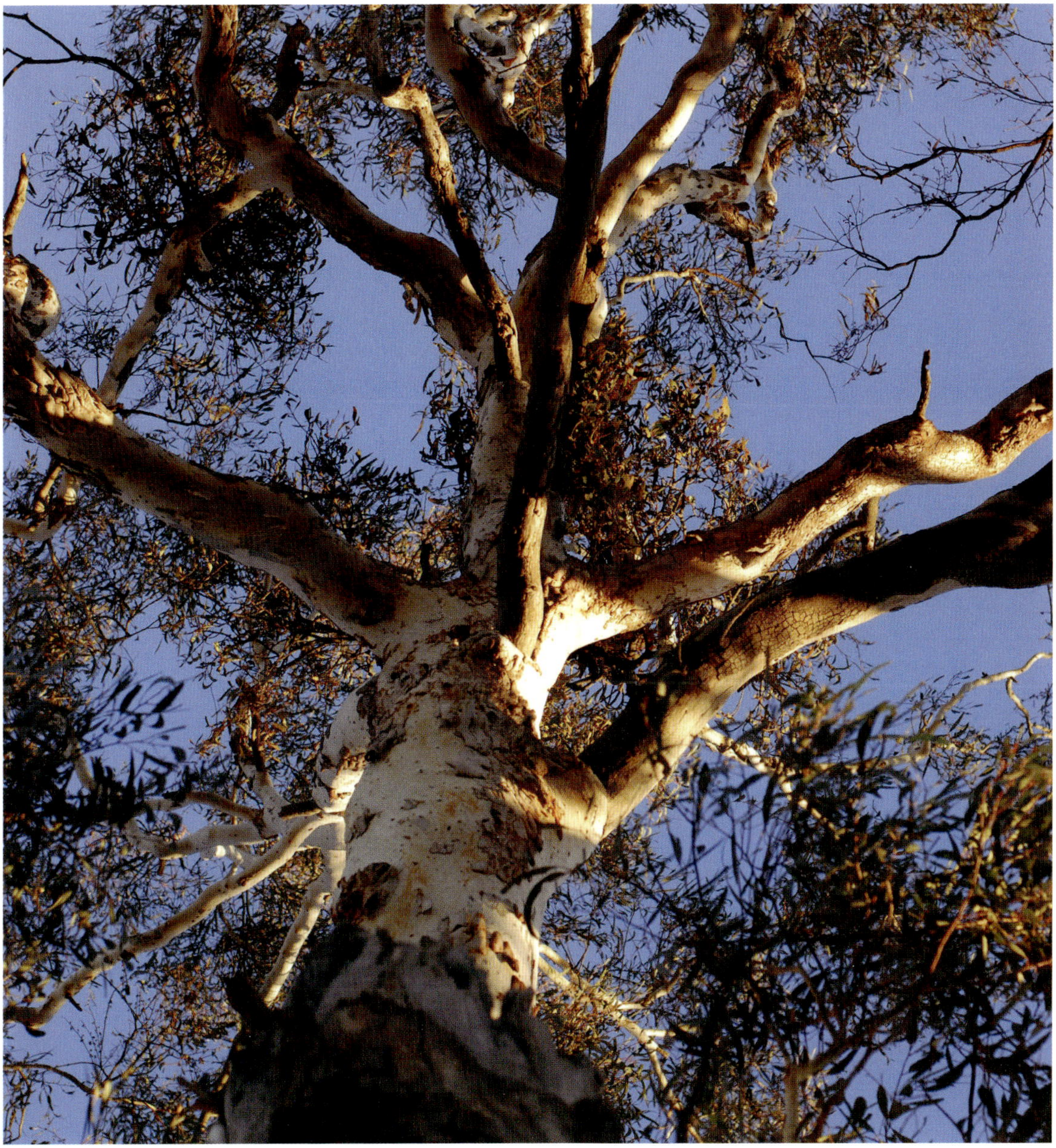

Cette HE contient également des cétones qui, même à l'état de traces, sont neurotoxiques à forte dose. C'est une huile essentielle à utiliser avec parcimonie et précaution ; elle doit être réservée aux cas de grippe ou de grosse bronchite chez l'adulte, ou encore pour des pathologies broncho-pulmonaires plus graves, sur avis médical.

Propriétés

L'huile essentielle d'eucalyptus globulus possède des propriétés complémentaires efficaces sur la sphère broncho-pulmonaire, essentiellement dues à la présence importante d'oxydes associés à des traces de cétones.

• L'huile essentielle d'eucalyptus globulus agit plus particulièrement sur les voies respiratoires basses, c'est-à-dire les poumons. Excellent expectorant, mucolytique plus puissant que l'eucalyptus radiata, décongestionnant et assainissant des voies respiratoires, anticatarrhal, anti-inflammatoire, anti-infectieux, bactéricide, virucide (agissant sur les staphylocoques dorés, les streptocoques, les pneumocoques et les colibacilles), l'HE d'eucalyptus globulus assèche aussi les voies respiratoires.
• Tonique général, stimulant des défenses immunitaires pour combattre les infections, fébrifuge, sudorifique (propriétés utiles en cas de grippe, par exemple).
• Antibactérien, antiviral, antifongique (*Candida albicans*), antiseptique, assainissant, anti-inflammatoire et cicatrisant. Soigne les affections et infections de la peau.
• Antispasmodique, anti-inflammatoire et décongestionnant veineux (présence de sesquiterpénols).
• Insectifuge, l'HE d'eucalyptus globulus permet d'éloigner les moustiques.

INDICATIONS

• Troubles respiratoires : bronchite, grippe, nez bouché, sinusite, rhinopharyngite, laryngite, otite, ainsi que des pathologies plus graves (l'HE d'eucalyptus globulus serait active sur les pneumonies, les bronchites asthmatiformes, les asthmes hypersécrétoires...).
• Baisse des défenses immunitaires, fatigue, asthénie, fièvre.
• Affections de la peau : acné, acné surinfecté, plaies, plaies infectées, escarres, ulcères variqueux, impétigo, panaris, mycoses, autres infections bactériennes et candidosiques de la peau.
• Troubles locomoteurs : contractures, courbatures (en cas de grippe, par exemple).

MODALITÉS D'UTILISATION

- ++ - +++ -

On utilise l'huile essentielle d'eucalyptus globulus essentiellement diluée par voie cutanée et en olfaction au flacon. Cette huile essentielle ne se diffuse pas en raison de la présence de cétones neurotoxiques à fortes doses, et de sa forte teneur en oxydes. De plus, elle peut assécher les muqueuses et provoquer une irritation des yeux ou une toux. La voie orale est déconseillée sauf avis médical. De par sa puissance expectorante, on ne l'utilise pas dans le bain.

FORMULES PROPOSÉES DANS CE LIVRE

Formule synergie

• Bronchite aiguë page 341

En hydrolat

• Bronchite aiguë page 341
• Grippe page 343

EUCALYPTUS RADIATA

Autres noms : eucalyptus radié, eucalyptus officinal
Nom latin : *Eucalyptus radiata*
Famille botanique : Myrtacées

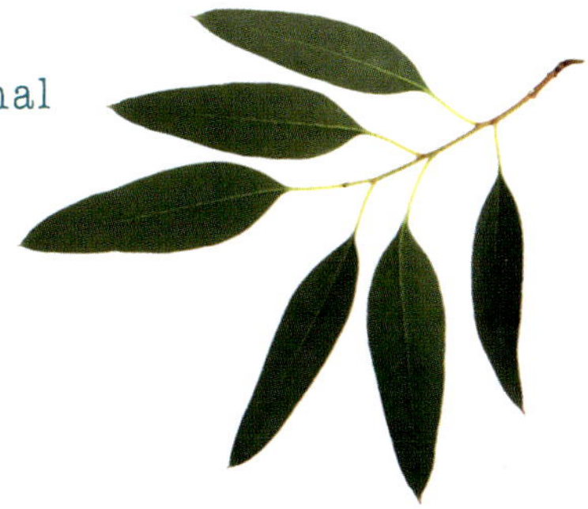

LIEUX DE PRODUCTION
Australie.

PARTIE DE LA PLANTE DISTILLÉE
Les feuilles.

L'huile essentielle des voies respiratoires, votre principale alliée pour combattre les infections ORL et soutenir vos défenses immunitaires.

L'huile essentielle d'eucalyptus radiata a une odeur douce, puissante et rafraîchissante à la fois, qui dégage le nez et réveille l'esprit. C'est une incontournable de la trousse d'aromathérapie familiale, qui soulage les troubles ORL et broncho-pulmonaires, même si l'action de l'eucalyptus radiata est plus orientée vers la sphère haute. Elle sera votre principale alliée en cas de grippe, de fatigue passagère, ou simplement pour vous aider à passer l'hiver en toute sérénité.
L'eucalyptus radiata est une huile essentielle remarquable dans la prévention hivernale. Elle redonnera du tonus à votre organisme et réveillera les systèmes nerveux endormis.

CONTRE-INDICATIONS

L'huile essentielle d'eucalyptus radiata est déconseillée pour :

- la femme enceinte (pendant toute la grossesse) ;
- la femme allaitante (l'huile essentielle passe dans le lait maternel) ;
- les enfants de moins de 7 ans.

Attention à l'automédication, les huiles essentielles doivent toutes être utilisées avec certaines précautions, leur utilisation nécessite un avis médical et l'encadrement par un professionnel de santé. Voir également les contre-indications et précautions d'emploi communes à toutes les huiles essentielles (p. 66).

PRÉCAUTIONS D'EMPLOI SPÉCIFIQUES

L'huile essentielle d'eucalyptus radiata contenant un fort pourcentage d'oxydes, il faut être prudent dans le cas de personnes asthmatiques.

PRINCIPAUX COMPOSANTS

L'huile essentielle d'eucalyptus radiata est très riche en oxyde 1,8-cinéole, composant majeur identifié, aussi appelé eucalyptol. Sont présents aussi des alcools monoterpéniques (alpha-terpinéol, géraniol, isoterpinéol-4), des monoterpènes (alpha-pinène, myrcène, béta-pinène), des sesquiterpènes, des aldéhydes terpéniques (myrténal, citronellal, néral, géranial) et des esters (acétate d'alpha-terpényle).

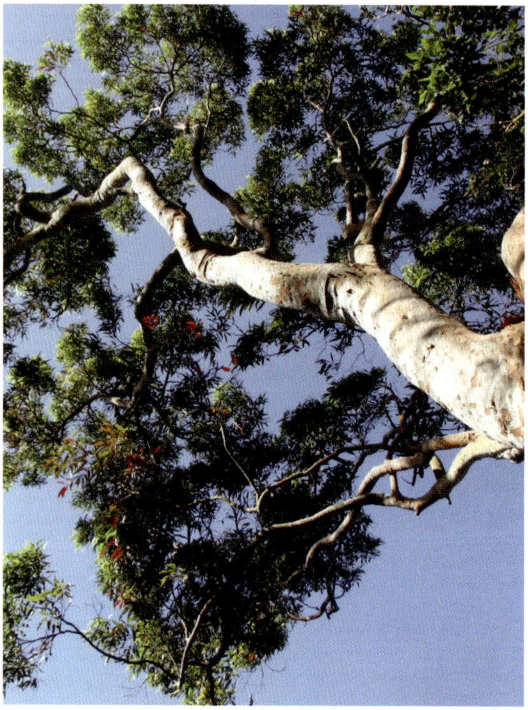

Propriétés

- Excellent expectorant, mucolytique, décongestionnant des voies respiratoires (présence de 1,8-cinéole), anticatarrhal, anti-inflammatoire, anti-infectieux, antibactérien, antiviral.
- Tonique général, stimulant des défenses immunitaires pour combattre les infections ou simplement accroître la résistance lors d'une fatigue passagère ou en période d'épidémie.
- Neurotonique, très utile en cas de grande fatigue nerveuse et physique.
- Antibactérien, antiviral, antiseptique, assainissant et anti-inflammatoire cutané, agissant sur les affections et infections de la peau.

Indications

- Troubles respiratoires : nez bouché, mal de gorge, sinusite, rhinopharyngite, trachéite, laryngite, otite, bronchite, toutes sortes de toux, grippe.
- Baisse des défenses immunitaires, fatigue, asthénie, frilosité, stimulation des défenses immunitaires en prévention hivernale ou en période d'épidémie.
- Affections de la peau : acné, acné surinfecté, zona.

Formules proposées dans ce livre

Formule unique

- Acné juvénile page 257
- Laryngite page 345
- Rhinopharyngite page 350
- Sinusite page 352

Formule synergie

- Bronchite aiguë page 341
- Laryngite page 345
- Rhinopharyngite page 350
- Sinusite page 352
- Trachéite page 354

MODALITÉS D'UTILISATION

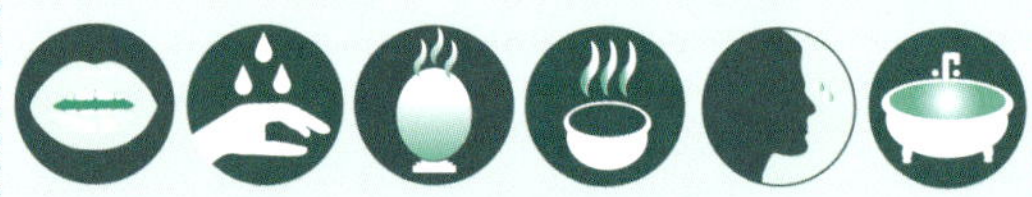

++ | +++ | ++ | ++ | +++ | ++

On peut utiliser l'huile essentielle d'eucalyptus radiata diluée par voie orale, sur avis médical, diluée par voie cutanée, en diffusion atmosphérique et en inhalation, en association avec d'autres huiles essentielles, par olfaction au flacon ou diluée dans le bain. Sa voie de prédilection est la voie cutanée.

GAULTHÉRIE COUCHÉE

Autres noms : wintergreen, thé canadien, thé des montagnes américaines
Nom latin : *Gaultheria procumbens*
Famille botanique : Éricacées

LIEUX DE PRODUCTION
Amérique du Nord (Canada, États-Unis), Asie (dont la Chine).

PARTIE DE LA PLANTE DISTILLÉE
La partie aérienne, la plante entière ou les feuilles.

L'huile essentielle « aspirine », qui soulage les douleurs musculaires et articulaires.

Introduite au XIXe siècle en France par un pharmacien, la gaulthérie couchée est une plante américaine appartenant à la même famille botanique que la bruyère. Son huile essentielle est incontournable et irremplaçable dans une trousse d'urgence en aromathérapie.

L'huile essentielle de gaulthérie présente des propriétés couramment employées pour soulager les douleurs des muscles et des articulations. Toutefois, les personnes allergiques aux composés salicylés ou bien les personnes pour lesquelles ces substances sont proscrites ne doivent pas utiliser cette huile essentielle.

CONTRE-INDICATIONS

L'huile essentielle de gaulthérie est déconseillée pour :
- la femme enceinte (pendant toute la grossesse) ;
- la femme allaitante (l'huile essentielle passe dans le lait maternel) ;
- les enfants de moins de 7 ans.

Outre les contre-indications et précautions d'emploi communes à toutes les huiles essentielles (voir p. 66), l'huile essentielle de gaulthérie ne doit pas être utilisée par :
- les personnes allergiques aux composés salicylés, et toutes les personnes ayant des antécédents allergiques en général (eczéma, asthme) ;
- les personnes sous traitement médicamenteux anticoagulant, les personnes devant subir une intervention chirurgicale, les hémophiles et les personnes atteintes de favisme (car l'huile essentielle est un fluidifiant sanguin) ;
- les personnes présentant un ulcère gastroduodénal, une gastrite ou une hernie hiatale.

PRINCIPAUX COMPOSANTS

L'huile essentielle de gaulthérie couchée est constituée presque exclusivement de salicylate de méthyle (un ester monoterpénique), ainsi que d'un faible pourcentage d'alpha-pinène (un monoterpène).

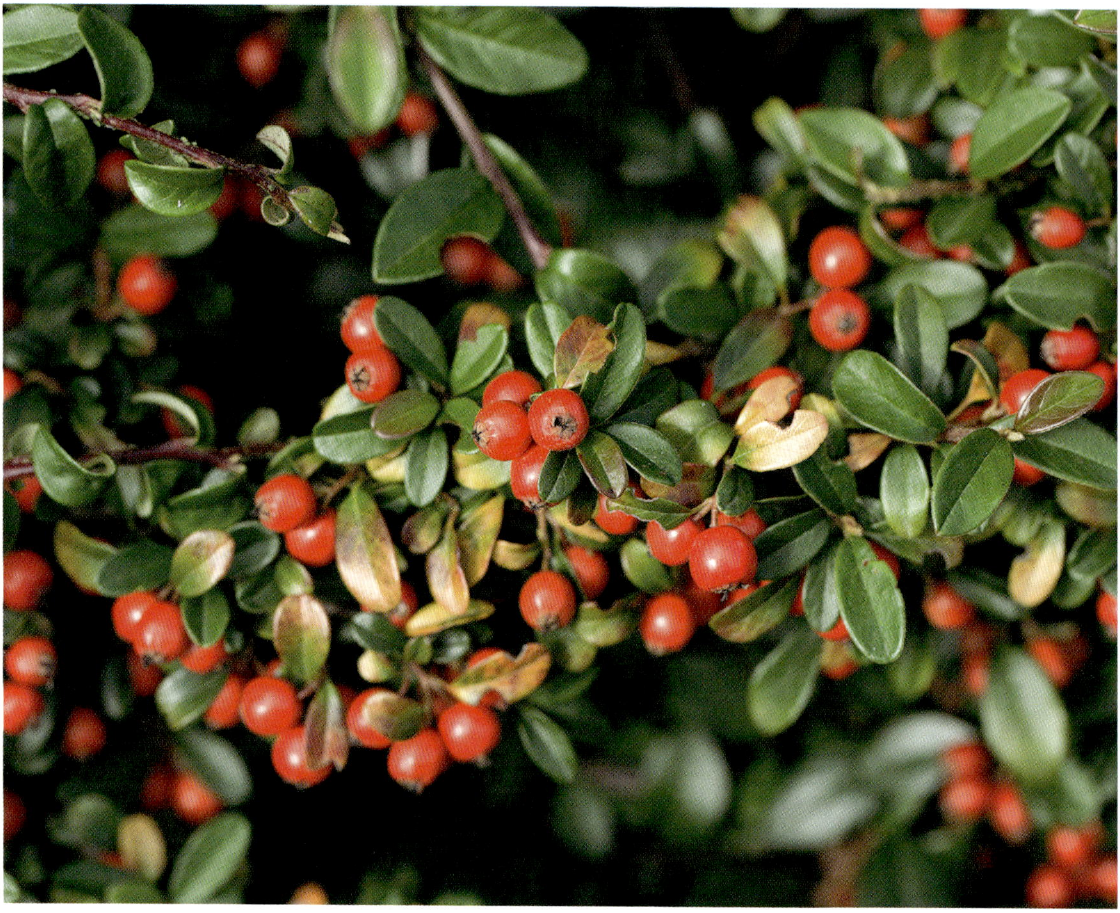

Précautions d'emploi spécifiques

L'huile essentielle de gaulthérie couchée doit être diluée avec une huile végétale (ou un autre excipient), car elle peut irriter la peau à l'état pur.

Propriétés

- Antalgique musculaire et articulaire, anti-inflammatoire (à tropisme vasculaire), antispasmodique, myorelaxant, décontractant musculaire, rubéfiant, chauffant et antitraumatique.
- Anticoagulant (fluidifiant sanguin), antiagrégant plaquettaire, vasodilatateur, hypotensif, protecteur vasculaire.
- Au niveau des émonctoires (peau, foie, reins, intestins) : antiprurigineux cutané, vulnéraire (facilite la guérison des plaies et des blessures cutanées) ; hépatostimulant et régénérant du foie ; draineur des reins, diurétique, détoxifiant et antilithiasique rénal ; antispasmodique intestinal, carminatif, astringent, antidiarrhéique.
- Renforce l'état nerveux général, neurotonique, stimulant nerveux, tonique psychique et harmonisateur.
- En cas de maladies infectieuses (hivernales), l'huile essentielle agit comme un antiseptique, immunostimulant, fébrifuge (antipyrétique) et antitussif (agissant sur la toux d'irritation).
- Pour les femmes, emménagogue, décongestionnant pelvien (du petit bassin), brûle-graisse, anticellulitique, lipolytique.

INDICATIONS

- Muscles et articulations : névralgies, raideurs et tensions articulaires, rhumatismes articulaires (arthrose, arthrite) et musculaires (myosite), polyarthrite rhumatoïde, tendinite, épicondylite (tennis elbow), bursite, sciatique, courbatures, contractures et crampes musculaires, lumbago, goutte. L'HE de gaulthérie couchée est également recommandée en cas de contusions, déchirure, élongation ou entorse, mais aussi d'hématomes et d'ecchymoses. On l'utilise aussi pour l'entraînement sportif (avant, pendant et après l'effort) et dans le cas de surmenage sportif.
- Système sanguin : artérite, angéite, phlébite (prévention), œdèmes, artériosclérose, hypertension artérielle, syndrome de Raynaud, céphalées d'origine circulatoire.
- Troubles cutanés : aphtes, eczéma, ulcères, blessures.
- Troubles hépatiques : céphalée d'origine hépatique, migraine digestive, fatigue hépatique, séquelles d'hépatite.
- Troubles urogénitaux : affections urinaires, lithiases rénales et vésicales (coliques néphrétiques), irritations vésicales ou prostatiques, inflammations urogénitales (néphrite, salpingite, métrite, orchite).
- Troubles gastroduodénaux : diarrhée.
- Système nerveux : troubles anxieux ou dépressifs, hyperactivité nerveuse, hyperémotivité, libido exacerbée.
- Maladies infectieuses (hivernales) : fièvre, toux sèche et irritative, syndrome grippal, faiblesse immunitaire.
- Santé féminine : syndrome prémenstruel, règles douloureuses, dysménorrhée, cellulite.

FORMULES PROPOSÉES DANS CE LIVRE

Formule synergie

- Contracture musculaire page 287
- Crampe musculaire page 289

Formule unique

- Fibromyalgie page 248
- Verrue page 275
- Arthrite page 281
- Arthrose page 283
- Contracture musculaire page 287
- Crampe musculaire page 289
- Tendinite page 298
- Grippe page 343

MODALITÉS D'UTILISATION

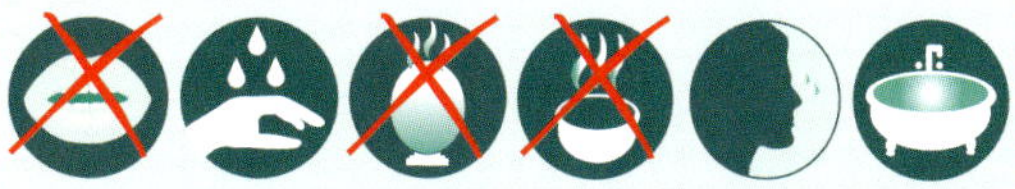

– +++ – – + ++

L'huile essentielle de gaulthérie couchée ne doit surtout pas être utilisée par voie orale.
En usage externe, il est possible de l'appliquer pure sur de toutes petites surfaces cutanées, mais il est préférable de la diluer à 20 ou 25 % maximum, dans un macérât huileux (par exemple de millepertuis, arnica ou calendula). Selon les cas, on pratiquera un massage avec le mélange sur l'épigastre, le ventre, les maxillaires, les articulations, les muscles, le dos ou les zones réflexes de la voûte plantaire.
On peut aussi pratiquer des frictions sur les zones et les muscles douloureux (avec l'huile essentielle diluée dans un alcoolat), ou la verser dans un bain (diluée avec un dispersant). Les vertus olfactives de l'huile essentielle sont parfois recherchées. Certains usages ne sont pas recommandés (diffusion, inhalation), du fait de sa composition, et/ou de l'odeur caractéristique.

Genévrier commun

Autres noms : genévrier commun érigé, genièvre, genibre, peteron, piket, pétrot, thériaque des paysans,
Nom latin : *Juniperus communis subsp. communis*
Famille botanique : Cupressacées (Conifères)

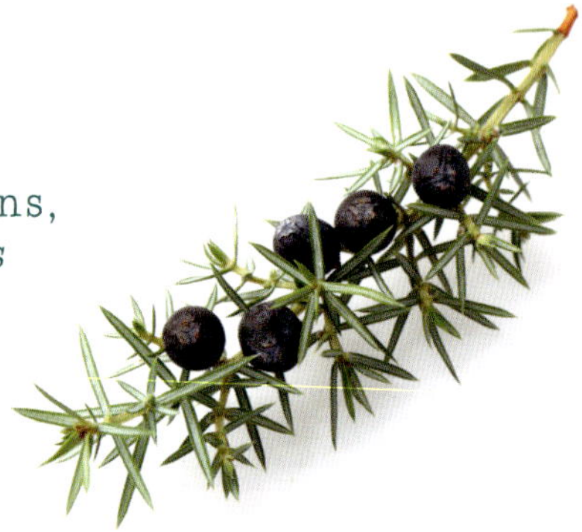

LIEUX DE PRODUCTION
France, Pays de l'Est ou du nord de l'Europe.

PARTIE DE LA PLANTE DISTILLÉE
Les rameaux feuillés ou les baies.

L'huile essentielle dépurative des reins.

Depuis de nombreux siècles, les baies de genévrier commun sont reconnues comme un antidote universel. Qui ne connaît pas la cure dépurative du curé Kneipp, d'une durée de 23 jours ? Il faut manger 4 baies de genévrier commun le premier jour et augmenter d'une baie chaque jour jusqu'au 12e jour, puis redescendre d'une baie par jour, pour finir par 4 baies le 23e jour.

L'huile essentielle de genévrier commun possède de puissantes propriétés dépuratives des reins, ainsi que d'autres vertus à découvrir. Il est intéressant de l'associer à l'huile essentielle de lédon du Groenland, pour une cure printanière détoxifiante des deux émonctoires majeurs, le foie et les reins.

Sur le marché des huiles essentielles, il existe d'autres espèces et variétés de *Juniperus* : le genévrier des montagnes, le genévrier sabine, le genévrier du Mexique (appelé aussi cèdre du Texas) et le genévrier de Virginie.

Contre-indications

L'huile essentielle de genévrier commun est déconseillée pour :

- la femme enceinte (pendant toute la grossesse) ;
- la femme allaitante (l'huile essentielle passe dans le lait maternel) ;
- les enfants de moins de 7 ans.

Outre les contre-indications et précautions d'emploi communes à toutes les huiles essentielles (voir p. 66), l'HE de genévrier commun ne doit pas être utilisée par les personnes atteintes d'une maladie rénale (inflammation rénale, néphrite ou insuffisance rénale).

Précautions d'emploi spécifiques

Par voie interne, l'huile essentielle de genévrier commun, riche en monoterpènes, ne doit être utilisée ni de façon prolongée, ni en grande quantité, car elle est potentiellement toxique pour les reins. L'administration par voie orale supérieure à 6 gouttes par jour peut provoquer des effets nocifs stupéfiants, soporifiques, et peut déclencher des néphrites.

Par voie externe, l'huile essentielle de genévrier commun peut irriter la peau (dermocausticité), à cause de sa forte teneur en monoterpènes. Il faut donc bien la diluer avec une huile végétale ou tout autre excipient, et pratiquer un test cutané avant la première utilisation.

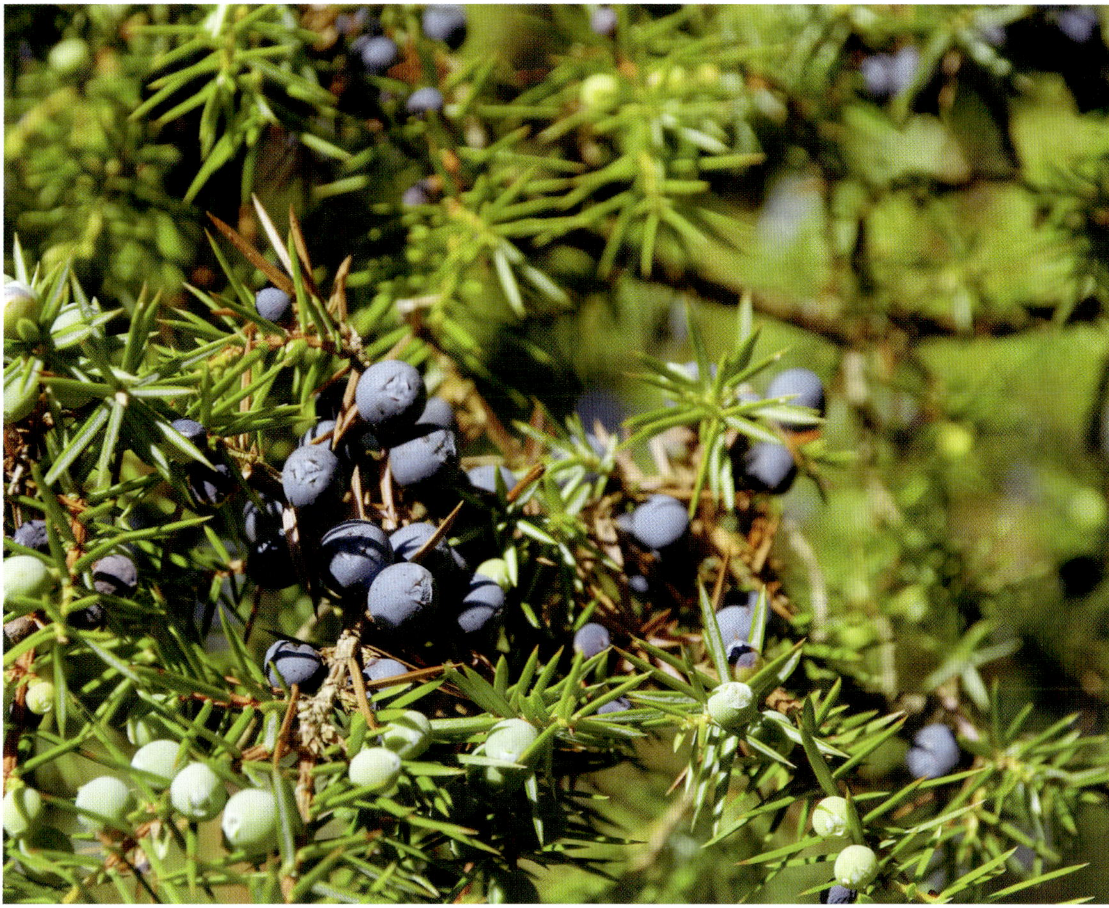

PRINCIPAUX COMPOSANTS

Comme la plupart des conifères distillés, l'huile essentielle de genévrier commun possède de nombreux terpènes monoterpéniques (alpha-pinène, béta-myrcène, sabinène) et des esters monoterpéniques (acétate de bornyle, acétate de terpinyle).

PROPRIÉTÉS

L'huile essentielle de genévrier commun présente de puissantes propriétés qui ciblent les reins, mais aussi de nombreux organes du corps humain.

- Diurétique, antilithiasique (calculs rénaux), dépuratif, drainant, détoxifiant des toxines et des déchets métaboliques, antiseptique urinaire, anti-inflammatoire et décongestionnant du petit bassin.
- Stimulant de la digestion, notamment des sécrétions pancréatiques, tonique, stomachique, antispasmodique et antiputride intestinal. C'est également un bon dépuratif hépatique et antilithiasique biliaire (calculs biliaires).
- Anti-infectieux, expectorant et anticatarrhal.
- Vasoconducteur, phlébotonique, décongestionnant veineux et drainant lymphatique.
- Anti-infectieux cutané, anti-inflammatoire, détersif (désinfecte et favorise la cicatrisation), raffermissant et cicatrisant.

- Antalgique, anti-inflammatoire, antirhumatismal et drainant articulaire.
- Stimulant des glandes surrénales, tonique physique et psychique, antiasthénique.

INDICATIONS

- Troubles urogénitaux : infections des voies urinaires et des organes génitaux, notamment cystite, hydropisie (rétention d'eau), lithiases urinaires et coliques néphrétiques.
- Troubles digestifs : coliques, ballonnements, colites inflammatoires et spasmodiques, entérocolite fermentaire, insuffisance hépatique, calculs biliaires.
- Troubles respiratoires : bronchite, rhinite (notamment allergique).
- Troubles circulatoires : maladie veineuse, œdèmes des membres inférieurs, drainage de la lymphe, cellulite.
- Troubles locomoteurs : douleurs articulaires et musculaires, rhumatismes, arthrite, polyarthrite rhumatoïde, goutte, sciatique, tendinite, névrite, lumbago, crampes musculaires, courbatures, torticolis.
- Problèmes cutanés : eczéma, psoriasis, acné, dermite séborrhéique.
- Troubles nerveux : fatigue nerveuse, faiblesse générale, asthénie physique ou psychique.

FORMULES PROPOSÉES DANS CE LIVRE

Formule unique

- Arthrose page 283
- Goutte page 294
- Sciatique page 296
- Tendinite page 298
- Œdème des membres inférieurs page 307

Formule synergie

- Douleurs chroniques page 246
- Fibromyalgie page 248
- Arthrose page 283
- Contracture musculaire page 287
- Entorse page 292
- Œdème des membres inférieurs page 307
- Varice page 309
- Grippe page 343

En hydrolat

- Goutte page 294
- Sciatique page 296
- Œdème des membres inférieurs page 307

MODALITÉS D'UTILISATION

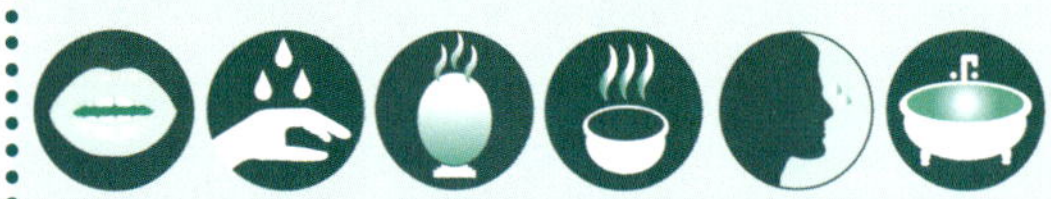

++ +++ ++ ++ ++ ++

Sans négliger le support adapté, l'huile essentielle de genévrier commun peut s'utiliser par voie orale (après avis médical ou conseil officinal), par voie cutanée, dans le bain (avec un dispersant) ou par voie respiratoire en diffusion ou en inhalation. Les vertus olfactives de l'huile essentielle sont parfois recherchées.

GÉRANIUM ROSAT

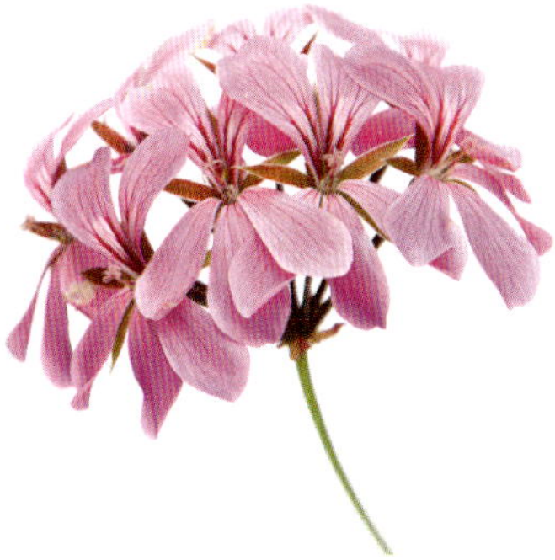

Autres noms : géranium odorant, géranium d'Égypte
Noms latins : *Pelargonium asperum* cv Égypte, *Pelargonium graveolens* cv Égypte
Famille botanique : Géraniacées

LIEU DE PRODUCTION
Égypte.

PARTIE DE LA PLANTE DISTILLÉE
Les feuilles.

L'huile essentielle cicatrisante des blessures, incontournable pour les soins de la peau.

L'huile essentielle de géranium rosat est une panacée pour les soins de peau de tous types. Elle purifie, régénère, répare et cicatrise en douceur et en profondeur notre peau et notre âme. L'ensemble de ses propriétés apaisantes et tonifiantes permettent au géranium rosat de soulager de très nombreuses affections cutanées.
Cette huile a des vertus circulatoires à ne pas négliger ; elle vient renforcer la circulation de notre énergie vitale. Ses bienfaits se retrouvent à tous les niveaux : physique, immunitaire, émotionnel et psychologique.
Il existe d'autres huiles essentielles de géranium produites à l'île de la Réunion (géranium bourbon, un des plus fleuris), en Chine et à Madagascar. Toutes ces huiles essentielles proches ont deux grands points communs : leurs bienfaits sur la peau et sur le système nerveux.

CONTRE-INDICATIONS

L'huile essentielle de géranium rosat est déconseillée pour :

- la femme enceinte (pendant toute la grossesse) ;
- la femme allaitante (l'huile essentielle passe dans le lait maternel) ;
- les enfants de moins de 7 ans.

PRINCIPAUX COMPOSANTS

L'huile essentielle de géranium rosat est riche principalement en alcools monoterpéniques, ainsi qu'en esters (à un moindre pourcentage), et contient une quantité non négligeable et intéressante de cétones monoterpéniques et d'alcools sesquiterpéniques.
Les composants majeurs identifiés sont : pour les alcools monoterpéniques, le citronnellol en très grande partie, le géraniol, le linalol ; pour les esters, le formiate de citronellyle et de géranyle ; pour les cétones monoterpéniques, l'isomenthone et le menthone ; pour les oxydes, le cis-rose oxyde et le trans-rose oxyde ; pour les alcools sesquiterpéniques, le 10-épi-gamma-eudesmol ; et, pour les sesquiterpènes, en très faible pourcentage, le guaiadiène.

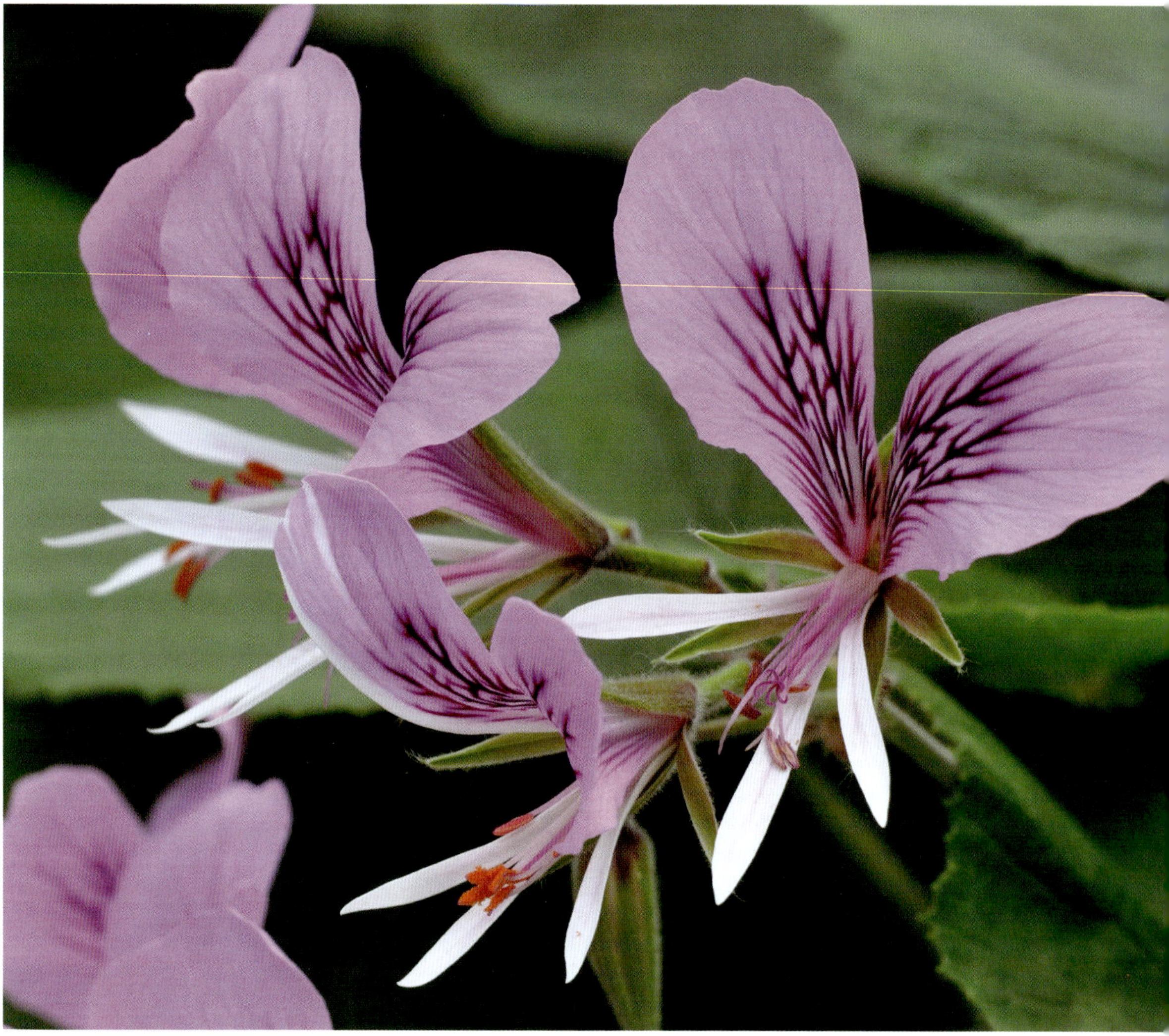

Attention à l'automédication, les huiles essentielles doivent toutes être utilisées avec certaines précautions, leur utilisation nécessite un avis médical et l'encadrement par un professionnel de santé. Voir également les contre-indications et précautions d'emploi communes à toutes les huiles essentielles (p. 66).

Précautions d'emploi spécifiques

Cette huile essentielle est bien tolérée par la peau mais il faut la diluer. Attention, elle contient des cétones monoterpéniques, neurotoxiques et abortives à forte dose.

Propriétés

Le géranium rosat agit essentiellement sur les systèmes cutané, nerveux et veineux, et possède aussi de belles propriétés anti-infectieuses.

- Harmonisant, relaxant, calmant, réconfortant, antistress, anxiolytique, tout en étant tonique.
- Protecteur et réparateur des peaux abîmées, remarquable cicatrisant de la peau et des muqueuses, tonique cutané, régénérateur cellulaire, astringent, hémostatique (en cas de saignements,

associé avec le ciste ladanifère), anti-inflammatoire, antiprurigineux, mais aussi antiseptique, antibactérien et antifongique puissant.

- Anti-inflammatoire du système locomoteur, effet renforcé en synergie d'huiles essentielles ayant la même propriété.
- Tonique circulatoire (phlébotonique) et cicatrisant.
- Antibactérien et antifongique des voies urogénitales, l'HE de géranium rosat combat les infections bactériennes ainsi que les mycoses.
- Hémostatique (stoppe les saignements) pour tous les systèmes, propriété non négligeable qui s'avère très utile dans des situations variées.
- Cicatrisant et anti-inflammatoire digestif, hémostatique, antibactérien, antifongique et calmant.

INDICATIONS

- Troubles nerveux : fatigue nerveuse, asthénie, anxiété, angoisse, stress, blues.
- Affections de la peau : peau grasse, acné, peau mature, rides, couperose, vergetures, engelures, crevasses, cicatrices, plaies infectées ou non, coupures légères, « feu du rasoir », brûlures, ulcères variqueux, eczéma, dartres, dermatoses, mycoses, impétigo, démangeaisons, piqûres d'insectes.
- Troubles locomoteurs : douleurs et inflammations ostéo-articulaires et musculaires, rhumatismes, arthrite, tendinite, entorse.
- Troubles veineux : hémorroïdes externes avec ou sans saignements, jambes lourdes, varicosités.
- Troubles urogénitaux : infections (bactéries et mycoses) et inflammations urinaires et génitales.
- Pathologies digestives inflammatoires (en association avec d'autres huiles essentielles) : rectocolite hémorragique, colites, ulcère, diabète gras, hyperglycémie.
- Zona.

MODALITÉS D'UTILISATION

-	+++	-	+++	++

On peut utiliser l'huile essentielle de géranium rosat diluée par voie cutanée, diluée dans le bain, et en olfaction. La voie orale est déconseillée. La diffusion atmosphérique de l'huile essentielle seule est à proscrire car elle contient des cétones monoterpéniques qui sont neurotoxiques et abortives à forte dose. Pour l'olfaction, le géranium bourbon, très utilisé en olfactothérapie, a une note plus fleurie.

FORMULES PROPOSÉES DANS CE LIVRE

Formule unique

- Anxiété page 244

Formule synergie

- Acné juvénile page 257
- Cicatrices / Crevasses page 263
- Eczéma page 265
- Pellicules page 270
- Psoriasis page 273
- Vieillissement de la peau page 276
- Hémorroïdes page 303
- Jambes lourdes page 305
- Gingivite page 333

En hydrolat

- Acné juvénile page 257
- Eczéma page 265
- Psoriasis page 273

GINGEMBRE

Nom latin : *Zingiber officinale*
Famille botanique : Zingibéracée

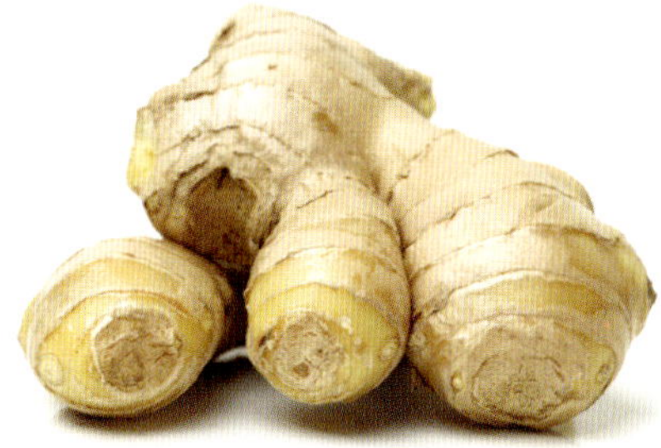

LIEUX DE PRODUCTION
Inde, Chine, Malaisie, Indonésie.

PARTIE DE LA PLANTE DISTILLÉE
Les rhizomes.

L'huile essentielle tonique, digestive et stimulante générale, incontournable pour les organismes fatigués.

L'huile essentielle de gingembre possède de nombreuses propriétés qui vont venir doper les organismes fatigués. C'est une alliée des personnes épuisées, surmenées, en baisse d'énergie. Son terrain de prédilection est le système digestif ; elle intervient sur toutes sortes d'inconforts et facilite la digestion dans tous les sens du terme. Ainsi, elle permet de digérer des colères refoulées, des changements dans la vie que l'on a du mal à accepter. En favorisant l'élimination des toxines, l'huile essentielle de gingembre permet d'évacuer…
Cette huile sera aussi très utile pour déspasmer (décontracter) les muscles fatigués et douloureux, pour redonner de la vitalité à un système nerveux en faillite, ou encore pour soigner une grippe ou une bronchite.

CONTRE-INDICATIONS

L'huile essentielle de gingembre est déconseillée pour :
- la femme enceinte (pendant toute la grossesse) ;
- la femme allaitante (passe dans le lait maternel) ;
- les enfants de moins de 7 ans.

Attention à l'automédication, les huiles essentielles doivent toutes être utilisées avec certaines précautions, leur utilisation nécessite un avis médical et l'encadrement par un professionnel de santé. Voir également les contre-indications et précautions d'emploi communes à toutes les huiles essentielles (p. 66).

PRINCIPAUX COMPOSANTS

L'huile essentielle de gingembre est très riche en sesquiterpènes (dont en grande partie le zingibérène, puis le béta-sesquiphellandrène, l'ar-curcumène, le béta-bisabolène et l'alpha-farnésène).
Sont présents aussi des monoterpènes (camphène, béta-phellandrène, limonène), des alcools monoterpéniques et des aldéhydes terpéniques.
Selon les origines géographiques, l'huile essentielle de gingembre a des profils biochimiques différents.

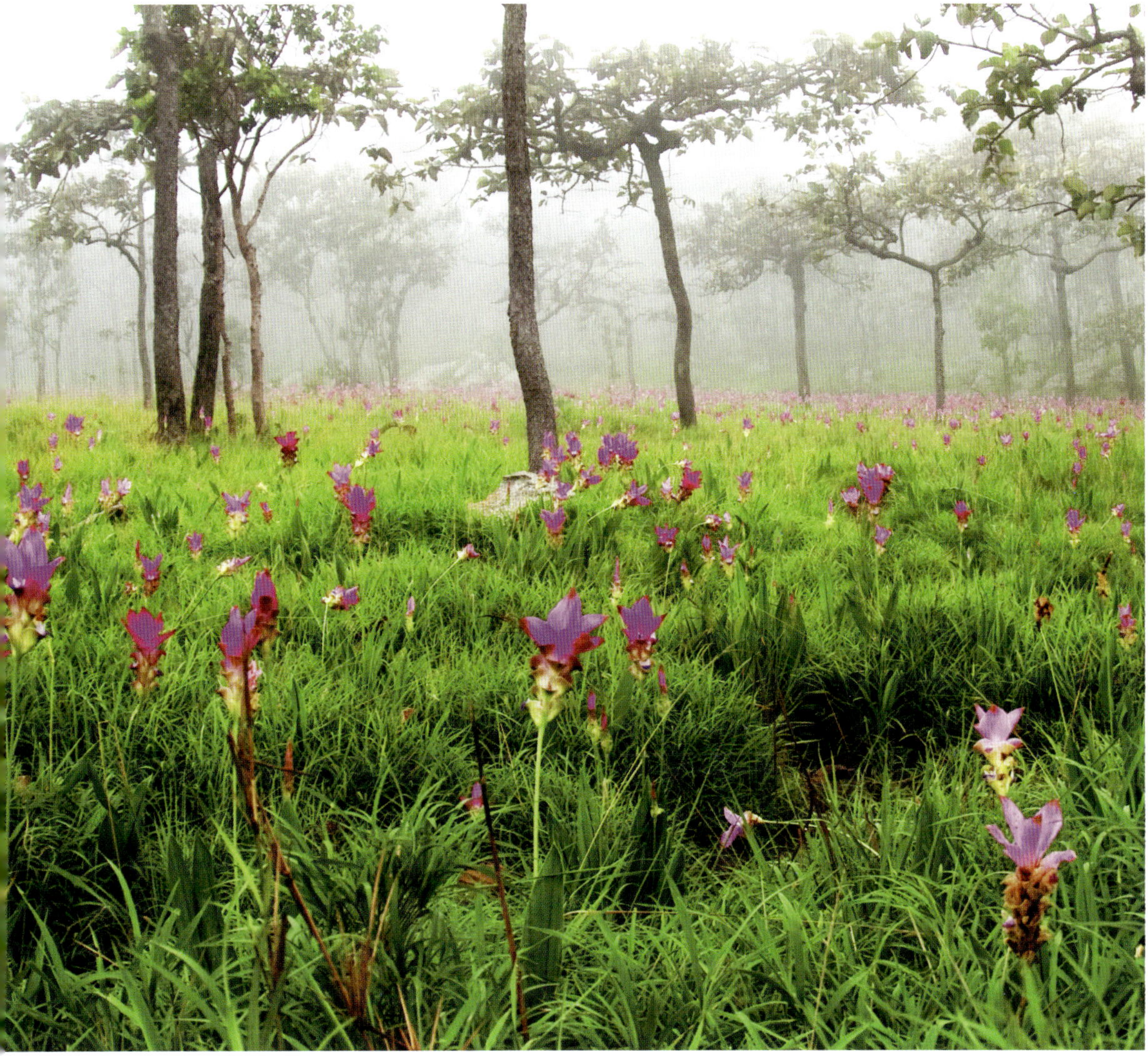

Précautions d'emploi spécifiques

Aucune toxicité connue aux doses recommandées.

Propriétés

L'huile essentielle de gingembre possède de nombreuses propriétés complémentaires, efficaces sur différents systèmes, toutefois elle excelle dans le domaine de la digestion.

- L'HE de gingembre est une huile de premier choix en cas de système digestif fonctionnant au ralenti. Elle possède des propriétés qui facilitent et stimulent la digestion. C'est un remarquable tonique digestif, apéritif, carminatif, stomachique, laxatif doux, anti-inflammatoire, antispasmodique et antinauséeux.
- Anti-inflammatoire, antalgique et décontractant musculaire (elle réchauffe les muscles).
- Le gingembre et son huile essentielle sont réputés pour être de grands toniques de l'organisme en général. L'huile essentielle est aussi neurotonique.

- Même si l'huile essentielle de gingembre n'est pas couramment utilisée dans les pathologies respiratoires, elle possède des propriétés expectorantes mais aussi antitussives et anticatarrhales.
- Fébrifuge et dépuratif. Par la transpiration qu'elle active, l'huile essentielle de gingembre permet d'éliminer les toxines et l'excès d'eau retenus dans l'organisme, et favorise le retour à un organisme « purifié », drainé et prêt pour un nouveau départ.
- Aphrodisiaque, stimulant de la libido (toutefois la libido est un sujet complexe qui ne peut être uniquement traité par une huile essentielle).

MODALITÉS D'UTILISATION

+++   +++   –   +++   ++

On peut utiliser l'huile essentielle de gingembre diluée par voie orale, toujours sur avis médical, diluée par voie cutanée, diluée dans le bain, et en olfaction au flacon. La diffusion de cette huile n'a pas d'intérêt.

INDICATIONS

- Troubles digestifs : l'huile essentielle de gingembre stimule la production de sucs digestifs et « ouvre l'appétit ». Elle traite les problèmes suivants : dyspepsie, mauvaise digestion, indigestion, digestion atone ou paresseuse, crampes d'estomac, gaz, ballonnements, constipation (plus efficace dans les cas de constipation par atonie du système digestif).
- Troubles nerveux : asthénie, fatigue physique et nerveuse, dépression nerveuse, colères refoulées.
- Troubles locomoteurs : douleurs articulaires et musculaires, rhumatismes, arthrose.
- Troubles respiratoires : bronchite, sinusite, grippe (élimination des toxines).
- Fatigue sexuelle, perte de libido.

FORMULES PROPOSÉES DANS CE LIVRE

Formule unique

- Constipation page 322

Formule synergie

- Ballonnement abdominal / Aérophagie page 318
- Colopathie spasmodique page 320
- Constipation page 322

GIROFLIER

Autre nom : girofle
Noms latins : *Eugenia caryophyllata, Eugenia caryophillus, Syzygium aromaticum*
Famille botanique : Myrtacées

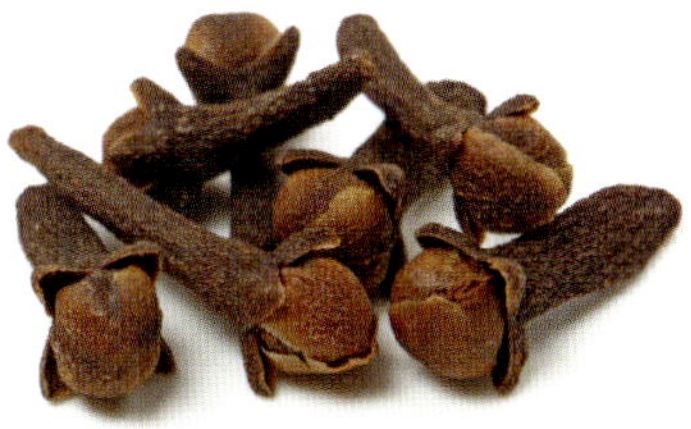

LIEUX DE PRODUCTION
Madagascar, Indonésie, Tanzanie, Sri Lanka, Comores.

PARTIE DE LA PLANTE DISTILLÉE
Les boutons floraux, appelés communément « clous ».

L'huile essentielle anesthésiante pour la douleur, tonique général et anti-infectieuse remarquable.

Le clou de girofle (bouton floral du giroflier) est connu depuis fort longtemps pour ses propriétés antiseptiques, anti-infectieuses et antalgiques, utilisées dans les douleurs dentaires, propriétés qui sont dues à la présence d'eugénol, molécule principale de l'huile essentielle.
Cette huile essentielle montre également des effets remarquables sur le système digestif dans son ensemble, pour traiter des pathologies infectieuses. Et c'est par excellence l'huile essentielle de l'intestin, dont elle soulage spasmes et inflammations.
L'huile essentielle de giroflier a de multiples autres qualités. Cette huile essentielle réconforte, apaise et tonifie.

Selon les origines géographiques de production, son odeur est plus ou moins ronde, sucrée, douce, voluptueuse, ou profonde et lourde, et n'est pas toujours appréciée. Elle peut rappeler à certains la visite chez le dentiste ! Pour celles et ceux qui n'ont pas eu de très bonnes expériences, l'odeur sera certainement reliée à une émotion du passé peu agréable.

CONTRE-INDICATIONS

L'huile essentielle de giroflier est déconseillée pour :
- la femme enceinte (pendant toute la grossesse) car cette HE est utérotonique : en cas de grossesse elle est à éviter absolument ;
- la femme allaitante (l'huile essentielle passe dans le lait maternel) ;
- les enfants de moins de 7 ans et les personnes âgées (à cause de la présence de phénols).

Attention à l'automédication, les huiles essentielles doivent toutes être utilisées avec certaines précautions, leur utilisation nécessite un avis médical et l'encadrement par un professionnel de santé. Voir également les contre-indications et précautions d'emploi communes à toutes les huiles essentielles (p. 66).

Précautions d'emploi spécifiques

La toxicité de cette huile essentielle est liée à la présence de phénols (eugénol) qui sont irritants pour la peau et les muqueuses.
De plus, cette famille biochimique est hépatotoxique au long cours. Par conséquent, l'huile essentielle de giroflier est proscrite en cas de problèmes ou maladies hépatiques (cirrhose, hépatite virale).
Dans tous les cas, c'est une huile essentielle à utiliser sur une courte durée.
Par précaution, elle doit être évitée par voie orale en cas de gastrite ou d'ulcère gastroduodénal, comme toutes les huiles essentielles à phénols (même si elle est active sur la bactérie *Helicobacter pylori*). La voie orale ne peut être utilisée que sur avis médical.
Avant d'utiliser une huile de massage contenant de l'huile essentielle de giroflier en faible quantité, il est recommandé d'effectuer un test cutané localisé, avec quelques gouttes de votre mélange, afin d'observer une éventuelle réaction dermocaustique ou allergique.
L'huile essentielle de giroflier est hypertensive, à éviter donc en cas d'hypertension.

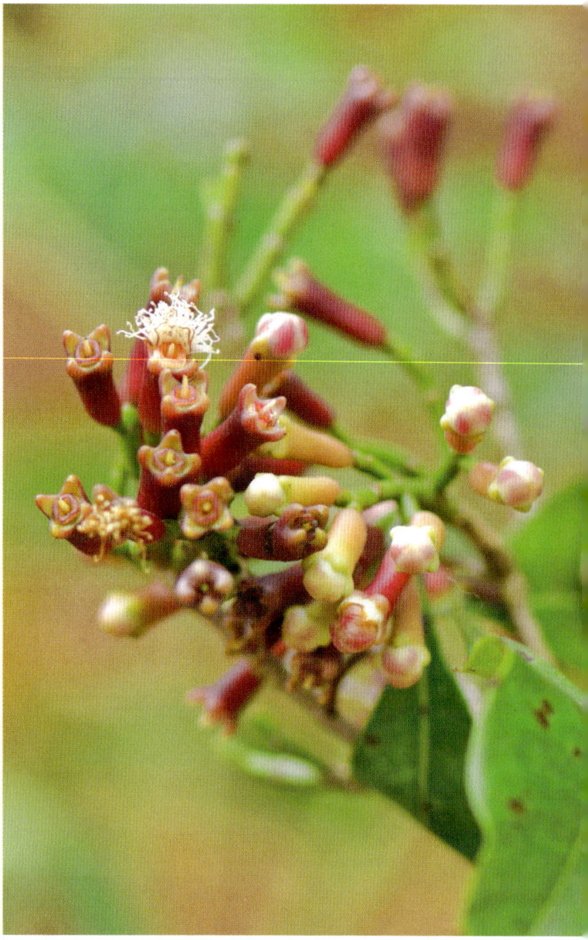

Propriétés

L'huile essentielle de giroflier possède des propriétés différentes et complémentaires, efficaces sur de nombreux systèmes. Les deux molécules principales, l'eugénol et l'acétate d'eugényle, lui confèrent des propriétés anti-infectieuses, antiseptiques, antalgiques, anti-inflammatoires et antispasmodiques (acétate d'eugényle).

- Huile essentielle de premier choix dans les infections sévères du système digestif : antibactérien, antiviral à large spectre d'action (c'est-à-dire pour une large étendue de germes), antifongique et antiparasitaire. Tonique digestif, carminatif, anti-inflammatoire et antispasmodique. L'huile essentielle de giroflier a une action assainissante de la sphère intestinale ; elle intervient sur les putréfactions intestinales.
- L'huile essentielle de giroflier excelle dans les mala-

Principaux composants

L'huile essentielle de clou de giroflier est très riche en phénols (eugénol principalement). Sont aussi présents des esters (acétate d'eugényle), des sesquiterpènes (béta-caryophyllène, alpha-humulène) et, en très faible pourcentage, des alcools sesquiterpéniques, des alcools monoterpéniques et des traces d'oxydes. Les composants majeurs identifiés sont l'eugénol à 70 ou 80 % et l'acétate d'eugényle.

dies bucco-dentaires grâce à ses propriétés antibactériennes, antifongiques, antiseptiques, mais aussi anesthésiantes de la douleur des gencives et des dents.

- Anti-infectieux, antiseptique et anti-inflammatoire du système respiratoire, utile pour soigner certaines maladies de la sphère broncho-pulmonaire.
- L'huile essentielle de giroflier est à utiliser avec parcimonie (car elle peut être dermocaustique) et bien diluée dans des huiles de massages d'usage localisé, pour agir sur les douleurs et inflammations ostéo-articulaires.
- Antalgique, antiseptique, anti-inflammatoire et antispasmodique du système urinaire, cette HE peut enrayer des infections, des douleurs et des inflammations.
- Sur la peau, on pourra utiliser l'huile essentielle de giroflier bien diluée pour soigner des infections bactériennes, virales, fongiques ou parasitaires.
- Neurotonique et tonique général.
- Effet calmant sur les névrites et névralgies (inflammations et douleurs des nerfs).
- Tonique utérin (utérotonique), l'huile essentielle de giroflier peut être utilisée par les professionnels de santé lors des accouchements pour favoriser les contractions et soulager les douleurs.

INDICATIONS

- Troubles digestifs : mauvaise digestion, indigestion, atonie digestive, gaz, ballonnements, coliques, colites virales et bactériennes, gastro-entérites, fermentations ou putréfactions intestinales, parasitoses intestinales, toutes diarrhées infectieuses, maladies tropicales.
- Troubles bucco-dentaires : aphtes, abcès dentaire, douleurs, inflammations, infections dentaires.
- Troubles locomoteurs : douleurs et inflammations articulaires, arthrite, arthrose, sciatique, cruralgie.
- Troubles ORL : sinusite, bronchite, grippe.
- Troubles urinaires : infection urinaire, cystite.
- Affections de la peau : zona, acné, furoncles, parasitoses et mycoses cutanées, gale.
- Troubles nerveux : fatigue nerveuse et générale, asthénie.

FORMULES PROPOSÉES DANS CE LIVRE

Formule unique

- Crampe musculaire page 289
- Abcès buccal page 314
- Aphte page 316

MODALITÉS D'UTILISATION

On peut utiliser l'huile essentielle de giroflier diluée par voie orale, sur avis médical, par voie cutanée très diluée et souvent très localisée (pour des problématiques spécifiques des systèmes bucco-dentaire et locomoteur), et en olfaction au flacon. Cette HE ne se diffuse pas seule car elle contient des phénols agressifs pour les muqueuses, et ne s'utilise pas dans le bain.

HÉLICHRYSE ITALIENNE

Autre nom : immortelle
Nom latin : *Helichrysum italicum*
Famille botanique : Astéracées

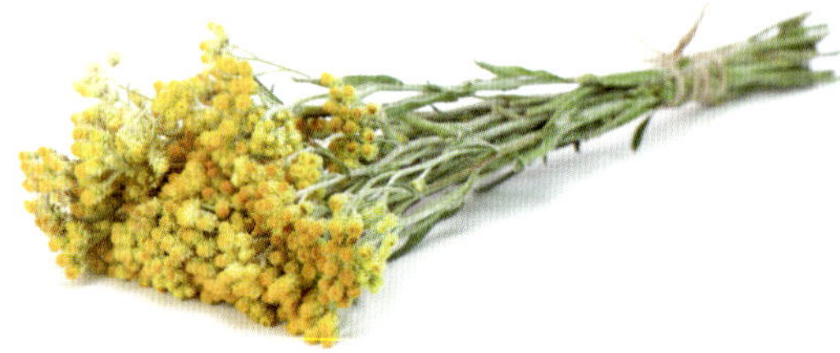

LIEUX DE PRODUCTION
Corse.

PARTIE DE LA PLANTE DISTILLÉE
Les sommités fleuries.

Attention à l'automédication, les huiles essentielles doivent toutes être utilisées avec certaines précautions, leur utilisation nécessite un avis médical et l'encadrement par un professionnel de santé. Voir également les contre-indications et précautions d'emploi communes à toutes les huiles essentielles (p. 66).

Une huile essentielle précieuse, antihématome par excellence.

L'huile essentielle d'hélichryse italienne soulage les traumatismes physiques, mais aussi les chocs émotionnels récents ou très anciens. C'est l'antihématome du corps et de l'esprit. Elle possède aussi des propriétés anti-inflammatoires et anti spasmodiques remarquables, souvent sous-estimées, qui permettent de soulager des troubles inflammatoires douloureux du système locomoteur.

CONTRE-INDICATIONS

L'huile essentielle d'hélichryse italienne est déconseillée pour :

- la femme enceinte (pendant toute la grossesse) ;
- la femme allaitante (l'huile essentielle passe dans le lait maternel) ;
- les enfants de moins de 7 ans.

PRÉCAUTIONS D'EMPLOI SPÉCIFIQUES

L'huile essentielle d'hélichryse italienne contenant des diones, on ne l'utilisera pas sur le long cours car ces molécules sont à utiliser avec parcimonie et prudence.
C'est aussi un fluidifiant sanguin, qui doit être considéré avec prudence chez les personnes suivant un traitement anticoagulant ; l'huile essentielle pourrait en augmenter les effets et aggraver le risque de saignement.

PROPRIÉTÉS

L'huile essentielle d'hélichryse italienne possède des propriétés étendues, qui agissent sur différents systèmes : circulatoire, locomoteur, hépatique, cutané, ORL broncho-pulmonaire et nerveux.

- Antihématome très puissant, anticoagulant, fluidifiant sanguin, cicatrisant et anti-inflammatoire.
- Protecteur de la peau et remarquable cicatrisant cutané.
- Anti-inflammatoire, antispasmodique, antalgique et circulatoire, venant renforcer des synergies

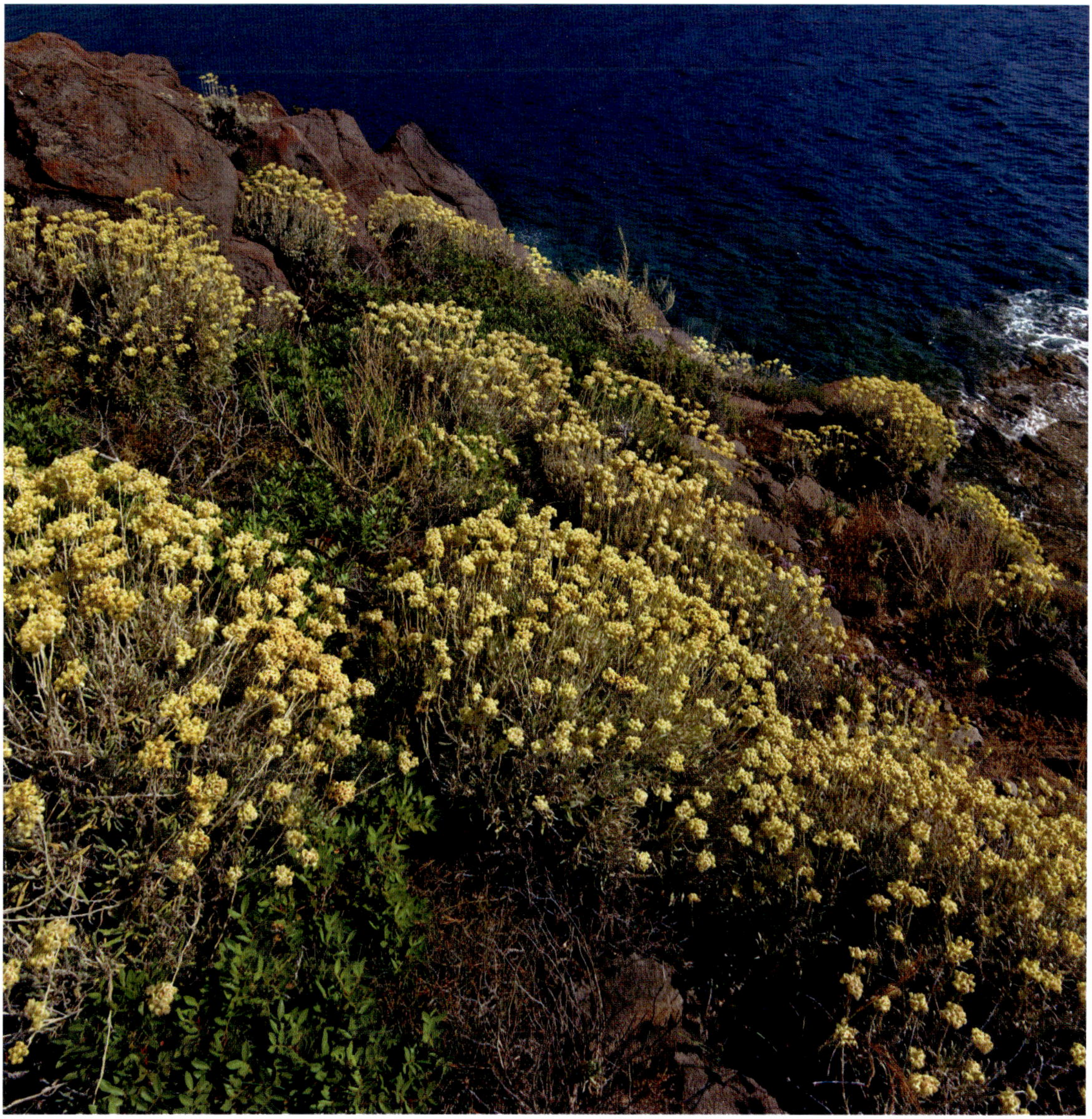

Bien les connaître

d'huiles essentielles à visée anti-inflammatoire du système locomoteur.

- Mucolytique, expectorant, anticatarrhal.
- Calmant du système nerveux (grâce à la présence d'esters, de sesquiterpènes et de coumarines), l'huile essentielle d'hélichryse italienne aide à faire face aux chocs émotionnels et à cicatriser des blessures profondes.
- Stimulant hépatique, hypocholestérolémiant.

Indications

- Troubles circulatoires : hématomes récents ou anciens, hémorroïdes externes, phlébite, varicosités, varices inflammatoires, syndrome de Raynaud, artérite, maladie de Dupuytren.
- Affections de la peau : peau asphyxiée, peau mature, rides, couperose, acné, vergetures, engelures, cicatrices, plaies infectées ou non, ulcères variqueux.

• Troubles locomoteurs : inflammations ostéo-articulaires, contractures, courbatures, rhumatismes, arthrose, arthrite, tendinite, épicondylite, entorse, élongation musculaire, déchirure.
• Troubles respiratoires : infections chroniques des voies respiratoires, sinusite, bronchite.
• Troubles digestifs : légère insuffisance hépatique, cholestérol.
• Troubles nerveux : chocs émotionnels anciens ou récents, angoisse.

FORMULES PROPOSÉES DANS CE LIVRE

Formule unique

- Psoriasis page 273
- Entorse page 292
- Tendinite page 298
- Hématome page 301
- Hémorroïdes page 303

Formule synergie

- Brûlure page 261
- Cicatrice / Crevasse page 263
- Psoriasis page 273
- Arthrite page 281
- Déchirure musculaire page 291
- Entorse page 292
- Goutte page 294
- Sciatique page 296
- Tendinite page 298
- Hématome page 301
- Hémorroïde page 303
- Varices page 309

En hydrolat

- Acné juvénile page 257

PRINCIPAUX COMPOSANTS

L'huile essentielle d'hélichryse italienne est très riche en esters (dont en grande partie l'acétate de neryle) et en cétones, en particulier des diones (italidione III esentiellement, II et I). C'est d'ailleurs principalement pour la présence de diones, aux propriétés anti-hématomes, que l'on utilise cette huile essentielle qui n'a pas d'égale dans le monde de l'aromathérapie. D'autres familles biochimiques sont représentées : monoterpènes (limonène, pinène), sesquiterpènes (béta-caryophyllène, gamma-curcumène), alcools monoterpéniques (nérol et linalol), alcools sesquiterpéniques (nérolidol), traces de coumarines.
Les composants majeurs identifiés sont l'acétate de néryle, les italidiones, le gama-curcumène et le limonène.
Ne pas confondre cette huile essentielle avec l'huile essentielle d'hélichryse de Madagascar (*Helichrysum bractiferum*) qui n'a pas les mêmes propriétés anti-hématomes.

MODALITÉS D'UTILISATION

On peut utiliser l'huile essentielle d'hélichryse italienne diluée par voie cutanée, et en olfaction au flacon pour des troubles nerveux. La voie orale reste exceptionnelle et réservée au corps médical. Cette HE ne se diffuse pas (présence de diones). L'odeur très prononcée ne permet pas toujours une utilisation facile et appropriée dans le bain.

INULE ODORANTE

Autres noms : herbe aux punaises, inule fétide, vergerette odorante, aunée odorante
Noms latins : *Inula graveolens*, *Dittrichia graveolens*
Famille botanique : Astéracées (Composées)

LIEUX DE PRODUCTION
Région méditerranéenne, en particulier la Corse et la Provence, Italie.

PARTIE DE LA PLANTE DISTILLÉE
Les sommités fleuries.

L'huile essentielle des affections pulmonaires et cardiaques.

L'huile essentielle d'inule odorante est une véritable force thérapeutique, assez délicate à utiliser. C'est une remarquable huile essentielle pour les affections touchant les organes nobles, tels que les poumons, le cœur, le foie et la vésicule biliaire. Elle est fort utile pour traiter des affections respiratoires comme les bronchites chroniques. Les professionnels de santé pourront s'intéresser également à ses puissantes vertus cardiaques ou respiratoires pour soulager des affections graves, comme la mucoviscidose.

CONTRE-INDICATIONS

L'huile essentielle d'inule odorante est déconseillée pour :

- la femme enceinte (pendant toute la grossesse), car les lactones sont potentiellement abortifs ;
- les enfants de moins de 10 ou 12 ans.
- la femme allaitante (l'huile essentielle passe dans le lait maternel) ;

Outre les contre-indications et précautions d'emploi communes à toutes les huiles essentielles (voir p. 66), l'HE d'inule odorante est à éviter chez les personnes asthmatiques ou présentant une maladie cardiaque (sauf avis médical).

PRÉCAUTIONS D'EMPLOI SPÉCIFIQUES

Pratiquez un test cutané dans le pli du coude ou sous la voûte plantaire avant la première utilisation, car l'huile essentielle d'inule est potentiellement allergisante, à cause de ses lactones sesquiterpéniques. Elle peut aussi provoquer une crise d'élimination intense et paroxystique des mucosités, pendant le traitement d'une infection respiratoire chronique, c'est-à-dire avec un écoulement nasal et des expectorations importantes, appelée « choc à l'inule ».

PRINCIPAUX COMPOSANTS

L'huile essentielle d'inule odorante comprend une dizaine de composants appartenant à plusieurs familles biochimiques. Les composants majeurs sont l'acétate de bornyle (ester monoterpénique), le bornéol (alcool monoterpénique), le camphène (monoterpène) et des traces de lactones sesquiterpéniques, très actives.

Propriétés

L'huile essentielle d'inule odorante possède de puissantes propriétés permettant de lutter contre des maladies touchant notamment les organes vitaux.

- Neurotonique.
- Mucolytique, décongestionnant broncho-pulmonaire, anticatarrhal, antitussif, anti-inflammatoire de l'arbre respiratoire, antispasmodique. L'HE d'inule odorante soulage les affections bronchiques accompagnées de mucosités importantes, bien plus que d'autres huiles essentielles réputées, riches en oxydes ou en cétones.
- Au niveau du foie, de la vésicule biliaire et des voies digestives, c'est un hépato-stimulant, cholérétique et cholagogue, antitoxique hépatique, régulateur des sécrétions digestives.
- Cardiotonique et régulateur cardiaque.
- Effets antimicrobien (antibactérien, antiviral, antifongique) et immunostimulant également intéressants.

Indications

- Troubles nerveux : angoisse, stress.
- Troubles respiratoires : rhinopharyngite, amygdalite, laryngite, trachéite, sinusite, otite séreuse, bronchite chronique, grippe, toux spasmodique, toux asthmatiforme ou coquelucheuse, emphysème pulmonaire, asthme sécrétoire, voire mucoviscidose et bronchiolite du nourrisson.
- Troubles cardiaques : hypertension artérielle, fatigue cardiaque, troubles du rythme, arythmie, tachycardie, extrasystoles, voire aortite, coronarite.
- Troubles digestifs : dyskinésie biliaire, entérocolite d'origine virale.
- Troubles urogénitaux : cystite, vaginite, leucorrhée, mycose gynécologique.

Formule proposée dans ce livre

Formule synergie

- Bronchite aiguë page 241

MODALITÉS D'UTILISATION

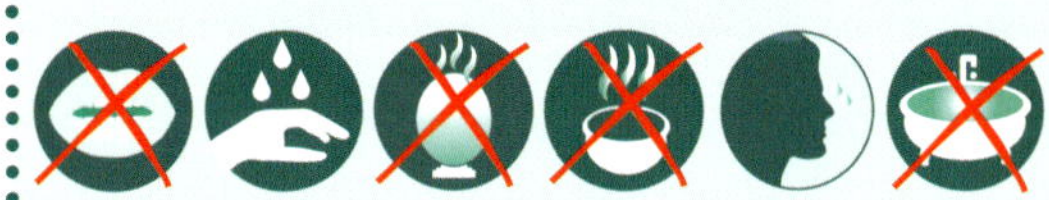

– +++ – – +++ –

L'huile essentielle d'inule odorante s'utilise de façon privilégiée par voie cutanée, en association avec d'autres huiles essentielles car elle est très puissante, et diluée à 20 % maximum dans un support naturel (comme une huile végétale de belle qualité ou un macérât huileux). Les puissantes vertus olfactives de l'huile essentielle sont recherchées. Certains usages ne sont pas recommandés (voie orale, diffusion, inhalation, bain), du fait de sa composition, de son odeur caractéristique et/ou de son prix élevé.

KATAFRAY

Autre nom : bemafaitra
Nom latin : *Cedrelopsis grevei*
Famille botanique : Rutacées (Agrumes)

LIEUX DE PRODUCTION
Forêts sèches du sud-ouest de Madagascar.

PARTIE DE LA PLANTE DISTILLÉE
L'écorce ou les feuilles.

L'huile essentielle anti-inflammatoire et antipaludique.

L'huile essentielle de katafray provient d'une plante médicinale utilisée dans la médecine traditionnelle malgache. Elle appartient à la famille des Rutacées, c'est-à-dire les agrumes, tels que l'orange, le citron, le pamplemousse ou la mandarine. C'est une remarquable huile essentielle anti-inflammatoire, à découvrir pour soulager les maladies rhumatismales.
De récents travaux de recherches expérimentaux, réalisés par le CNRS de Toulouse[1], lui ont trouvé également des propriétés anticancéreuses, anti-inflammatoires, antioxydantes et antipaludiques.

1. Afoulous S., Ferhout H., Raoelison E.G., Valentin A., Moukarzel B., Couderc F., Bouajila J., "Chemical composition and anticancer, antiinflammatory, antioxidant and antimalarial activities of leaves essential oil of Cedrelopsis grevei", *Food Chem. Toxicol.*, 2013 Jun; 56:352-62.

CONTRE-INDICATIONS

L'huile essentielle de katafray est déconseillée pour :
- la femme enceinte (pendant toute la grossesse) ;
- la femme allaitante (l'huile essentielle passe dans le lait maternel) ;
- les enfants de moins de 7 ans.

Attention à l'automédication, les huiles essentielles doivent toutes être utilisées avec certaines précautions, leur utilisation nécessite un avis médical et l'encadrement par un professionnel de santé. Voir également les contre-indications et précautions d'emploi communes à toutes les huiles essentielles (p. 66).

PRINCIPAUX COMPOSANTS

L'huile essentielle de katafray n'est pas encore normalisée. Elle possède près de 64 composants identifiés, appartenant en majorité aux sesquiterpènes (terpènes sesquiterpéniques). Les constituants principaux sont le béta-farnésène, le delta-cadinène, l'alpha-copaène et le béta-élémène. On trouve aussi des alcools sesquiterpéniques, des coumarines et des traces d'oxydes.

PRÉCAUTIONS D'EMPLOI SPÉCIFIQUES

L'huile essentielle de katafray est très bien tolérée en usage externe. Il n'y a aucune toxicité connue aux doses recommandées.

PROPRIÉTÉS

L'huile essentielle de katafray possède de puissantes propriétés thérapeutiques, dont certaines sont encore mal connues aujourd'hui.

- Anti-inflammatoire et antalgique de l'appareil locomoteur.
- Tonique général, fortifiant, stimulant physique et psychique, aphrodisiaque.
- Antimigraineux.
- Antipelliculaire.
- Antipaludique grâce au 1,4-cadinadiène (l'un de ses très nombreux constituants).

INDICATIONS

- Système locomoteur : rhumatismes, arthrose, arthrite, polyarthrite, douleurs vertébrales, lumbago.
- Troubles nerveux : fatigue, asthénie, convalescence des maladies infectieuses.
- Céphalée, migraine.
- Séborrhée, pellicules et démangeaisons du cuir chevelu.

MODALITÉS D'UTILISATION

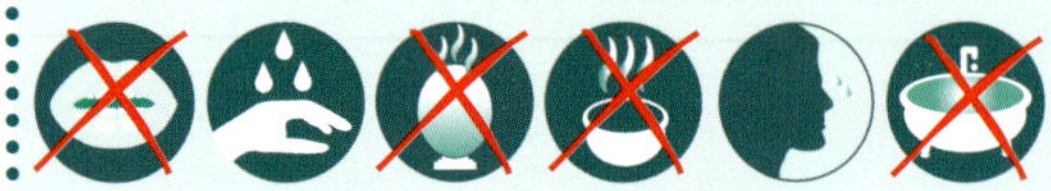

– +++ + + +++ +

En usage externe, on utilisera l'huile essentielle de katafray diluée entre 10 et 20 à 25 % maximum, dans un macérât huileux (par exemple millepertuis, arnica ou calendula). Selon les cas, on pratiquera un massage avec le mélange sur les zones douloureuses, les articulations, les muscles, le dos ou les zones réflexes de la voûte plantaire.

FORMULES PROPOSÉES DANS CE LIVRE

Formule synergie

- Douleurs chroniques page 246
- Arthrite page 281
- Cervicalgie page 285

LAURIER NOBLE

Autres noms : laurier-sauce, laurier vrai, laurier d'Apollon, laurier des poètes
Nom latin : *Laurus nobilis*
Famille botanique : Lauracées

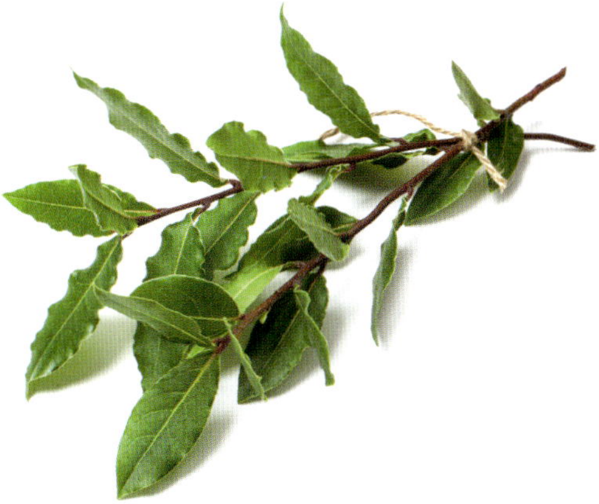

LIEUX DE PRODUCTION
Régions méditerranéennes : France, Maroc, Slovénie et Croatie.

PARTIE DE LA PLANTE DISTILLÉE
Le rameau fructifié, les feuilles et les baies.

L'huile essentielle d'Apollon, aux innombrables vertus.

Le laurier noble symbolise Apollon, dieu du soleil, des arts, de la beauté et de la guérison, et son fils Esculape, dieu de la médecine. Autrefois, les médecins nouvellement promus recevaient une couronne de baies de laurier (*bacca laurea*), ce qui a donné par la suite le nom de baccalauréat au diplôme de fin d'études secondaires. L'huile essentielle de laurier noble est une panacée, qui soigne de nombreux troubles de santé affectant tout le corps. Elle rétablit la force vitale aussi bien physique que psychique.

CONTRE-INDICATIONS

L'huile essentielle de laurier noble est déconseillée pour :

- la femme enceinte (pendant toute la grossesse) ;
- la femme allaitante (passe dans le lait maternel) ;
- les enfants de moins de 7 ans.

Attention à l'automédication, les huiles essentielles doivent toutes être utilisées avec certaines précautions, leur utilisation nécessite un avis médical et l'encadrement par un professionnel de santé. Voir également les contre-indications et précautions d'emploi communes à toutes les huiles essentielles (p. 66).

PRÉCAUTIONS D'EMPLOI SPÉCIFIQUES

Bien que très courante en aromathérapie, l'huile essentielle de laurier noble doit être utilisée avec certaines précautions.
Par voie interne, elle présente, à hautes doses, des effets narcotiques. Il faut donc l'utiliser à faibles doses et sur de courtes périodes (pas de doses importantes quotidiennes).

À SAVOIR

Il existe d'autres plantes portant le nom de laurier, à ne pas confondre avec le laurier noble, aux vertus médicinales et aromatiques : le laurier des bois (*Daphne laureola*), le laurier-cerise ou laurier-palme (*Prunus laurocerasus*), le laurier-rose (*Nerium oleander*), le laurier de Saint-Antoine (*Chamerion angustifolium*) et le laurier-tin (*Viburnum tinus*).

PRINCIPAUX COMPOSANTS

L'huile essentielle de laurier noble est complexe et très complète. Elle comprend près de 276 composants différents, dont quelques composants majeurs à 10 carbones (monoterpéniques) et de très nombreux composants à 15 carbones (sesquiterpéniques) présents en faibles quantités ou à l'état de traces. L'huile essentielle de laurier noble se compose majoritairement d'un oxyde monoterpénique (1,8-cinéol, appelé aussi eucalyptol), d'alcools monoterpéniques (linalol, alpha-terpinéol, terpinéol-4), de terpènes monoterpéniques (alpha-pinène, sabinène, béta-pinène, béta-myrcène), de terpènes sesquiterpéniques (béta-caryophyllène) et d'esters monoterpéniques (acétate d'alpha-terpinyle). À l'état de traces, on trouve des lactones et de l'acide laurique.

Par voie externe, elle peut provoquer une sensibilisation de type allergique. Pratiquez un test cutané dans le pli du coude lors de la première utilisation, et diluez-la toujours à 20 % maximum dans une huile végétale.

PROPRIÉTÉS

- Neurotonique, anxiolytique, antidépresseur, antiasthénique, stimulant cérébral, énergétisant, équilibrant neurovégétatif (régulateur du système nerveux autonome sympathique et parasympathique), antistress.
- Immunostimulant et anti-infectieux pour tout l'organisme, antibactérien remarquable (contre les staphylocoques, les streptocoques, les gonocoques, les *Klebsiella*), puissant antiviral (grippe, rougeole, varicelle), excellent antifongique (contre les candidoses).
- Digestif, carminatif, antispasmodique, anti-infectieux du système digestif, antiputride et assainissant, détoxifiant intestinal.
- Anti-infectieux des voies respiratoires, expectorant, mucolytique, anticatarrhal, antitussif, antispasmodique (décongestionnant pulmonaire).
- Emménagogue, antispasmodique et anti-infectieux du système urogénital.
- Antalgique, anesthésiant local, antinévralgique puissant, assouplissant articulaire, antispasmodique et décontractant musculaire.
- Hypotenseur, vasodilatateur (notamment des artères coronaires), anticoagulant, stimulant de la circulation lymphatique et sanguine.
- Cicatrisant cutané, antioxydant, purifiant et revitalisant de la peau, antinécrose et préventif de la dégradation tissulaire.
- Puissant antalgique dentaire, anti-infectieux buccal.
- Tonifiant du cuir chevelu, stimulant capillaire, antiparasitaire.

INDICATIONS

L'huile essentielle de laurier noble est très polyvalente et couvre de nombreux problèmes de santé.

- Troubles nerveux : anxiété, déprime, dépression, asthénie, convalescence de maladies chroniques, dystonie neurovégétative, troubles de l'humeur, peurs, phobies, angoisse, stress, psychose, état morbide.
- Troubles digestifs : indigestion, dyspepsie, inappétence, flatulence, éructations, reflux gastrique, hépatite (virale), entérocolite, infections des sphères digestive et intestinale, fermentations intestinales, douleurs intestinales.
- Troubles respiratoires : infections des voies aériennes hautes et basses, grippe, rhume, toux, rhinite, sinusite chronique, affection bronchique, bronchite chronique, dilatation des bronches, emphysème, voire asthme surinfecté, adénopathie bénigne plus ou moins chronique.
- Troubles urogénitaux : chez la femme, douleurs menstruelles, infections urinaires et gynécologiques,

candidoses vaginales ; chez l'homme, prostatite, incontinence et énurésie.

- Douleurs et inflammations articulaires et musculaires : rhumatismes, arthrose, arthrite, polyarthrite, sciatique, névralgie, lumbago, entorse, contractures et crampes musculaires, inflammation du talon d'Achille.
- Troubles circulatoires : au niveau artériel, hypertension, athérosclérose, artériosclérose, artérite et affections cardiaques (insuffisance cardiaque, spasmes coronariens, coronarite, angine de poitrine) ; au niveau veino-lymphatique, jambes lourdes, phlébite, ulcères variqueux, gangrène, escarres.
- Affections de la peau, des muqueuses et des phanères : acné, eczéma plus ou moins infecté, psoriasis, infections cutanées (furoncles, impétigo, panaris, mycoses cutanées, pied d'athlète), mycoses unguéales, peau abîmée, peau grasse, peau mature, rides, ridules, brûlures, cicatrices, hématome (résorbe les hématomes) ; au niveau de la bouche, infections buccales, aphtose, abcès dentaire, maux de dents, stomatite, gingivite, parodontose ; au niveau des cheveux, alopécie (chute des cheveux), cheveux ternes et sans vie, parasites des cheveux (phtiriase, c'est-à-dire poux).

MODALITÉS D'UTILISATION

++ +++ +++ +++ ++ ++

L'huile essentielle de laurier noble convient à toutes les voies d'administration. Elle s'utilise par voie orale, par voie locale, en frictions, en massage, dans le bain, en diffusion atmosphérique, en inhalation sèche ou humide. Cette huile essentielle est très efficace même à faible posologie, aussi il est rare de dépasser les 20 % de dilution dans une huile végétale (ou un excipient adapté à la peau et aux muqueuses). Les vertus olfactives de cette huile essentielle sont parfois recherchées.

FORMULES PROPOSÉES DANS CE LIVRE

Formule unique

- Arthrose page 283
- Cervicalgie page 285
- Abcès buccal page 314
- Aphte page 316

Formule synergie

- Douleurs chroniques page 246
- Fibromyalgie page 248
- Syndrome dépressif / Dépression page 254
- Herpès labial page 269
- Pellicules page 270
- Verrues page 275
- Zona page 278
- Arthrite page 281
- Cervicalgie page 285
- Contracture musculaire page 287
- Crampe musculaire page 289
- Déchirure musculaire page 291
- Jambes lourdes page 305
- Œdème des membres inférieurs page 307
- Aphte page 316
- Ballonnement abdominal / Aérophagie page 318
- Colopathie spasmodique page 320
- Diarrhée page 324
- Dyspepsie / Difficultés à digérer page 327

En hydrolat

- Aphte page 316
- Diarrhée page 324
- Dyspepsie / Difficultés à digérer page 327
- Laryngite page 345
- Rhinopharyngite page 350
- Trachéite page 354

LAVANDE ASPIC

Noms latins : Lavandula latifolia, Lavandula spicata
Famille botanique : *Lamiacées*

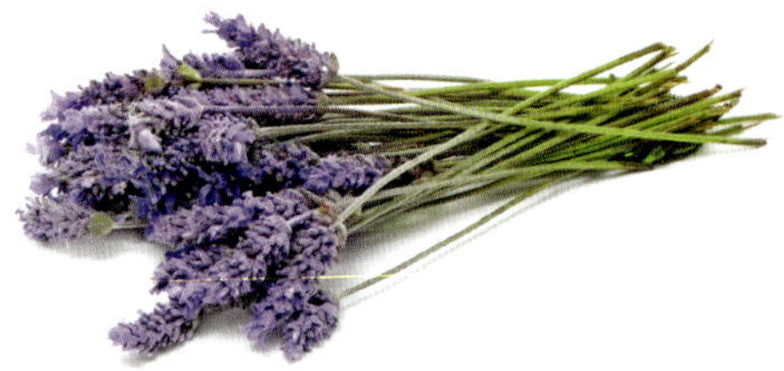

LIEUX DE PRODUCTION
Espagne, Portugal et, plus sporadiquement, France.

PARTIE DE LA PLANTE DISTILLÉE
Les sommités fleuries.

L'huile essentielle de lavande aspic, polyvalente pour le traitement des problèmes de peau de tout ordre, des douleurs et des contractures musculaires. Huile essentielle d'urgence en cas de piqûre d'insecte ou de méduse.

L'huile essentielle de lavande aspic a de multiples propriétés complémentaires qui permettent de soulager des maux de différentes natures relevant des systèmes cutané, locomoteur veineux et respiratoire. De plus, elle renforce le système immunitaire en combattant certaines infections fongiques virales, voire bactériennes. On retiendra en priorité ses remarquables vertus antalgiques, décontracturantes, cicatrisantes et réparatrices des peaux abîmées ou infectées. Surtout, c'est l'huile de première intention en cas de piqûres notamment d'insectes, pour soulager douleur, inflammation et agir sur une infection potentielle.
Il ne faut pas confondre la lavande aspic et la lavande vraie, qui sont deux plantes différentes. L'huile essentielle de lavande aspic s'utilise avec parcimonie et plus de précautions que l'huile essentielle de lavande vraie.

CONTRE-INDICATIONS

L'huile essentielle de lavande aspic est déconseillée pour :
- la femme enceinte (pendant toute la grossesse) ;
- la femme allaitante (passe dans le lait maternel) ;
- les enfants de moins de 7 ans.

Attention à l'automédication, les huiles essentielles doivent toutes être utilisées avec certaines précautions, leur utilisation nécessite un avis médical et l'encadrement par un professionnel de santé. Voir également les contre-indications et précautions d'emploi communes à toutes les huiles essentielles (p. 66).

PRÉCAUTIONS D'EMPLOI SPÉCIFIQUES

La toxicité de cette huile est due à la présence de camphre, molécule neurotoxique et abortive à forte dose. En excès, elle est aussi neurotoxique.

PROPRIÉTÉS

- Antispasmodique puissant (y compris pour les spasmes du syndrome prémenstruel), décontracturant musculaire.
- Anti-inflammatoire et antalgique des systèmes locomoteur, veineux, urogénital, respiratoire et cutané.

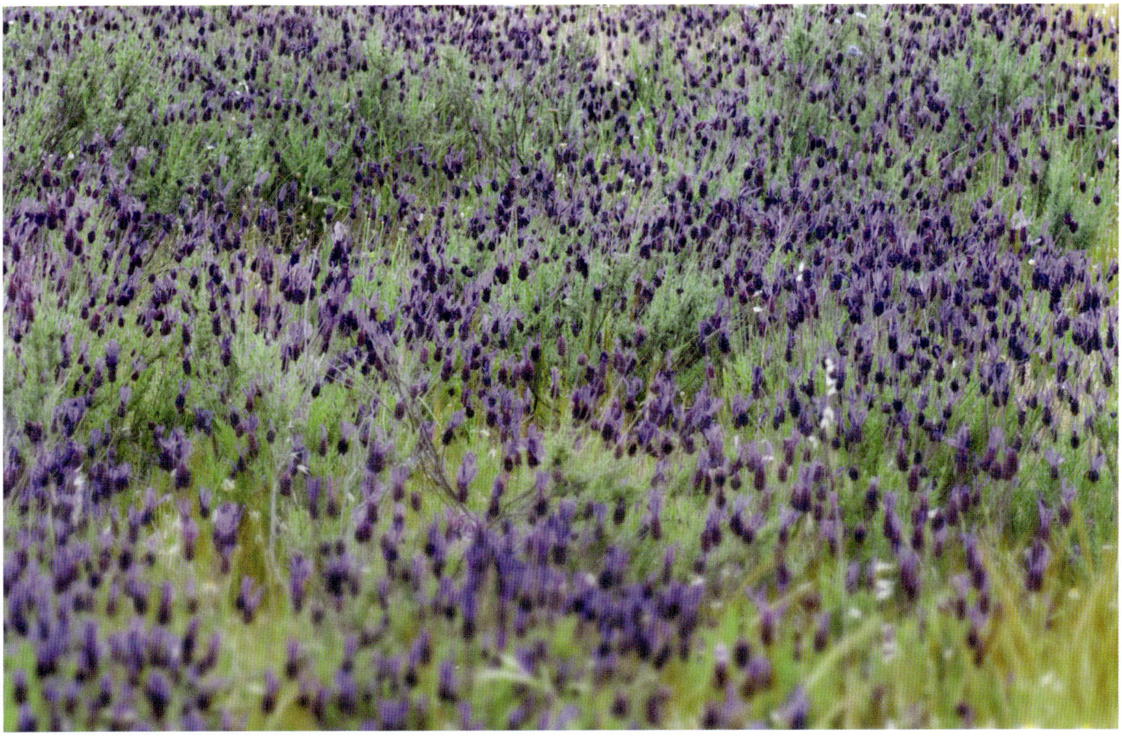

PRINCIPAUX COMPOSANTS

L'huile essentielle de lavande aspic est riche en alcools monoterpéniques, en oxydes, mais aussi en cétones monoterpéniques (camphre). Les trois composants majeurs identifiés sont le linalol, que l'on retrouve dans la lavande vraie, le 1,8-cinéole et le camphre. D'autres familles biochimiques sont représentées en faible pourcentage : monoterpènes (pinène, limonène, camphène), sesquiterpènes (béta-caryophyllène, béta-bisobolène), faible taux d'esters et, selon les lots de distillation, il peut y avoir des traces de coumarines. En fonction des régions de production, l'huile essentielle de lavande aspic contient plus ou moins de camphre. Les origines Espagne et Portugal en possèdent plus que l'origine France.

- Protecteur, réparateur et cicatrisant cutané, antiprurigineux très efficace.
- Anti-infectieux : antiviral, antifongique, antibactérien (actif sur les bactéries staphylocoques dorés).
- Expectorant, anticatarrhal, mucolytique.
- Décongestionnant (locomoteur, veineux, respiratoire, cutané).
- Emménagogue.

INDICATIONS

- Affections de la peau : brûlures, coups de soleil, piqûres de guêpes, d'araignées, de scorpions, de méduses, de serpents..., peaux irritées, démangeaisons, allergies cutanées, engelures, crevasses, cicatrices, plaies infectées, escarres, ulcères variqueux, psoriasis, acné, furoncles, panaris, autres infections cutanées à staphylocoques dorés (impétigo), mycoses.
- Troubles articulaires et musculaires : inflammations, spasmes, rhumatismes, arthrose, arthrite,

lumbago, contractures, crampes, élongation musculaire, entorse.

- Troubles urogénitaux : douleurs, infection urinaire, cystite.
- Troubles circulatoires veineux : varices douloureuses, hématomes (en association avec l'hélichryse italienne), congestion, démangeaison, inflammation et douleurs liées aux hémorroïdes externes.
- Infections et inflammations des nerfs : zona, cruralgie.
- Affections ORL broncho-pulmonaires : bronchite, sinusite, otite, toux quinteuse.

MODALITÉS D'UTILISATION

– +++ – ++ –

La voie d'utilisation préférentielle de l'huile essentielle de lavande aspic est la voie cutanée, diluée. En raison de la présence de camphre (cétone monoterpénique neurotoxique et abortive), la voie orale est déconseillée, de même que la diffusion atmosphérique et le bain. L'olfaction au flacon est autorisée, mais avec parcimonie, comme toutes les HE contenant du camphre, toutefois son odeur relaxe.

FORMULES PROPOSÉES DANS CE LIVRE

Formule unique

- Acné juvénile page 257
- Brûlure page 261
- Furoncle page 267
- Piqûre d'insecte page 272
- Zona page 278
- Contracture musculaire page 287
- Bronchite aiguë page 341

Formule synergie

- Furoncle page 267
- Piqûre d'insecte page 272
- Zona page 278
- Contracture musculaire page 287
- Sciatique page 296
- Abcès buccal page 314
- Otite page 347

En hydrolat

- Acné juvénile page 257

LAVANDE VRAIE

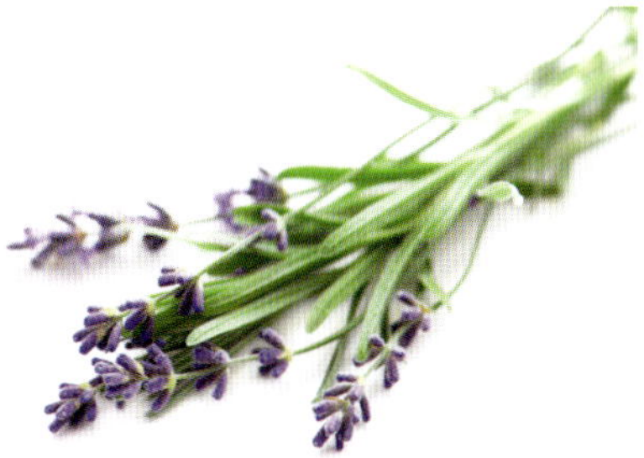

Autres noms : lavande fine, lavande officinale
Noms latins : *Lavandula vera*, *Lavandula angustifolia*
Famille botanique : Lamiacées

LIEU DE PRODUCTION
France.

PARTIE DE LA PLANTE DISTILLÉE
Les sommités fleuries.

La reine mère des huiles essentielles polyvalente et très efficace pour soulager de multiples maux de la tête aux pieds.

S'il y a une huile essentielle à avoir chez soi, c'est l'huile essentielle de lavande vraie, efficace pour traiter les petits bobos du quotidien. Très douce, elle convient aux enfants comme aux adultes. C'est une huile essentielle de l'urgence, des premiers secours, pour soulager les piqûres d'insectes, les irritations cutanées causées par des plantes (orties...), un coup de soleil, un muscle contracté, un bouton d'acné, un coup de stress, une difficulté à s'endormir...
Ses bienfaits sont multiples et se retrouvent à tous les niveaux : physique, biologique, immunitaire, émotionnel et psychologique.

CONTRE-INDICATIONS

L'huile essentielle de lavande vraie est déconseillée pour :

- la femme enceinte (pendant toute la grossesse) ;
- la femme allaitante (passe dans le lait maternel) ;
- les enfants de moins de 7 ans.

Attention à l'automédication, les huiles essentielles doivent toutes être utilisées avec certaines précautions, leur utilisation nécessite un avis médical et l'encadrement par un professionnel de santé. Voir également les contre-indications et précautions d'emploi communes à toutes les huiles essentielles (p. 66).

PRÉCAUTIONS D'EMPLOI SPÉCIFIQUES

Il n'y a pas de toxicité connue aux doses recommandées. Toutefois il est conseillé d'effectuer un test cutané localisé avec quelques gouttes d'HE pure, afin d'observer si une éventuelle réaction allergique pouvant être liée à certains des composants se produit.
L'huile essentielle de lavande vraie est hypotensive. Il faudra par conséquent éviter de l'utiliser en cas d'hypotension.

À SAVOIR

Il est judicieux de faire la différence entre une lavande sauvage dite lavande vraie ou lavande fine et une lavande cultivée dite lavande officinale. La culture peut provenir de plants sauvages ou de bouturage et clonage (clones maillette, matherone...). D'autres pays que la France cultivent la lavande et produisent de l'huile essentielle : Bulgarie, Russie, Chine.

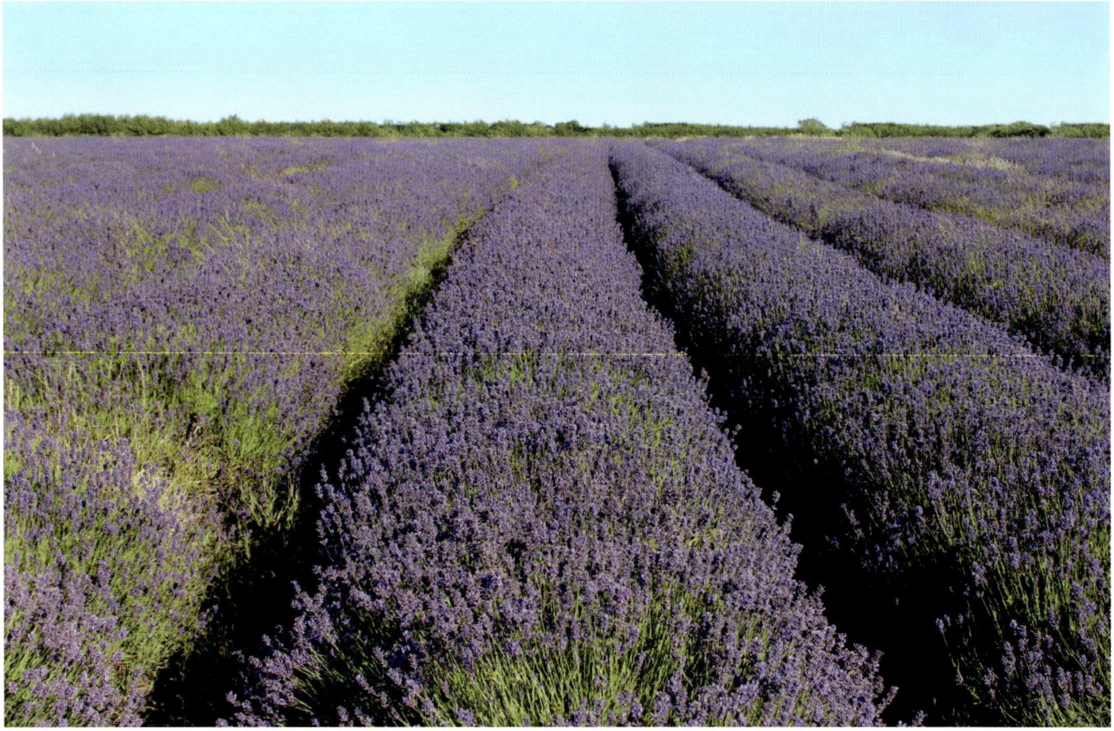

PRINCIPAUX COMPOSANTS

L'huile essentielle de lavande vraie est riche en esters (dont acétate de linalyle en grande partie, mais aussi acétates de lavandulyle, de terpényle, de géranyle) et en alcools monoterpéniques (dont linalol en grande partie mais aussi terpinène-1-ol-4, géraniol, bornéol, lavandulol).
Les composants majeurs identifiés sont donc le linalol et l'acétate de linalyle, représentant à eux deux plus de 80 % de la composition biochimique de l'huile essentielle.
D'autres familles biochimiques sont représentées : monoterpènes (ocimène), sesquiterpènes, faible pourcentage d'aldéhydes terpéniques, d'oxydes (1,8-cinéole), de cétones et traces de coumarines.

PROPRIÉTÉS

- Relaxant, calmant, antistress, anxiolytique, mais aussi tonique. Régulateur du système nerveux (présence d'alcools monoterpéniques et d'esters combinés), mais il faut apprécier son odeur.
- Antispasmodique, agissant sur les spasmes de toutes sortes (dont spasmes du syndrome prémenstruel, spasmes digestifs, spasmes respiratoires), décontracturant musculaire.
- Merveilleuse huile essentielle protectrice de la peau, cicatrisant et régénérateur cutané remarquable, anti-inflammatoire, antiprurigineux très efficace, anti-infectieux et antiseptique.
- Anti-inflammatoire et antalgique sur tous les systèmes.
- Anticoagulant, fluidifiant sanguin.
- Hypotenseur.
- Antiseptique général et anti-infectieux (actif sur les bactéries staphylocoques dorés).

Indications

- Anxiété, angoisse, stress, blues, nervosité, fatigue nerveuse, troubles du sommeil.
- Affections de la peau : peau irritée, brûlures, piqûres d'insectes, allergies cutanées, démangeaisons, vergetures, engelures, crevasses, cicatrices, plaies infectées, escarres, ulcères variqueux, eczéma, psoriasis, furoncles, panaris, autres infections cutanées à staphylocoques dorés (impétigo).
- Troubles articulaires et musculaires : inflammations, spasmes, rhumatismes, arthrose, arthrite, tendinite, lumbago, contractures, crampes, élongation musculaire, entorses, fibromyalgie.
- Troubles urogénitaux : douleurs, infection urinaire, cystite, spasmes et congestion liés au syndrome prémenstruel.
- Troubles digestifs : crampes de la sphère abdominale (surtout chez l'enfant).
- Troubles circulatoires veineux : varicosités, varices, jambes lourdes, hématomes (en association avec l'hélichryse italienne), congestion, démangeaisons, inflammation et douleurs liées aux hémorroïdes externes.
- Troubles cardiovasculaires : l'huile essentielle de lavande vraie aurait un effet bénéfique sur la tachycardie.
- Hypertension d'origine nerveuse.

Formules proposées dans ce livre

Formule unique

- Brûlure page 261
- Pellicules page 270
- Piqûre d'insecte page 272
- Psoriasis page 273
- Hémorroïde page 303
- Gingivite page 333

Formule synergie

- Anxiété page 244
- Stress page 252
- Syndrome dépressif / Dépression page 254
- Brûlure page 261
- Cicatrices / Crevasses page 263
- Eczéma page 265
- Furoncle page 267
- Piqûre d'insecte page 272
- Contracture musculaire page 287
- Déchirure musculaire page 291
- Hémorroïde page 303
- Aphte page 316
- Constipation page 322
- Gastrite page 331
- Gingivite page 333

En hydrolat

- Anxiété page 244
- Acné juvénile page 257
- Bronchite aiguë page 341

Modalités d'utilisation

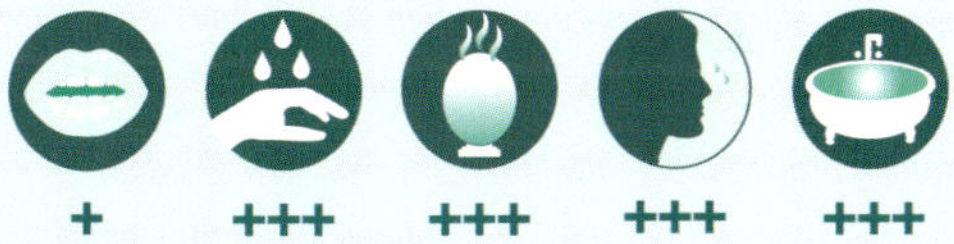

L'huile essentielle de lavande vraie s'utilise diluée par voie cutanée, en diffusion atmosphérique, en olfaction au flacon et diluée dans le bain. La voie orale n'est pas contre-indiquée, aux doses physiologiques et sur avis médical, mais la voie externe reste privilégiée.

LAVANDIN SUPER

Autre nom : lavande hybride
Nom latin : *Lavandula burnatii* super
Famille botanique : Lamiacées

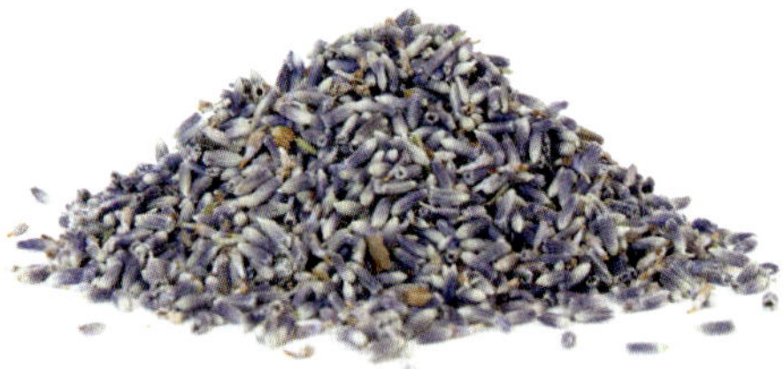

LIEU DE PRODUCTION
France.

PARTIE DE LA PLANTE DISTILLÉE
Les sommités fleuries.

L'huile essentielle alliée des contractures musculaires et des tensions nerveuses.

L'huile essentielle de lavandin super présente des propriétés proches de celles de la lavande vraie car elles possèdent toutes deux des profils biochimiques voisins, à l'exception de la présence de camphre dans l'huile essentielle de lavandin super, qui renforce les vertus décontracturantes, chauffantes et décongestionnantes. Cette huile essentielle très douce, cicatrisante et apaisante des peaux abîmées, agit aussi sur les spasmes musculaires et nerveux.

Il existe plusieurs variétés de lavandins : lavandin super, lavandin abrial, lavandin grosso, lavandin sumian. C'est en grande partie le taux de camphre qui diffère.

À SAVOIR

Il est judicieux de faire la différence entre la lavande vraie et le lavandin super, ce n'est pas la même plante. Le lavandin est une plante hybride, provenant d'un croisement entre la lavande vraie et la lavande aspic.

PRINCIPAUX COMPOSANTS

L'huile essentielle de lavandin super est riche en esters (acétate de linalyle en grande partie, mais aussi acetate de lavandulyle) et en alcools monoterpnéiques (linalol en grande partie, mais aussi bornéol, lavandulol, alpha-terpinéol), et contient des cétones monoterpéniques (camphre). Les composants majeurs identifiés sont donc le linalol et l'acétate de linalyle, puis le camphre. D'autres familles biochimiques sont représentées en faibles pourcentages : oxydes (1,8-cinéole), monoterpènes, sesquiterpènes.

CONTRE-INDICATIONS

L'huile essentielle de lavandin super est déconseillée pour :

- la femme enceinte (pendant toute la grossesse) ;
- la femme allaitante (l'essence passe dans le lait maternel) ;
- les enfants de moins de 7 ans.

Attention à l'automédication, les huiles essentielles doivent toutes être utilisées avec certaines précautions, leur utilisation nécessite un avis médical et l'encadrement par un professionnel de santé. Voir également les contre-indications et précautions d'emploi communes à toutes les huiles essentielles (p. 66).

Précautions d'emploi spécifiques

La toxicité connue est liée à la présence de camphre, cétone neurotoxique et abortive à fortes doses. Il est recommandé de faire un test cutané pour les personnes très sensibles afin d'observer si une éventuelle réaction allergique liée à la présence de certains composants se produit.

Propriétés

- Relaxant, calmant, antistress, anxiolytique mais aussi tonique.
- Antispasmodique puissant, excellent décontracturant musculaire.
- Anti-inflammatoire et antalgique.
- Cicatrisant cutané, antiprurigineux très efficace.
- Bactéricide, fongicide.
- Décongestionnant veineux.
- Hypotenseur.
- Répulsif sur les poux.

Indications

- Anxiété, angoisse, stress, blues, nervosité, fatigue nerveuse, troubles du sommeil.
- Affections de la peau : peau irritée, brûlures, coups de soleil, piqûres d'insectes, allergies cutanées, démangeaisons, vergetures, engelures, crevasses, cicatrices, plaies infectées, escarres, ulcères variqueux, psoriasis, mycoses.
- Douleurs articulaires et musculaires : inflammations, spasmes, rhumatismes, arthrose, lumbago, contractures, crampes, élongation musculaire, entorse, fibromyalgie.
- Troubles circulatoires veineux : hématomes (en association avec l'hélichryse italienne), congestion, démangeaison, inflammation et douleurs liées aux hémorroïdes externes.
- Hypertension d'origine nerveuse.
- Poux.

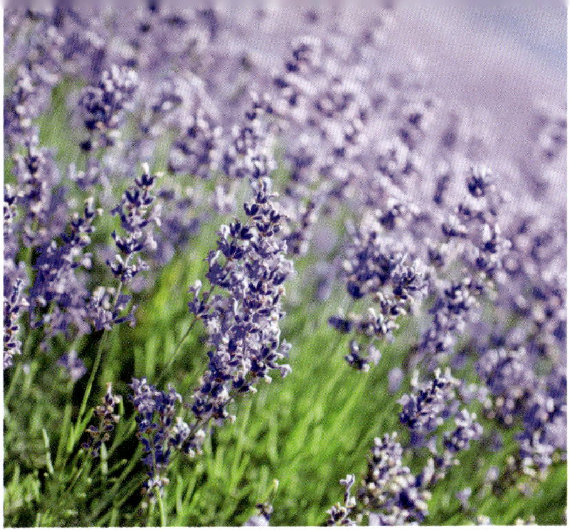

Formules proposées dans ce livre

Formule unique

- Cervicalgie page 285
- Hémorroïde page 303

Formule synergie

- Stress page 252
- Cervicalgie page 285
- Hémorroïde page 303
- Bronchite aiguë page 341
- Sinusite page 352

MODALITÉS D'UTILISATION

-	+++	-	+++	++

L'huile essentielle de lavandin super s'utilise diluée par voie cutanée, diluée dans le bain et en olfaction au flacon. En raison de la présence de cétones monoterpéniques (camphre), l'huile essentielle seule ne se diffuse pas ; préférez dans cet usage la lavande vraie pour ses bienfaits sur le stress. La voie orale n'est pas recommandée.

Lédon du Groenland

Autres noms : thé du Labrador, thé des Esquimaux, thé velouté
Noms latins : *Rhododendron groenlandicum, Ledum groenlandicum)*
Famille botanique : Éricacées

LIEUX DE PRODUCTION
Nord de l'Amérique du Nord, Canada, Groenland, Alaska.

PARTIE DE LA PLANTE DISTILLÉE
Le rameau feuillé fleuri.

L'huile essentielle du foie.

Il faut traverser l'Atlantique pour retrouver le lédon du Groenland dans son milieu écologique. Il pousse dans les toundras, les tourbières et les forêts d'Amérique du Nord. Dans leur médecine traditionnelle, les Athabaskans, ancêtres des Navajos et des Apaches, en prenaient pour soigner de nombreux maux de santé.

Cette huile essentielle, qui est à découvrir, cible puissamment le foie, assurant son intégrité, sa régénération et ses fonctions multiples. Il est intéressant de l'associer à l'huile essentielle de genévrier commun, pour une cure printanière détoxifiante des deux émonctoires majeurs, le foie et les reins.

Grâce à ses puissantes vertus hépatiques, l'huile essentielle de lédon du Groenland agit sur toute la sphère digestive, mais aussi dans tout le corps. On retiendra ses propriétés hypnotiques, antiallergiques et drainantes de la lymphe.

Attention ! Ne pas confondre avec le lédon des marais (*Rhododendron tomentosum* ou *Ledum palustre*), qui est toxique.

PRINCIPAUX COMPOSANTS

L'huile essentielle de lédon du Groenland est très riche en terpènes, monoterpènes (alpha-pinène, béta-pinène, sabinène, limonène, gamma-terpinène) et en sesquiterpènes (alpha-sélinène, sélinadiène). On trouve également des traces d'un alcool sesquiterpénique (sesquiterpénol), le lédol.

Contre-indications

L'huile essentielle de lédon du Groenland est déconseillée pour :

- la femme enceinte (pendant toute la grossesse) ;
- la femme allaitante (car l'huile essentielle passe dans le lait maternel) ;
- les enfants de moins de 7 ans.

Attention à l'automédication, les huiles essentielles doivent toutes être utilisées avec certaines précautions, leur utilisation nécessite un avis médical et l'encadrement par un professionnel de santé. Voir également les contre-indications et précautions d'emploi communes à toutes les huiles essentielles (p. 66).

Précautions d'emploi spécifiques

L'huile essentielle de lédon du Groenland ne présente aucune toxicité connue aux doses recommandées, mais une toxicité aiguë est possible en cas de

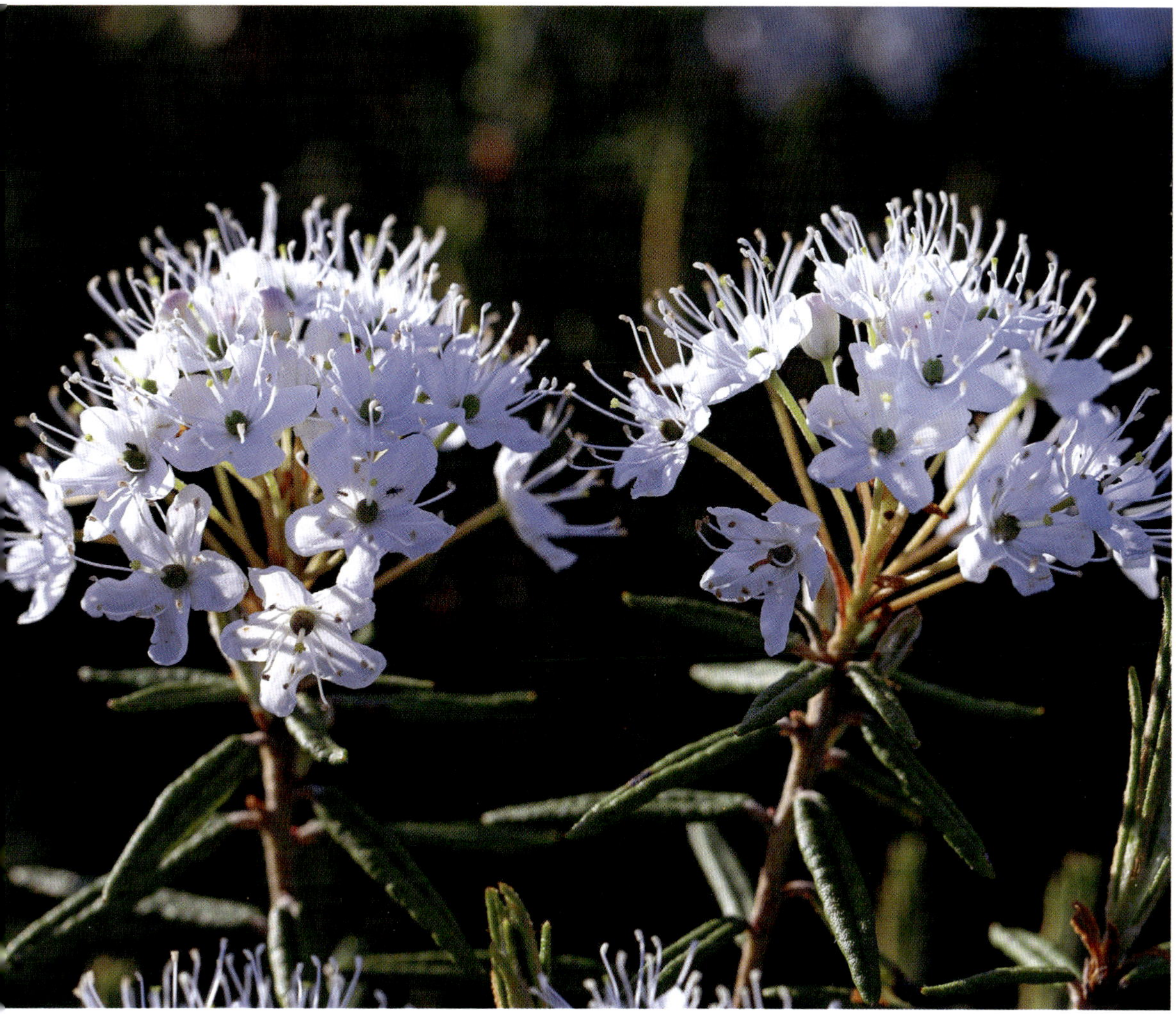

surdosage ou d'usage prolongé. Potentiellement irritante pour la peau (dermocaustique), il faut la diluer dans une huile végétale ou un excipient adapté.

Propriétés

L'huile essentielle de lédon du Groenland présente de puissantes propriétés hépatiques qui agissent sur toute la sphère digestive, mais aussi s'étendent sur le reste du corps.

- Sédatif nerveux, relaxant, hypnotique (favorise le sommeil), antidépresseur, antistress, dépuratif mental et régulateur du système nerveux autonome sympathique (sympatholytique).
- Drainant hépatique, détoxifiant, régénérant et cicatrisant des hépatocytes.
- Dépuratif, diurétique, antilithiasique (calculs).
- Stimulant digestif, carminatif, stomachique, antispasmodique intestinal, décongestionnant digestif.
- Décongestionnant et drainant de la circulation lymphatique.
- Antiallergique.
- Anti-inflammatoire, antirhumatismal et antiarthrosique.
- Décongestionnant prostatique.

INDICATIONS

- Troubles nerveux : anxiété, dépression, stress important, nervosité, insomnie, spasmes du plexus solaire, spasmophilie, affections neuro-endocriniennes en général et déséquilibre thyroïdien.
- Troubles des deux émonctoires majeurs (foie, reins). Foie : intoxications hépatiques et néphrétiques, intoxication hépatique d'origine circulatoire, petite insuffisance hépatique, séquelles d'hépatite virale, cirrhose, coliques hépatiques, congestion du foie. Reins : néphrite toxinique, lithiases urinaires (calculs rénaux).
- Troubles digestifs : tous les maux digestifs comme les flatulences, et particulièrement les colites intestinales et les entérites virales.
- Troubles circulatoires : c'est l'huile essentielle par excellence de la circulation de la lymphe. Elle agit sur les ganglions lymphatiques enflammés, les œdèmes lymphatiques, la cellulite et le drainage lymphatique.
- Troubles du système immunitaire : l'huile essentielle de lédon du Groenland s'attaque aux allergies et à l'hypersensibilité cutanée, notamment chez les hypersthéniques (c'est-à-dire chez les personnes dont certains tissus ou organes réagissent de façon disproportionnée).
- Arthrose.
- Santé masculine : hypertrophie bégnine de la prostate (adénome prostatique), congestion prostatique, prostatite infectieuse.

FORMULES PROPOSÉES DANS CE LIVRE

Formule synergie

- Insomnie page 250
- Œdème des membres inférieurs page 307

En hydrolat

- Foie (détoxication hépatique) page 329

MODALITÉS D'UTILISATION

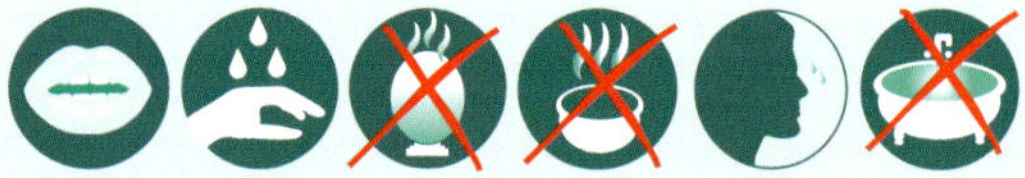

+++	++	-	-	+++	-

L'huile essentielle de lédon du Groenland peut être utilisée par voie orale, en olfaction ou en massage, diluée dans une huile végétale.

LEMONGRASS

Autres noms : lemon grass, verveine des Indes occidentales, citronnelle
Nom latin : *Cymbopogon citratus*
Famille botanique : Poacées

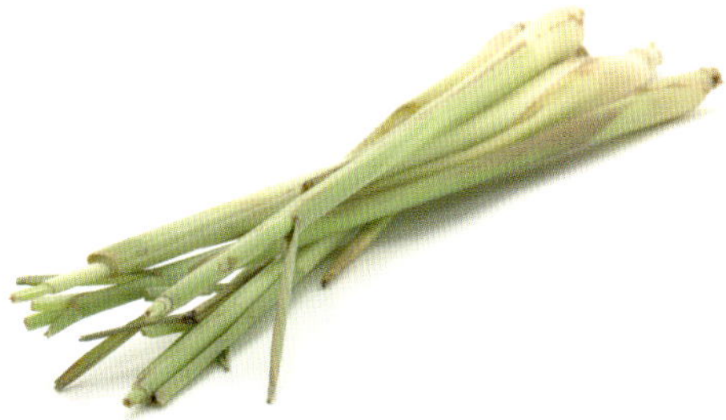

LIEUX DE PRODUCTION
Inde, Indonésie, Vietnam, Sri Lanka, Guatemala, régions tropicales.

PARTIE DE LA PLANTE DISTILLÉE
Les herbes.

L'huile essentielle de lemongrass, superbe anti-inflammatoire, grande apaisante pour nos tensions musculaires, articulaires et nerveuses.

L'huile essentielle de lemongrass possède de nombreuses propriétés souvent méconnues qui méritent d'être mieux appréciées. Cette huile essentielle est le plus souvent utilisée pour soulager des pathologies inflammatoires douloureuses des systèmes locomoteur et ORL, ou encore pour apaiser un esprit ébranlé ou stimuler un mental épuisé.
Mais l'huile essentielle de lemongrass met à notre disposition d'autres vertus. Elle permet de stimuler la circulation sanguine et lymphatique, de tonifier le système digestif, de combattre des infections virales, mycosiques et parasitaires. Dans la médecine ayurvédique, on consomme la plante pour soigner les infections et faire baisser la fièvre. Les indigènes de Malaisie l'utilisent pour soigner des troubles digestifs.

CONTRE-INDICATIONS

L'huile essentielle de lemongrass est déconseillée pour :
- la femme enceinte (pendant toute la grossesse) ;
- la femme allaitante (car l'huile essentielle passe dans le lait maternel) ;
- les enfants de moins de 7 ans.

Attention à l'automédication, les huiles essentielles doivent toutes être utilisées avec certaines précautions, leur utilisation nécessite un avis médical et l'encadrement par un professionnel de santé. Voir également les contre-indications et précautions d'emploi communes à toutes les huiles essentielles (p. 66).

PRÉCAUTIONS D'EMPLOI SPÉCIFIQUES

Il n'y a pas de toxicité connue aux doses recommandées. Toutefois, il est conseillé de bien diluer cette huile essentielle en massage car elle peut être irritante pour la peau, ou entraîner des réactions allergiques, surtout sur les peaux sensibles. Effectuez toujours un test cutané dans le creux du coude avant l'utilisation de votre huile de massage contenant de l'huile essentielle de lemongrass.

PRINCIPAUX COMPOSANTS

L'huile essentielle de lemongrass est très riche en aldéhydes terpéniques (près de 80 %), dont les molécules principales sont les citrals (néral et géranial essentiellement). Sont aussi présents des alcools monoterpéniques (géraniol, linalol), des esters (acétate de géranyle), des monoterpènes (limonène, camphène) et des sesquiterpènes (béta-caryophyllène).
Il existe une autre huile essentielle de lemongrass, *Cymbopogon flexuosus* ou verveine des Indes orientales, qui possède une composition proche de l'huile essentielle de *Cymbopogon citratus*, mais qui contient en plus des alcools sesquiterpéniques (farnésol, en particulier).

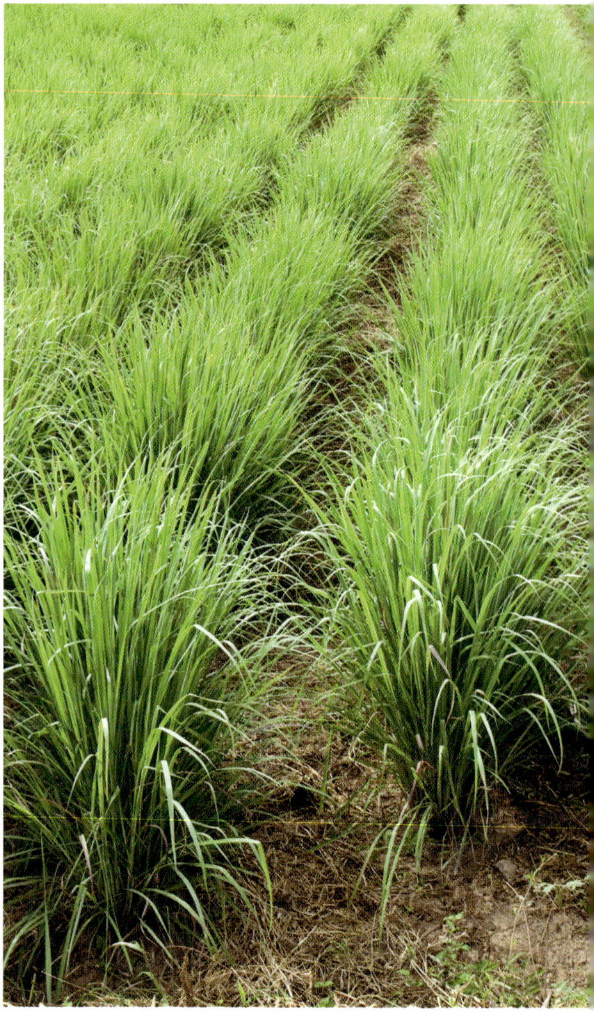

Attention à la diffusion atmosphérique dans la maison. L'huile essentielle de lemongrass diffusée seule peut être irritante et entêtante au bout d'un moment. Il vaut mieux l'associer à d'autres huiles essentielles douces non agressives.
L'huile essentielle de lemongrass doit être évitée chez les sujets souffrant d'hypotension, surtout par voie orale.

PROPRIÉTÉS

L'huile essentielle de lemongrass est principalement utilisée pour ses propriétés anti-inflammatoires, apaisantes du système nerveux et rééquilibrantes du psychisme, mais elle offre bien d'autres vertus complémentaires parfois sous-estimées.

- Apaisant, calmant nerveux, sédatif, mais aussi antidépresseur, stimulant psychique.
- Puissant anti-inflammatoire qui peut être utilisé dans des pathologies de la sphère digestive et de la sphère ORL en particulier, mais aussi sur des problèmes inflammatoires des systèmes locomoteur, veineux et urogénital.
- Tonique digestif, protecteur du foie et stimulant des fonctions du pancréas.
- Vasodilatateur, drainant lymphatique.
- Hypotenseur, pouvant être utile en cas d'hypertension.
- Pour la peau, anti-inflammatoire, antimycosique et antiparasitaire.
- Sur les infections, action antivirale, antimycosique et antiparasitaire non négligeable.
- Insectifuge.

INDICATIONS

- Troubles nerveux : anxiété, stress, angoisse, tristesse, fatigue nerveuse, déprime, symptômes dépressifs, insomnie, dystonie neurovégétative.
- Troubles digestifs : insuffisance digestive, petite insuffisance hépatique et pancréatique, dyspepsie, colite.
- Troubles de la sphère ORL : trachéite, aphonie, pharyngite, sinusite. L'HE de lemongrass réduit les inflammations et apportent ses propriétés antivirales.
- Inflammations et douleurs ostéo-articulaires et musculaires : arthrite, tendinite, arthrose, lumbago, courbatures, torticolis, fibromyalgie, névrite et névralgie (sciatique, par exemple).
- Troubles circulatoires : artérite, mauvaise circulation de la lymphe avec rétention de toxines et d'eau, cellulite, hypertension artérielle.
- Inflammations, douleurs, congestions de la sphère urogénitale : infection urinaire, cystite, syndrome prémenstruel.
- Affections de la peau : inflammation due aux piqûres d'insectes, infections mycosiques (pied d'athlète, teigne), parasitaires (gale), verrues. De plus, l'huile essentielle de lemongrass serait active sur le virus de l'herpès labial.
- Utile, en association avec d'autres huiles essentielles, pour éloigner les insectes (notamment les moustiques).

FORMULES PROPOSÉES DANS CE LIVRE

Formule unique

- Laryngite page 345
- Trachéite page 354

Formule synergie

- Hématome page 301
- Constipation page 322
- Angine page 338
- Grippe page 343
- Laryngite page 345
- Otite page 347
- Trachéite page 354

En hydrolat

- Trachéite page 354

MODALITÉS D'UTILISATION

\+ ++ ++ +++ ++

On peut utiliser l'huile essentielle de lemongrass : par voie cutanée très bien diluée (car pure, elle est irritante pour la peau et potentiellement allergisante) ; en diffusion atmosphérique, avec parcimonie toutefois et associée à d'autres huiles essentielles, car elle contient des molécules (les citrals) agressives pour les yeux et les muqueuses. De plus, son odeur citronnée forte et herbacée à la fois peut être entêtante ; en olfaction au flacon ; dans le bain, diluée dans un excipient approprié et en association avec d'autres huiles essentielles ; par voie orale, diluée et sur avis médical, cependant ce dernier mode d'utilisation n'est pas le plus courant.

LENTISQUE PISTACHIER

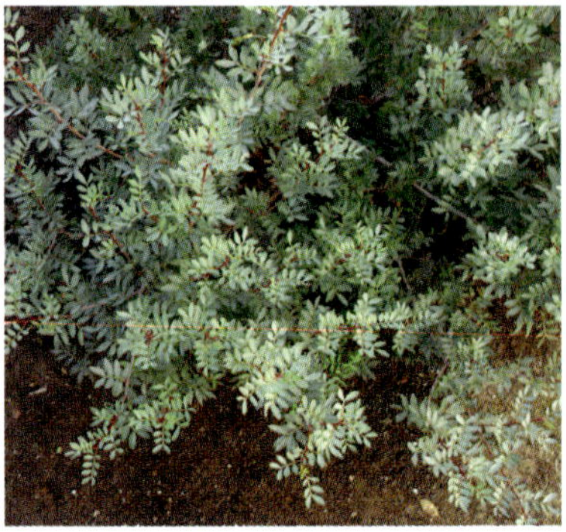

Autre nom : arbre au mastic
Nom latin : *Pistacia lentiscus*
Famille botanique : Anacardiacées

LIEUX DE PRODUCTION
Maroc et Corse essentiellement, mais l'arbre est très présent en Algérie.

PARTIE DE LA PLANTE DISTILLÉE
Le rameau feuillé.

L'huile essentielle de la circulation veineuse et lymphatique, tout comme le cyprès.

L'utilisation de l'huile essentielle de lentisque pistachier est assez récente en aromathérapie. Cette huile est essentiellement utilisée pour tonifier et décongestionner la circulation veineuse et lymphatique lorsque nécessaire. C'est l'huile essentielle du mouvement.
Toutefois, elle aurait aussi des vertus digestives, souvent réservées à une prescription médicale, qui proviendraient des propriétés attribuées à la résine qui coule de l'arbre, d'où son appellation d'arbre à mastic. Depuis les civilisations anciennes, la résine de lentisque pistachier, que l'on mâchait, constituait un remède très puissant pour enrayer les ulcères de l'estomac et les coliques. Des études scientifiques ont permis de vérifier l'efficacité de la gomme ou résine pour combattre la bactérie responsable des ulcères (*Helicobacter pylori*).

CONTRE-INDICATIONS

L'huile essentielle de lentisque pistachier est déconseillée pour :
- la femme enceinte (pendant toute la grossesse) ;
- la femme allaitante (car l'huile essentielle passe dans le lait maternel) ;
- les enfants de moins de 7 ans.

Attention à l'automédication, les huiles essentielles doivent toutes être utilisées avec certaines précautions, leur utilisation nécessite un avis médical et l'encadrement par un professionnel de santé. Voir également les contre-indications et précautions d'emploi communes à toutes les huiles essentielles (p. 66).

PRINCIPAUX COMPOSANTS

L'huile essentielle de lentisque pistachier est très riche en monoterpènes, notamment en myrcène, alpha-pinène, limonène, sabinène, gamma-terpinène et béta-pinène. D'autres familles biochimiques sont représentées : alcools monoterpéniques (terpinène-4-ol, alpha-terpinéol), sesquiterpènes (béta-caryophyllène, delta-cadinène), esters (acétate de bornyle), des traces d'alcools sesquiterpéniques (alpha-cadinol) et des traces de cétones. Les composants majeurs identifiés sont le myrcène, l'alpha-pinène et le limonène.

PRÉCAUTIONS D'EMPLOI SPÉCIFIQUES

Il faut bien diluer l'huile essentielle de lentisque pistachier car elle peut être irritante pour la peau (10 % dans une huile végétale). Il est recommandé d'effectuer un test cutané localisé, avec quelques gouttes diluées dans de l'huile végétale, afin d'observer si une éventuelle réaction dermocaustique ou allergique, due à la présence de monoterpènes, se produit.

PROPRIÉTÉS

L'huile essentielle de lentisque pistachier est principalement utilisée pour ses propriétés circulatoires. Toutefois, on lui connaît d'autres vertus qui entrent dans des traitements médicaux plus complexes (sur le système digestif). C'est un décongestionnant très performant du système circulatoire veineux et lymphatique.

- L'huile essentielle de lentisque pistachier peut être utilisée en synergie pour décongestionner et déspasmer les tissus musculaires meurtris, enflammés, contractés lors d'affections du système locomoteur.
- Sur le système ORL, l'HE de lentisque pistachier permet de dégager, drainer et décongestionner la sphère ORL, les sinus par exemple.
- Sur le système digestif, l'huile essentielle de lentisque pistachier serait efficace pour soulager douleurs et spasmes de la sphère digestive, et serait active sur l'*Helicobacter pylori*.

INDICATIONS

- Affections veino-lymphatiques : jambes lourdes, varices, hémorroïdes externes, œdèmes lymphatiques.
- Troubles de congestion ORL : sinusite.
- Troubles locomoteurs, en complément d'autres huiles essentielles ayant des propriétés spécifiques adaptées à ces affections : douleurs articulaires et musculaires, spasmes musculaires, blocages, arthrose, tendinite, épicondylite, entorse.
- Troubles digestifs : ulcère gastrique, colite spasmodique et diabète gras.
- Santé masculine : prostatite.

FORMULES PROPOSÉES DANS CE LIVRE

Formule unique

- Jambes lourdes page 305
- Varice page 309

Formule synergie

- Jambes lourdes page 305
- Œdème des membres inférieurs page 307
- Varice page 309

MODALITÉS D'UTILISATION

On utilise l'huile essentielle de lentisque pistachier principalement diluée par voie cutanée. Elle pourra être préconisée de manière exceptionnelle par voie orale par des médecins aromathérapeutes pour des pathologies particulières, comme l'ulcère de l'estomac. Rien n'interdit l'olfaction au flacon, cependant l'odeur de cette huile essentielle est très forte – note herbacée très prononcée et peu commune – et ne plaît pas à tout le monde. L'usage dans le bain n'est pas conseillé de par la présence de composants allergisants et irritants possibles.

LITSÉE CITRONNÉE

Autres noms : litsée cubèbe, verveine exotique, verveine tropicale, verveine du Yunnan, May Chang
Noms latins : *Litsea citrata*, *Litsea cubeba*
Famille botanique : Lauracées

LIEUX DE PRODUCTION
Forêts tropicales de certains pays asiatiques : Chine surtout, Inde, Sri Lanka, Taïwan et Vietnam.

PARTIE DE LA PLANTE DISTILLÉE
Les baies. Le rendement élevé explique en partie le faible coût de cette huile essentielle.

L'huile essentielle du tonus psychique et physique.

En Chine, la litsée citronnée est l'un des deux fruits appelés « cubèbe », avec le poivre cubèbe (*Piper cubeba*), nommés en chinois *bi sheng qie* et cultivés dans les provinces de Guangxi, Yunnan, Sichuan et Guizhou. Ces fruits sont des remèdes de la médecine traditionnelle chinoise, qui réchauffent l'intérieur, tels le gingembre, la cannelle, le poivre, le galanga ou le clou de girofle.

L'huile essentielle obtenue à partir des baies de litsée citronnée tonifie l'ensemble du corps et stimule de nombreux organes et leurs fonctions. On l'utilise habituellement comme antidépresseur ou pour soulager des douleurs rhumatismales, mais bien d'autres vertus sont à découvrir.

En diffusion, un mélange associant les huiles essentielle de litsée citronnée et de mandarine rouge crée une ambiance de détente, de joie et de bonne humeur. Certains affirment que le parfum de la litsée citronnée attire les anges pour nous protéger.

Il ne faut pas confondre l'huile essentielle de litsée citronnée avec l'HE de verveine des Indes ou lemongrass (*Cymbopogon citratus*), qui appartient à la famille botanique des Poacées (Graminées), ni avec l'HE de verveine citronnée, citronnelle ou odorante, de la famille des Verbénacées.

CONTRE-INDICATIONS

L'huile essentielle de litsée citronnée est déconseillée pour :

- la femme enceinte (pendant toute la grossesse) ;
- la femme allaitante (car l'huile essentielle passe dans le lait maternel) ;
- les enfants de moins de 7 ans.

Attention à l'automédication, les huiles essentielles doivent toutes être utilisées avec certaines précautions, leur utilisation nécessite un avis médical et l'encadrement par un professionnel de santé. Voir également les contre-indications et précautions d'emploi communes à toutes les huiles essentielles (p. 66).

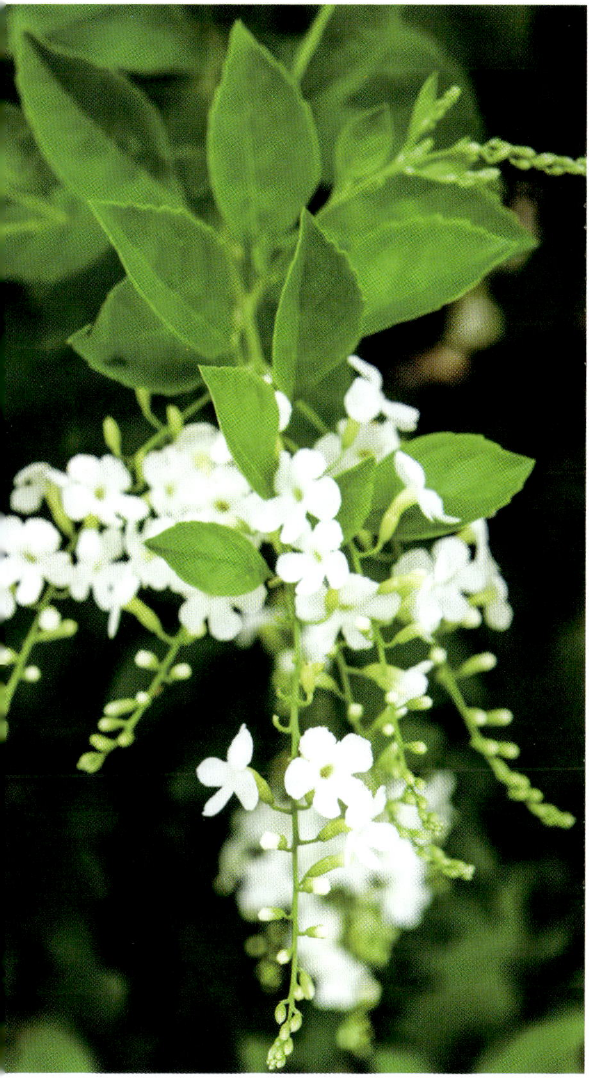

Précautions d'emploi spécifiques

L'HE de litsée citronnée est légèrement dermocaustique (à cause des monoterpénals). Choisissez si possible une huile essentielle appartenant à un lot moins riche en monoterpénals et plus riche en limonène. Il faut aussi toujours la diluer (à 10 ou 20 % maximum) dans une huile végétale ou un autre excipient avant usage sur la peau, et pratiquer un test cutané dans le pli du coude avant la première utilisation.

Propriétés

L'huile essentielle de litsée tonifie l'ensemble du corps et stimule de nombreux organes appartenant à plusieurs systèmes biologiques.

- Tonifiant du cerveau, rééquilibrant et harmonisateur nerveux, sédatif, antispasmodique, anticonvulsivant, hypnotique (favorise le sommeil), anxiolytique, antidépresseur, antiasthénique et antistress.
- Antimicrobien, antifongique efficace, excellent antiviral, antibactérien et antiparasitaire.
- Tonique digestif.
- Localement antalgique, très anti-inflammatoire.
- Diurétique.
- Lutte contre les affections de la peau, infections (surtout mycosiques) et inflammations.
- Désodorisant (contre les mauvaises odeurs), insectifuge (répulsif des mouches et des moustiques).

Indications

- Troubles nerveux : anxiété, angoisse, nervosité, agitation, stress, fatigue nerveuse, insomnie (l'HE prépare au sommeil), dépression, voire baby blues (attention toutefois en cas d'allaitement maternel).
- Troubles digestifs : digestion difficile, dyspepsie, ballonnements, ulcère gastro-duodénal, inflammation intestinale (entérocolite).
- Douleurs articulaires et musculaires, rhumatismes, arthrite, tendinite, sciatique, névrite.
- Affections cutanées : dermatite, mycoses cutanées, eczéma, psoriasis, peau grasse.

Principaux composants

L'huile essentielle de litsée citronnée est riche en citrals (ou lémonals), néral et géranial, deux isomères appartenant à la famille biochimique des aldéhydes monoterpéniques (appelés aussi monoterpénals). Elle possède également du limonène (un monoterpène abondant dans les zestes d'agrumes) et un peu de linalol (un alcool monoterpénique).

FORMULES PROPOSÉES DANS CE LIVRE

Formule unique

- Syndrome dépressif / Dépression page 254
- Gastrite page 331

Formule synergie

- Anxiété page 244
- Fibromyalgie page 248
- Insomnie page 250
- Stress page 252
- Syndrome dépressif / Dépression page 254
- Alopécie page 259
- Cicatrices / Crevasses page 263
- Psoriasis page 273
- Zona page 278
- Arthrite page 281
- Crampe musculaire page 289
- Entorse page 292
- Goutte page 294
- Sciatique page 296
- Hématome page 301
- Hémorroïde page 303
- Aphte page 316
- Ballonnement abdominal / Aérophagie page 318
- Diarrhée page 324
- Foie (détox hépatique) page 329
- Gastrite page 331
- Gingivite page 333
- Reflux gastro-œsophagien page 335
- Rhinite allergique page 349
- Rhinopharyngite page 350

MODALITÉS D'UTILISATION

+	+++	+++	+++	+

L'huile essentielle de litsée citronnée est excellente en diffusion pour désodoriser et lutter contre les germes atmosphériques (comme la grippe), ou tonifier le système nerveux.
Les puissantes vertus olfactives de cette huile sont recherchées.
On l'utilise aussi volontiers par voie locale. Par exemple, pour préparer au sommeil, massez le plexus, le bas du ventre, l'intérieur des deux poignets et la voûte plantaire, avec un mélange huileux à base de litsée citronnée. Il est également possible de l'utiliser dans le bain (avec un dispersant adapté).
L'usage par voie orale est réservé à l'adulte, sur prescription médicale. Il ne faut pas dépasser la prise de 3 gouttes par jour, sur une durée de 48 heures à 7 jours maximum.

MANDARINE ROUGE

Autre nom : mandarine
Nom latin : *Citrus reticulata blanco*
Famille botanique : Rutacées

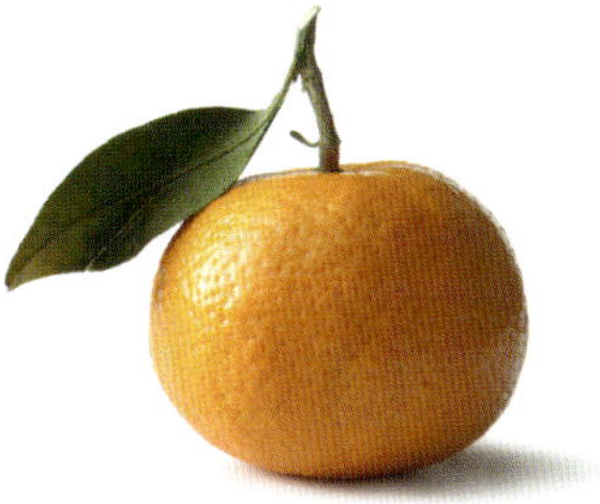

LIEUX DE PRODUCTION
Italie, Sicile.

PARTIE DE LA PLANTE EXPRIMÉE À FROID
Le péricarpe (zeste) du fruit du mandarinier.

Une essence pétillante de vitalité et de douceur qui colore notre vie. Une aubaine pour notre système nerveux fatigué.

L'essence (voir encadré ci-contre) de mandarine rouge, véritable bijou olfactif, est une essence phare pour chasser la morosité, la tristesse ou le blues. Elle soutient les systèmes nerveux fatigués en quête de réconfort, de pause, de lâcher prise, de sommeil apaisé.
Mais l'essence de mandarine rouge apporte aussi ses bienfaits sur notre système digestif parfois un peu ralenti.
Il existe aussi des essences de mandarine verte et jaune, obtenues selon le degré de maturité du fruit.

CONTRE-INDICATIONS

L'essence de mandarine rouge est déconseillée pour :
- la femme enceinte (pendant toute la grossesse) ;
- la femme allaitante (car l'huile essentielle passe dans le lait maternel) ;
- les enfants de moins de 7 ans.

Outre les contre-indications et précautions d'emploi communes à toutes les huiles essentielles (voir p. 66), l'essence de mandarine rouge est déconseillée pour les personnes sous traitement médicamenteux anticoagulant, les personnes devant subir une intervention chirurgicale et les hémophiles (car l'essence de mandarine rouge est un fluidifiant sanguin).

PRÉCAUTIONS D'EMPLOI SPÉCIFIQUES

L'essence de mandarine rouge, riche en monoterpènes, ne doit pas être utilisée pure sur la peau, car elle peut présenter une dermocausticité et provoquer une irritation cutanée. Diluez-la dans une huile végétale, un gel ou un excipient adapté et pratiquez un test cutané avant la première utilisation.

ESSENCE

Les citrus font l'objet d'une expression à froid des zestes (processus de production différent de la distillation). C'est à ce titre que l'on obtient une essence et non une huile essentielle (la dénomination huile essentielle est attribuée aux produits obtenus après distillation de végétaux à la vapeur d'eau). Par conséquent l'appellation juste est « essence de mandarine rouge ».

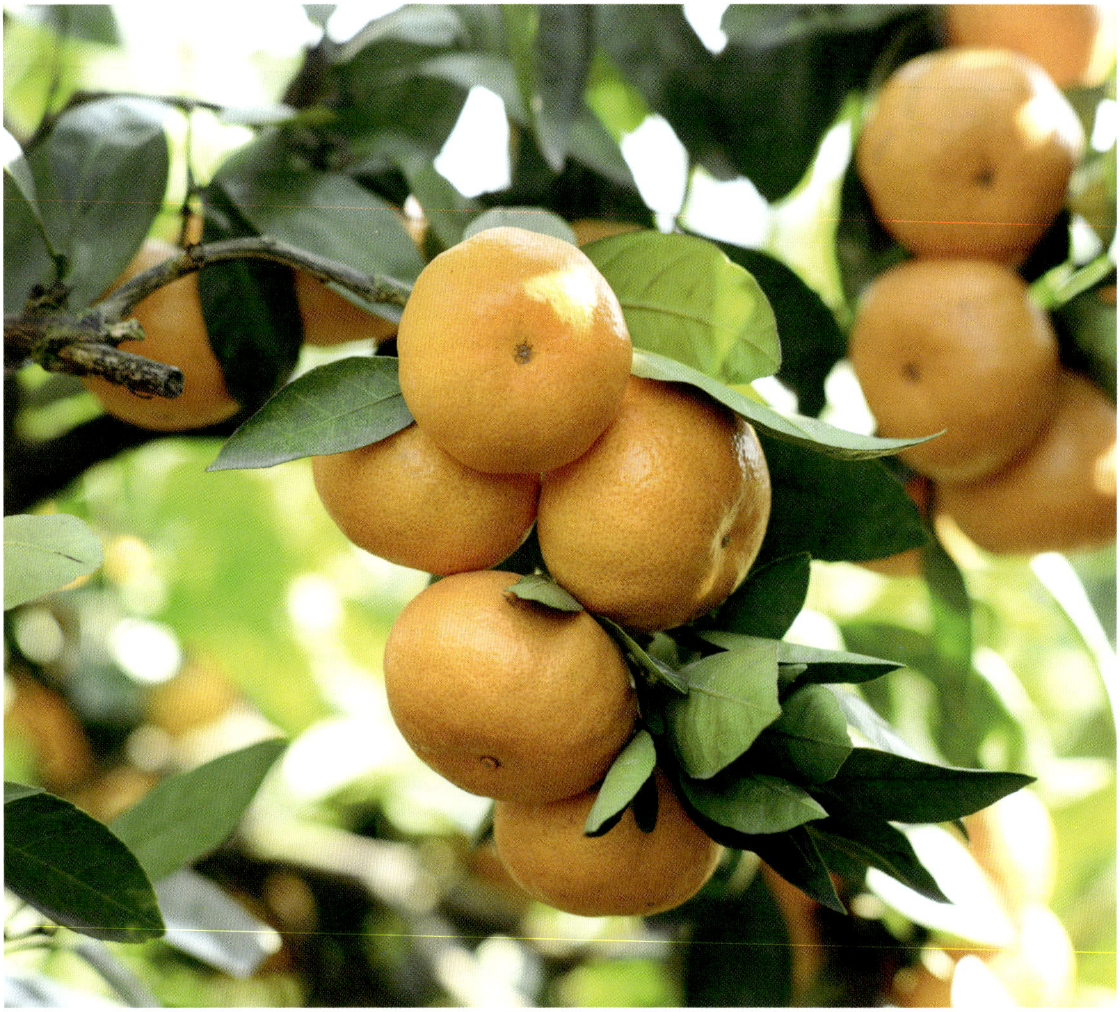

PRINCIPAUX COMPOSANTS

L'essence de mandarine rouge est très riche en monoterpènes, comme tous les citrus, et plus particulièrement en limonène (le pourcentage le plus important), puis en gamma-terpinène. L'essence contient aussi des composés azotés et des coumarines et furocoumarines à l'état de traces, sédatives mais très photosensibilisantes.

Les coumarines rendant l'essence de mandarine rouge très photosensibilisante, avant une exposition au soleil, elle ne doit pas être appliquée localement (même diluée), ni absorbée par voie orale (l'essence rejoint la circulation générale et est distribuée dans tout le corps).

Propriétés

L'essence de mandarine rouge possède des propriétés très efficaces sur les systèmes nerveux et digestif.

- Remarquable sédatif, relaxant, calmant, anxiolytique, hypnotique, sympathicolytique (calme l'action du système nerveux sympathique).
- Tonique digestif, antispasmodique, stimulant hépatique.
- Antiseptique cutané.
- Antiseptique aérien.

INDICATIONS

- Troubles du système nerveux : insomnie, anxiété, angoisse, stress, blues, nervosité, déprime, fatigue nerveuse.
- Troubles digestifs : digestion difficile ou lente, dyspepsie, douleurs et crampes de l'abdomen, aérophagie, constipation légère (efficace en cas de constipation d'origine nerveuse), insuffisance hépatique.
- Affections cutanées : acné.
- Assainissement atmosphérique.

MODALITÉS D'UTILISATION

\+ ++ +++ +++ +++

On peut utiliser l'essence de mandarine rouge en diffusion atmosphérique, en olfaction au flacon, diluée dans le bain, très diluée par voie cutanée et diluée par voie orale, sur avis médical. La voie de prédilection de l'essence de mandarine rouge est la voie respiratoire (diffusion, olfaction). Pour les problèmes nerveux, l'application cutanée sur les centres nerveux (voie externe) est la voie royale, mais cette utilisation est délicate car l'essence de mandarine rouge est photosensibilisante, donc toute exposition au soleil est à éviter après l'application en massage ou en onction, même diluée, pendant plusieurs heures.

FORMULES PROPOSÉES DANS CE LIVRE

Formule unique

- Insomnie page 250
- Constipation page 322

Formule synergie

- Douleurs chroniques page 246
- Fibromyalgie page 248
- Insomnie page 250
- Stress page 252
- Acné juvénile page 257
- Brûlure page 261
- Cicatrice / Crevasse page 263
- Cervicalgie page 285
- Crampe musculaire page 289
- Déchirure musculaire page 291
- Entorse page 292
- Sciatique page 296
- Ballonnement abdominal / Aérophagie page 318
- Colopathie spasmodique page 320
- Constipation page 322
- Otite page 347

MARJOLAINE À COQUILLES

Autres noms : marjolaine des jardins, marjolaine officinale, origan des jardins
Nom latin : *Origanum majorana* (syn. *hortensis*)
Famille botanique : Lamiacées (Labiées)

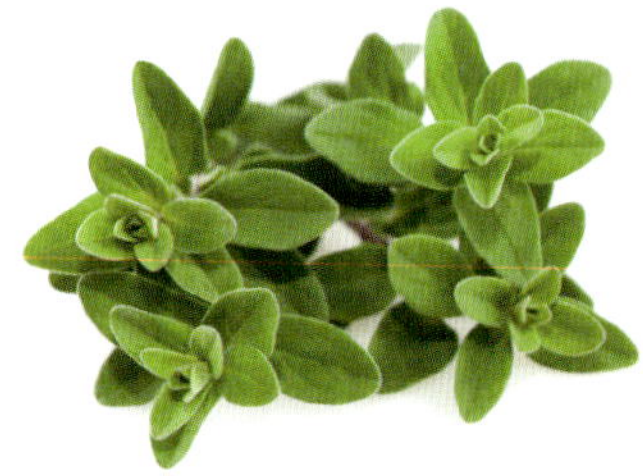

LIEUX DE PRODUCTION

Originaire de l'est du bassin méditerranéen (Chypre, Turquie), la marjolaine est cultivée dans toute l'Europe, le sud de la France, l'Allemagne, la Pologne et l'Égypte.
Remarque : dans les milieux naturels, on trouve de la marjolaine sauvage (*Origanum vulgare*), appelée aussi thym de berger.

PARTIE DE LA PLANTE DISTILLÉE

La partie aérienne fleurie ou la sommité fleurie.

CONTRE-INDICATIONS

L'huile essentielle de marjolaine à coquilles est déconseillée pour :

- la femme enceinte (pendant toute la grossesse) ;
- la femme allaitante (car l'huile essentielle passe dans le lait maternel) ;
- les enfants de moins de 7 ans.

L'huile essentielle anti-infectieuse et immunostimulante majeure, harmonisatrice du système nerveux autonome.

L'origine du nom français « marjolaine » reste obscure. Ce terme est peut-être dérivé du vieux français majorle ou mariole, figure religieuse primitive de la Vierge Marie, en lien avec ses puissantes vertus thérapeutiques. L'huile essentielle de marjolaine à coquilles est une véritable panacée, car elle agit sur la plupart des systèmes biologiques du corps. Certains aromathérapeutes l'ont surnommée le tea tree français, car elle possède des propriétés anti-infectieuses et immunostimulantes étendues, comme l'huile essentielle de tea tree (*Melaleuca alternifolia,* voir page 209). Elle stimule également le système nerveux autonome parasympathique, qui contrôle et harmonise de nombreux organes cibles (cerveau, intestins, poumons...).

PRINCIPAUX COMPOSANTS

L'huile essentielle de marjolaine à coquilles comprend de très nombreux composants, appartenant essentiellement à deux familles biochimiques pour près de 90 % de sa composition : les terpènes monoterpéniques (appelés couramment monoterpènes) et les alcools monoterpéniques (appelés aussi monoterpénols). Parmi les monoterpènes, on retrouve notamment le gamma-terpinène, le sabinène et le myrcène. Concernant les alcools monoterpéniques, cela peut être le terpinène-1-ol-4 ou le thujanol, selon l'un des deux chémotypes de l'huile essentielle de marjolaine à coquilles.

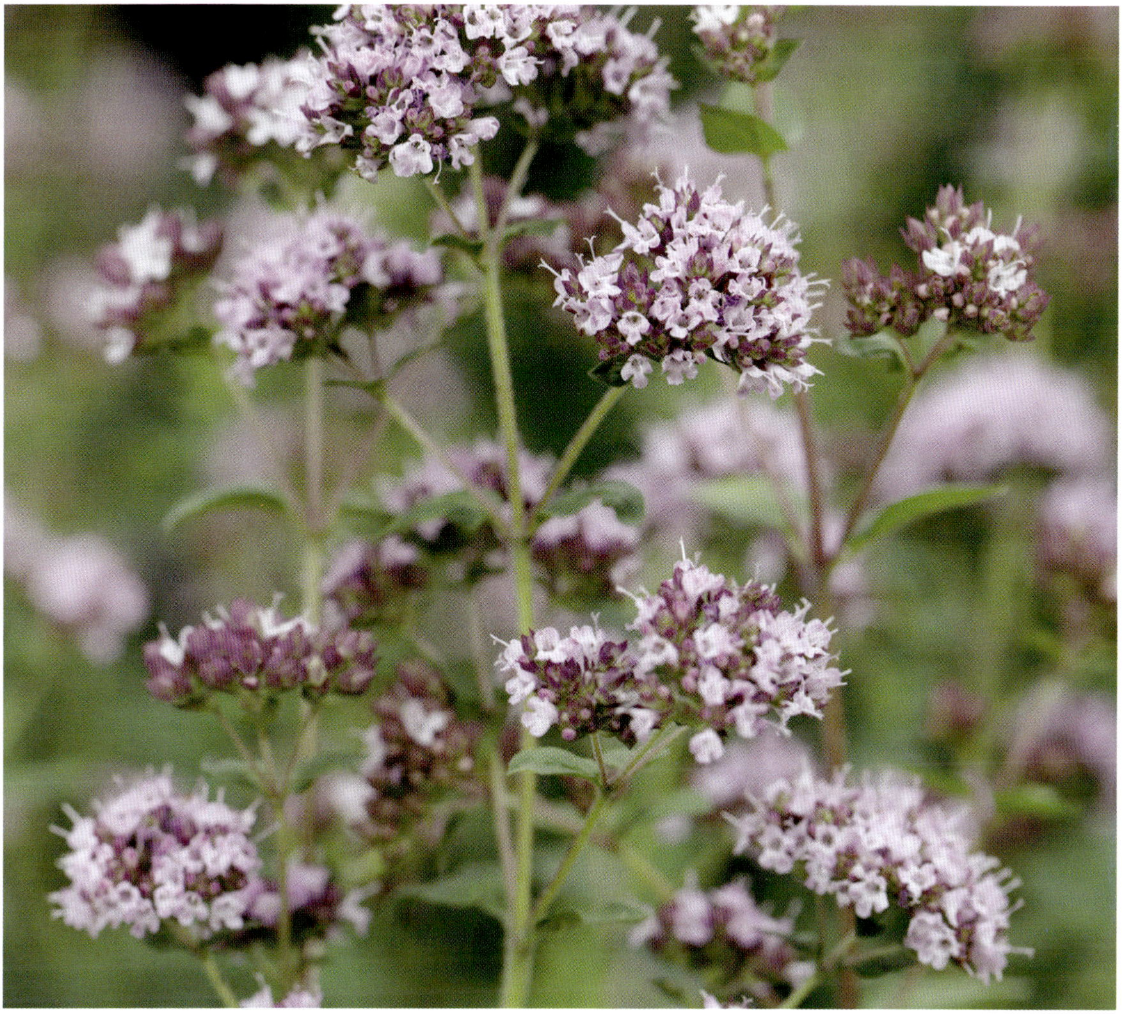

Attention à l'automédication, les huiles essentielles doivent toutes être utilisées avec certaines précautions, leur utilisation nécessite un avis médical et l'encadrement par un professionnel de santé. Voir également les contre-indications et précautions d'emploi communes à toutes les huiles essentielles (p. 66).

Précautions d'emploi spécifiques

L'huile essentielle de marjolaine à coquilles peut présenter une légère dermocausticité, aussi faut-il la diluer avant de l'appliquer en massage sur la peau. Elle s'utilise facilement par voie orale. Toutefois, à fortes doses, elle devient narcotique.

Propriétés

L'huile essentielle de marjolaine à coquilles présente des propriétés stimulantes et rééquilibrantes du système nerveux autonome parasympathique, dont les actions s'étendent sur tous les systèmes biologiques du corps.

- Neurotonique, rééquilibrant nerveux général, c'est-à-dire, en fonction de la quantité utilisée, stimulant, dynamisant ou bien calmant, tranquillisant. C'est aussi un hypnotique léger et un anaphrodisiaque.
- Eupeptique (digestif), anti-infectieux, antispasmodique, carminatif, stimulant stomacal et intestinal.

• Tonicardiaque, antiarythmique, hypotenseur, vasodilatateur, diurétique.
• L'huile essentielle de marjolaine contenant du terpinène-1-ol-4 (alcool monoterpénique), composant anti-infectieux que l'on retrouve dans l'huile essentielle de tea tree, est un antibactérien puissant du système respiratoire (contre colibacille, pneumocoque, staphylocoque), antifongique, antiviral, remarquable immunostimulant et anti-allergique.
• Antirhumatismal, antispasmodique, antalgique et anti-inflammatoire.

INDICATIONS

En première intention, l'huile essentielle de marjolaine à coquilles est intéressante pour tous les troubles liés à une dystonie neurovégétative (dysfonctionnement du système nerveux végétatif), car elle régule le fonctionnement des organes à commande involontaire.
• Troubles nerveux : anxiété, stress, insomnie, fatigue nerveuse (neurasthénie), asthénie, dépression légère, oppression, vertiges, voire psychose légère et épilepsie. L'huile essentielle de marjolaine à coquilles est également proposée pour les obsessions sexuelles (elle est anaphrodisiaque).
• Troubles digestifs et maladies infectieuses du tube digestif : dyspepsie, aérophagie, flatulences, gastrite, crampes d'estomac, ulcères, colites, aphtes, diarrhée, entérocolites, infections staphylococciques et colibacillaires, intoxication digestive.
• Troubles cardiovasculaires : hypertension artérielle, tachycardie, arythmie, syncope.
• L'huile essentielle de marjolaine à coquilles lutte contre les germes responsables d'infections respiratoires : coryza, rhinite, rhinopharyngite, sinusite, bronchite, coqueluche. Elle est aussi intéressante en cas de dyspnée et d'asthme (d'origine nerveuse).
• En usage local : rhumatismes musculaires, arthrose, lumbago, sciatique, torticolis, crampes et contractures musculaires.

MODALITÉS D'UTILISATION

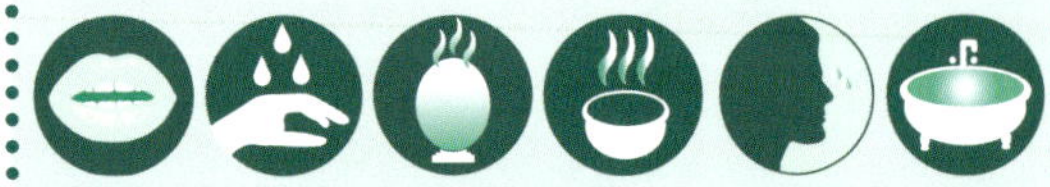

+++ ++ + + + ++

L'huile essentielle de marjolaine à coquilles est aisée d'utilisation (toutefois, il faut toujours la diluer avec un excipient), par voie orale, en massage percutané, en instillation nasale (avec un peu d'huile végétale), en diffusion, en friction, ou en bain. Les vertus olfactives de cette huile essentielle sont parfois recherchées.

FORMULES PROPOSÉES DANS CE LIVRE

Formule unique

• Anxiété page 244
• Fibromyalgie page 248
• Colopathie spasmodique page 320
• Diarrhée page 324

Formule synergie

• Anxiété page 244
• Douleurs chroniques pages 246
• Fibromyalgie page 248
• Insomnie page 250
• Stress page 252
• Syndrome dépressif / Dépression page 254
• Eczéma page 265
• Zona page 278
• Cervicalgie page 285
• Colopathie spasmodique page 320
• Constipation page 322
• Diarrhée page 324

En hydrolat

• Colopathie spasmodique page 320
• Diarrhée page 324

Menthe poivrée

Autres noms : menthe anglaise, menthe Mitcham
Nom latin : *Mentha piperita*
Famille botanique : Lamiacées

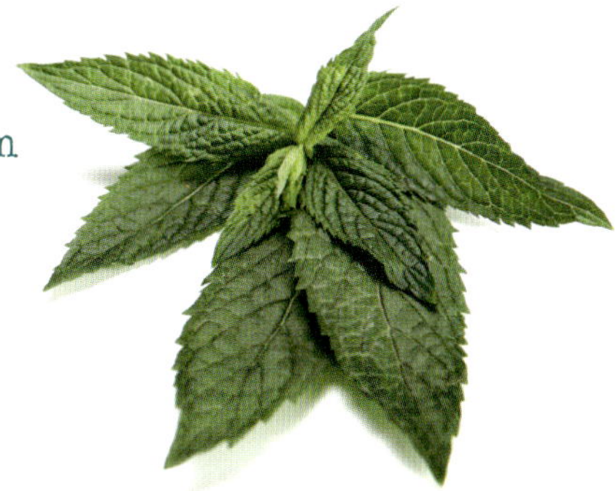

LIEUX DE PRODUCTION
France, mais aussi Europe, pays méditerranéens, États-Unis, Japon, Chine.

PARTIE DE LA PLANTE DISTILLÉE
Les parties aériennes de la plante fraîche (feuilles et fleurs dès qu'elles apparaissent). L'essence est localisée dans les fleurs et les feuilles.

L'huile essentielle à effet glaçon, très anesthésiante, huile phare de la digestion, huile multifonctionnelle !

L'huile essentielle de menthe poivrée est une alliée certaine pour soulager de nombreuses pathologies de différents systèmes. C'est une championne pour enrayer les douleurs légères ou intenses du système locomoteur. Elle possède des propriétés remarquables sur le système digestif dans son ensemble, pour traiter de simples inconforts ou des pathologies plus importantes. En cas d'encombrement bronchique, de nez bouché, de sinus congestionnés, l'huile essentielle de menthe poivrée est aussi une aide précieuse. Très tonique, voire neurotonique, elle redonnera du peps à votre organisme et réveillera les systèmes nerveux endormis.

C'est une huile essentielle à multiple facettes, qui fait partie des huiles essentielles de l'urgence, mais qu'il faut utiliser avec parcimonie et précaution.

Contre-indications

L'huile essentielle de menthe poivrée est déconseillée pour :

- la femme enceinte (pendant toute la grossesse) ;
- la femme allaitante (car l'huile essentielle passe dans le lait maternel) ;
- les enfants de moins de 7 ans.

Attention à l'automédication, les huiles essentielles doivent toutes être utilisées avec certaines précautions, leur utilisation nécessite un avis médical et l'encadrement par un professionnel de santé. Voir également les contre-indications et précautions d'emploi communes à toutes les huiles essentielles (p. 66).

Précautions d'emploi spécifiques

La toxicité de cette huile essentielle est connue. Elle contient des cétones monoterpéniques (menthone) neurotoxiques et excitantes à fortes doses, et abortives. L'huile essentielle de menthe poivrée est aussi hypertensive. De plus elle contient une molécule (le menthol) qui peut être dermocaustique. Cette molécule est responsable de l'effet « glaçon » de l'huile essentielle en application cutanée. Il est recommandé d'effectuer un test cutané localisé, avec quelques gouttes de votre mélange, afin d'observer si une éventuelle réaction dermocaustique se produit.

Stimulant hormonal, l'huile essentielle de menthe

PRINCIPAUX COMPOSANTS

L'huile essentielle de menthe poivrée est très riche en alcools monoterpéniques (dont le menthol en grande partie) et en cétones monoterpéniques (dont la menthone). Sont présents aussi des monoterpènes (béta-pinène, limonène, alpha-pinène), des sesquiterpènes (béta-caryophyllène), des oxydes (1,8-cinéole), des esters en faible pourcentage, et l'on peut trouver des traces d'alcools sesquiterpéniques (moins de 1 %). Les composants majeurs identifiés sont le menthol et la menthone. C'est le menthol qui procure cette sensation de froid sur la peau.

Il existe plusieurs autres variétés de menthes qu'il ne faut pas confondre avec la menthe poivrée.

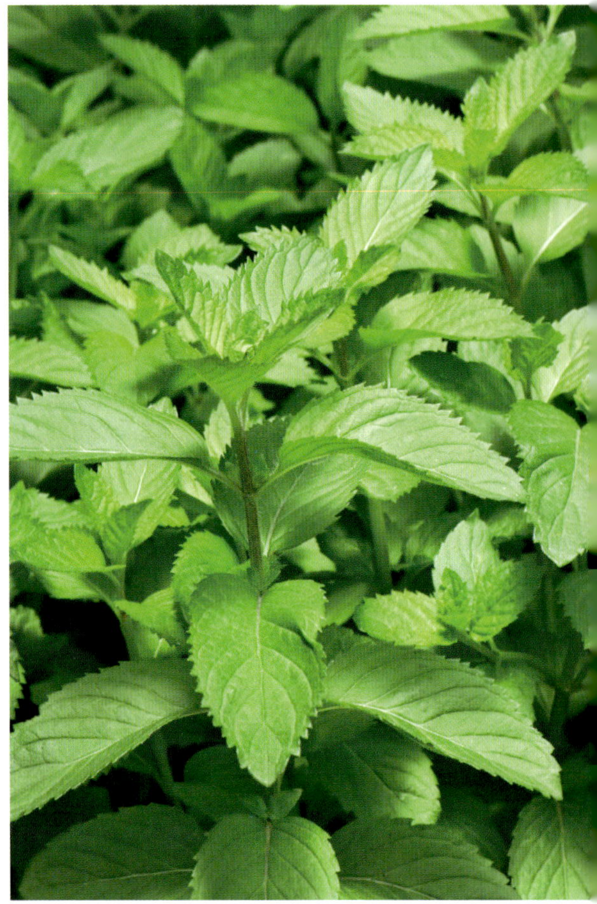

poivrée est également à proscrire en cas de problèmes féminins importants : fibromes, mastoses, cancers hormonodépendants (sein, ovaire, utérus). Elle est également hypertensive et, en excès, neurotoxique.

PROPRIÉTÉS

- L'huile essentielle de menthe poivrée est une huile de prédilection pour le système digestif lorsque l'on peut l'utiliser. C'est un tonique digestif, carminatif, stomachique, cholagogue, cholérétique, régulateur des fonctions hépatiques, stimulant hépatique, stimulant pancréatique, cicatrisant des muqueuses, anti-inflammatoire, antispasmodique et antivomitif.
- Antiseptique du système respiratoire, anti-infectieux, décongestionnant, anticatarrhal, expectorant, mucolytique, antalgique.
- Cicatrisant de la peau et des muqueuses, apaisant, anti-inflammatoire, anti-infectieux, fongicide, virucide et antibactérien.
- Anti-inflammatoire, antispasmodique et antalgique du système locomoteur.
- Circulatoire, vasoconstricteur, décongestionnant et antalgique. Par son effet « glaçon », l'huile essentielle de menthe poivrée soulage les jambes lourdes, fatiguées, douloureuses, gonflées, congestionnées. C'est aussi une bonne alliée pour diminuer les douleurs liées à des chocs physiques. Elle est hypertensive, ce qui peut être un avantage comme un inconvénient.
- Antalgique, antiseptique, anti-inflammatoire et antispasmodique du système urinaire, l'HE de menthe poivrée peut s'utiliser avec parcimonie pour éviter la sensation de froid sur la peau, pour enrayer certaines affections urinaires, en application cutanée, en synergie avec d'autres huiles essentielles et bien diluée dans de l'huile végétale.

- Neurotonique, cette HE réveille simplement en la respirant au flacon.
- Emménagogue (favorise l'arrivée des menstruations).

INDICATIONS

- Troubles digestifs : mauvaise digestion, indigestion, dyspepsie, crampes et spasmes de la sphère abdominale, atonie digestive, insuffisance hépato-biliaire, congestion hépatique, mauvaise haleine, insuffisance pancréatique, vomissements, mal des transports, migraines, céphalées, aérophagie, gaz, ballonnements, coliques, colites, côlon irritable, ulcères, hépatites virales (l'HE de menthe poivrée régénère les cellules hépatiques).
- Troubles respiratoires : sinusite, bronchite, rhinopharyngite, otite.
- Affections de la peau et des muqueuses : inflammations de la peau, démangeaisons, urticaire, eczéma, piqûres d'insectes, cicatrices, plaies infectées ou non, ulcères variqueux, zona.
- Douleurs et inflammations articulaires et musculaires, spasmes musculaires : névralgie, arthrite, polyarthrite, tendinite, épicondylite, entorse, bosses dues à des coups, sciatique, cruralgie.
- Troubles circulatoires : hématomes (en association avec l'hélichryse), jambes lourdes et fatiguées, varices, migraines, céphalées, hypotension.
- Troubles urogénitaux féminins et masculins : infections et inflammations urinaires, aménorrhée, prostatite, congestion de la prostate.
- Troubles nerveux : fatigue, asthénie.

FORMULES PROPOSÉES DANS CE LIVRE

Formule unique

- Goutte page 294

Formule synergie

- Brûlure page 261
- Zona page 278
- Arthrite page 281
- Arthrose page 283
- Entorse page 292
- Goutte page 294
- Jambes lourdes page 305
- Varice page 309
- Gastrite page 331
- Reflux gastro-œsophagien page 335

En hydrolat

- Ballonnement abdominal / Aérophagie page 318
- Dyspepsie page 327
- Laryngite page 345
- Rhinopharyngite page 350
- Sinusite page 352

MODALITÉS D'UTILISATION

On peut utiliser l'huile essentielle de menthe poivrée diluée par voie orale, sur avis médical, par voie cutanée, très diluée et souvent très localisée, et en olfaction au flacon. La menthe poivrée ne se diffuse pas car elle contient des cétones monoterpéniques, neurotoxiques et abortives à fortes doses (la menthone), et ne se mélange pas au bain.

MYRRHE DE SOMALIE

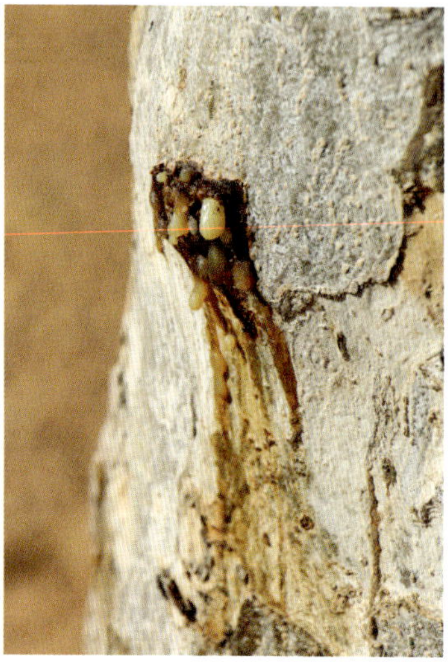

Autres noms : arbre à myrrhe, balsamier, myrrhe amère, myrrhe choisie, myrrhe heerabol, molmol
Nom latin : *Commiphora myrrha*
Famille botanique : Burséracées

LIEUX DE PRODUCTION
Somalie, Yémen.

PARTIE DE LA PLANTE DISTILLÉE
La gomme-résine, appelée larme de l'arbre à myrrhe.

L'huile essentielle des blessures physiques et psychiques.

Dans la religion chrétienne, les Rois mages apportèrent en offrande à l'Enfant Jésus de l'or, de l'encens et de la myrrhe. La myrrhe fait partie de la même famille botanique que l'encens, l'élémi et le copal.
L'utilisation thérapeutique première de l'huile essentielle de myrrhe est l'olfactothérapie, car l'huile essentielle humée possède de puissantes vertus apaisantes sur le système nerveux, facilitant le lâcher prise, la concentration et la méditation. En massage aromatique sur la peau, elle est antalgique, anti-inflammatoire et cicatrisante. Il est donc intéressant de l'intégrer dans une formule contre de l'eczéma de contact, des gerçures ou des vergetures, ou encore des douleurs musculaires. Cette huile essentielle s'utilise aussi en gargarismes, contre les maux de gorge et les aphtes.

PRINCIPAUX COMPOSANTS
La myrrhe de Somalie comprend de la gomme, des polysaccharides, de la résine, et une huile essentielle très riche en sesquiterpènes particuliers : le furanoeudesma-1,3-diène, le lindestrène et l'élémène.

CONTRE-INDICATIONS

L'huile essentielle de myrrhe est déconseillée pour :
- la femme enceinte (pendant toute la grossesse) ;
- la femme allaitante (car l'huile essentielle passe dans le lait maternel) ;
- les enfants de moins de 7 ans.

Attention à l'automédication, les huiles essentielles doivent toutes être utilisées avec certaines précautions, leur utilisation nécessite un avis médical et l'encadrement par un professionnel de santé. Voir également les contre-indications et précautions d'emploi communes à toutes les huiles essentielles (p. 66).

PRÉCAUTIONS D'EMPLOI SPÉCIFIQUES

L'usage excessif et prolongé de l'huile essentielle de myrrhe, même en massage, affecte la libido.

Pour son usage exceptionnel par voie orale, il est toujours recommandé (comme pour toute huile essentielle), de lui associer une huile essentielle protectrice du foie (romarin à 1,8-cinéol, romarin à verbénone, essence de citron, menthe poivrée ou thym à thuyanol).

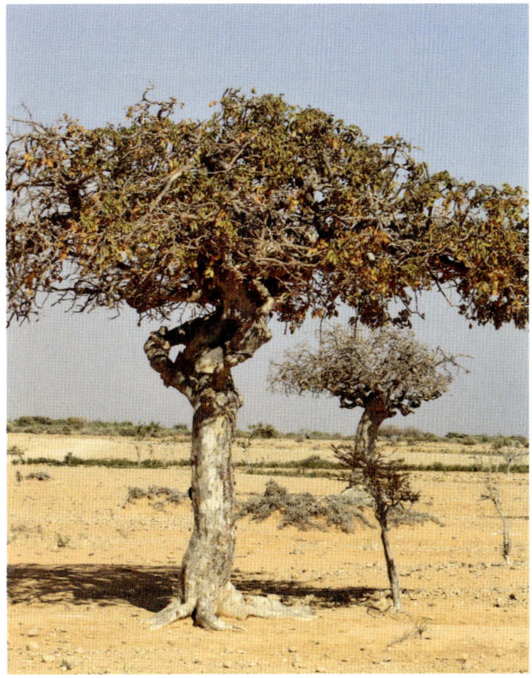

Propriétés

- Calmant puissant et réconfortant (de l'âme et de l'esprit).
- Antiseptique particulièrement efficace, anti-infectieux, antiviral, parasiticide (ascaris).
- Excellent anti-inflammatoire.
- Antalgique par voie locale.
- Cicatrisant et régénérant cutané.
- Régulateur endocrinien : anaphrodisiaque, frein thyroïdien (thyréomodérateur).

Indications

- Troubles nerveux : dépression nerveuse (chez l'adulte) ; hyperactivité, énurésie, phobie et angoisse (chez l'enfant).
- Douleurs et raideurs musculaires.
- Affections de la bouche (gingivite, stomatite, aphtose, lésions dues aux prothèses dentaires), maux de gorge et du pharynx, infections des voies respiratoires.
- Affections cutanées : lèvres et pieds gercés, coups de soleil, eczéma, cicatrisation difficile, abcès, furoncles, psoriasis, vergetures, plaies atones, ulcères cutanés, escarres.
- Certains maux digestifs : diarrhée, dysenterie, colites.
- Aide à discipliner et à gainer les cheveux.

Formules proposées dans ce livre

Formule synergie

- Cicatrice / Crevasse page 263
- Psoriasis page 273
- Zona page 278

MODALITÉS D'UTILISATION

\+ +++ ++ ++ +++ +

L'huile essentielle de myrrhe s'utilise de façon privilégiée, en application cutanée, diluée et associée avec un support naturel (un macérât huileux d'arnica, de calendula ou de millepertuis, par exemple), sur des douleurs musculaires, sur le thorax et le dos pour les infections pulmonaires, sur l'abdomen pour les infections intestinales ou dans le bain. On peut utiliser aussi cette HE en gargarismes ou en bain de bouche, fortement diluée, pour les maux de la bouche et de la gorge, en diffusion pour purifier et assainir l'air, en fumigations ou en inhalations. L'usage de la voie orale est exceptionnel.

MYRTE VERT

Autres noms : myrte commun, nerte, myrte juif, herbe du lagui
Nom latin : *Myrtus communis*
Famille botanique : Myrtacées

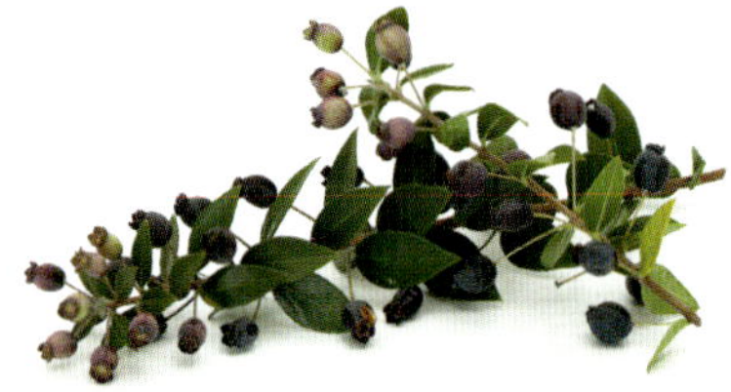

LIEUX DE PRODUCTION
Corse.

PARTIE DE LA PLANTE DISTILLÉE
Le rameau feuillé, les feuilles, parfois les fleurs.

L'huile essentielle des affections pulmonaires.

Le myrte vert est dédié à la nymphe Myrsine d'Attique. La légende raconte que, jalouse de son éblouissante beauté et de ses dons surnaturels, la déesse Minerva tua Myrsine. Un arbuste de myrte aurait surgi du corps sans vie de la nymphe. Regrettant son geste, Minerva aurait offert son amour divin à la plante.

PRINCIPAUX COMPOSANTS

L'huile essentielle de myrte vert est très riche en alpha-pinène (monoterpène présent dans les conifères), en 1,8-cinéole (appelé aussi eucalyptol, oxyde monoterpénique présent dans de nombreuses plantes de la famille des Myrtacées, tels les eucalyptus), et en limonène (monoterpène présent dans les agrumes).

L'huile essentielle de myrte vert se révèle d'une extrême douceur pour la peau. Son parfum mentholé et camphré a un effet vivifiant et apaisant. La douceur du myrte vert et son absence de toxicité le font recommander pour les affections pulmonaires des enfants (en massage) et toutes les affections respiratoires des adultes en général.

CONTRE-INDICATIONS

L'huile essentielle de myrte vert est déconseillée pour :

- la femme enceinte (pendant toute la grossesse) ;
- la femme allaitante (car l'huile essentielle passe dans le lait maternel) ;
- les enfants de moins de 7 ans.

Attention à l'automédication, les huiles essentielles doivent toutes être utilisées avec certaines précautions, leur utilisation nécessite un avis médical et l'encadrement par un professionnel de santé. Voir également les contre-indications et précautions d'emploi communes à toutes les huiles essentielles (p. 66).

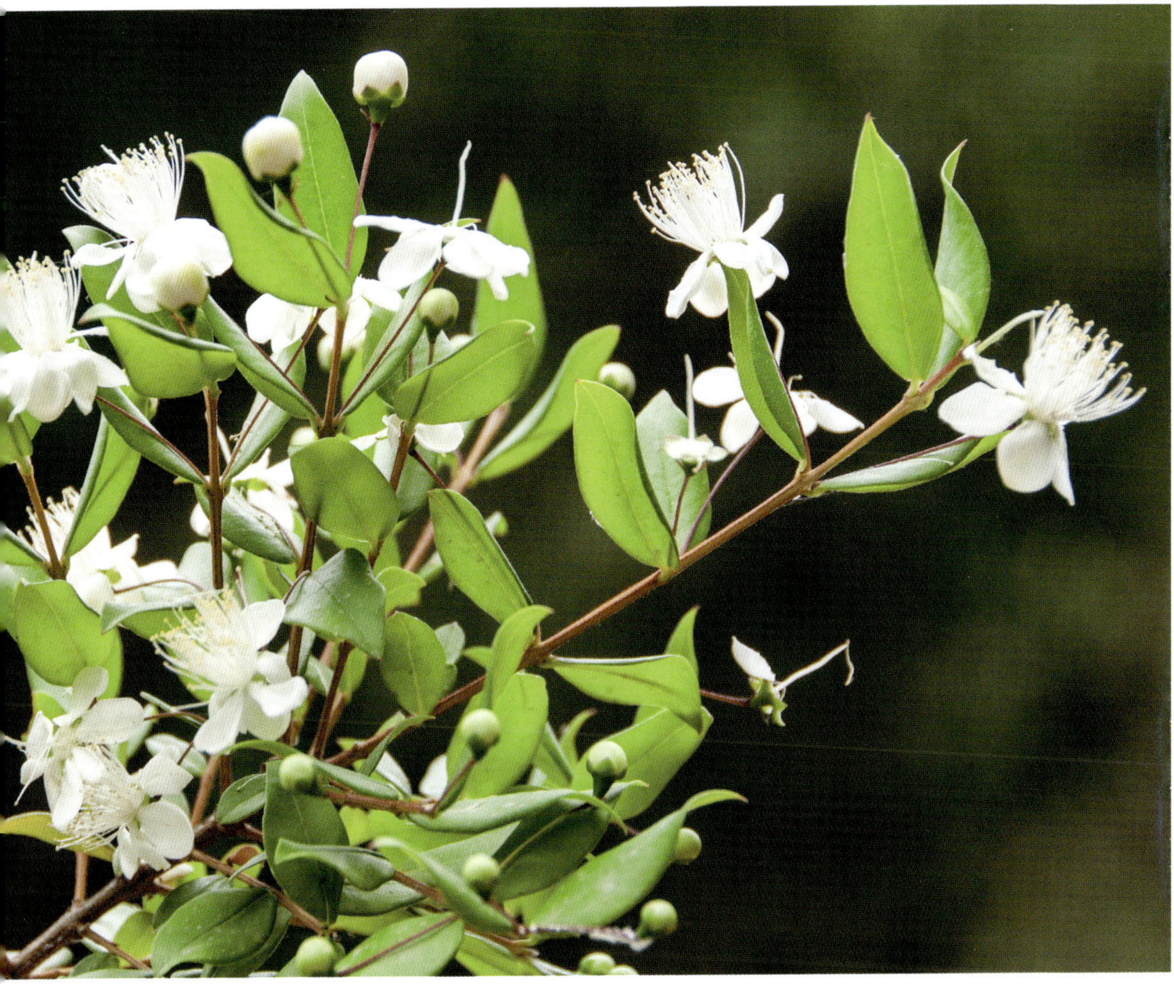

À SAVOIR

Il existe aussi une huile essentielle de myrte rouge, qui agit sur la sphère circulatoire comme excellent draineur lymphatique et décongestionnant veineux, et qui est aussi un antispasmodique intestinal et féminin.

Précautions d'emploi spécifiques

L'huile essentielle de myrte vert ne présente aucune toxicité connue aux doses recommandées, toutefois l'administration par voie orale supérieure à 6 gouttes par jour peut provoquer des nausées, des céphalées et une sensation de fatigue.

Propriétés

- Expectorant, anticatarrhal, mucolytique, antitussif, anti-infectieux, antiviral et immunostimulant.
- Sédatif, apaisant, calmant, hypotenseur (contre l'hypertension d'origine nerveuse). Prépare au sommeil de bonne qualité.
- Antiseptique des voies urinaires (infections non colibacillaires), virucide, bactéricide, fongicide, décon-

gestionnant prostatique, hormone-like, c'est-à-dire équilibrant des fonctions de la thyroïde (hypothyroïdie) et des ovaires.

- Pour la peau et les cheveux, tonique, antiseptique et astringent.
- Hépatostimulant.

INDICATIONS

- Affections des voies respiratoires : infection broncho-pulmonaire chronique, bronchite, emphysème, asthme, mucoviscidose (encadré par un médecin), toux quinteuse, sèche et chronique, sinusite, otite, angine.
- Troubles nerveux : insomnie, hypertension artérielle d'origine nerveuse.
- Troubles urogénitaux : infection urinaire, prostatite inflammatoire, aménorrhée, règles douloureuses.
- Peau et cheveux : acné, psoriasis, peau grasse, mal irriguée, grise et manquant d'éclat, peau dévitalisée, irritée, enflammée, ridée. Pellicules et séborrhée du cuir chevelu, poux.
- Troubles digestifs : insuffisance hépatobiliaire, crampes d'estomac.

Le myrte rouge agit surtout sur la sphère circulatoire (hémorroïdes, varices, stases veineuses) et, par ses propriétés antispasmodiques, sur les entérocolites spasmodiques et les dysménorrhées.

FORMULES PROPOSÉES DANS CE LIVRE

Formule synergie

- Trachéite page 354

MODALITÉS D'UTILISATION

+	++++	+++	+++	+

On peut utiliser l'huile essentielle de myrte vert par voie cutanée, en usage interne ou en diffusion atmosphérique. L'huile essentielle de myrte vert est remarquablement bien tolérée par la peau, et peut s'appliquer localement en mélange, diluée dans une belle huile végétale, sur le thorax et le dos pour les infections pulmonaires, sur le ventre et le bas du dos pour les infections urinaires et prostatiques, sur les sinus ou le cou pour les sinusites ou les angines et sur le plexus solaire ou la face interne des poignets pour les insomnies.

Nard de l'Himalaya

Autres noms : nard vrai, nard indien
Nom latin : *Nardostachys jatamansi* (syn. *N. grandiflora*)
Famille botanique : Valérianacées

LIEUX DE PRODUCTION
Montagnes himalayennes (Inde, Népal et Tibet).

PARTIE DE LA PLANTE DISTILLÉE
La partie souterraine (rhizome, racine).

L'huile essentielle sacrée des affections nerveuses et de la peau.

En Inde, *jatamansi* ou encore *akashamansi* signifie « esprit incarné » et, dans la religion catholique, l'huile essentielle de nard de l'Himalaya est celle que Marie-Madeleine utilisa lors de la Cène. L'emploi de cette huile est fort intéressant pour les troubles de santé qui touchent à la fois le système nerveux et la peau, sachant que ces deux sphères possèdent la même origine embryologique, l'ectoderme. En massage, l'huile essentielle de nard soulage les eczémas et le psoriasis, mais pallie aussi à l'anxiété et aux chocs émotionnels. Certains l'intègrent dans des préparations pour les maladies veineuses.

Contre-indications

L'huile essentielle de nard de l'Himalaya est déconseillée pour :

- la femme enceinte (pendant toute la grossesse) ;
- la femme allaitante (passe dans le lait maternel) ;
- les enfants de moins de 7 ans.

Attention à l'automédication, les huiles essentielles doivent toutes être utilisées avec certaines précautions, leur utilisation nécessite un avis médical et l'encadrement par un professionnel de santé. Voir également les contre-indications et précautions d'emploi communes à toutes les huiles essentielles (p. 66).

Précautions d'emploi spécifiques

L'huile essentielle de nard de l'Himalaya doit s'utiliser avec précaution et sur de courtes périodes. Stimulant ovarien, elle est également à proscrire en cas de problèmes féminins importants : fibromes, mastoses et cancers hormonodépendants (sein, ovaire, utérus).

PRINCIPAUX COMPOSANTS

L'huile essentielle de nard de l'Himalaya est très complexe, comprenant près d'une centaine de composants différents, appartenant surtout à la famille biochimique des sesquiterpènes. Les composants majeurs sont le valéranone, le béta-gurjunène et le calarène.

Propriétés

L'huile essentielle de nard présente de belles propriétés harmonisatrices, qui irradient sur tout le corps.

- Harmonisant du système neurovégétatif et calmant nerveux.
- Stimulant de la circulation sanguine, phlébotonique et décongestionnant veineux. Renforce aussi le muscle cardiaque.
- Apaise et nourrit les tissus cutanés. Également utilisé pour colorer les cheveux en noir et favoriser leur pousse.
- Équilibrant hormonal et stimulant ovarien.

Indications

Les capacités de guérison étendues de l'huile essentielle de nard de l'Himalaya s'observent sur de nombreuses maladies du corps.

- Troubles nerveux : tension nerveuse, anxiété, phobies, choc émotionnel, chagrin, instabilité affective, voire d'autres troubles plus sévères comme les psychoses ou l'autisme (sous l'encadrement d'un professionnel de santé).
- Troubles cardiovasculaires et veineux : arythmie, tachycardie, anémie, varices, crise hémorroïdaire, et aussi bien hypotension qu'hypertension.
- Affections de la peau : dermatoses chroniques, eczéma, psoriasis, allergies cutanées, dermatites, infections de la peau comme la staphylococcie.
- Troubles hormonaux et insuffisance ovarienne.

Formules proposées dans ce livre

Formule unique

- Alopécie / Perte de cheveux page 259
- Psoriasis page 273

Formule synergie

- Alopécie / Perte de cheveux page 259
- Psoriasis page 273

En hydrolat

- Psoriasis page 273

MODALITÉS D'UTILISATION

-	+++	-	++++	+

L'huile essentielle de nard de l'Himalaya est souvent proposée en olfactothérapie. Elle s'utilise aussi de façon privilégiée par voie cutanée, diluée entre 7 et 10 % dans un support huileux comme l'huile végétale de calophyllum ou de macadamia, pour favoriser la circulation veineuse. En application locale sur les maladies de peau, on la dilue à 1 ou 2 % dans de l'huile végétale de nigelle, par exemple. Pour calmer les nerfs ou le cœur, il est intéressant de déposer une goutte de nard de l'Himalaya au niveau des poignets et de frictionner aussi les plexus cardiaque, solaire et sacré. Il est également possible de l'utiliser dans le bain (avec un dispersant adapté). Certains usages ne sont pas recommandés (voie orale, diffusion), du fait de sa composition, de son odeur caractéristique et/ou de son prix élevé.

NIAOULI

Autres noms : mélaleuque à feuilles, goménol
Nom latin : *Melaleuca quinquenervia*
Famille botanique : Myrtacées

LIEUX DE PRODUCTION
Madagascar, Australie.

PARTIE DE LA PLANTE DISTILLÉE
Les feuilles.

Une huile essentielle très polyvalente, anti-infectieuse à large spectre d'action, antibactérienne et antivirale puissante.

L'huile essentielle de niaouli est une incontournable dans les infections bactériennes et virales des systèmes respiratoire, digestif et cutané. Elle est très efficace sur les affections ORL et broncho-pulmonaires. C'est une huile remarquable dans la prévention hivernale et une alliée hors pair en cas de grippe, bronchite, rhinopharyngite, ou tout simplement pour vous aider à passer l'hiver en toute sérénité, en stimulant vos défenses immunitaires. Il ne faut pas négliger non plus ses propriétés décongestionnantes des veines, qui permettent de soulager les jambes lourdes, ainsi que son action protectrice et réparatrice de la peau.

CONTRE-INDICATIONS

L'huile essentielle de niaouli est déconseillée pour :
- la femme enceinte (pendant toute la grossesse) ;
- la femme allaitante (car l'huile essentielle passe dans le lait maternel) ;
- les enfants de moins de 7 ans.

Attention à l'automédication, les huiles essentielles doivent toutes être utilisées avec certaines précautions, leur utilisation nécessite un avis médical et l'encadrement par un professionnel de santé. Voir également les contre-indications et précautions d'emploi communes à toutes les huiles essentielles (p. 66).

PRÉCAUTIONS D'EMPLOI SPÉCIFIQUES

Il n'y a pas de contre-indications connues aux doses recommandées, toutefois l'huile essentielle de niaouli est œstrogène-like (présence de viridiflorol) et donc à proscrire en cas de problèmes féminins importants : fibromes, mastoses, cancers hormonodépendants (sein, ovaire, utérus).
Cette huile essentielle contient du 1,8-cinéole. Il faut être très prudent en présence de personnes asthmatiques.

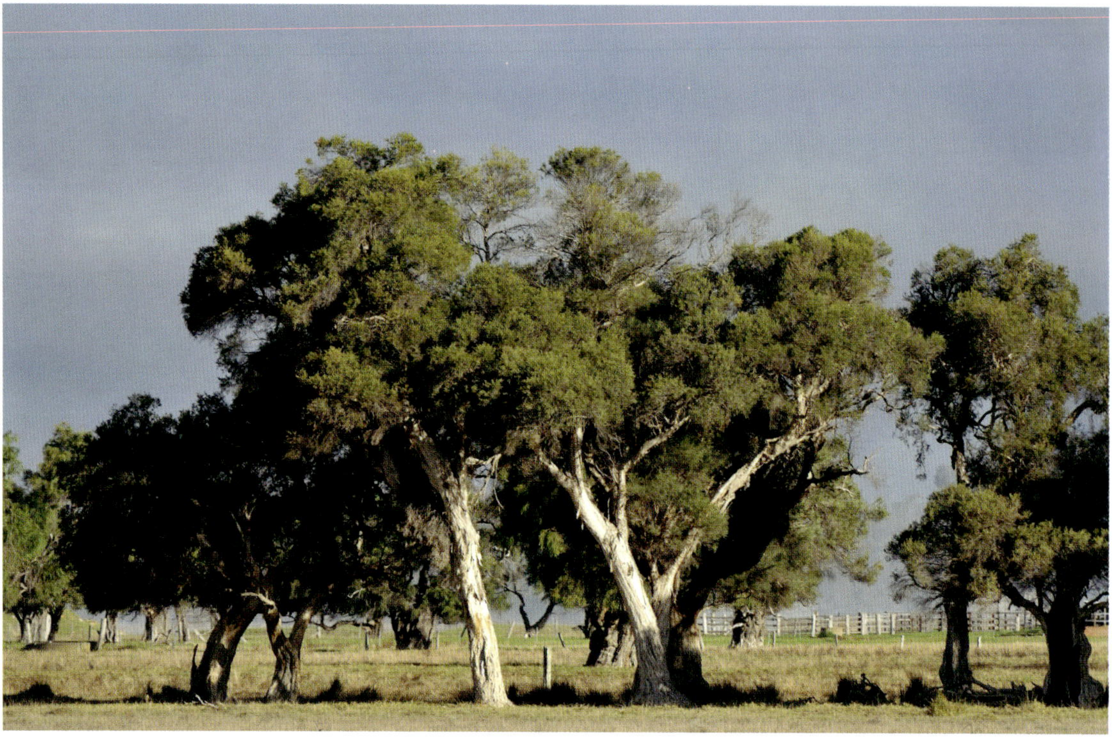

PRINCIPAUX COMPOSANTS

L'huile essentielle de niaouli provenant de Madagascar est riche en oxydes (1,8-cinéole, appelé aussi eucalyptol). Sont présents aussi des alcools monoterpéniques (alpha-terpinéol, terpinéol-4), des monoterpènes (alpha-pinène, limonène, béta-pinène), des alcools sesquiterpéniques (viridiflorol, nérolidol) et des sesquiterpènes (béta-caryophyllène). Le composant majeur identifié est le 1,8-cinéole.
Il existe des variabilités biochimiques entre les huiles essentielles de Madagascar et d'Australie. Elles ne possèdent pas les mêmes taux de certaines molécules biochimiques (1,8-cinéole, nérolidol et linalol en particulier).

PROPRIÉTÉS (HE DE MADAGASCAR)

L'huile essentielle de niaouli possède des propriétés efficaces pour lutter contre les infections de tous types, et plus particulièrement sur la sphère broncho-pulmonaire grâce à la présence du 1,8-cinéole.

- Stimulant du système immunitaire, permettant de combattre des infections diverses, antibactérien (bactéries à Gram +, staphylocoque doré, certains streptocoques, pneumocoque, entérocoque), antiviral (virus de l'herpès), antiparasitaire et antifongique.
- Excellent expectorant et décongestionnant des voies respiratoires (présence de 1,8-cinéole), anticatarrhal, anti-inflammatoire, anti-infectieux, antibactérien actif et antiviral.
- Anti-infectieux agissant sur les infections du système digestif, mais aussi sur les inflammations des muqueuses et parois des organes digestifs.
- Décongestionnant veineux.
- Protecteur, cicatrisant et régénérateur cutané très efficace sur les tissus lésés. Antibactérien, antiviral,

antifongique, antiseptique et anti-inflammatoire. L'huile essentielle de niaouli s'utilise aussi bien en entretien de la peau que sur des affections cutanées plus sévères. Il est important de mentionner aussi sa propriété radioprotectrice en cas de radiothérapie.

Indications (HE de Madagascar)

- Baisse des défenses immunitaires, fatigue : l'huile essentielle de niaouli permet à l'organisme de réagir en période hivernale et en cas d'épidémie de grippe ou de gastro-entérite.
- Troubles respiratoires : l'huile essentielle de niaouli excelle dans les problèmes de la sphère ORL broncho-pulmonaire, elle est très efficace en cas de bronchite, sinusite, rhinopharyngite, grippe, otite, amygdalite.
- Troubles digestifs : infections intestinales de type gastro-entérite, hépatites virales, gastrite et ulcère gastro-duodénal.
- Troubles veineux et lymphatiques : stases, congestions, œdèmes lymphatiques, hémorroïdes externes, varices.
- Affections de la peau : piqûres d'insectes, brûlures, coups de soleil, acné, plaies infectées, furoncles, escarres, ulcères variqueux, herpès labial, mycoses, zona. Et aussi pour l'entretien des peaux matures et ridées.
- Troubles urogénitaux : l'huile essentielle de niaouli est très efficace contre le virus de l'herpès génital. Grâce à ses propriétés anti-inflammatoires, décongestionnantes et anti-infectieuses, cette HE soigne les infections urinaires.

Formules proposées dans ce livre

Formule unique

- Rhinopharyngite page 350

Formule synergie

- Herpès labial page 269
- Hémorroïde page 303
- Varices page 309
- Angine page 338
- Bronchite aiguë page 341
- Grippe page 343
- Laryngite page 345
- Rhinopharyngite page 350

Modalités d'utilisation

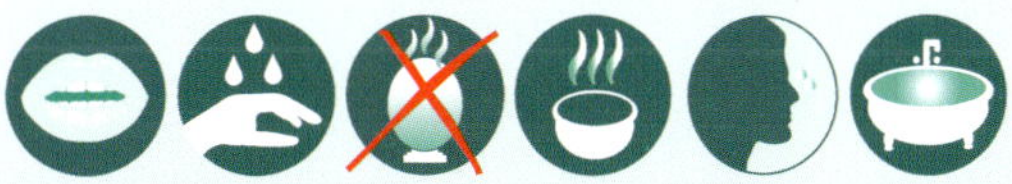

++ +++ – + ++ ++

L'huile essentielle de niaouli peut s'utiliser diluée par voie orale, sur avis médical, diluée par voie cutanée, en olfaction au flacon, en inhalations ou diluée dans le bain. Sa voie de prédilection est la voie cutanée. La diffusion atmosphérique est déconseillée, car son odeur peut être entêtante.

ORANGE DOUCE

Nom latin : Citrus sinensis
Famille botanique : *Rutacées*

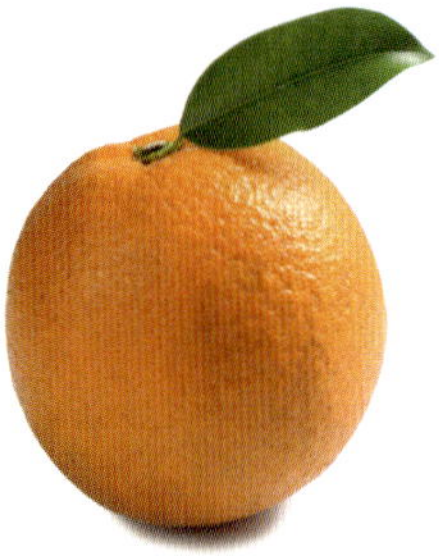

LIEU DE PRODUCTION
Brésil.

PARTIE DE LA PLANTE EXPRIMÉE À FROID
Le péricarpe (zeste) du fruit de l'oranger doux.

Une essence douce, calmante, enveloppante, qui met de bonne humeur.

L'essence d'orange douce, très douce, est fort utile en période de tristesse, morosité, blues. Son odeur apporte bien-être et sérénité. Elle aide les systèmes nerveux fatigués en quête de réconfort, de pause, de lâcher prise, et prodigue aussi ses bienfaits à notre système digestif parfois un peu ralenti.

ESSENCE

Les citrus font l'objet d'une expression à froid des zestes (processus de production différent de la distillation). C'est à ce titre que l'on obtient une essence et non une huile essentielle (la dénomination d'huile essentielle est attribuée aux produits obtenus après distillation des végétaux à la vapeur d'eau). L'appellation juste est « essence d'orange douce ».

CONTRE-INDICATIONS

L'essence d'orange douce est déconseillée pour :
- la femme enceinte (pendant toute la grossesse) ;
- la femme allaitante (passe dans le lait maternel) ;
- les enfants de moins de 7 ans.

Outre les contre-indications et précautions d'emploi communes à toutes les huiles essentielles (voir p. 66), l'essence d'orange douce est déconseillée pour les personnes sous traitement médicamenteux anticoagulant, les personnes devant subir une intervention chirurgicale et les hémophiles (car l'essence d'orange douce est un fluidifiant sanguin).

PRÉCAUTIONS D'EMPLOI SPÉCIFIQUES

L'essence d'orange douce, riche en monoterpènes, ne doit pas s'utiliser pure sur la peau, car elle peut présenter une dermocausticité et provoquer une irritation cutanée. Diluez-la dans une huile végétale, un gel ou un excipient adapté, et pratiquez un test cutané avant la première utilisation.
L'essence d'orange douce, en raison de la présence de coumarines, est très photosensibilisante. Avant une exposition au soleil, elle ne doit pas être appliquée localement (même diluée), ni absorbée par voie orale (l'essence rejoint la circulation générale et est distribuée dans tout le corps).

PROPRIÉTÉS

Les propriétés de l'essence d'orange douce sont principalement utilisées sur le système nerveux et le système digestif.

- Sédatif, relaxant, calmant, anxiolytique, sympathicolytique (calme l'action du système nerveux sympathique).
- Tonique digestif, apéritif, stomachique, carminatif et antispasmodique.
- Antiseptique aérien.
- Antiseptique cutané.

INDICATIONS

- Troubles nerveux : insomnie, anxiété, angoisse, stress, blues, nervosité, déprime, fatigue nerveuse.
- Troubles digestifs : digestion difficile ou lente, dyspepsie, crampes de l'abdomen, aérophagie, gaz, ballonnements, constipation légère (efficace en cas de constipation d'origine nerveuse), insuffisance hépatique.
- Assainissement de l'air.

FORMULES PROPOSÉES DANS CE LIVRE

Formule unique

- Anxiété page 244

Formule synergie

- Anxiété page 244
- Fibromyalgie page 248
- Stress page 250
- Eczéma page 265
- Furoncle page 267
- Psoriasis page 273
- Zona page 278
- Goutte page 294
- Jambes lourdes page 305
- Abcès buccal page 314
- Aphte page 316
- Dyspepsie page 327
- Gastrite page 331
- Gingivite page 333
- Reflux gastro-œsophagien page 335

PRINCIPAUX COMPOSANTS

L'essence d'orange douce est très riche en monoterpènes comme tous les citrus, et plus particulièrement en limonène (le pourcentage le plus important), puis en myrcène. Elle contient aussi, en très faible pourcentage, des alcools monoterpéniques ou monoterpénols (linalol), des aldéhydes, ainsi que des traces de coumarines et furocoumarines, sédatives mais très photosensibilisantes.

MODALITÉS D'UTILISATION

+ ++ +++ +++ +++

On peut utiliser l'essence d'orange douce en diffusion atmosphérique, en olfaction au flacon, diluée dans le bain, très diluée par voie cutanée et diluée par voie orale, sur avis médical. La voie de prédilection de l'essence d'orange douce est la voie respiratoire (diffusion, olfaction). Pour les problèmes nerveux, l'application cutanée sur les centres nerveux (voie externe) est la voie royale, mais cette utilisation est délicate car l'essence d'orange douce est photosensibilisante, donc toute exposition au soleil est à éviter après l'application en massage ou en onction, même diluée, pendant plusieurs heures.

PALMAROSA

Nom latin : *Cymbopogon martinii* var. *motia*
Famille botanique : *Poacées*

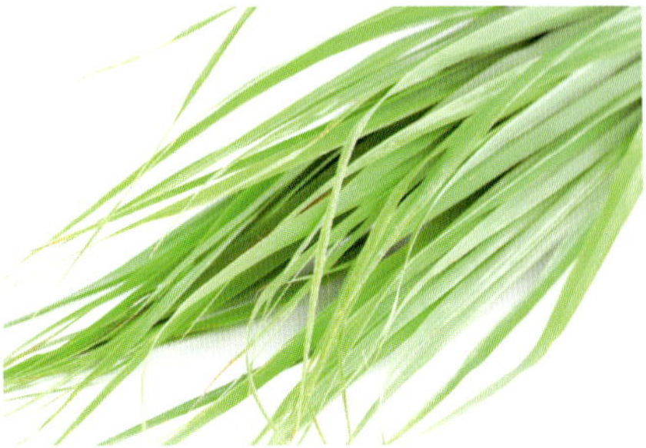

LIEUX DE PRODUCTION
Inde (principalement), Vietnam, Madagascar.

PARTIE DE LA PLANTE DISTILLÉE
La partie aérienne (herbe et fleurs).

L'huile essentielle de la peau et de la sphère urogénitale.

L'huile essentielle de palmarosa combat les infections principalement mycosiques et bactériennes. C'est une incontournable pour soigner les mycoses cutanées et génitales et une huile de prédilection pour traiter les peaux infectées et abîmées. Il ne faut pas négliger aussi son action très tonique du système nerveux, qui apporte son soutien aux personnes fatiguées et déprimées.

CONTRE-INDICATIONS

L'huile essentielle de palmarosa est déconseillée pour :

- la femme enceinte (pendant toute la grossesse) ; de plus, attention, cette HE est utérotonique en cas de grossesse, elle est à éviter doublement.
- la femme allaitante (car l'huile essentielle passe dans le lait maternel) ;
- les enfants de moins de 7 ans.

Attention à l'automédication, les huiles essentielles doivent toutes être utilisées avec certaines précautions, leur utilisation nécessite un avis médical et l'encadrement par un professionnel de santé. Voir également les contre-indications et précautions d'emploi communes à toutes les huiles essentielles (p. 66).

PRÉCAUTIONS D'EMPLOI SPÉCIFIQUES

Il n'y a pas de toxicité connue aux doses recommandées, toutefois l'huile essentielle de palmarosa contient des molécules susceptibles de provoquer des réactions cutanées sur des peaux très sensibles. Il est recommandé de faire un test cutané avec votre huile de massage sur le pli du coude quelques heures avant l'application.

PRINCIPAUX COMPOSANTS

L'huile essentielle de palmarosa est très riche en alcools monoterpéniques (principalement du géraniol pour 70 à 85 % en moyenne, et du linalol). Sont présentes d'autres familles biochimiques : des esters (acétate de géranyle), des sesquiterpènes (béta-caryophyllène) et des monoterpènes (béta-ocimène), ainsi que quelques aldéhydes terpéniques en faible pourcentage.

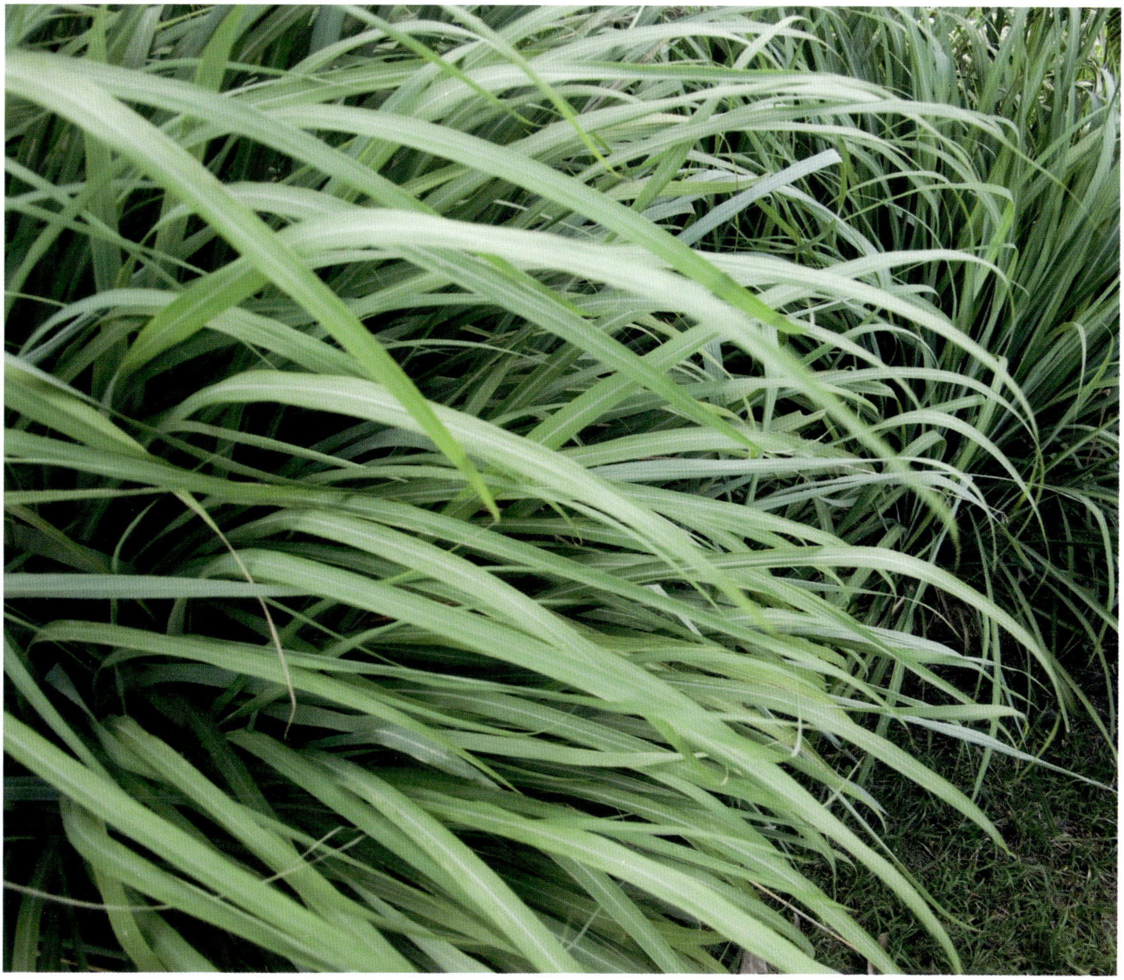

PROPRIÉTÉS

L'huile essentielle de palmarosa possède des propriétés anti-infectieuses importantes, liées à la présence de géraniol.

- Tonique et stimulant de l'organisme en général.
- Anti-infectieux et stimulant des défenses immunitaires, antibactérien (actif sur les staphylocoques et *Escherichia coli*) et antimycosique très puissant, également antiviral avec une action plus spécifique sur les sphères cutanée, urogénitale et ORL broncho-pulmonaire.
- L'huile essentielle de palmarosa est une huile phare des soins de peaux à problèmes, et plus simplement de l'entretien de la peau. C'est un tonique cutané et régénérant cellulaire, qui redonne de l'élasticité à la peau. Cette HE possède également des propriétés cicatrisantes, assainissantes, antiseptiques, antifongiques, antibactériennes, et est intéressante à utiliser en cas de dermatoses et d'infections cutanées.
- Excellent draineur lymphatique.
- Antalgique, pour soulager les douleurs liées à des pathologies des systèmes urogénital, locomoteur et ORL.
- L'huile essentielle de palmarosa a une odeur très agréable de « rose herbacée », qui apaise et réconforte, mais redonne aussi du tonus.

- Cardiotonique, pouvant être utilisé dans certaines pathologies en liaison avec des fatigues cardiaques.
- Tonique utérin (utérotonique), l'huile essentielle de palmarosa peut être utilisée par les professionnels de santé lors des accouchements pour favoriser les contractions et soulager les douleurs.

INDICATIONS

- Affections de la peau : acné, furoncles, mycoses, plaies infectées, ulcères variqueux, escarres, eczéma, cicatrices, crevasses, vergetures. L'huile essentielle de palmarosa est aussi utilisée en cas de transpiration excessive, pour enrayer les odeurs parfois désagréables liées à ce phénomène.
- Entretien de la peau : cette huile est l'alliée des peaux atones, asphyxiées, déshydratées, des peaux matures, vieillissantes, ridées.
- Troubles urogénitaux, en association avec d'autres huiles essentielles : infections gynécologiques, infections mycosiques, infections urinaires, cystite et autres pathologies de type salpingite, urétrite. L'HE de palmarosa intervient sur l'infection mais aussi sur la douleur.
- Efficace en massage, associée à d'autres huiles essentielles, pour les drainages lymphatiques, contre les œdèmes lymphatiques et la cellulite.
- Infections et douleurs associées du système ORL : sinusite, rhinopharyngite, otite.
- Troubles nerveux : dépression nerveuse, anxiété, stress, fatigue, surmenage intellectuel.

FORMULES PROPOSÉES DANS CE LIVRE

Formule unique

- Pellicules page 270

Formule synergie

- Vieillissement de la peau page 276

MODALITÉS D'UTILISATION

- +++ + +++ ++

L'huile essentielle de palmarosa s'utilise diluée par voie cutanée, en olfaction au flacon, en diffusion atmosphérique, associée à d'autres huiles essentielles, diluée dans le bain. La voie orale n'est pas conseillée.

Petit grain bigarade

Autres noms : petit grain Paraguay, bigaradier, petit grain bigaradier, oranger amer
Noms latins : *Citrus aurantium* ssp. *aurantium*, *C. aurantium* ssp. *amara*
Famille botanique : Rutacées

LIEUX DE PRODUCTION
Paraguay.

PARTIE DE LA PLANTE DISTILLÉE
Le rameau feuillé (avec les très jeunes fruits).

L'huile essentielle phare de la gestion des émotions. Elle excelle sur les déviances de notre psychisme, et vient soulager les déséquilibres physiques qui en découlent.

L'huile essentielle de petit grain bigarade est l'un des bijoux olfactifs que nous avons le privilège d'avoir en aromathérapie. Elle rééquilibre les systèmes nerveux ébranlés, que ce soit légèrement ou profondément. Elle intervient sur le plan purement émotionnel, et aussi sur les somatisations physiques conséquentes à un déséquilibre nerveux : crampes à l'estomac, courbatures, douleurs cervicales, etc. C'est une huile essentielle qui assainit le corps et l'esprit. Outre ses vertus psycho-émotionnelles, il ne faut pas négliger son pouvoir antibactérien sur la peau ; on dit bien que « la peau est le miroir de l'âme ».

Contre-indications

L'huile essentielle de petit grain bigarade est déconseillée pour :

- la femme enceinte (pendant toute la grossesse) ;
- la femme allaitante (car l'huile essentielle passe dans le lait maternel) ;
- les enfants de moins de 7 ans.

Attention à l'automédication, les huiles essentielles doivent toutes être utilisées avec certaines précautions, leur utilisation nécessite un avis médical et l'encadrement par un professionnel de santé. Voir également les contre-indications et précautions d'emploi communes à toutes les huiles essentielles (p. 66).

À SAVOIR

L'oranger amer est un arbre à feuilles vertes et petit fruits verts (comme des agrumes). Cet arbre contient de l'essence dans trois organes producteurs : les feuilles, les fruits et les fleurs. L'huile essentielle obtenue à partir de la distillation des feuilles ou rameaux feuillés (comprenant les tout petits fruits, verts très jeunes) est appelée « petit grain bigarade », celle obtenue à partir des fleurs est appelée « néroli », et l'essence obtenue après expression à froid des zestes des fruits verts est appelée « orange amère ». Ces trois huiles essentielles et essence ont des profils biochimiques différents.

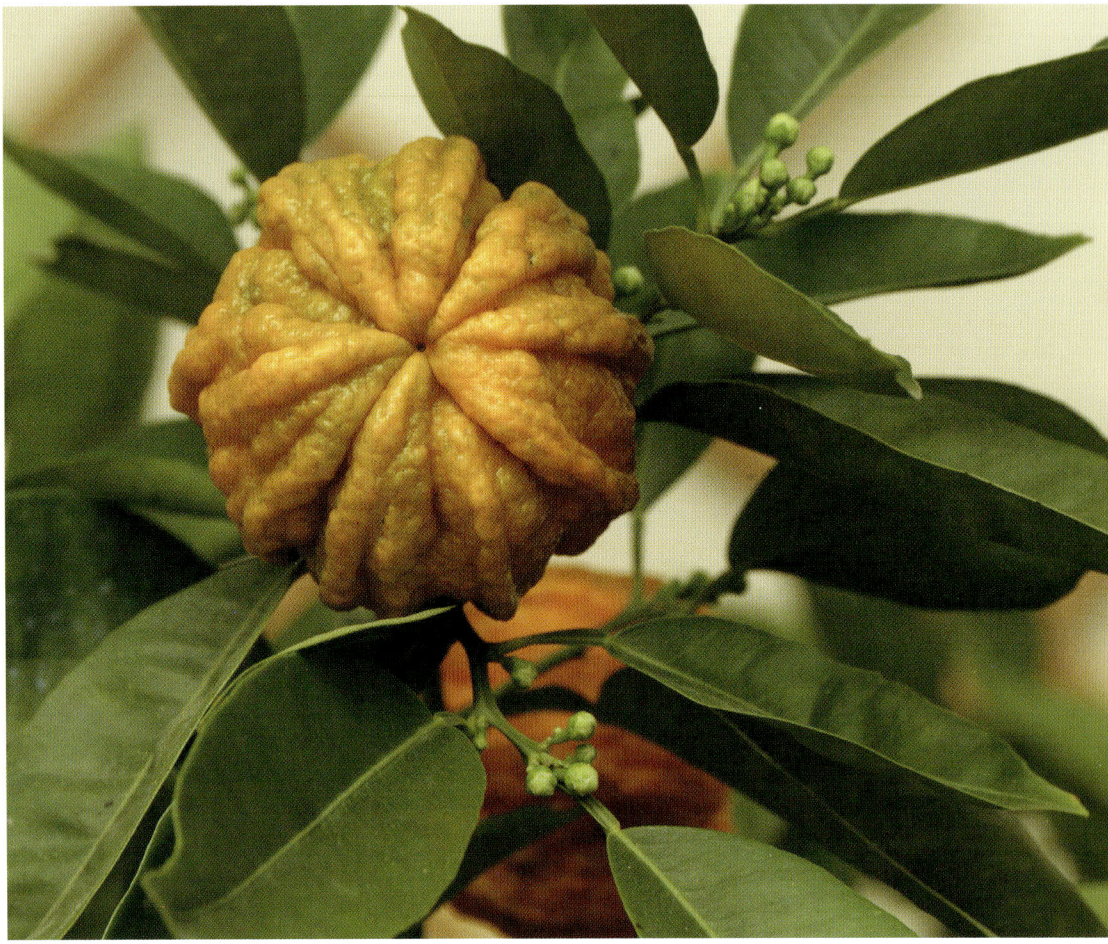

Précautions d'emploi spécifiques

Il n'y a pas de toxicité connue aux doses recommandées, toutefois il est conseillé d'effectuer un test cutané localisé avec quelques gouttes d'huile essentielle pure, afin d'observer si une éventuelle réaction allergique due à la présence de linalol se produit.

Propriétés

L'huile essentielle de petit grain bigarade possède des propriétés très efficaces sur le système nerveux, et agit aussi sur certaines infections.

- Remarquable rééquilibrant nerveux, calmant, sédatif, pour tous les problèmes de stress léger ou intense.
- Spasmolytique (antispasmodique).
- Anti-inflammatoire et antispasmodique très efficace pour les contractures, courbatures ou inflammations liées à des tensions nerveuses.
- Antibactérien cutané très actif, dépuratif et assainissant de la peau, régénérateur cellulaire.

Indications

- Affections et soins de la peau : peau grasse (et cheveux gras), peau asphyxiée, peau mature, rides, acné, furoncles, dartres, plaies infectées.

- Troubles nerveux : dépression nerveuse, déprime, anxiété, angoisse, stress, troubles du sommeil, spasmes nerveux entraînant des troubles respiratoires, dystonie neurovégétative, spasmophilie.
- Courbatures, contractures, torticolis, rhumatismes d'origine nerveuse, arthrose et arthrite (dont cervicales), fibromyalgie.
- Inflammations et spasmes liés aux menstruations.
- Crampes de la sphère abdominale.

PRINCIPAUX COMPOSANTS

L'huile essentielle de petit grain bigarade est riche en esters et alcools monoterpéniques. Sont présents aussi des monoterpènes, des sesquiterpènes en très faible pourcentage, ainsi que des traces de composés azotés. Ceux-ci, très puissants même à l'état de traces, sont de grands calmants du système nerveux central.
Les composants majeurs identifiés sont l'acétate de linalyle pour les esters, le linalol et l'alpha-terpinéol pour les monoterpénols, mais sont présents aussi de l'acétate de géranyle, du géraniol, du nérol, du myrcène et du paracymène.

FORMULES PROPOSÉES DANS CE LIVRE

Formule synergie

- Insomnie page 250
- Stress page 252
- Syndrome dépressif / Dépression page 254
- Acné juvénile page 257
- Brûlure page 261
- Eczéma page 265
- Psoriasis page 273
- Arthrose page 283
- Contracture musculaire page 287
- Crampe musculaire page 289

MODALITÉS D'UTILISATION

\+   +++   +++   +++   +++

On peut utiliser l'huile essentielle de petit grain bigarade diluée par voie cutanée, en diffusion atmosphérique, en olfaction au flacon ou diluée dans le bain. La voie orale est autorisée sur avis médical, essentiellement pour des troubles nerveux profonds ou des problèmes de terrain, mais la voie de prédilection de cette huile est la voie externe.

PIN SYLVESTRE

Autre nom : pin du Nord
Nom latin : *Pinus sylvestris*
Famille botanique : Abiétacées

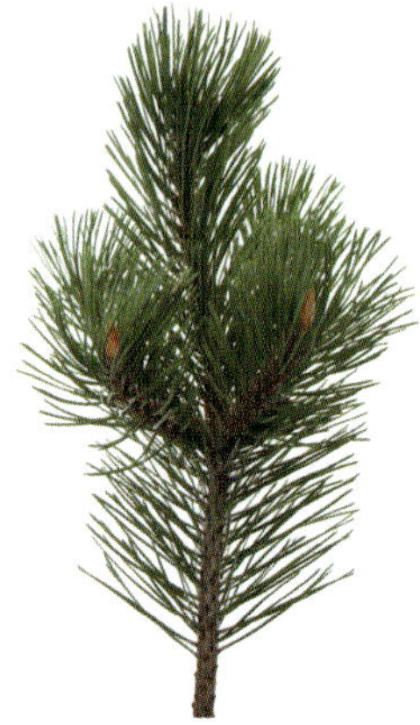

LIEUDE PRODUCTION
Europe.

PARTIE DE LA PLANTE DISTILLÉE
Aiguilles.

L'huile essentielle de la grande fatigue, des bronchites et des nez encombrés.

L'huile essentielle de pin sylvestre est connue depuis bien longtemps pour ses propriétés décongestionnantes et antiseptiques des voies respiratoires. C'est aussi un grand tonique de l'organisme. Tout comme celle d'épinette noire, elle est utilisée pour les grandes fatigues nerveuses et physiques. Elle possède un parfum de forêt très agréable. Dès qu'on la respire, notre cage thoracique s'ouvre, l'air passe, l'énergie circule. La paix intérieure nous envahit, le ressourcement est là, on se sent bien, on se sent vivre. Il ne faut pas négliger aussi les propriétés antalgiques et anti-inflammatoires de l'huile essentielle de pin sylvestre, utiles dans les affections du système locomoteur.

CONTRE-INDICATIONS

L'huile essentielle de pin sylvestre est déconseillée pour :

- la femme enceinte (pendant toute la grossesse) ;
- la femme allaitante (car l'huile essentielle passe dans le lait maternel) ;
- les enfants de moins de 7 ans.

Attention à l'automédication, les huiles essentielles doivent toutes être utilisées avec certaines précautions, leur utilisation nécessite un avis médical et l'encadrement par un professionnel de santé. Voir également les contre-indications et précautions d'emploi communes à toutes les huiles essentielles (p. 66).

PRÉCAUTIONS D'EMPLOI SPÉCIFIQUES

Il n'y a pas de toxicité connue aux doses recommandées, toutefois il est conseillé d'effectuer un test cutané localisé avec quelques gouttes de votre mélange, afin d'observer si une éventuelle réaction dermocaustique due à la présence de monoterpènes se produit.
Cette huile essentielle doit toujours être bien diluée.
En cas de massage sur les surrénales, elle doit être évitée chez les sujets souffrant d'hypercortisolémie.
Par son action hypertensive, elle ne doit pas être utilisée en cas d'hypertension.
Enfin, elle est à proscrire chez les personnes souffrant d'insuffisance rénale.

PROPRIÉTÉS

L'huile essentielle de pin sylvestre possède des propriétés très actives sur la sphère respiratoire, sur l'équilibre du système nerveux, le tonus de l'organisme en général, mais aussi sur le système hormonal et le système locomoteur.

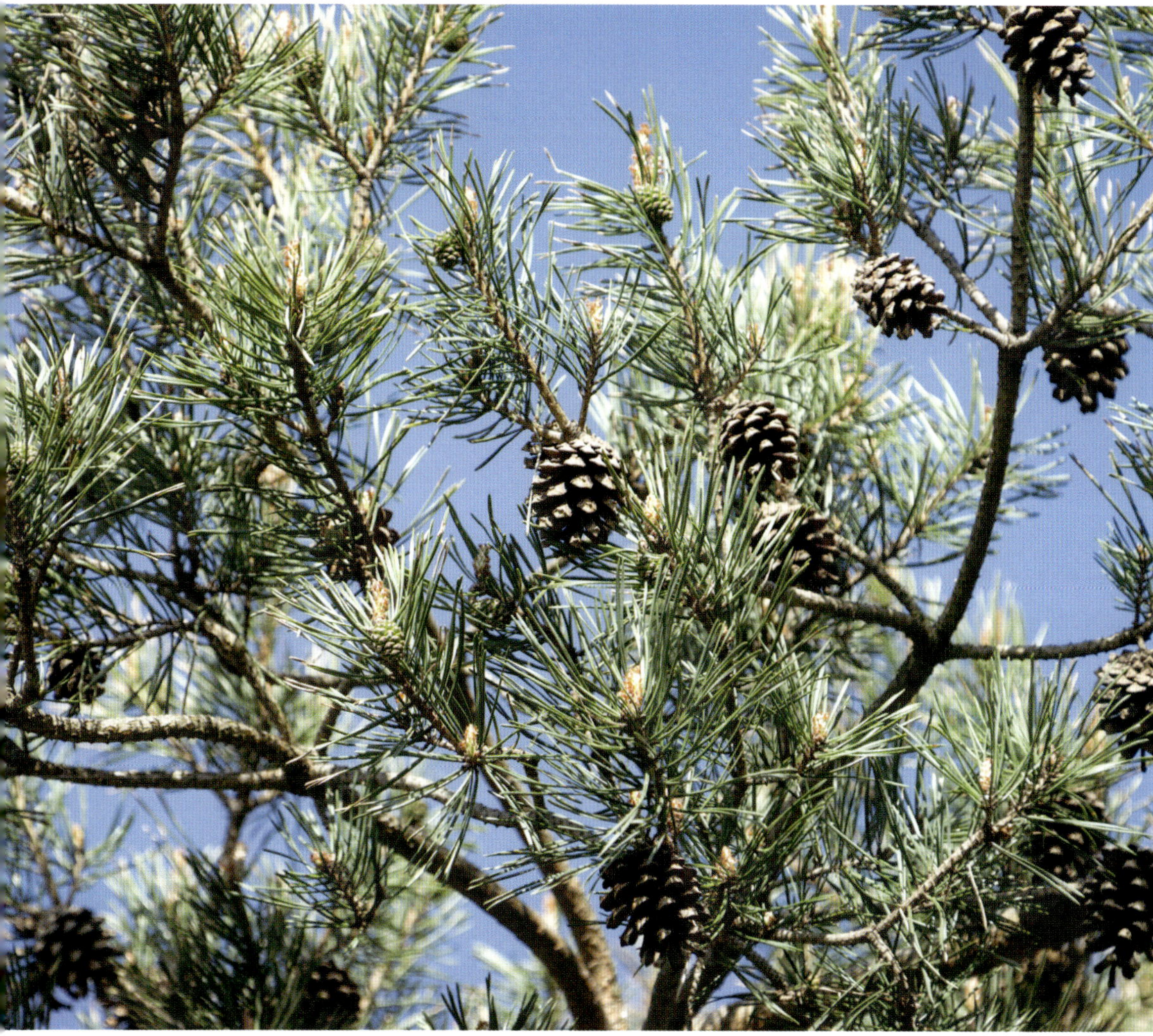

Bien les connaître

• Stimulant respiratoire, expectorant, fluidifiant des sécrétions bronchiques, antiseptique des voies respiratoires.
• Comme l'huile essentielle d'épinette noire, l'HE de pin sylvestre est cortisone-like. Toutes deux sont d'ailleurs associées en synergie pour potentialiser cette propriété.
• Antidiabétique.
• Harmonisant nerveux, énergétisant, tonique puissant.
• Anti-inflammatoire (effet cortisone-like) et antalgique, très utile sur les pathologies du système loco-

PRINCIPAUX COMPOSANTS

L'huile essentielle de pin sylvestre est très riche en monoterpènes (alpha-pinène, béta-pinène, limonène). Sont aussi présents des esters (acétate de bornyle, essentiellement), des sesquiterpènes et, en très faible pourcentage, des alcools sequiterpéniques et monoterpéniques. Les composants majeurs identifiés sont les pinènes, le limonène et l'acétate de bornyle.

moteur. Grâce à ses vertus toniques, l'HE de pin sylvestre permet aussi de tonifier l'organisme en cas de fatigue causée par des douleurs ou des inflammations.

- Antiseptique des voies urinaires, anti-inflammatoire et antalgique.
- Tonifiant et décongestionnant de la circulation veino-lymphatique.
- Stimulant immunitaire, tonique de l'organisme en général.
- Hypertenseur.

INDICATIONS

- Troubles respiratoires : encombrement, bronchite, sinusite.
- Fatigue (dont fatigue sexuelle), fatigue des glandes surrénales, asthénie, épuisement, baisse des défenses immunitaires, hypotension.
- Diabète.
- Troubles nerveux : fatigue nerveuse, dépression, baisse de concentration, troubles de la mémoire passagers, perte de repères.
- Inflammations et douleurs ostéo-articulaires et musculaires : rhumatismes, arthrose, arthrite, polyarthrite, polyarthrite rhumatoïde, sciatique.
- Circulation veino-lymphatique : congestion, stases, œdèmes lymphatiques, varices douloureuses, jambes lourdes.
- Troubles urogénitaux : cystite, infection urinaire, prostatite.
- Aseptisation de l'air : par sa diffusion, l'HE de pin sylvestre assainira l'air de vos pièces, propriété utile en période hivernale.

FORMULES PROPOSÉES DANS CE LIVRE

Formule unique

- Rhinopharyngite page 350

Formule synergie

- Arthrite page 281
- Arthrose page 283
- Sciatique page296
- Tendinite page 298
- Bronchite aiguë page 341
- Grippe page 343
- Rhinopharyngite page 350
- Sinusite page 352

MODALITÉS D'UTILISATION

\+ ++ +++ +++ +++ ++

On peut utiliser l'huile essentielle de pin sylvestre diluée par voie cutanée, en diffusion atmosphérique, en inhalation, en olfaction au flacon, diluée dans le bain et diluée par voie orale. C'est une huile essentielle très efficace par voie externe. La voie orale peut être utilisée sur une courte durée et sur avis médical uniquement.

POIVRE NOIR

Autres noms : On trouve également le « vrai » poivre sous d'autres formes, le poivre vert avant maturité, le poivre blanc ou gris (ou mignonnette) débarrassé de son enveloppe noire et le poivre rouge qui a mûri sur pied.
Nom latin : *Piper nigrum* (syn. *Piper aromaticum*)
Famille botanique : Pipéracées

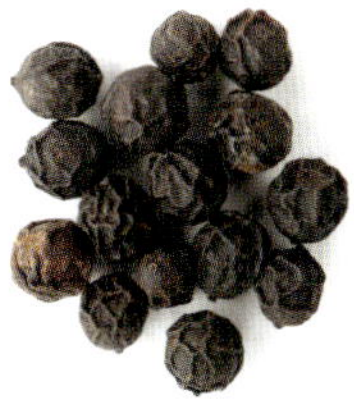

LIEUX DE PRODUCTION
Originaire du sud de l'Inde (Malabar, Travancore, et surtout Coorg), le poivre est cultivé dans les régions tropicales, tant en Asie qu'en Afrique : Inde, Indonésie, Malaisie, Sri Lanka et Madagascar.

PARTIE DE LA PLANTE DISTILLÉE
Les baies, c'est-à-dire les grains de poivre concassés.

L'huile essentielle tonifiante et réchauffante pour le corps.

Depuis des millénaires, le poivre noir est utilisé dans les médecines traditionnelles asiatique, ayurvédique et chinoise. Son nom sanskrit désigne le soleil, *suryâ,* car le poivre contient en lui les cinq éléments (eau, terre, bois, métal et feu), à doses égales et diffuse une forte énergie chauffante et divine. Certains grands yogi disent ne subsister qu'avec sept grains de poivre noir par jour. En médecine traditionnelle chinoise, les baies de poivre noir sont utilisées pour réchauffer l'intérieur du corps, en agissant sur les méridiens de l'estomac et du gros intestin, mais aussi sur ceux du foie, des reins et de la rate.
L'huile essentielle conserve les vertus du poivre noir.

CONTRE-INDICATIONS

L'huile essentielle de poivre noir est déconseillée pour :

- la femme enceinte (pendant toute la grossesse) ;
- la femme allaitante (car l'huile essentielle passe dans le lait maternel) ;
- les enfants de moins de 7 ans.

Attention à l'automédication, les huiles essentielles doivent toutes être utilisées avec certaines précautions, leur utilisation nécessite un avis médical et l'encadrement par un professionnel de santé. Voir également les contre-indications et précautions d'emploi communes à toutes les huiles essentielles (p. 66).

À SAVOIR

Il existe près de 1 000 variétés de *Piper*, représentant les vrais poivriers, et d'autres faux poivriers, appartenant aux genres botaniques suivants : *Aframomum* (poivre de Guinée), Schinus (poivre rose), *Zanthoxylum* (poivre de Sichuan).

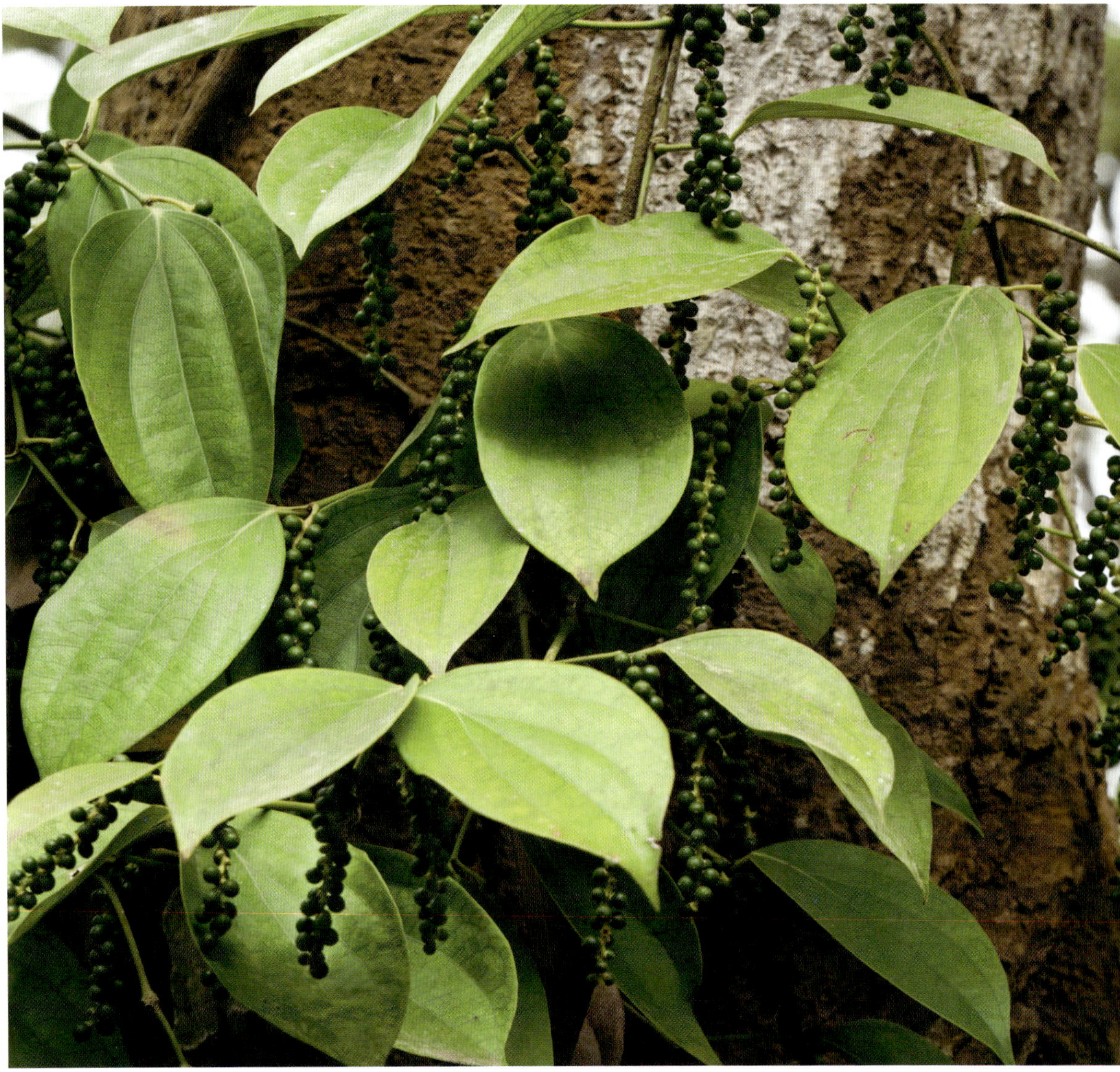

PRINCIPAUX COMPOSANTS

L'huile essentielle de poivre noir est riche en terpènes sesquiterpéniques ou sesquiterpènes, notamment du béta-caryophyllène, et en terpènes monoterpéniques ou monoterpènes (limonène, sabinène, delta-3carène, alpha-pinène et béta-pinène).

PRÉCAUTIONS D'EMPLOI SPÉCIFIQUES

L'huile essentielle de poivre noir est potentiellement irritante à cause de sa teneur importante en terpènes. Pratiquez un test cutané dans le pli du coude, lors de la première utilisation cutanée, et diluez toujours cette HE à 20 % maximum, dans une huile végétale (par exemple un macérât huileux de millepertuis).

Propriétés

- Régulateur nerveux, tonique et stimulant général, psychique et sexuel (aphrodisiaque), antiasthénique. L'huile essentielle de poivre noir possède une action mentale en agissant sur les neuromédiateurs sécrétés par les intestins.
- Tonique digestif, apéritif, carminatif, stomachique, stimulant des glandes digestives (estomac, foie, pancréas). Détoxifiant et protecteur hépatique, aide à éliminer les toxines digestives.
- L'huile essentielle de poivre noir augmente l'absorption intestinale d'autres composants et leur biodisponibilité.
- Anti-infectieux respiratoire, immunostimulant, fébrifuge, puissant expectorant, fluidifiant bronchique, anticatarrhal.
- Anti-infectieux urinaire.
- Antalgique puissant, analgésique, anti-inflammatoire et tonique musculaire.
- Tonique circulatoire et hémostatique.

Modalités d'utilisation

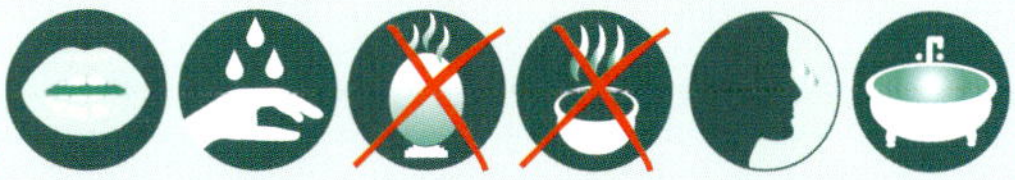

++ +++ - - +++ ++

L'huile essentielle de poivre noir peut s'utiliser par voie orale (sous contrôle médical) et/ou par voie locale. Plusieurs fois par jour, elle s'utilise de préférence diluée, pour des massages ou des frictions, sur les zones musculaires et articulaires douloureuses.
On la trouve également en association avec d'autres huiles essentielles, dans des préparations pour bain anti-rhumatismales. Certains recherchent également une huile essentielle de poivre noir de très belle qualité, pour ses vertus olfactives, psycho-énergétiques puissantes.

Indications

- Troubles nerveux : asthénie nerveuse et sexuelle, burn out, sevrage des addictions.
- Troubles digestifs : dyspepsie, indigestion chronique, insuffisance digestive (hépato-biliaire et pancréatique), maux de tête liés à des troubles digestifs, toxines dans le côlon, constipation, voire obésité.
- Troubles respiratoires : refroidissement, angine, laryngite, sinusite (congestion), bronchite chronique.
- Troubles urogénitaux : infection urinaire.
- Douleurs rhumatismales, articulaires, musculaires ou tendineuses, fatigue musculaire, préparation sportive à l'effort.
- Troubles circulatoires : extrémités froides.
- Maux de dents.

Formules proposées dans ce livre

Formule unique

- Fibromyalgie page 248
- Goutte page 294

Formule synergie

- Fibromyalgie page 248
- Arthrose page 283
- Sciatique page 296

Ravintsara

Autres noms : ravintsare, faux camphrier
Nom latin : *Cinnamomum camphora* ct 1,8-cinéole
Famille botanique : Lauracées

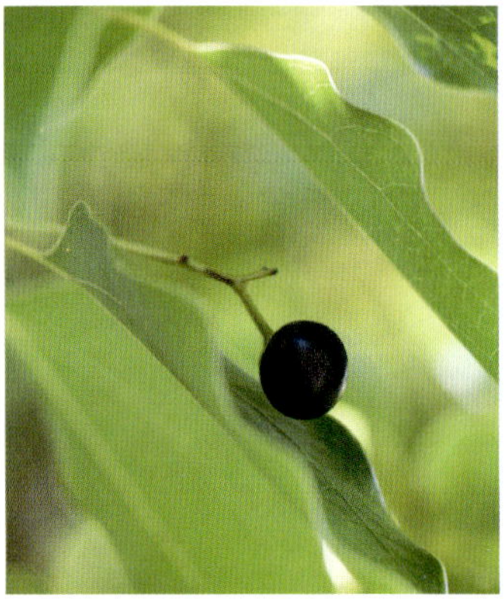

LIEUX DE PRODUCTION

Originaire de Chine, l'arbre est présent dans les forêts humides de Madagascar.

PARTIE DE LA PLANTE EXPRIMÉE À FROID

Le rameau feuillé frais.

La puissante huile essentielle neurotonique contre toutes les infections virales.

Ravintsara signifie « l'arbre aux bonnes feuilles ». C'est un arbre médecine de Madagascar, qui appartient à la même famille botanique que la cannelle vraie, le laurier noble, le bois de rose et la litsée citronnée.

En médecine traditionnelle, les tradipraticiens ou *ombiasy* préparent des tisanes, appelées *tambavy*, avec les feuilles de ravintsara, pour lutter contre les infections intestinales ou ORL.

Les vertus des feuilles de ravintsara, déjà reconnues en tisane, sont accrues par la distillation à la vapeur d'eau. L'huile essentielle de ravintsara est incontournable dans une trousse d'aromathérapie, pour lutter contre toute infection d'origine virale et tonifier le système nerveux.

Contre-indications

L'huile essentielle de ravintsara est déconseillée pour :

- la femme enceinte (pendant toute la grossesse) ;
- la femme allaitante (car l'huile essentielle passe dans le lait maternel) ;
- les enfants de moins de 7 ans.

Outre les contre-indications et précautions d'emploi communes à toutes les huiles essentielles (voir p. 66), l'huile essentielle de ravintsara est déconseillée chez les personnes épileptiques et les personnes allergiques.

Précautions d'emploi spécifiques

L'huile essentielle de ravintsara ne présente aucune toxicité aux doses recommandées, avec une tolérance cutanée exceptionnelle. Toutefois des doses trop élevées peuvent déclencher une crise d'asthme ou des convulsions chez les personnes sensibles (à cause de l'eucalyptol).

Certains thérapeutes affirment que l'utilisation prolongée de cette HE peut entraîner des risques d'accoutumance.

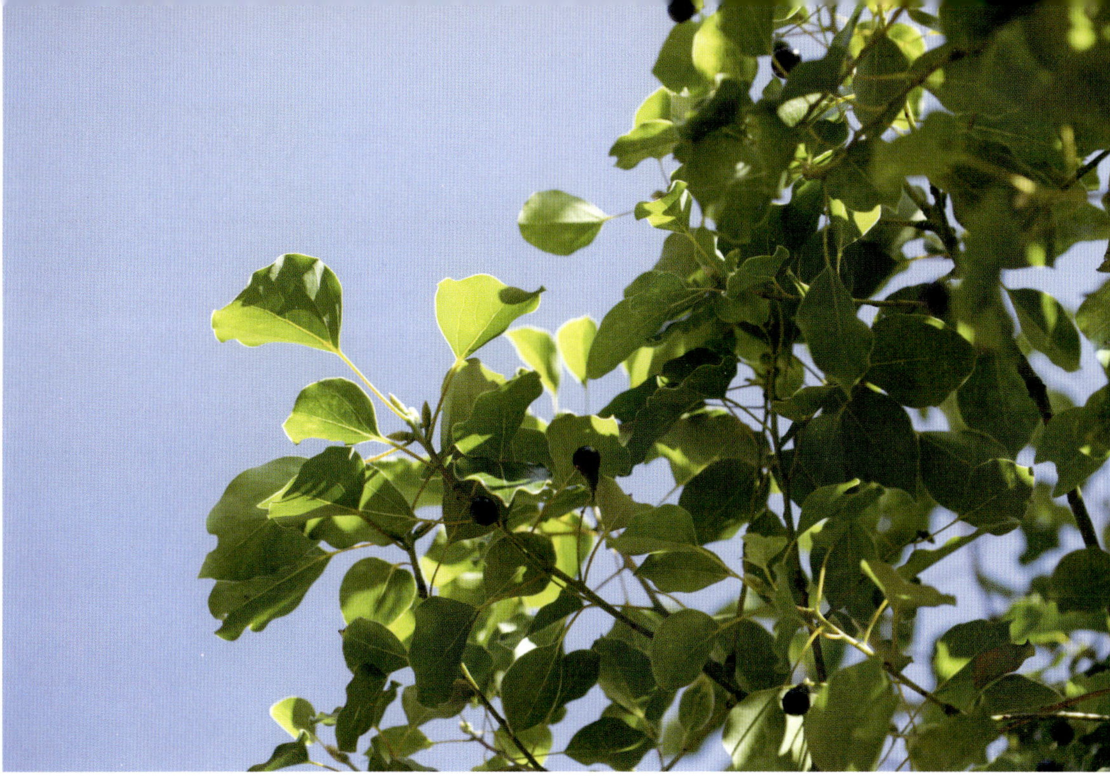

Propriétés

L'huile essentielle de ravintsara lutte contre toute infection virale présente dans l'organisme. Il est intéressant d'observer également de puissantes propriétés sur plusieurs systèmes biologiques.

- Antiseptique atmosphérique (à large spectre d'action), anti-infectieux, antiviral exceptionnel, antibactérien moyen (mais l'HE de ravintsara protège des infections virales avec surinfection bactérienne), antifongique, immunostimulant remarquable, fébrifuge, expectorant, anticatarrhal, mucolytique puissant, antitussif.
- Neurotonique, stimulant physique et psychique, tonifiant, redynamisant, énergisant (mais non excitant), antidépresseur, anxiolytique, antiasthénique, hypnotique (inducteur du sommeil).
- En action locale, antalgique et anti-inflammatoire musculaire, antispasmodique et décontractant musculaire (myorelaxant) remarquable.
- Lymphotonique (stimulant la circulation de la lymphe), drainant lymphatique, s'oppose à la rétention hydrolipidique (eau et graisses), anticellulitique, améliore aussi la microcirculation (des petits vaisseaux).
- Cicatrisant cutané et antiparasitaire contre les poux et la gale.

Indications

- Infections virales : grippe (en préventif et en curatif), gastro-entérite, hépatites A et B, herpès labial (bouton de fièvre), mononucléose infectieuse (MNI), zona (même ophtalmique). Certains médecins aromathérapeutes ont sélectionné l'huile essentielle de ravintsara dans des protocoles contre le sida ou la grippe aviaire H1N1.
- Troubles respiratoires : affections respiratoires ORL et broncho-pulmonaires, rhumes, maux de gorge, toux, angine virale, rhinopharyngite, sinusite, bronchite, épidémies virales saisonnières (grippe), déficience immunitaire.
- Troubles nerveux : fatigue physique (par déficience des hormones corticosurrénales), fatigue nerveuse, épuisement nerveux, anxiété, angoisse, dépression,

déprime, stress, insomnie (induction du sommeil), troubles de la concentration, chocs émotionnels et physiques, phobies, spasmophilie.

- Localement : rhumatismes, arthrose, arthrite cervico-dorsale, blocages musculo-articulaires (rachis cervical), fatigue musculaire, contractures musculaires (notamment torticolis).
- Troubles circulatoires : stases, congestion veino-lymphatique, jambes lourdes, œdèmes des membres inférieurs, rétention d'eau et cellulite.
- Affections cutanées : lésions kystiques et inflammatoires, acné, infections parasitaires.

PRINCIPAUX COMPOSANTS

Introduit au milieu du XIXe siècle, ce camphrier « sans camphre » a développé une spécificité biochimique (chémotype) originale.
L'huile essentielle de ravintsara est très riche en oxyde 1,8-cinéole ou eucalyptol, et contient aussi du sabinène (un monoterpène) et un peu d'alpha-terpinéol (un alcool monoterpénique).
Si l'huile essentielle est de qualité, elle ne possède pas de camphre.
Il existe d'autres huiles essentielles de ravintsara, avec des chémotypes différents, donc des propriétés thérapeutiques et des vertus différentes : Hon-sho ou camphrier (ct camphre), bois de Hô ou bois de shiu (ct linalol).
On trouve également des huiles essentielles obtenues à partir d'un autre arbre de Madagascar très proche dans ses composants et ses vertus. En fonction de la partie de plante distillée, on distingue l'huile essentielle de ravensare (avec ses feuilles et nommé *ravensara aromatica*) et d'havozo (avec l'écorce et nommé *Ravensara anisata*).

FORMULES PROPOSÉES DANS CE LIVRE

Formule unique

- Herpès labial page 269
- Baisse des défenses immunitaires page 340
- Grippe page 343

Formule synergie

- Anxiété page 244
- Insomnie page 250
- Stress page 252
- Syndrome dépressif / Dépression page 254
- Herpès labial page 269
- Psoriasis page 273
- Zona page 278
- Arthrite page 281
- Contracture musculaire page 287
- Crampe musculaire page 289
- Diarrhée page 324
- Angine page 338
- Baisse des défenses immunitaires page 340
- Bronchite aiguë page 341
- Grippe page 343
- Laryngite page 345
- Rhinopharyngite page 350
- Sinusite page 352

MODALITÉS D'UTILISATION

+++ +++ +++ +++ +++ ++

L'huile essentielle de ravintsara s'utilise aisément, avec un support adapté, par toutes les voies d'administration. En fonction des troubles de santé à soulager, on choisira la voie orale, la voie cutanée diluée, la diffusion atmosphérique, l'inhalation sèche ou humide ou le bain aromatique.

Romarin CT cinéole

Noms latins : *Rosmarinus officinalis* CT (chémotype) cinéole, *R. cineoliferum*
Famille botanique : Lamiacées

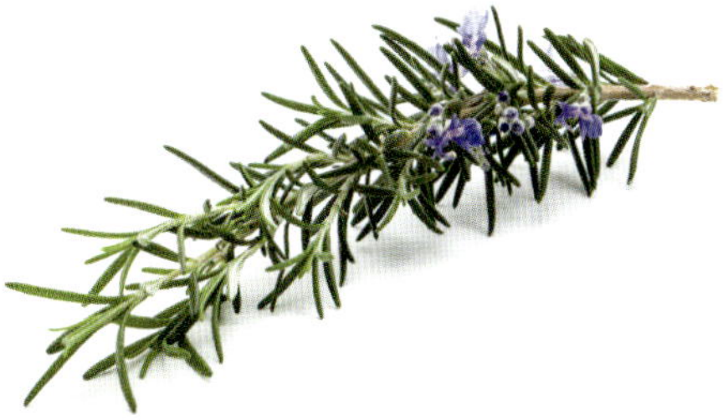

LIEUX DE PRODUCTION
Maroc, Tunisie.

PARTIE DE LA PLANTE DISTILLÉE
Le rameau fleuri.

L'huile essentielle de la sphère ORL pulmonaire.

Le romarin a toujours été considéré comme une plante noble, bienfaitrice pour le corps et l'esprit. On la surnommait « l'herbe aux couronnes ». L'huile essentielle qui en découle est une huile de choix pour tous les problèmes infectieux ORL et broncho-pulmonaires. En effet, l'huile essentielle de romarin CT cinéole est un excellent décongestionnant respiratoire, mucolytique et expectorant.
Cette huile essentielle procure aussi d'autres bienfaits : elle est efficace sur les contractures musculaires, elle réchauffe les muscles pour la préparation à l'effort sportif, elle tonifie la circulation veineuse des jambes lourdes, elle assainit les peaux infectées, elle stimule la pousse des cheveux, elle vient en aide aux systèmes digestifs paresseux et s'avère une précieuse alliée en cas de grosse fatigue nerveuse.
L'huile essentielle de romarin CT cinéole est multifonctionnelle. Toutefois il faut l'utiliser avec parcimonie et précaution car elle contient du camphre.

Contre-indications

L'huile essentielle de romarin CT cinéole est déconseillée pour :
- la femme enceinte (pendant toute la grossesse) ;
- la femme allaitante (car l'huile essentielle passe dans le lait maternel) ;
- les enfants de moins de 7 ans.

Attention à l'automédication, les huiles essentielles doivent toutes être utilisées avec certaines précautions, leur utilisation nécessite un avis médical et l'encadrement par un professionnel de santé. Voir également les contre-indications et précautions d'emploi communes à toutes les huiles essentielles (p. 66).

Précautions d'emploi spécifiques

La toxicité de cette huile essentielle est connue. Elle contient des cétones monoterpéniques (camphre) neurotoxiques et abortives.

Propriétés

- Puissant expectorant, mucolytique, décongestionnant, anticatarrhal, excellent anti-infectieux, antibactérien contre les staphylocoques dorés et blancs et les streptocoques et excellent fongicide (*Candida albicans*).
- Cicatrisant cutané, apaisant, anti-inflammatoire, anti-infectieux de la peau.

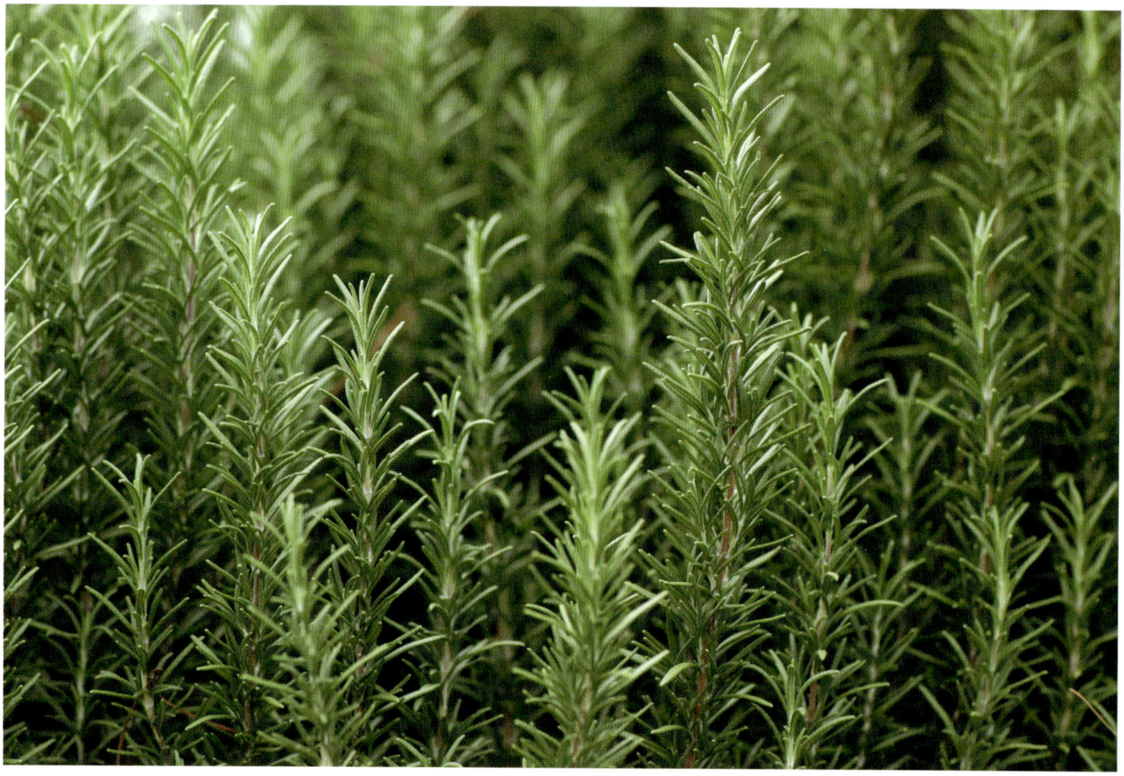

PRINCIPAUX COMPOSANTS

L'huile essentielle de romarin CT cinéole est riche en oxydes (1,8-cinéole) et en monoterpènes (alpha-pinène et béta-pinène, camphène, limonène, paracymène). Elle contient également des cétones monoterpéniques (camphre), des alcools monoterpéniques (bornéol, alpha-terpinéol), des sesquiterpènes (béta-caryophyllène), des esters en faible pourcentage (acétate de bornyle). Les composants majeurs identifiés sont le 1,8-cinéole et le camphre.
Le chémotype de cette huile essentielle est le cinéole. Il existe plusieurs autres huiles essentielles de romarin officinal avec des chémotypes différents (verbénone, camphre, par exemple) qui ont d'autres propriétés.

- Par ses propriétés circulatoires et reéquilibrantes du système nerveux, l'huile essentielle de romarin CT cinéole a des bienfaits sur certains problèmes liés au stress.
- Décontracturant (présence de camphre), antalgique et anti-inflammatoire, décongestionnant et circulatoire.
- Tonique et décongestionnant veineux, active la microcirculation.
- Anti-infectieux et antifongique général.
- L'huile essentielle de romarin CT cinéole contient du camphre qui est un stimulant hépato-biliaire (propriétés cholagogue et cholérétique). Comme tous les romarins, elle est stomachique (facilite la digestion). Elle a des propriétés anti-infectieuses digestives, anti-inflammatoires et antispasmodiques.
- Antiseptique du système urinaire, anti-inflammatoire, antispasmodique, bactéricide sur *Escherichia coli*, efficace pour traiter les infections urinaires et les cystites.

• Grand tonique général et neurotonique, l'HE de romarin CT cinéole rééquilibre les systèmes nerveux épuisés.

INDICATIONS

• Troubles respiratoires : bronchite, sinusite, rhinopharyngite, otite.
• Troubles infectieux et inflammatoires.
• Affections de la peau et du cuir chevelu : inflammation de la peau, démangeaisons, cicatrices, crevasses, acné et acné surinfecté, panaris, furoncles, plaies infectées ou non, ulcères variqueux, escarres, mycoses, psoriasis, cheveux ternes et gras, cheveux à pellicules, chute des cheveux.
• Troubles articulaires et musculaires : douleurs ostéo-articulaires, douleurs et spasmes musculaires, crampes, contractures, lumbago, cervicalgie, arthrose.
• Troubles circulatoires : hématomes (en association avec l'hélichryse), jambes lourdes et fatiguées, varices, varicosités, hémorroïdes externes.
• Troubles digestifs : mauvaise digestion, indigestion, dyspepsie, crampes et spasmes de la sphère abdominale, atonie digestive, insuffisance hépato-biliaire, congestion hépatique, coliques, colites.
• Troubles urogénitaux : infections urinaires, cystite.
• Troubles nerveux : fatigue physique et nerveuse, asthénie, surmenage, fatigue intellectuelle.

FORMULES PROPOSÉES DANS CE LIVRE

Formule synergie

• Stress page 252
• Alopécie / Perte de cheveux page 259
• Brûlure page 261
• Pellicules page 270
• Jambes lourdes page 305
• Varice page 309
• Ballonnement abdominal / Aérophagie page 318
• Bronchite aiguë page 341
• Grippe page 343
• Otite page 347
• Rhinopharyngite page 350
• Sinusite page 352

MODALITÉS D'UTILISATION

L'huile essentielle de romarin CT cinéole s'utilise essentiellement diluée par voie cutanée et en olfaction au flacon. Elle ne se diffuse pas et ne s'utilise pas dans le bain car elle contient des cétones monoterpéniques, neurotoxiques et abortives à fortes doses (présence de camphre). La voie orale n'est pas conseillée (présence de camphre), sauf sur avis médical.

ROMARIN CT VERBÉNONE

Noms latins : *Rosmarinus officinalis*
CT (chémotype) verbénone, *R. verbenoniferum*
Famille botanique : Lamiacées

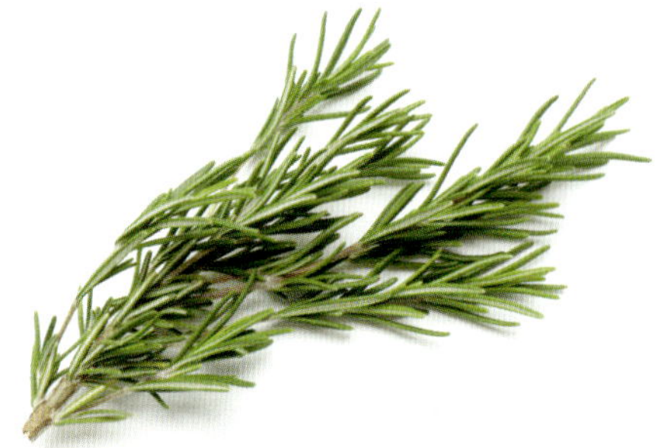

LIEUX DE PRODUCTION
Corse, Afrique du Sud.

PARTIE DE LA PLANTE DISTILLÉE
Le rameau fleuri.

L'huile essentielle rééquilibrante des systèmes digestif et nerveux fatigués.

Le romarin a toujours été considéré comme une plante noble, bienfaitrice pour le corps et l'esprit. On le surnommait autrefois « l'herbe aux couronnes ». L'huile essentielle de romarin CT verbénone est la spécialiste de la sphère hépato-biliaire. Elle possède des propriétés décongestionnantes, drainantes et rééquilibrantes de l'organisme. Cela fait d'elle une huile de premier choix dans le drainage des émonctoires et l'élimination des toxines.
Cette huile essentielle procure aussi d'autres bienfaits : elle est efficace sur toutes les parties du corps qui sont nouées, et encore plus sur les blocages liés à des tensions ou dérèglements nerveux. L'huile essentielle de romarin CT verbénone restaure l'équilibre physiologique et nerveux, elle favorise la récupération de l'organisme. Il ne faut pas négliger également ses propriétés sur la peau (cicatrisant cutané) et sur le système respiratoire (mucolytique). Il faudra toutefois l'utiliser avec parcimonie et précaution car elle contient des cétones.

CONTRE-INDICATIONS

L'huile essentielle de romarin CT verbénone est déconseillée pour :

- la femme enceinte (pendant toute la grossesse) ;
- la femme allaitante (car l'huile essentielle passe dans le lait maternel) ;
- les enfants de moins de 7 ans.

Attention à l'automédication, les huiles essentielles doivent toutes être utilisées avec certaines précautions, leur utilisation nécessite un avis médical et l'encadrement par un professionnel de santé. Voir également les contre-indications et précautions d'emploi communes à toutes les huiles essentielles (p. 66).

PROPRIÉTÉS

L'huile essentielle de romarin CT verbénone possède de nombreuses propriétés, toutefois on utilise plus spécifiquement ce chémotype (verbénone) pour son action sur la sphère hépato-biliaire.

- Comme tous les romarins, l'huile essentielle de romarin CT verbénone facilite la digestion (stomachique), mais elle est surtout un bon régulateur hépatique, régénérateur des cellules du foie (régénérateur hépatocytaire), drainant hépatique, cholagogue, cholérétique, régulateur du cholestérol. De plus, elle a des propriétés antispasmodiques et anti-infectieuses digestives.

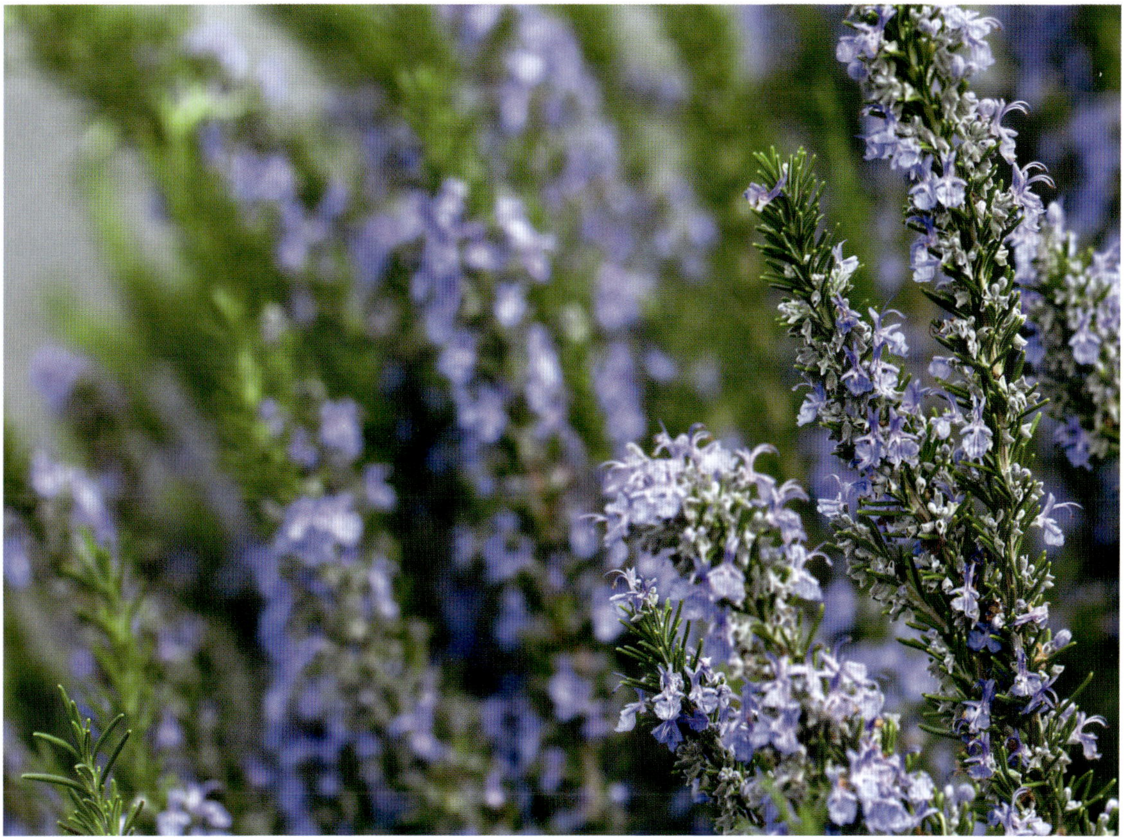

PRINCIPAUX COMPOSANTS

L'huile essentielle de romarin CT verbéone est riche en monoterpènes (alpha-pinène, camphène, limonène, paracymène, béta-pinène) et en cétones (camphre et verbénone). Sont aussi présents des alcools monoterpéniques (bornéol, linalol, alpha-terpinéol), des esters (acétate de bornyle), des oxydes (1,8-cinéole) et des sesquiterpènes en faible pourcentage. Les composants majeurs identifiés sont l'alpha-pinène, le bornéol, la verbénone et le camphre. Le chémotype de cette huile essentielle est la verbénone. Il existe plusieurs autres chémotypes de romarin officinal à ne pas confondre.

- Immunostimulant, permettant de drainer et de nettoyer l'organisme (huile essentielle du drainage des émonctoires), virucide, antibactérien, anti-infectieux.
- Régulateur du système endocrinien, au niveau des axes hypophyse-ovaire et hypophyse-testicules, mais aussi au niveau pancréatique.
- Stimulant général et neurotonique, cette huile essentielle permet de rééquilibrer les systèmes nerveux épuisés. Elle est antidépressive.
- Cicatrisant cutané, apaisant, anti-inflammatoire, anti-infectieux.
- Mucolytique (présence de cétones), décongestionnant respiratoire, anticatarrhal.
- Décontracturant (présence de camphre), drainant, décongestionnant.

INDICATIONS

- Troubles digestifs : mauvaise digestion, indigestion, dyspepsie, crampes et spasmes de la sphère abdominale, atonie digestive, insuffisance hépato-biliaire, congestion hépatique, cholestérol.
- Troubles endocriniens : diabète gras, dérèglement du système hormonal féminin.
- Troubles nerveux : fatigue physique et nerveuse, asthénie, surmenage, fatigue intellectuelle, perte de concentration, dépression.
- Affections de la peau et du cuir chevelu : inflammations de la peau, démangeaisons, couperose, cicatrices, crevasses, acné, furoncles, ulcères variqueux, escarres.
- Troubles respiratoires : bronchite, sinusite, rhinopharyngite.
- Troubles articulaires et musculaires : contractures et douleurs musculaires liées à des tensions nerveuses, lumbago, cervicalgie, torticolis.
- Troubles circulatoires : bleus anciens (en association avec l'hélichryse italienne), hémorroïdes. C'est une huile essentielle du drainage.
- Troubles urinaires : par une action de drainage et d'élimination, l'huile essentielle de romarin CT verbénone aide à éliminer les bactéries responsables des infections urinaires.
- L'huile essentielle de romarin CT vérbénone serait un tonique cardiaque et aurait une action sur l'arythmie cardiaque et la tachycardie.

FORMULES PROPOSÉES DANS CE LIVRE

Formule unique

- Acné juvénile page 257
- Foie (détox hépatique) page 329

Formule synergie

- Acné juvénile page 257
- Déchirure musculaire page 291
- Hématome page 301
- Dyspepsie page 327
- Foie (détoxication hépatique) page 329

En hydrolat

- Acné juvénile page 257
- Dyspepsie page 327
- Foie (détoxication hépatique) page 329

MODALITÉS D'UTILISATION

++ +++ - ++ -

L'huile essentielle de romarin CT verbénone s'utilise essentiellement diluée par voie cutanée et en olfaction au flacon. Elle ne se diffuse pas et ne s'utilise pas dans le bain car elle contient des cétones monoterpéniques, neurotoxiques et abortives à fortes doses (présence de camphre). La voie orale est possible sur avis médical uniquement.

SAPIN BAUMIER DU CANADA

Autres noms : pin baume, *balsam fir* (en anglais)
Nom latin : *Abies balsamea*
Famille botanique : Abiétacées ou Pinacées (Conifères)

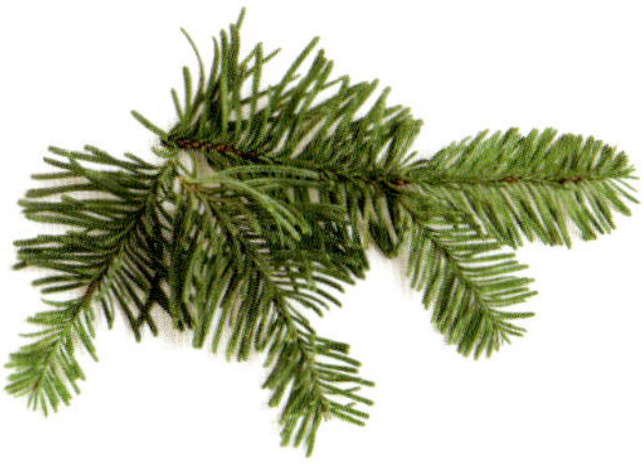

LIEUX DE PRODUCTION
Canada, Amérique du Nord.

PARTIE DE LA PLANTE DISTILLÉE
Les aiguilles.

L'huile essentielle pour soulager les affections respiratoires et musculo-articulaires.

Le sapin baumier est l'une des essences majeures des forêts de conifères du Canada et d'Amérique du Nord. Dans son milieu écologique, on trouve aussi les épinettes noires ou blanches. Les Amérindiens l'utilisaient pour soulager de nombreux troubles de santé. Sa remarquable huile essentielle obtenue à partir des aiguilles distillées agit sur de nombreux troubles physiques ou psychiques. On retiendra ses puissantes vertus sur les affections des poumons et les douleurs rhumatismales.
L'huile essentielle de sapin baumier peut remplacer remarquablement l'huile essentielle de gaulthérie couchée pour les personnes chez lesquelles l'usage de cette dernière est contre-indiqué.

On obtient l'absolue de pin baume par extraction aux solvants des rameaux et des aiguilles, et le baume du Canada (ou térébenthine) à partir de la résine.

CONTRE-INDICATIONS

L'huile essentielle de sapin baumier est déconseillée pour :
- la femme enceinte (pendant toute la grossesse) ;
- la femme allaitante (car l'huile essentielle passe dans le lait maternel) ;
- les enfants de moins de 7 ans.

À SAVOIR

L'huile essentielle de sapin baumier est la plus septentrionale des huiles essentielles de la famille des Abiétacées. Cette famille fournit de nombreuses huiles essentielles, appartenant aux genres botaniques suivants : *Abies* (sapin), *Cedrus* (cèdre), *Larix* (mélèze), *Picea* (épicéa), *Pinus* (pin), *Pseudotsuga* (Douglas) et *Tsuga* (pruche). Au sein même du genre *Abies*, plusieurs huiles essentielles provenant de différentes espèces de sapins sont commercialisées avec des propriétés et des indications thérapeutiques différentes, telles l'huile essentielle de sapin blanc (appelé aussi sapin pectiné ou argenté), l'huile essentielle de sapin géant et l'huile essentielle de sapin de Sibérie.

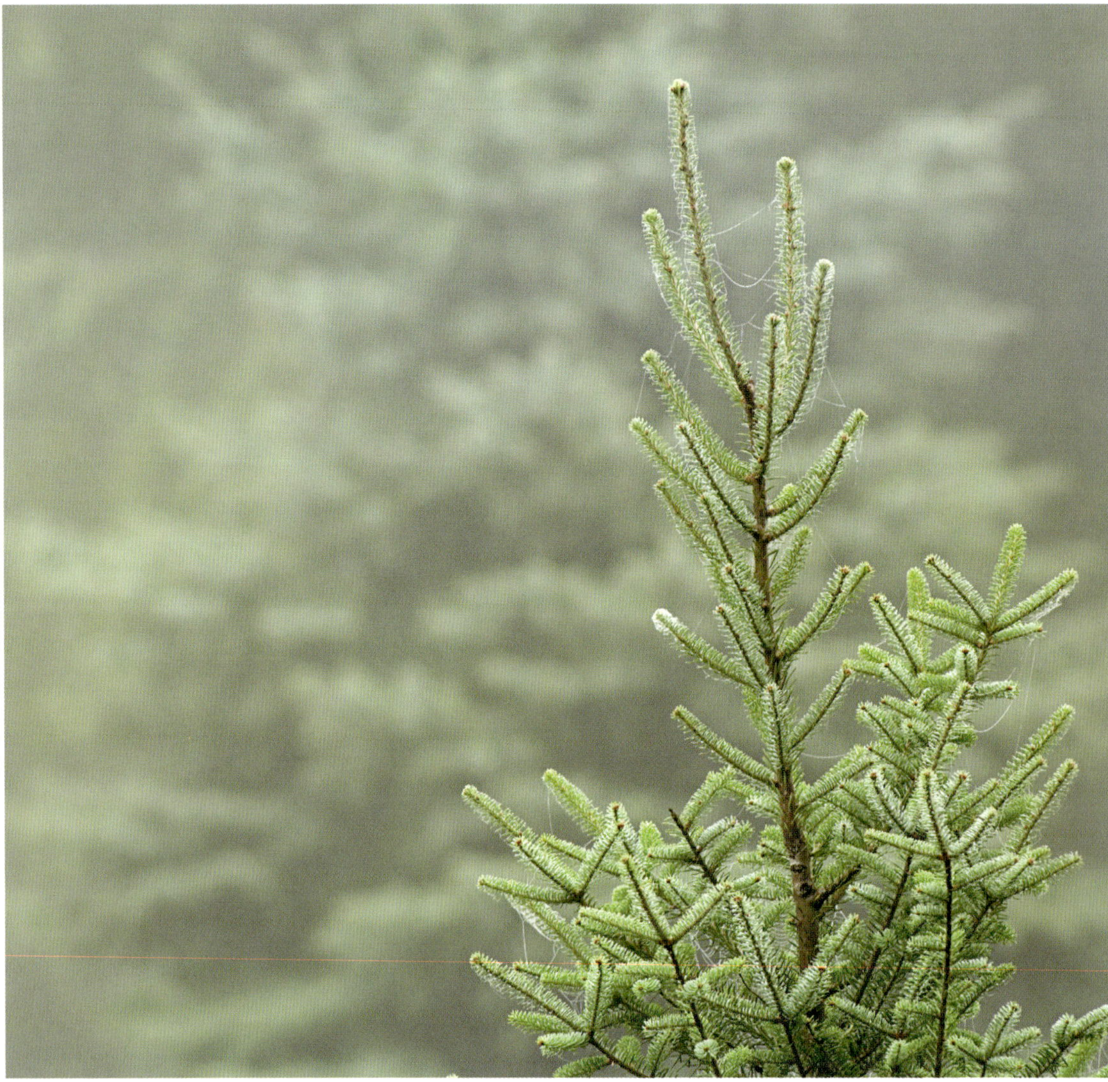

PRINCIPAUX COMPOSANTS

L'huile essentielle de sapin baumier est très riche en terpènes monoterpéniques (appelés monoterpènes), avec dans l'ordre d'abondance : béta-pinène, delta-3-carène, limonène, camphène et alpha-pinène. Elle contient également un ester monoterpénique (acétate de bornyle) et une cétone monoterpénique en petite quantité (juvabione).

Attention à l'automédication, les huiles essentielles doivent toutes être utilisées avec certaines précautions, leur utilisation nécessite un avis médical et l'encadrement par un professionnel de santé. Voir également les contre-indications et précautions d'emploi communes à toutes les huiles essentielles (p. 66).

PRÉCAUTIONS D'EMPLOI SPÉCIFIQUES

L'huile essentielle de sapin baumier est potentiellement irritante à cause de sa teneur importante en terpènes. Diluez-la toujours à 20 % maximum dans une huile végétale (par exemple, un macérât huileux de millepertuis), et pratiquez un test cutané dans le pli du coude lors de la première utilisation.

Propriétés

- Neurotonique, stimulant général et des fonctions psychiques, action tonique sur les surrénales (avec un effet cortisone-like).
- Anti-arthrosique, antalgique, anti-inflammatoire, rubéfiant (réchauffant), antispasmodique, décontractant musculaire.
- Antiseptique aérien, oxygénant, anti-infectieux, balsamique, antispasmodique, décongestionnant des voies respiratoires, anticatarrhal, antitussif.
- Antalgique, anti-inflammatoire et remarquable cicatrisant cutané.
- Certains thérapeutes lui confèrent des propriétés anti-infectieuses du tract urinaire, antiparasitaires (ascaris) ou digestives.

Indications

- Troubles nerveux : anxiété, dépression, stress, faiblesse générale, asthénie physique et psychique, épuisement mental, peurs ou terreurs nocturnes.
- Douleurs rhumatismales, articulaires et musculaires, arthrose, arthrite, crampes et contractures musculaires.
- Troubles respiratoires : refroidissement, respiration difficile, affections des voies aériennes hautes et basses (c'est-à-dire rhume), rhinite, sinusite, trachéite, bronchite chronique, toux et asthme.
- Affections cutanées : brûlures, blessures, coups et plaies.
- Maux digestifs.
- Infections urinaires à *Escherichia coli*.
- Parasitoses (ascaris).

Formules proposées dans ce livre

Formule unique

- Contracture musculaire page 287
- Crampe musculaire page 289
- Bronchite aiguë page 341
- Sinusite page 352

Formule synergie

- Douleurs chroniques page 246
- Fibromyalgie page 248
- Arthrite page 281
- Arthrose page 283
- Contracture musculaire page 287
- Crampe musculaire page 289
- Sciatique page 296
- Bronchite aiguë page 341
- Grippe page 343
- Otite page 347

Modalités d'utilisation

-	+++	+++	+++	+++	++

L'huile essentielle de sapin baumier s'utilise de préférence par voie respiratoire, en diffusion, en inhalation, en brumisation dans l'air, mais aussi par voie cutanée, en massage ou en friction. Son usage en olfaction est très intéressant pour un rééquilibrage psychique.
Pour obtenir une ambiance agréable, diffusez de l'huile essentielle de sapin baumier en association avec une essence de mandarine rouge (ou d'un autre agrume). L'usage par voie orale n'est pas adapté, du fait de ses remarquables propriétés locales.

SARRIETTE DES MONTAGNES

Autres noms : herbe de saint Julien, *pèbre d'aï* (poivre d'âne), sadrée, savourée, sarriette vivace
Nom latin : *Satureja montana*
Famille botanique : Lamiacées (Labiées)

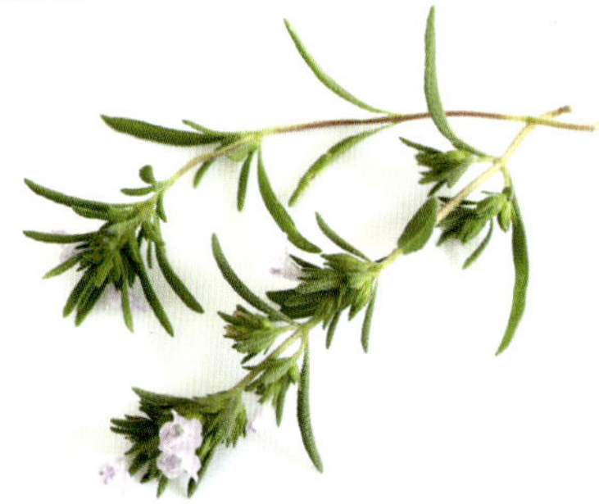

LIEUX DE PRODUCTION
Sud de la France (Midi, Sud-Est, mais absente de Corse), pays de l'Est.

PARTIE DE LA PLANTE DISTILLÉE
Le rameau fleuri.

L'huile essentielle des infections chroniques.

L'huile essentielle de sarriette des montagnes est une véritable panacée, qui a toute sa place dans une trousse aromathérapique d'urgence, pour ses puissantes vertus antibiotiques naturelles, bien supérieures à celles d'autres huiles essentielles, en cas d'infections chroniques tenaces. Elle est aussi un tonique physique remarquable (la sarriette des montagnes possède la réputation d'être aphrodisiaque, *Satureja* trouvant son origine dans le mot latin *satyrus*. L'huile essentielle de sarriette des montagnes facilite la digestion (les anciens en accompagnaient leurs plats), lutte contre les germes intestinaux, les fermentations intestinales et les intoxications alimentaires. Elle favorise également notre flore intestinale saprophyte (non pathogène). Or, préserver l'intégrité des fonctions digestives est essentiel pour notre santé physique et mentale.

CONTRE-INDICATIONS

L'huile essentielle de sarriette des montagnes est déconseillée pour :

- la femme enceinte (pendant toute la grossesse) ;
- la femme allaitante (car l'huile essentielle passe dans le lait maternel) ;
- les enfants de moins de 7 ans et les personnes âgées (à cause de la présence de phénols).

Outre les contre-indications et précautions d'emploi communes à toutes les huiles essentielles (voir p. 66), l'huile essentielle de sarriette des montagnes est à proscrire en cas d'insuffisance hépatique (toxicité du carvacrol) ou de maladies cardiovasculaires – à doses élevées ou sur du long terme, l'huile essentielle de sarriette des montagnes peut provoquer de l'hypertension artérielle.

PRINCIPAUX COMPOSANTS

L'huile essentielle de sarriette des montagnes est complexe. Sa composition est liée au cycle végétatif de la plante et aux conditions de récolte. Les principaux composants présents sont le carvacrol (phénol), le paracymène ou p-cymène (terpène aromatique) et le gamma-terpinène (monoterpène).

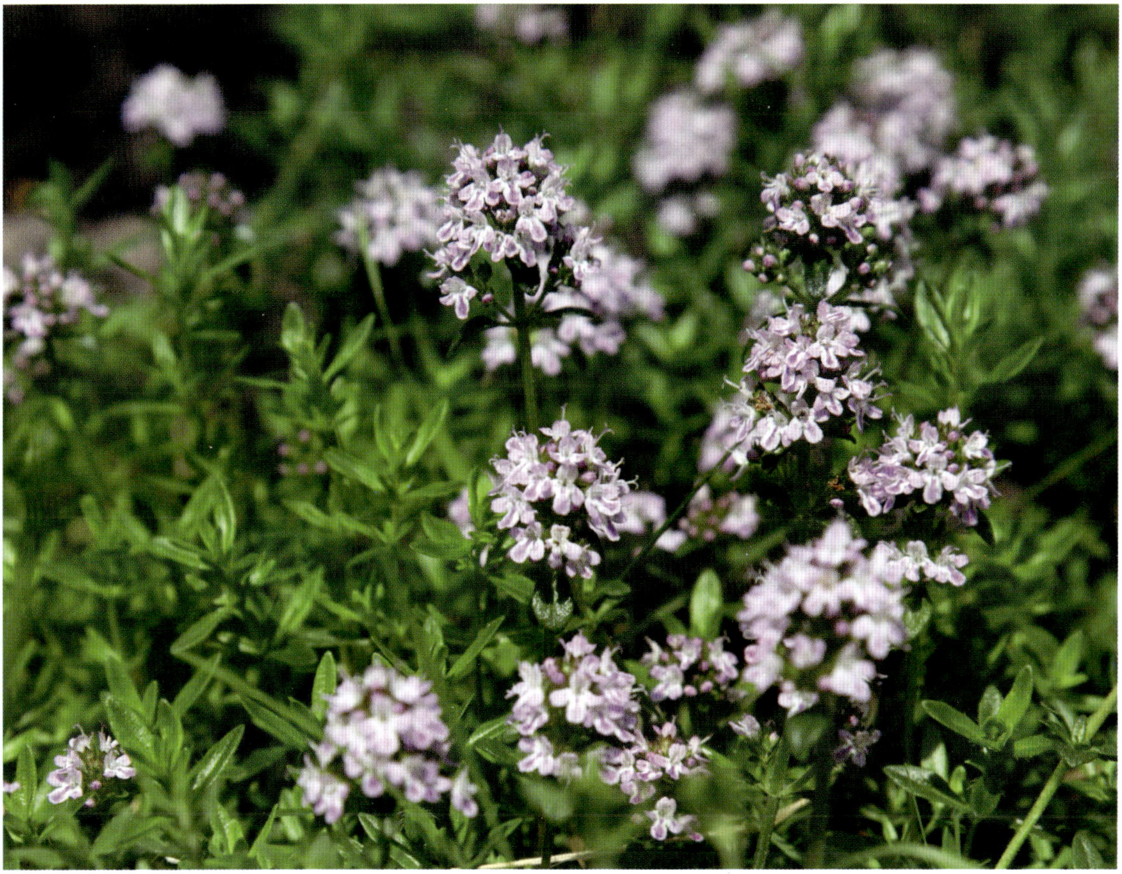

Précautions d'emploi spécifiques

Ne dépassez pas 6 gouttes d'huile essentielle par jour, par voie orale pour éviter des effets indésirables qui peuvent être dangereux.

Une toxicité hépatique par voie orale est possible, aussi faut-il toujours associer l'huile essentielle de sarriette des montagnes à une huile essentielle protectrice du foie (par exemple romarin à 1,8-cinéol, romarin CT verbénone, citron, menthe poivrée ou thym CT thuyanol).

En usage local, pratiquez un test cutané dans le pli du coude ou sous la voûte plantaire avant la première utilisation, car l'huile essentielle de sarriette des montagnes présente une dermocausticité potentielle.

Propriétés

- Tonique et stimulant général sur les plans nerveux, circulatoire, digestif ou encore sexuel.
- Tonique endocrinien, progestérone-like et stimulant pour les glandes surrénales.
- Anti-infectieux très puissant, à large spectre d'action : antibactérienne, antivirale, antifongique (contre les candidoses), antiparasitaire (vermifuge).
- Stimulant immunitaire, présentant un grand intérêt dans toutes les infections chroniques.
- Antispasmodique intestinal et régulateur du péristaltisme (contractions de l'intestin), carminatif, antidiarrhéique ou laxatif, antiputridique, antitoxique, et favorisant la flore intestinale saprophyte.
- Antalgique percutané ou transcutané (par voie externe).

INDICATIONS

- Fatigue physique, asthénie nerveuse, physique et sexuelle, convalescence, hypotension.
- Infections gastro-intestinales (gastro-entérite, entérocolite), urogénitales (cystite, néphrite, leucorrhée, urétrite, prostatite), respiratoires (angine, laryngite, sinusite, otite, bronchite, grippe), cutanées (abcès, furoncles, impétigo, lichen, pied d'athlète, gale), bucco-dentaires (aphtes, caries dentaires, névralgie dentaire).
- Parasites intestinaux (oxyures, ascaris, ténias) et affections tropicales (amibiases, dysenterie, tourista, paludisme).
- Troubles digestifs, ballonnements, flatulences, douleurs gastriques, crampes d'estomac, diarrhée ou constipation, intoxication alimentaire.
- Douleurs rhumatismales, arthrite (dont polyarthrite rhumatoïde).
- Inflammation des ganglions (adénite).

FORMULES PROPOSÉES DANS CE LIVRE

Formule synergie

- Verrues page 275

En hydrolat

- Diarrhée page 324
- Angine page 338
- Laryngite page 345
- Rhinopharyngite page 350
- Trachéite page 354

MODALITÉS D'UTILISATION

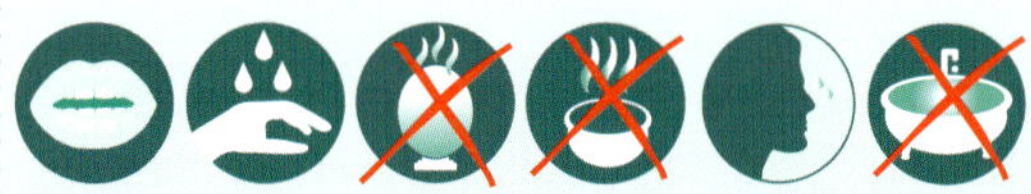

+++ ++ – – + –

L'huile essentielle de sarriette des montagnes s'utilise de façon privilégiée par voie orale, toujours accompagnée d'un support naturel (huile d'olive, miel, sirop d'érable).
Pour un usage cutané, il faut bien la diluer dans un support huileux qui modère l'agressivité des phénols, à 5 ou 10 % maximum.
Il n'est pas recommandé d'utiliser l'huile essentielle de sarriette des montagnes en fumigations ou en inhalations, toujours à cause de la présence de phénols.

TEA TREE

Autres noms : arbre à thé, mélaleuque à feuilles alternes
Nom latin : *Melaleuca alternifolia*
Famille botanique : Myrtacées

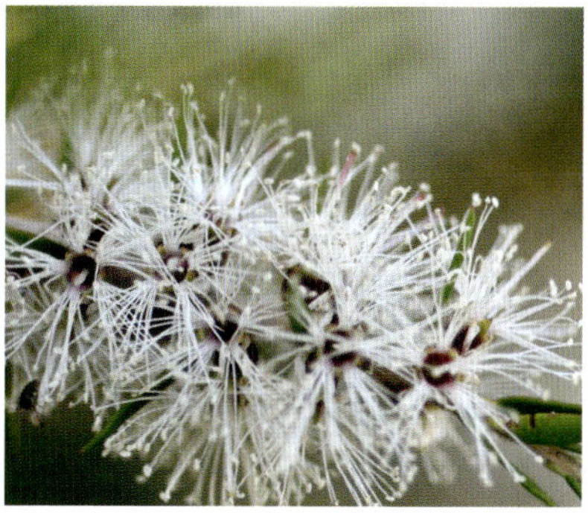

LIEUX DE PRODUCTION
Principalement Australie, Nouvelle-Calédonie et Papouasie-Nouvelle-Guinée, mais aussi Indonésie, Inde, Malaisie, voire Madagascar et Afrique du Sud.

PARTIE DE LA PLANTE DISTILLÉE
Les feuilles.

L'huile essentielle majeure contre toute infection d'origine bactérienne, virale, fongique, ou parasitaire.

Le tea tree est l'« arbre médecine » guérisseur, utilisé par les aborigènes d'Australie depuis des millénaires. Son huile essentielle a été utilisée par les soldats australiens jusqu'à la fin de la Seconde Guerre mondiale, avant d'être remplacée par les antibiotiques de synthèse. Aujourd'hui, elle retrouve toute sa place dans une trousse d'urgence en aromathérapie, pour ses propriétés anti-infectieuses majeures, contre de nombreux germes microbiens, même ceux qui sont responsables de maladies nosocomiales (infection associée aux soins, attrapée en milieu hospitalier, par exemple).

CONTRE-INDICATIONS

L'huile essentielle de tea tree est déconseillée pour :
- la femme enceinte (pendant toute la grossesse) ;
- la femme allaitante (car l'huile essentielle passe dans le lait maternel) ;
- les enfants de moins de 7 ans.

À SAVOIR

Il ne faut pas confondre l'arbre à thé avec d'autres arbres originaires d'Australie, qui sont vulgairement aussi appelés « tea tree ». Il appartient au genre botanique *Melaleuca*, qui possède environ 250 espèces acceptées par la communauté scientifique internationale. Plusieurs d'entre elles fournissent des huiles essentielles commercialisées surtout dans les pays anglophones et en France. On trouve principalement le cajuput (*Melaleuca cajuputi* ou *M. leucadendra*), le mélaleuque à feuilles linéaires (*Melaleuca linariifolia*), le niaouli (*Melaleuca quinquenervia* ou *M. viridiflora*), la rosalina (*Melaleuca ericifolia*) et le tea tree noir (*Melaleuca bracteata*.

Attention à l'automédication, les huiles essentielles doivent toutes être utilisées avec certaines précautions, leur utilisation nécessite un avis médical et l'encadrement par un professionnel de santé. Voir également les contre-indications et précautions d'emploi communes à toutes les huiles essentielles (p. 66).

Précautions d'emploi spécifiques

L'huile essentielle de tea tree ne présente aucune toxicité aux doses recommandées. Sa tolérance cutanée est généralement excellente, elle est douce pour la peau et les muqueuses. Toutefois, certains thérapeutes ont remarqué des réactions cutanées inflammatoires et allergiques possibles. Pratiquez un test cutané avant la première utilisation en massage.
Par voie orale, il ne faut pas dépasser la posologie recommandée ; à dose trop élevée, on a observé des possibilités d'incoordination motrice et de confusion.

Propriétés

L'huile essentielle de tea tree possède des propriétés anti-infectieuses exceptionnelles et bien d'autres à découvrir.

- Immunostimulant et anti-infectieux polyvalent de premier ordre, à large spectre d'action : antibactérien, antifongique, antiviral, antiparasitaire.
- Tonique vasculaire, décongestionnant veineux et lymphatique, améliore la microcirculation et tonicardiaque.
- Stimulant physique et psychique (action sur l'hypophyse, la thyroïde et le thymus), équilibrant nerveux, neurotonique, anxiolytique, antidépresseur, antiasthénique.
- Protecteur de la peau contre les brûlures du soleil et les rayons de la radiothérapie (radioprotecteur), en prévention.
- Insectifuge, effet apaisant sur les piqûres et les démangeaisons dues aux insectes et aux acariens.

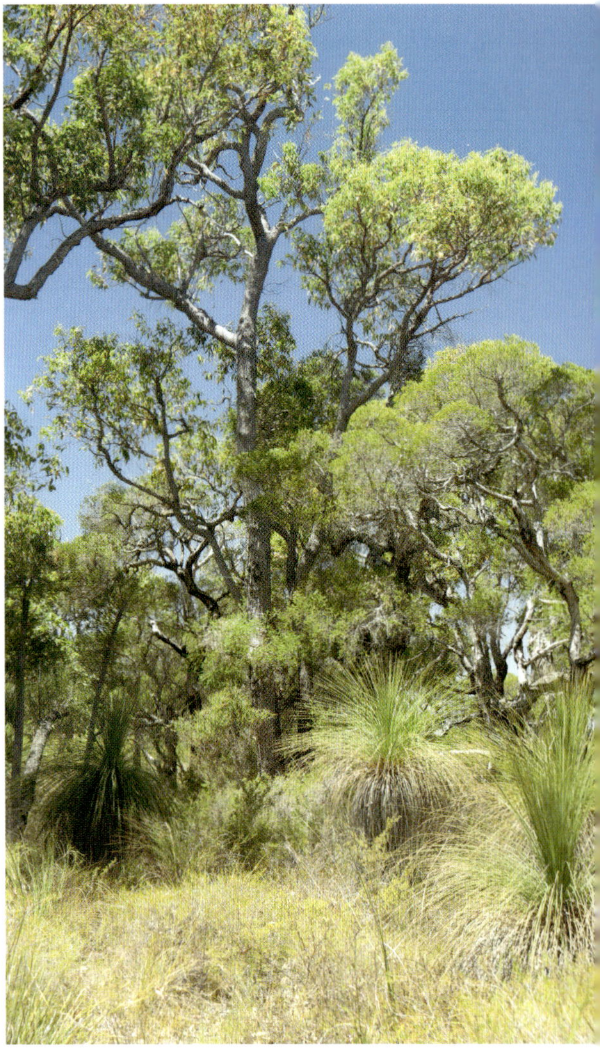

Principaux composants

L'huile essentielle de tea tree contient plus de 50 composants différents, dont les principaux sont le terpinéol-4 (un alcool monoterpénique ou monoterpénol), le gamma-terpinène et l'alpha-terpinène (des terpènes monoterpéniques ou monoterpènes). Certains lots présentent des traces de viridiflorol (aux propriétés hormonales).

INDICATIONS

L'huile essentielle de tea tree agit sur de nombreux troubles de santé, et est surtout utilisée pour lutter contre les infections.

- Troubles infectieux (de A à Z) : l'huile essentielle de tea tree possède des propriétés antimicrobiennes agissant contre la plupart des germes pathogènes, responsables d'infections dans l'organisme.

– Infections buccales : aphtose, stomatite, gingivite, abcès dentaire, ulcère buccal, pyorrhée.

– Infections cutanées : acné, herpès, zona, candidose, plaies surinfectées, psoriasis.

– Infections digestives : diarrhée, gastro-entérite, entérocolites bactérienne, candidosique virale et parasitaire.

– Infections respiratoires et ORL : grippe, otite, rhinopharyngite, sinusite, trachéite, bronchite, voire asthme surinfecté.

– Infections urogénitales : cystite, colibacillose, vaginite, candidose, trichomonas, les infections sexuellement transmissibles (blennoragie gonococcique, chlamydioses, herpès génital, mycoplasmoses).

– Infections parasitaires : teigne, gale, ascaris, ankylostome, lamblia, poux, acariens, mites, tiques, puces).

- Troubles circulatoires : jambes lourdes, œdème lymphatique, varices, hémorroïdes, circulation capillaire cérébrale ; renforce le muscle cardiaque
- Troubles nerveux : anxiété, dépression nerveuse, asthénie, épuisement nerveux.

FORMULES PROPOSÉES DANS CE LIVRE

Formule unique

- Acné juvénile page 257
- Furoncle page 267
- Herpès labial page 269
- Abcès buccal page 314
- Diarrhée page 324
- Rhinopharyngite page 350

Formule synergie

- Acné juvénile page 257
- Furoncle page 267
- Herpès labial page 269
- Verrues page 275
- Varice page 309
- Diarrhée page 324
- Baisse des défenses immunitaires page 340
- Bronchite aiguë page 341
- Grippe page 343
- Laryngite page 345

En hydrolat

- Abcès buccal page 314
- Aphte page 316
- Angine page 338
- Laryngite page 345
- Rhinopharyngite page 350

MODALITÉS D'UTILISATION

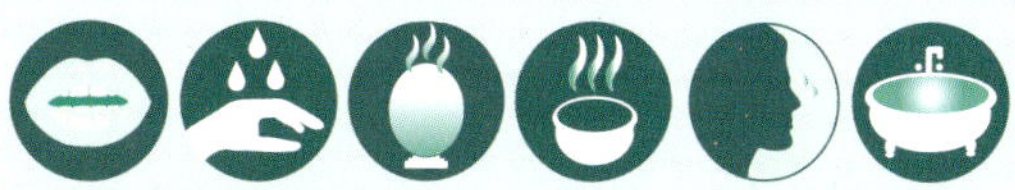

+++ +++ ++ ++ + ++

L'huile essentielle de tea tree s'utilise le plus souvent par voie interne, mais la voie externe est également très utile : par voie orale, en sublinguale, diluée en massage cutané, en diffusion atmosphérique (bien que l'odeur ne soit pas agréable), dans le bain (avec un dispersant), dans les shampooings, savons, gels intimes, et par voie vaginale ou rectale. Les vertus olfactives de l'huile essentielle sont parfois recherchées.

Thym CT linalol et Thym CT thujanol

Noms latins : *Thymus vulgaris, T. vulgaris linaloliferum, T. vulgaris thujanoliferum*
Famille botanique : Lamiacées

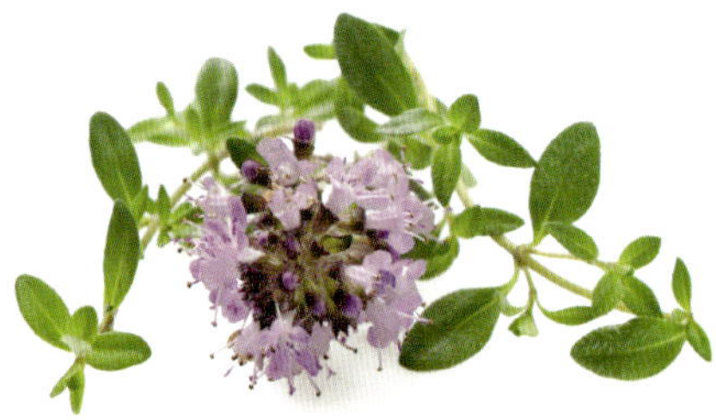

LIEU DE PRODUCTION
France.

PARTIE DE LA PLANTE DISTILLÉE
Les sommités fleuries.

Deux huiles essentielles qui combattent les infections avec force mais tout en douceur.

Les huiles essentielles de thym CT linalol et CT thujanol sont des incontournables de l'aromathérapie. Elles ont une efficacité certaine contre les bactéries, les virus, les parasites et les mycoses. Elles excellent toutes les deux sur les sphères ORL, digestive et urogénitale. L'association des deux huiles essentielles à chémotype différent mais issues de la même plante *Thymus vulgaris* permet à l'organisme de combattre avec force les infections. L'huile essentielle de thym CT linalol est particulièrement douce.

Contre-indications

Les huiles essentielles de thym CT linalol et de thym CT thujanol sont déconseillées pour :

- la femme enceinte (pendant toute la grossesse) ;
- la femme allaitante (car l'huile essentielle passe dans le lait maternel) ;
- les enfants de moins de 7 ans.

Attention à l'automédication, les huiles essentielles doivent toutes être utilisées avec certaines précautions, leur utilisation nécessite un avis médical et l'encadrement par un professionnel de santé. Voir également les contre-indications et précautions d'emploi communes à toutes les huiles essentielles (p. 66).

Précautions d'emploi spécifiques

Aucune toxicité connue aux doses recommandées.

À SAVOIR

Il existe plusieurs chémotypes de thyms, dont les plus utilisés sont le linalol (alcool monoterpénique), le thujanol (alcool monoterpénique), le thymol (phénol), le bornéol (alcool monoterpénique). Il existe aussi des thyms à géraniol (alcool monoterpénique), à paracymène (monoterpène), aux origines géographiques différentes. Le thym CT thujanol et le thym à géraniol sont les plus rares. Le thym à thymol est l'un des plus répandus.

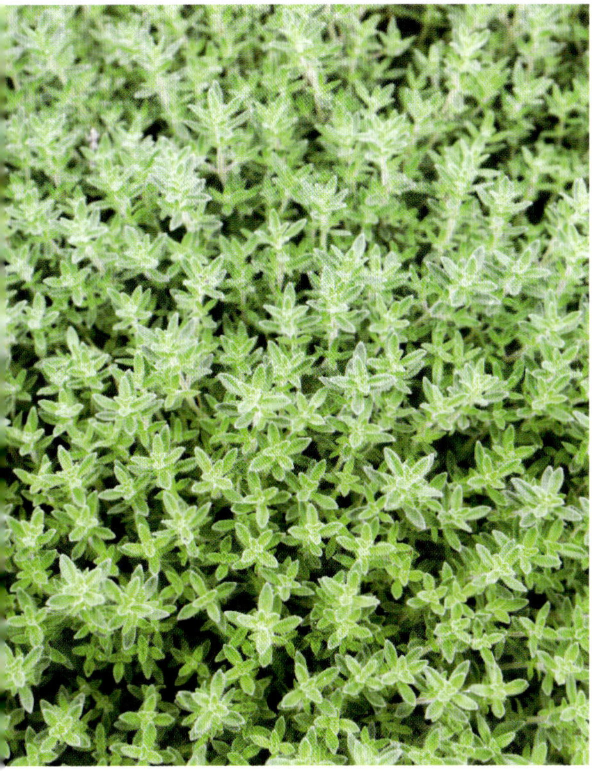

Propriétés communes

Ces deux huiles essentielles, comme celles des thyms en général, sont anti-infectieuses à assez large spectre d'action, et stimulantes de la digestion. Les thyms facilitent la digestion et interviennent sur les infections digestives. Ce sont des toniques de l'organisme, des stimulants des défenses immunitaires et des rééquilibrants nerveux.
Ces deux huiles essentielles sont recommandées en association pour lutter contre les infections.

Indications communes

Ces deux huiles essentielles aident l'organisme à combattre des infections digestives, respiratoires et de l'appareil urogénital. En cas de baisse des défenses immunitaires, de fatigue physique, elles peuvent booster l'organisme.

- Troubles digestifs : mauvaise digestion, indigestion, dyspepsie, atonie digestive, entérocolite, infection digestive (gastro-entérite, par exemple).
- Troubles respiratoires : les huiles essentielles de thym à linalol et à thujanol sont efficaces pour enrayer les infections ; maux de gorge, angine, rhinopharyngite, otite, sinusite, bronchite, grippe. Le thym CT thujanol est un peu plus puissant que le thym CT linalol en cas d'angine, de rhinopharyngite, de sinusite ou de grippe.
- Troubles de l'appareil urogénital : cystite, vaginite, salpingite.
- Troubles du système nerveux: grosse fatigue physique et nerveuse.

PRINCIPAUX COMPOSANTS

L'huile essentielle de thym CT linalol est très riche en linalol (alcool monoterpénique) qui est la molécule principale. Sont aussi présents des esters (acétates de linalyle, de géranyle et de bornyle), des phénols (thymol), des sesquiterpènes (béta-caryophyllène, alpha-humulène) et des monoterpènes (paracymène, gamma-terpinène, alpha-pinène).
L'huile essentielle de thym CT thujanol est riche en thujanol (alcool monoterpénique) qui est la molécule principale, mais contient aussi d'autres alcools (terpinène-1-ol-4, alpha-terpinéol, linalol). Sont aussi présents des monoterpènes (myrcène, limonène, sabinène, alpha-terpinène, alpha-pinène, parcymène) et des sesquiterpènes (béta-caryophyllène).
Le linalol et le thujanol ont des propriétés différentes, mais également des vertus similaires du fait de leur appartenance à la même famille biochimique des alcools monoterpéniques.

Propriétés spécifiques

Thym CT linalol

L'huile essentielle de thym CT linalol est un anti-infectieux doux, à large spectre, et surtout un antifongique puissant, très actif sur les *Candida albicans* et sur les infections à *Candida* aux niveaux cutané, digestif et génital.
C'est aussi une huile essentielle fortement antibactérienne, efficace sur les staphylocoques, et antiparasitaire. Antiseptique, elle peut être utilisée sur les infections cutanées, digestives, respiratoires et urogénitales. De plus, l'huile essentielle de thym CT linalol est anxiolytique et antidépressive.

Thym CT thujanol

L'huile essentielle de thym CT thujanol, très virucide, est active sur des infections virales telles que la grippe. Elle intervient aussi très bien sur la sphère hépatique. C'est un bon stimulant du fonctionnement du foie et régénérateur des cellules du foie. C'est une huile essentielle réchauffante, par activation de la circulation.

Indications spécifiques

Thym CT linalol

L'huile essentielle de thym CT linalol est préconisée en cas de dérèglement de la flore intestinale, colite candidosique, cystite et vaginite candidosique, muguet, panaris, furoncle, acné, impétigo, mycose.
Elle sera appréciée en cas de stress, surmenage et dépression.

Thym CT thujanol

L'huile essentielle de thym CT thujanol est utilisée pour régénérer les cellules du foie après des hépatites, des maladies hépatiques, ou simplement en cas d'insuffisance hépatique.
Elle peut être bénéfique contre l'arthrose en association avec d'autres huiles.

Formules proposées dans ce livre

Formule unique

- Diarrhée page 324
- Angine page 338
- Otite page 347

Formule synergie

- Furoncle page 267
- Abcès buccal page 314
- Diarrhée page 324
- Foie (détoxication hépatique) page 329
- Angine page 338
- Baisse des défenses immunitaires page 340
- Bronchite aiguë page 341
- Laryngite page 345
- Otite page 347
- Rhinopharyngite page 350
- Trachéite page 354

MODALITÉS D'UTILISATION

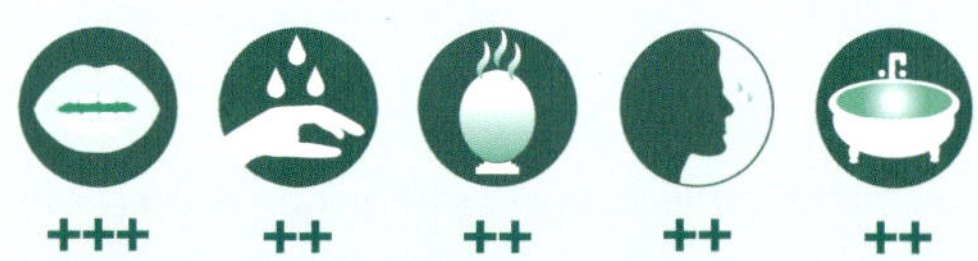

On peut utiliser ces deux huiles essentielles de thym diluées par voie orale, sur avis médical, diluées par voie cutanée, en diffusion atmosphérique associées à d'autres huiles essentielles pour aseptiser l'air, en olfaction au flacon et diluées dans le bain. Toutefois, les voies les plus utilisées sont la voie cutanée et la voie orale. L'huile essentielle de thym CT linalol est plus douce et plus facile d'utilisation.

THYM SARRIETTE

Autres noms : thym CT bornéol-carvacrol, thym blanc, thym marocain, thym à feuilles de sarriette
Nom latin : *Thymus satureoides*
Famille botanique : Lamiacées (Labiées)

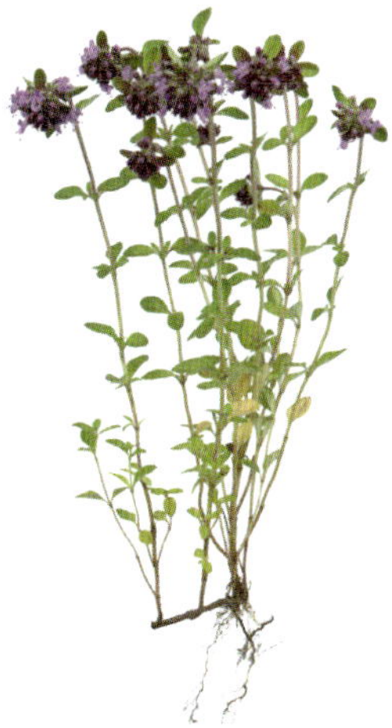

LIEUX DE PRODUCTION
Maroc et région méditerranéenne.

PARTIE DE LA PLANTE DISTILLÉE
Les sommités fleuries et les feuilles.

L'huile essentielle régulatrice des fonctions immunitaires et harmonisatrice nerveuse.

Dans notre société moderne, les maladies auto-immunes représentent la troisième cause de mortalité après les affections cardiovasculaires et les cancers. Il existe près de 80 types de maladies auto-immunes qui peuvent affecter différents organes et systèmes biologiques. Toutes ces maladies résultent d'un dysfonctionnement du système immunitaire, qui entraîne des lésions tissulaires ou cellulaires. L'huile essentielle de thym sarriette présente de nombreux atouts thérapeutiques, en modérant cette réponse immunitaire excessive : elle diminue le taux sanguin élevé de gamma-globulines, des protéines sériques regroupant les IgG, IgM, IgD, IgE et les IgA, qui interviennent dans les réponses immunitaires. En harmonisant le cerveau, les intestins et le système immunitaire, l'huile essentielle de thym sarriette interagit sans doute avec notre « deuxième cerveau » entérique, qui contrôle certaines maladies auto-immunes.

À SAVOIR

Il ne faut pas confondre le thym sarriette avec la sarriette des montagnes (*Satureja montana*) ni avec les autres thyms (*Thymus spp.*), qui sont des plantes différentes.
Il existe près de 350 espèces appartenant au genre botanique *Thymus*. Plusieurs d'entre elles sont distillées et utilisées en aromathérapie pour soulager différents troubles de santé :
Thym commun doux (*Thymus vulgaris* CT linalol, CT géraniol, CT thuyanol).
Thym commun fort (*Thymus vulgaris* CT thymol, CT carvacrol).
Thym d'Espagne (*Thymus mastichina, Thymus zygis*).
Serpolet (*Thymus serpyllum*).
Origan d'Espagne (*Corydothymus capitatus*).
Thym citron (*Thymus x citriodorus*).
Thym faux pouliot (*Thymus pulegioides*).
Thym crétois (*Thymus caespititius*).
Thym de Corse (*Thymus herba-barona*).

Contre-indications

L'huile essentielle de thym sarriette est déconseillée pour :

- la femme enceinte (pendant toute la grossesse) ;
- la femme allaitante (passe dans le lait maternel) ;
- les enfants de moins de 7 ans.

Elle est également à proscrire en cas d'insuffisance hépatique (toxicité du carvacrol) et de maladie cardiovasculaire (à doses élevées ou sur du long terme, l'huile essentielle de thym sarriette, riche en carvacrol, peut provoquer de l'hypertension artérielle).

Attention à l'automédication, les huiles essentielles doivent toutes être utilisées avec certaines précautions, leur utilisation nécessite un avis médical et l'encadrement par un professionnel de santé. Voir également les contre-indications et précautions d'emploi communes à toutes les huiles essentielles (p. 66).

Principaux composants

La composition de l'huile essentielle de thym sarriette est très variable en fonction du milieu écologique où la plante pousse, avec un impact certain du biotope et de la biocénose, mais aussi en fonction du travail du distillateur, de la période de récolte et de la distillation elle-même. Une analyse chromatographique rigoureuse permettra de connaître la teneur en chaque composant.

Cette huile essentielle est composée majoritairement des deux composants suivants : entre 15 et 75 % de bornéol, alcool monoterpénique, et entre 0,5 et 50 % de carvacrol, phénol monoterpénique. Elle contient aussi du camphène, de l'alpha-pinène, du paracymène, du linalol et du bêta-caryophyllène. C'est la seule huile essentielle qui possède autant de bornéol.

Précautions d'emploi spécifiques

Limitez le nombre de gouttes ingérées, car l'huile essentielle peut provoquer des effets stupéfiants à haute dose (avec des problèmes de dépendance physique ou psychologique). Une toxicité hépatique par voie orale est possible, il faut donc toujours associer l'huile essentielle de thym sarriette à une huile essentielle protectrice du foie (romarin à 1,8-cinéole, romarin CT verbénone, essence de citron, menthe poivrée ou thym CT thujanol).

En usage local, pratiquez un test cutané dans le pli du coude ou sous la voûte plantaire avant la première utilisation, car l'huile essentielle de thym sarriette présente une dermocausticité potentielle, diluez-la jusqu'à 20 % maximum dans une huile végétale.

Propriétés

- Régulateur immunitaire, immunomodulant, anti-hyper-gamma-globulinémique (régule un taux sanguin-sérique élevé de gamma-globulines).
- Antibactérien majeur à large spectre d'action (colibacilles, streptocoques, staphylocoques), antifongique (candidoses), antiviral, antiparasitaire (cutané et intestinal).
- Harmonisateur du système nerveux autonome sympathique, stimulant physique, psychique et sexuel (aphrodisiaque), stimulant du thymus et des surrénales, antiasthénique.
- Antalgique et anti-inflammatoire.
- Digestif, stimulant hépatobiliaire, antilithiasique biliaire (calculs).

Indications

- Infections aiguës ou chroniques dans tout l'organisme : infections respiratoires (bronchite, sinusites bactériennes et virales, tuberculose) ; infections parasitaires (ascaris, oxyures, ténia, parasitoses intestinales) ; infections urogénitales (cystites infectieuses et inflammatoires, leucorrhées) ; infections cutanées (acné, plaies infectées).

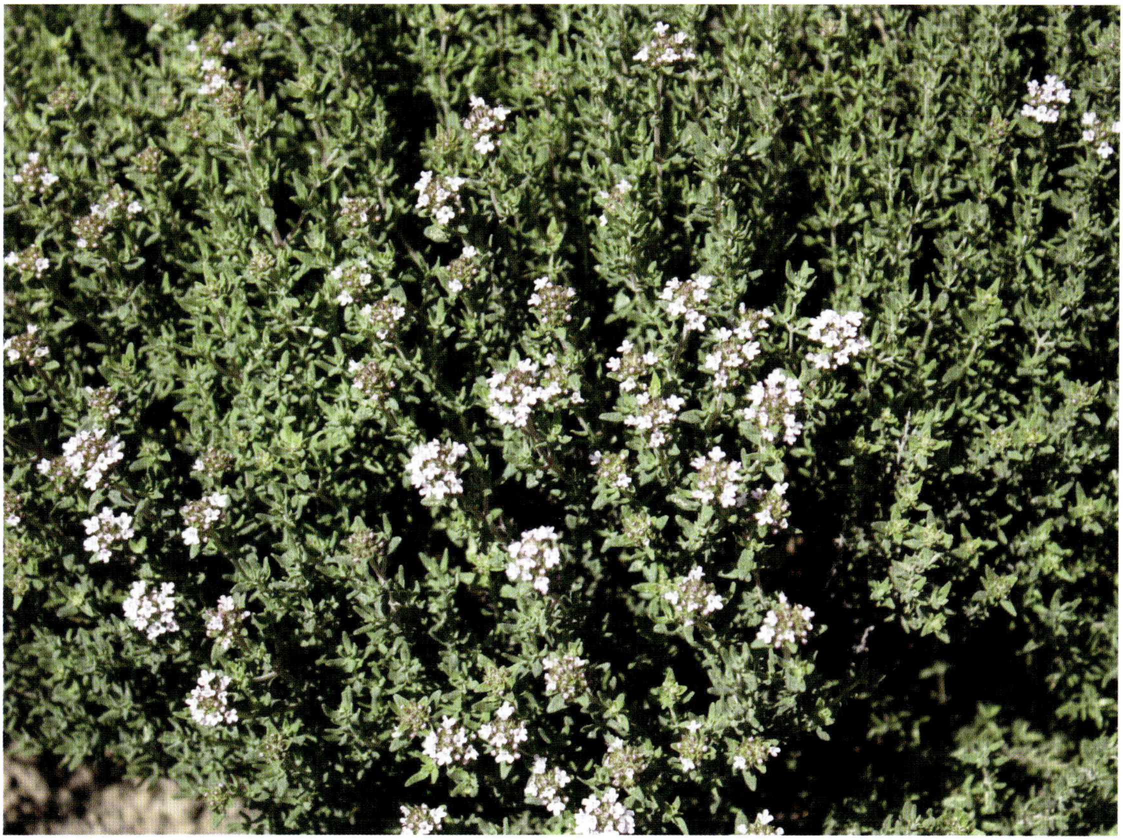

- Troubles nerveux : fatigue générale, asthénie profonde.
- Douleurs et inflammations articulaires et musculaires : rhumatismes articulaires et musculaires, arthrose, arthrite, polyarthrite rhumatoïde.
- Troubles digestifs : indigestion, aérophagie, insuffisance hépatique légère, dyskinésie biliaire, lithiases (calculs) biliaires.

Formules proposées dans ce livre

Formule unique

- Arthrite page 281

Formule synergie

- Arthrite page 281

MODALITÉS D'UTILISATION

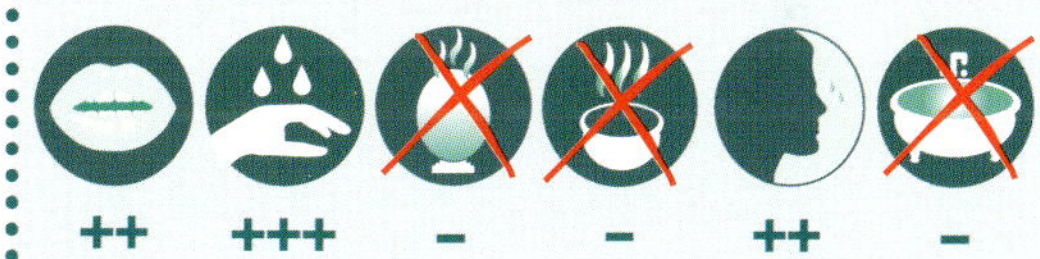

L'huile essentielle de thym sarriette peut s'utiliser par voie orale ou par voie cutanée.
Les vertus olfactives de l'huile essentielle sont recherchées. Certains usages ne sont pas recommandés (diffusion, inhalation, bain), du fait de sa composition, de son odeur caractéristique et/ou de son prix.

TULSI

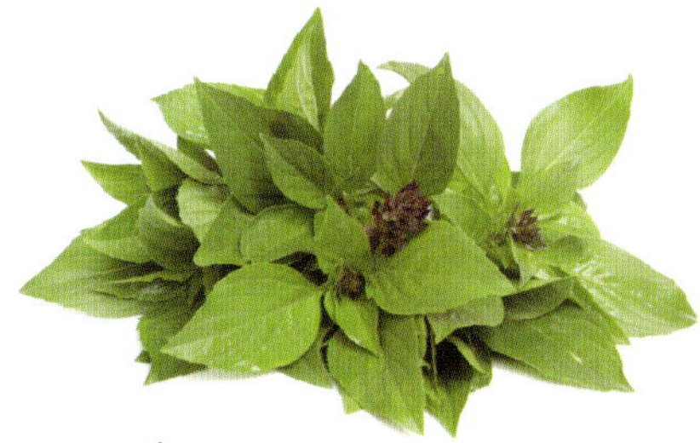

Autres noms : basilic sacré, basilic thaïlandais
Noms anglais : *holy basil, monks' basil, red basil, rough basil, sacred basil, sacred Thai basil, Siamese basil, Thai basil*
Nom latin : *Ocimum tenuiflorum* (syn. *Ocimum sanctum*)
Famille botanique : Lamiacées (Labiées)

LIEUX DE PRODUCTION

Pays asiatiques, surtout Inde et Thaïlande.

PARTIE DE LA PLANTE DISTILLÉE

Les feuilles ou les sommités fleuries.

L'huile essentielle sacrée et protectrice, pour soulager des troubles nerveux bénins ou plus graves.

L'huile essentielle de tulsi est utilisée en médecine ayurvédique. Identifiée au dieu hindou Vishnou, Tulsi serait d'ailleurs son épouse légendaire. Les Vishnouistes portent autour du cou des graines de tulsi, qui attirent sur eux la protection de la divinité. À l'entrée des maisons hindoues, le tulsi est planté dans une urne de pierre et un culte lui est rendu. La demeure devient ainsi sanctifiée et purifiée par sa seule présence.

L'huile essentielle de tulsi offre une action protectrice incomparable – son nom sanskrit signifie d'ailleurs « incomparable » – pour soulager les maladies d'origine nerveuse. Plusieurs études internationales récentes valident ses propriétés puissantes sur le cerveau.

CONTRE-INDICATIONS

L'huile essentielle de tulsi est déconseillée pour :

- la femme enceinte (pendant toute la grossesse) ;
- la femme allaitante (car l'huile essentielle passe dans le lait maternel) ;
- les enfants de moins de 7 ans.

Attention à l'automédication, les huiles essentielles doivent toutes être utilisées avec certaines précautions, leur utilisation nécessite un avis médical et l'encadrement par un professionnel de santé. Voir également les contre-indications et précautions d'emploi communes à toutes les huiles essentielles (p. 66).

PRÉCAUTIONS D'EMPLOI SPÉCIFIQUES

La présence de composants phénolés (eugénol) donne à l'huile essentielle de tulsi une toxicité hépatique et une dermocausticité, toutefois l'eugénol est le moins toxique des composants phénolés.

PRINCIPAUX COMPOSANTS

L'huile essentielle de tulsi est riche en eugénol (un composant appartenant à la famille biochimique des phénols) et en béta-caryophyllène (un composant de la famille biochimique des terpènes sesquiterpéniques).

En usage local, pratiquez un test cutané dans le pli du coude ou sous la voûte plantaire avant la première utilisation, car l'huile essentielle de tulsi présente une dermocausticité potentielle.
Par voie orale, une toxicité hépatique est possible, aussi faut-il toujours associer l'huile essentielle de tulsi à une huile essentielle protectrice du foie (romarin à 1,8-cinéole, romarin CT verbénone, essence de citron, menthe poivrée ou thym CT thuyanol).

PROPRIÉTÉS

L'huile essentielle de tulsi possède de puissantes propriétés sur le système nerveux, validées expérimentalement par des travaux de recherche internationaux. D'autres propriétés sont également à découvrir.

- Neuroprotecteur puissant, protecteur des cellules nerveuses (antioxydant, anti-inflammatoire), calmant nerveux, antidépresseur, antistress, antiépileptique.
- Localement, antalgique musculaire et articulaire.
- Stimulant immunitaire, antibactérien, antiviral, antifongique, antiparasitaire (notamment intestinal).
- Détoxifiant sanguin, l'huile essentielle de tulsi empêche l'augmentation des taux de cholestérol (hypercholestérolémie) et de sucres (hyperglycémie) dans le sang et les fait diminuer (donc, utile en préventif et en curatif).

INDICATIONS

- Troubles nerveux : stress, dépression nerveuse, céphalées d'origine nerveuse. L'HE de tulsi facilite le sevrage alcoolique (par action sur les récepteurs cannabinoïdes). Des travaux internationaux expérimentaux démontrent son impact dans la démence (diminue le taux de béta-sécrétase), l'épilepsie et les maladies neurodégénératives (Alzheimer, Parkinson).
- En application locale, pour soulager rhumatismes, arthrose, arthrite, crampes et élongations.
- Troubles immunitaires et infectieux : nombreuses maladies d'origine microbienne dans tout l'organisme, particulièrement au niveau digestif.

FORMULES PROPOSÉES DANS CE LIVRE

Formule unique

- Syndrome dépressif / Dépression page 254

Formule synergie

- Crampe musculaire page 289
- Sciatique page 296
- Diarrhée page 324
- Laryngite page 345
- Otite page 347
- Rhinopharyngite page 350
- Trachéite page 354

À SAVOIR

Sur le marché français, on trouve d'autres huiles essentielles de basilics, aux composants bien différents, avec des vertus différentes ; par exemple le basilic exotique ou tropical (*Ocimum basilicum* ssp *basilicum* ct chavicol methyl ether); le basilic français (*Ocimum basilicum* ssp *basilicum* ct linalol), le basilic à feuilles de laitue (*Ocimum basilicum* var. *basilicum* « feuilles de laitue »), le basilic grand vert (*Ocimum basilicum* var. *basilicum* « grand vert »).

MODALITÉS D'UTILISATION

L'huile essentielle de tulsi s'utilise surtout en olfactothérapie, mais aussi en application locale, diluée avec un support adapté (huile végétale, macérât huileux, gel), à la bonne concentration thérapeutique.

Verveine citronnée

Autres noms : verveine odorante, verveine citronnelle
Nom latin : *Lippia citriodora*
Famille botanique : Verbénacées

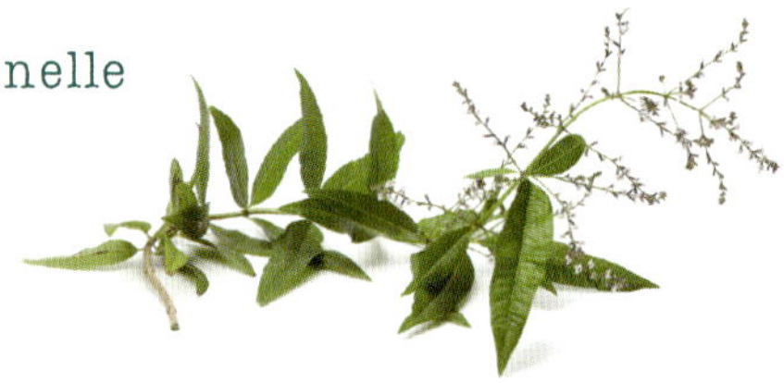

LIEUX DE PRODUCTION
Espagne, Maroc.

PARTIE DE LA PLANTE DISTILLÉE
Les feuilles.

L'huile essentielle de la zénitude, protectrice mentale, calmante pour les systèmes digestifs enflammés.

L'huile essentielle de verveine citronnée a un parfum doux, citronné, profond, qui vous embarque dans le monde de la paix, de la sérénité, de la joie et de l'envie de vivre. Huile du lâcher prise, elle apaise les systèmes nerveux fatigués, est utilisée en cas de stress intense, de dépression, de troubles du sommeil.
Elle possède des propriétés anti-inflammatoires remarquables sur le système digestif dans son ensemble, pour traiter de simples inconforts ou des maladies plus importantes. Les propriétés anti-inflammatoires de cette huile essentielle, associées à ses propriétés calmantes, permettent d'enrayer plus efficacement les processus inflammatoires renforcés par un état de stress.
Cette huile essentielle mérite d'être mieux connue et plus utilisée, mais son coût élevé et sa rareté constituent parfois un frein à son utilisation.

Contre-indications

L'huile essentielle de verveine citronnée est déconseillée pour :
- la femme enceinte (pendant toute la grossesse) ;
- la femme allaitante (car l'huile essentielle passe dans le lait maternel) ;
- les enfants de moins de 7 ans.

Attention à l'automédication, les huiles essentielles doivent toutes être utilisées avec certaines précautions, leur utilisation nécessite un avis médical et l'encadrement par un professionnel de santé. Voir également les contre-indications et précautions d'emploi communes à toutes les huiles essentielles (p. 66).

PRINCIPAUX COMPOSANTS

L'huile essentielle de verveine citronnée est riche en aldéhydes terpéniques (citrals : géranial), en sesquiterpènes (béta-caryophyllène, ar-curcumène, germacrène-D), en monoterpènes (limonène). Sont aussi présents des esters (acétates de géranyle et de néryle), des oxydes monoterpéniques (1,8-cinéole), des alcools monoterpéniques (nérol, géraniol, alpha-terpinéol), des sesquiterpénols (nérolidol), des traces de coumarines (furocoumarines). Les composants majeurs identifiés sont les citrals et le limonène.

Précautions d'emploi spécifiques

Il n'y a pas de toxicité connue aux doses recommandées, toutefois, l'huile essentielle de verveine citronnée est irritante pour la peau. Il est conseillé d'effectuer un test cutané localisé dans le pli du coude, avec quelques gouttes d'huile de massage, afin d'observer si une éventuelle réaction dermocaustique se produit. Attention, cette huile essentielle est potentiellement photosensibilisante ; il est donc déconseillé de s'exposer au soleil après une application cutanée.

Propriétés

L'huile essentielle de verveine citronnée possède de nombreuses propriétés complémentaires, efficaces sur les systèmes nerveux, digestif et locomoteur en priorité.

- Anti-inflammatoire du système digestif, l'HE de verveine citronnée facilite et stimule la digestion. C'est un tonique digestif, stomachique, eupeptique.
- Calmant nerveux, apaisant, sédatif, antidépresseur.
- Anti-inflammatoire des articulations et des nerfs.
- Stimulant de certaines fonctions endocriniennes, au niveau du pancréas et de la thyroïde.

Indications

- Troubles digestifs : l'HE de verveine citronnée est efficace pour faciliter la digestion, calmer les crampes, spasmes et ballonnements liés à des problèmes de stress, en cas d'insuffisance pancréatique, de colites, côlon irritable, ulcères et gastrite. Elle serait aussi préconisée dans la maladie de Crohn.
- Troubles nerveux : stress en général, anxiété, angoisse, nervosité, surmenage, dépression, fatigue, insomnie.
- Troubles locomoteurs : névrite (sciatique, par exemple) et cruralgie, principalement.
- Troubles endocriniens : dérèglement de la thyroïde, insuffisance pancréatique.
- Troubles cardiovasculaires : tachycardie, hypertension.

Formules proposées dans ce livre

Formule unique

- Gastrite page 331

Formule synergie

- Eczéma page 265
- Furoncle page 267
- Verrues page 275
- Colopathie spasmodique page 320
- Diarrhée page 324
- Gastrite page 331

En hydrolat

- Anxiété page 244
- Stress page 252
- Syndrome dépressif / Dépression page 254
- Colopathie spasmodique page 320
- Diarrhée page 324
- Gastrite page 331
- Gingivite page 333
- Bronchite aiguë page 341
- Trachéite page 354

MODALITÉS D'UTILISATION

On peut utiliser l'huile essentielle de verveine citronnée diluée par voie orale, sur avis médical, par voie cutanée, très diluée car elle peut s'avérer irritante pour la peau, en olfaction au flacon, en diffusion atmosphérique en association avec d'autres huiles essentielles et très diluée dans le bain.

YLANG-YLANG

Nom latin : *Cananga odorata*
Famille botanique : Anonacées

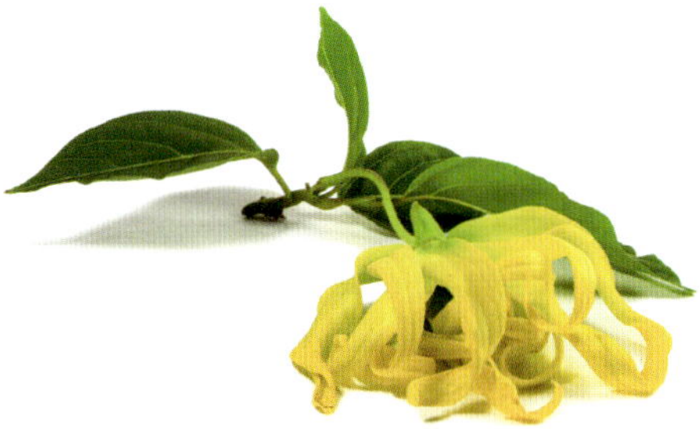

LIEUX DE PRODUCTION
Madagascar, Comores.

PARTIE DE LA PLANTE DISTILLÉE
La fleur.

L'huile essentielle protectrice de la peau, rééquilibrante et apaisante pour le système nerveux.

Ylang-ylang signifie la « fleur des fleurs ». Cette huile essentielle dégage un parfum à la fois puissant et subtil, plus ou moins fleuri selon les fractions de distillation que l'on utilise (les plus fleuries sont utilisées en parfumerie et non en aromathérapie). L'huile essentielle d'ylang-ylang est excellente en massage pour les personnes stressées et surmenées, car elle met à profit ses grandes vertus réparatrices des tensions musculaires et nerveuses, ainsi que ses vertus nourricières de la peau et de l'esprit.

CONTRE-INDICATIONS

L'huile essentielle d'ylang-ylang est déconseillée pour :

- la femme enceinte (pendant toute la grossesse) ;
- la femme allaitante (car l'huile essentielle passe dans le lait maternel) ;
- les enfants de moins de 7 ans.

Attention à l'automédication, les huiles essentielles doivent toutes être utilisées avec certaines précautions, leur utilisation nécessite un avis médical et l'encadrement par un professionnel de santé. Voir également les contre-indications et précautions d'emploi communes à toutes les huiles essentielles (p. 66).

PRÉCAUTIONS D'EMPLOI SPÉCIFIQUES

Il n'y a pas de toxicité connue aux doses recommandées, toutefois cette huile essentielle très puissante doit être utilisée avec parcimonie. Elle peut devenir hyperstimulante à fortes doses.

PRINCIPAUX COMPOSANTS

L'huile essentielle d'ylang-ylang est riche en sesquiterpènes (germacrène-D, béta-caryophyllène, alpha-farnésène) et en esters (acétate de linalyle, benzoate de benzyle). Elle contient aussi quelques alcools monoterpéniques (linalol) et alcools sesquiterpéniques (alpha-cadinol et farnésol).

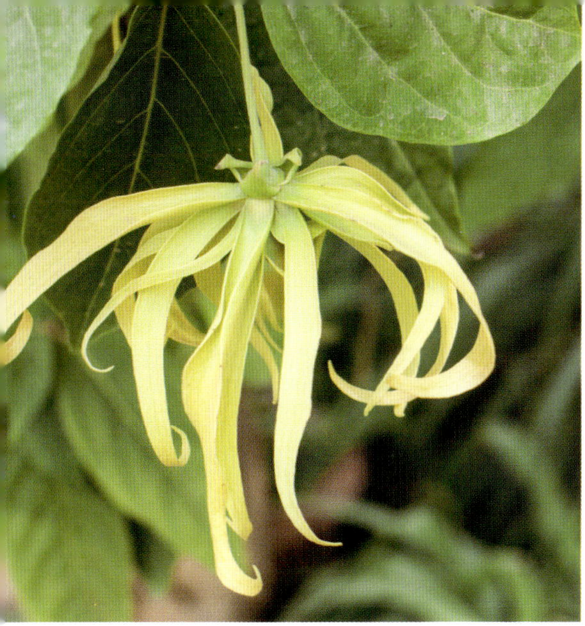

PROPRIÉTÉS

L'huile essentielle d'ylang-ylang possède des propriétés agissant tant au niveau psychique et émotionnel qu'au niveau physique. C'est une huile qui agit en profondeur sur les systèmes nerveux, locomoteur et cutané.

- Relaxant, calmant, antidépresseur, antistress.
- Antispasmodique nerveux et musculaire.
- Antalgique.
- Excellent anti-inflammatoire, plus particulièrement au niveau de la peau.
- Protecteur et rééquilibrant de la peau, tonique cutané et capillaire.
- Hypotenseur.
- Tonique sexuel.
- Antidiabétique (adjuvant).
- L'huile essentielle d'ylang-ylang stimule la production d'insuline dans le diabète non insulino-dépendant ou référent.

INDICATIONS

- Troubles nerveux : dépression nerveuse, anxiété, stress, blues, trac, spasmes nerveux, insomnie, fatigue.
- Douleurs et inflammations du système locomoteur (renforce les synergies) : contractures, courbatures, blocage du système locomoteur surtout lié au stress.
- Affections de la peau et du cuir chevelu : piqûres d'insectes, dermatoses, psoriasis, perte de tonus et chute des cheveux (alopécie).
- Entretien de la peau et des cheveux : peaux atones, asphyxiées, matures, vieillissantes, cheveux ternes.
- Troubles cardiovasculaires : arythmie cardiaque d'origine nerveuse, hypertension d'origine nerveuse.
- Fatigue sexuelle.

FORMULES PROPOSÉES DANS CE LIVRE

Formule unique

- Douleurs chroniques page 246

Formule synergie

- Anxiété page 244
- Douleurs chroniques page 246
- Fibromyalgie page 248

MODALITÉS D'UTILISATION

+++ +++ ++ +++ +++

On peut utiliser l'huile essentielle d'ylang-ylang par toutes les voies, mais les voies les plus adaptées sont la voie cutanée, diluée, la diffusion atmosphérique, l'olfaction au flacon, et le bain, diluée. Il n'y a pas de contre-indication particulière à la voie orale aux doses recommandées, sur avis médical, cependant ce mode d'utilisation n'est pas le plus utilisé.

Bien les utiliser

Avertissement

Toutes les formules proposées sont des conseils et non des prescriptions médicales. Seuls les médecins ont le droit de prescrire. Ces formules ne remplacent en rien un avis médical, une consultation médicale par rapport à une problématique de santé et un traitement adéquat. Il faut toujours vous référer à l'avis de votre médecin ou d'un aromathérapeute autorisé. Voir également le paragraphe « Avertissement, précautions d'emploi et contre-indications » p. 66.

Les formules

Pour toutes les formules d'huiles essentielles qui vont suivre, il vous sera proposé dans la problématique étudiée deux formules différentes, afin que vous puissiez choisir celle qui vous correspond le mieux, que ce soit en termes d'utilisation ou en fonction des huiles essentielles dont vous disposez déjà.

Formule unique

Mise en avant d'une huile de prédilection.

Formule synergie

Combinaison d'au moins deux huiles essentielles.

Formule à respirer

Elle est proposée en plus des autres afin de potentialiser les effets de la formule synergie. En lien avec la gestion des émotions voir p. 242), elle tient compte de la thérapeutique physique et psycho-émotionnelle (voir « Olfactothérapie » p. 13 et « Propriétés psychiques et énergétiques » des huiles essentielles pp. 21-34.)
Dans ce livre, les auteurs ont choisi de ne pas proposer de formules par voie orale (hormis des hydrolats) car celles-ci doivent être encadrées par un professionnel de santé.

Précautions à prendre lors de toute préparation

Ce qui suit décrit les règles à observer lors de vos fabrications. Ces règles sont issues des « bonnes pratiques de fabrication » communément appliquées dans l'industrie de la cosmétique ou de la pharmacie. Cela peut paraître contraignant au début, mais cela va rapidement devenir un réflexe qui vous fera gagner du temps lorsque vous aurez besoin de refabriquer une formulation dont vous avez pu apprécier l'efficacité.

ATTENTION

Les précautions et restrictions d'utilisation des préparations (conditions de stockage, risques de dermocausticité, de toxicité, d'allergie, de photosensibilisation, etc.) doivent être celles de la plus contraignante et restrictive des produits qui la composent. Il en va de même pour la date de péremption ou d'utilisation limite.
Par exemple, si vous utilisez 3 huiles essentielles avec les dates de péremption suivantes : janvier 2015, mai 2016 et septembre 2016, le mélange aura une péremption à janvier 2015.
Les flacons et les bouchons utilisés pour la préparation et le stockage doivent être adaptés au produit fabriqué. Ceci concerne à la fois les huiles essentielles et les huiles végétales. L'idéal est d'en utiliser du même type que ceux des fournisseurs. Prenez bien garde à la propreté des flacons et faites très attention aux flacons « recyclés », car malgré un nettoyage soigneux, les risques de contamination croisée restent présents.

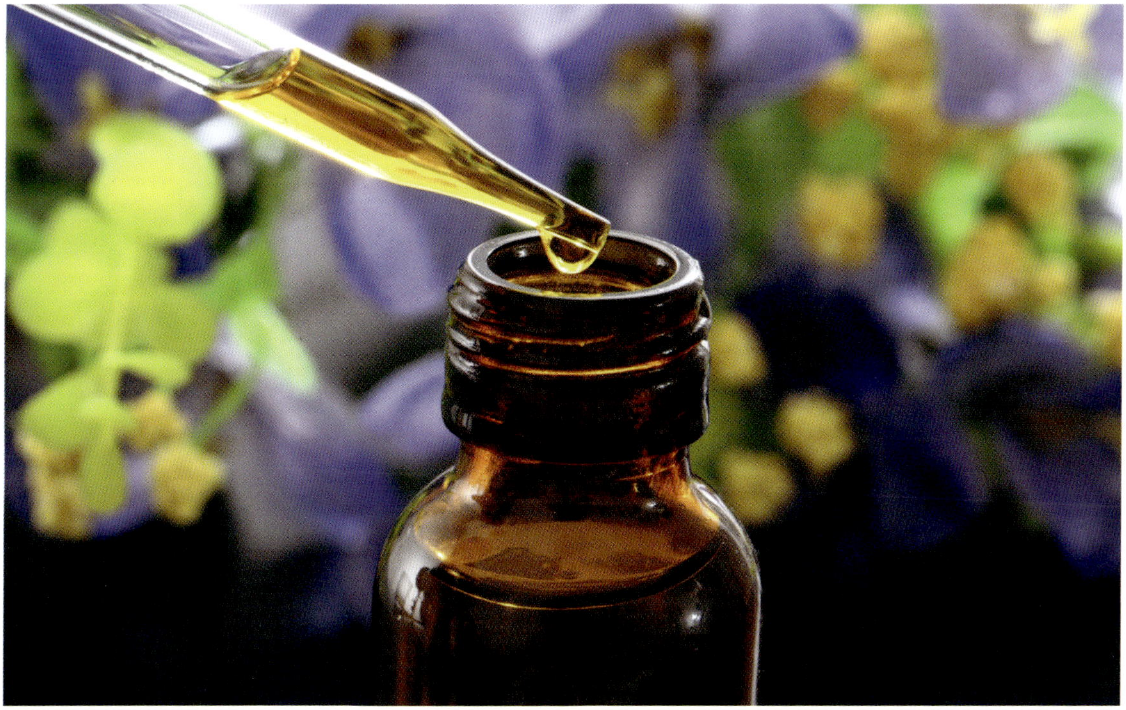

Dans tous les cas, vous devez pouvoir retrouver ce que vous avez fait. Outre les aspects pratiques (reproductibilité des fabrications, suivi de l'efficacité, etc.), c'est aussi une question de sécurité en cas d'apparition de problème lors de l'utilisation (allergie, par exemple), afin de pouvoir réagir de façon appropriée. C'est ce que l'on nomme la traçabilité d'un produit.

Il est donc indispensable de noter les informations suivantes :

- Nom de la préparation et/ou utilisation prévue
- Date de fabrication et de péremption du mélange
- Huiles essentielles/Huiles végétales utilisées (noms français + noms latins, fournisseurs, numéros de lot fournisseur)
- Quantité fabriquée et proportions
- Précautions d'emploi, posologie, etc.

Il est évident que toutes ces informations ne tiennent pas sur une étiquette apposée sur les flacons. Vous pouvez donc utiliser un « cahier de recettes » (ou tout simplement un tableau de type Excel) dans lequel toutes ces informations seront précisées. Vous pourrez aussi y noter vos remarques et appréciations concernant les résultats obtenus.

Sur l'étiquette du flacon dans lequel vous allez verser la préparation, vous noterez alors uniquement les informations principales (par exemple date de fabrication et nom de la préparation ou utilisation prévue) et un numéro qui renverra à votre cahier ou à votre fichier informatisé.

Pensez à protéger les étiquettes par un ruban adhésif transparent pour les protéger de l'effacement dû aux coulures de liquide.

LES DOSAGES

Dans cet ouvrage nous donnons des formules « clef en main » pour vous faciliter l'emploi des HE. Ainsi nous donnons le nombre de gouttes et/ou le % de dilution. Vous trouverez dans la partie « Annexes » p. 364 une aide à la préparation de formules.

Les trousses aromatiques

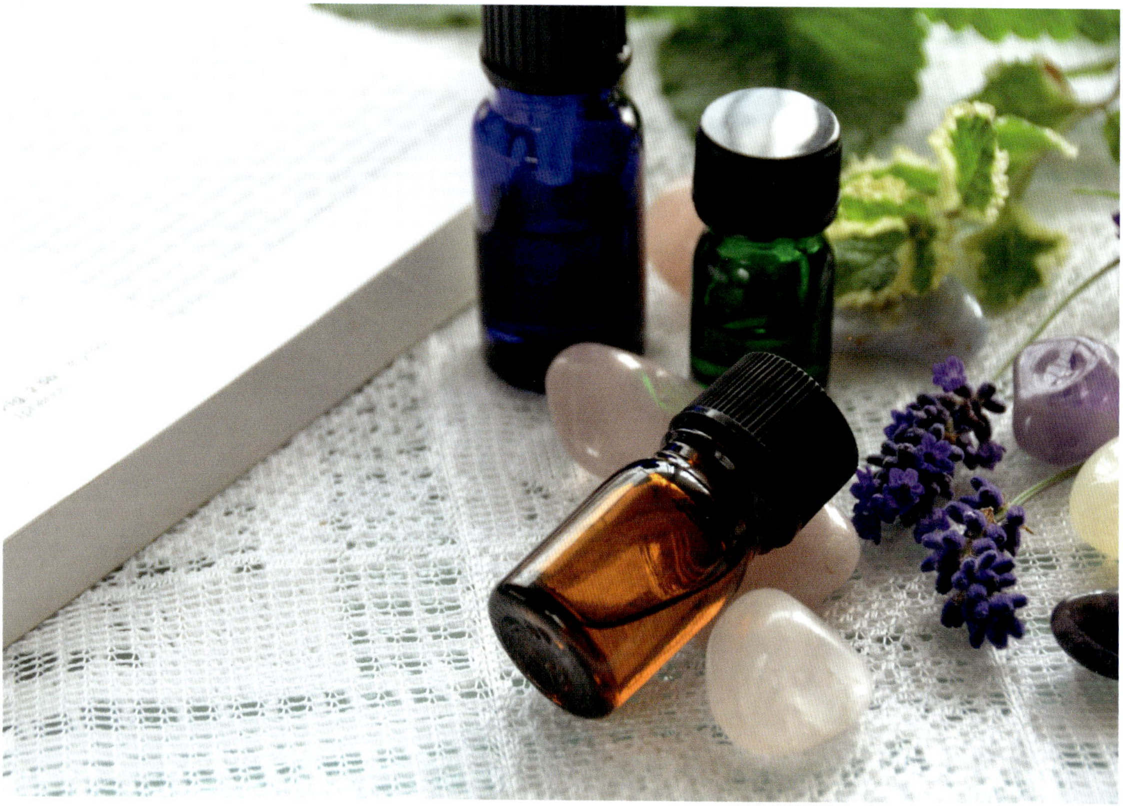

Nous proposons les trousses présentées ci-après dans le but de synthétiser quelques problématiques afin que vous, lecteur, puissiez faire votre choix dans l'achat des huiles essentielles en lien avec les problèmes courants de la vie quotidienne. Nous allons remettre ici en lumière les principales propriétés des huiles essentielles présentes dans les trousses.
Afin de connaître leurs propriétés complètes et leurs contre-indications s'il y en a, veuillez vous référer aux fiches détaillées dans la partie « Bien les connaître ».
L'utilisation des huiles essentielles présentées dans ces trousses se fera par voie cutanée, aux endroits stratégiques du corps, qui seront repris ci-après, ainsi que par la voie respiratoire. Afin de rendre ces trousses les plus pratiques possible, il est important d'intégrer une huile végétale dans la trousse, ce qui permet la dilution des huiles essentielles par voie cutanée. Pour la voie respiratoire, cette diffusion peut s'envisager directement au flacon.
Lorsque nous conseillerons une diffusion, nous entendons l'utilisation du diffuseur micronébulisateur pour plus de douceur dans la respiration des huiles essentielles.
Muni de ces trousses vous pourrez créer des synergies d'huiles essentielles. Nous vous proposons ainsi des « associations gagnantes » d'huiles essentielles, au vu des leurs propriétés principales.

Vous trouvez dans les pages suivantes des formules précises proposées par troubles et classées en six grands systèmes (nerveux, cutané, locomoteur, circulatoire, digestif et respiratoire).

RAPPEL DES ENDROITS STRATÉGIQUES DE LA VOIE CUTANÉE

- **Les avant-bras :** afin d'atteindre le réseau veineux, donc la circulation sanguine, et c'est un support pratique pour coupler avec la voie respiratoire.
- **La colonne vertébrale :** la colonne vertébrale – ce que l'on peut atteindre seul est déjà bien suffisant –, possède deux lieux stratégiques : les glandes cortico-surrénales, responsables de la libération d'une hormone responsable de notre immunité, le cortisol.
- Il faut y ajouter **le système nerveux autonome,** étudié dans le chapitre consacré au stress. Tout le long de la colonne vertébrale se situe la chaîne ganglionnaire du système nerveux. C'est un lieu stratégique pour rééquilibrer le système orthosympathique (l'accélérateur) et le système parasympathique (le frein).
- **Le plexus solaire :** appelé aussi le « nœud émotionnel ». Situé sous les voies respiratoires, il peut également servir d'endroit pertinent pour une diffusion jusqu'au nez.
- **La plante des pieds :** c'est un endroit stratégique de la voie circulatoire, la plante des pieds étant très vascularisée.

L'ORGANE CIBLE

- S'il s'agit d'une douleur de genou : le genou.
- S'il s'agit d'un rhume : le thorax, les ganglions sous maxillaires, organes lymphatiques responsables du combat des infections.
- S'il s'agit d'une problématique de stress : la voie respiratoire est la voie de prédilection car le nez est en lien direct avec le cerveau limbique, chef d'orchestre de nos émotions.

La respiration se fera alors en conscience (voir chapitre stress) et 10 fois de suite afin d'atteindre un soulagement immédiat.

TROUSSE « LES INDISPENSABLES »

- **LAVANDE FINE :** antidouleur, apaisant nerveux, anti-inflammatoire, apaise les brûlures, les coups de soleil, stoppe leur évolution, régénère la peau, antispasmodique.
- **RAVINTSARA :** rééquilibre l'immunité, antivirale, rééquilibre le système nerveux, inducteur de sommeil, dégage les voies respiratoires, stimulant des défenses immunitaires, décontracturant musculaire, draineur lymphatique.
- **CITRON :** antiseptique cutané et aérien, antidépresseur, cicatrisant, soutient les fonctions du foie, digestif, antinauséeux.
- **TEA TREE :** antiviral, antibactérien, antimycosique, stimulant des défenses immunitaires.
- **HÉLICHRYSE ITALIENNE :** antihématomes, circulatoire, anti-inflammatoire.
- **BASILIC TROPICAL/ESTRAGON :** anti-infectieux pour les voies digestives, antispasmodique, décontractant musculaire, antihistaminique, calme les douleurs des nerfs (sciatique), agit sur la spasmophilie, la tétanie, antistress.
- **HUILE VÉGÉTALE DE NOYAU D'ABRICOT.**

TROUSSE « LA COMPLÈTE »

- **LAVANDE FINE / LAVANDE ASPIC.**
- **CISTE** : cicatrisant, antihémorragique.
- **RAVINTSARA.**
- **TEA TREE.**
- **CITRON.**
- **HÉLICHRYSE ITALIENNE.**
- **BASILIC TROPICAL/ESTRAGON.**
- **MENTHE POIVRÉE.**
- **ORANGE DOUCE/MANDARINE** : apaisant nerveux, laxatif doux, antispasmodique, sédative, réconfortante. La mandarine nourrit affectivement de son odeur liée aux confiseries de Noël.
- **PETIT GRAIN BIGARADE** : apaisant nerveux, anti-inflammatoire, décontractant musculaire, antispasmodique, prévient les cauchemars, antibactérien.
- **BOIS DE ROSE** : antiviral, antibactérien, antimycosique, apaisant nerveux, rééquilibre l'immunité, anti-infectieux cutané, régénère et apaise la peau.
- **EUCALYPTUS RADIÉ** : dégage les voies respiratoires, antiviral, antibactérien, stimule l'immunité.
- **NIAOULI** : antiviral, antibactérien, agit sur les infections et inflammations de la sphère ORL broncho-pulmonaire, décongestionnant respiratoire, décongestionnant veineux, cicatrise et régénère la peau.
- **LEMONGRASS** : anti-inflammatoire, apaisant nerveux.
- **PIN SYLVESTRE/ÉPINETTE NOIRE** : « cortisone-like », rehausse l'immunité, anti-inflammatoire, stimulant, décongestionnant de la sphère ORL broncho-pulmonaire pour le pin sylvestre, stimulent la circulation veineuse lymphatique, aseptisent l'air.
- **LAURIER NOBLE** : anti-infectieux cutané, digestif, antalgique, antispasmodique, dégage les voies respiratoires, peut apporter du courage à nos actions.
- **YLANG YLANG** : apaisant nerveux, agit sur les palpitations cardiaques d'origine nerveuse, antalgique, peut apporter une aide en cas de changement de statut lié à l'âge (enfance à adolescence – adolescence à adulte – adulte à sénior).
- **CÈDRE DE L'ATLAS** : anti-inflammatoire et astringent cutané, cicatrisant, draineur lymphatique, rééquilibrant nerveux, peut apporter un soutien sur la confiance en soi.
- **GAULTHÉRIE** : antalgique, anti-inflammatoire, antispasmodique, circulatoire (molécule de l'aspirine).
- **MENTHE POIVRÉE** : antisyncope, tonique digestif, anti-infectieux digestif, antalgique, antinausées, antivomitif pour le mal des transports.
- **LENTISQUE PISTACHIER** : décongestionnant veineux et lymphatique, circulatoire.
- **HUILE VÉGÉTALE DE NOYAU D'ABRICOT.**

TROUSSE « D'URGENCE »

- **HÉLICHRYSE ITALIENNE** : antihématomes, anti-inflammatoire.
- **MENTHE POIVRÉE** : antisyncope, anti-infectieux digestif, antinausées, antivomitif en cas de mal de transports, antidouleur.
- **LAVANDE ASPIC** : anti-infectieux, anti-inflammatoire, antalgique en cas de piqûre d'insecte ou de morsure, apaisant cutané (brûlures, démangeaisons), décontracturant musculaire, décongestionnant des voies respiratoires (contractures, douleurs, bronchites) et circulatoires, jambes lourdes.
- **RAVINTSARA** : régulatrice de l'immunité, antivirale, rééquilibre le système nerveux, inductrice du sommeil, décongestionnant des voies respiratoires (rhinopharyngite, bronchite, grippe).
- **ESTRAGON** : antispasmodique, antihistaminique, anti-infectieux digestif, tonique digestif, calmant nerveux.
- **CITRON** : cicatrisant, antiseptique, antibactérien, digestif, anti-nausées, antivomitif, antidépresseur.
- **CISTE LADANIFÈRE** : cicatrisant, antihémorragique (petits saignements).
- **MANDARINE** : laxatif doux, antistress, sédatif, antispasmodique.
- **HUILE VÉGÉTALE DE NOYAU D'ABRICOT** (ou de millepertuis mais attention à sa photosensibilité).

PROBLÉMATIQUES COURANTES

- **Allergie saisonnière** : respirez au flacon le citron et l'estragon à volonté, jusqu'à apaisement des symptômes.
- **Brûlure, coup de soleil** : appliquez de la lavande aspic localement, diluée dans de l'huile végétale de noyau d'abricot ou de millepertuis à 10 %, à réitérer 3 à 4 fois par jour (remplacez par de la lavande fine si c'est pour un enfant). Attention, le millepertuis est photosensibilisant, ne vous réexposez pas au soleil.
- **Constipation** : appliquez de l'estragon et de la mandarine dilués à 20 % dans de l'huile végétale de noyau d'abricot sur l'abdomen en massant dans le sens des aiguilles d'une montre (attention, ne vous exposez pas à la lumière du jour ensuite car ils sont photosensibilisants).
- **Crise de spasmophilie, angoisse, stress** : respirez profondément au flacon l'estragon et la mandarine une dizaine de fois. Appliquez de l'estragon, du ravintsara et de la mandarine dilués à 20 % dans de l'huile végétale de noyau d'abricot sur les poignets, le plexus solaire et la colonne vertébrale (attention, ne vous exposez pas à la lumière du jour ensuite car ils sont photosensibilisants).
- **Diarrhée** : appliquez de l'estragon, du ravintsara et de la mandarine à égale quantité, dilués à 20 % dans de l'huile végétale de noyau d'abricot sur l'abdomen en massant dans le sens inverse des aiguilles d'une montre (attention, ne vous exposez pas à la lumière du jour ensuite car ils sont photosensibilisants).
- **Hématome** : hélichryse italienne. Appliquez localement diluée à 50 % dans de l'huile végétale de noyau d'abricot, 2 à 3 fois par jour.
- **Indigestion, nausées, mal des transports** : respirez au flacon de la menthe poivrée ou du citron jusqu'à disparition des symptômes. Appliquez de l'estragon et de la mandarine dilués à 20 % dans de l'huile végétale de noyau d'abricot sur l'abdomen en massant dans le sens des aiguilles d'une montre (attention, ne vous exposez pas à la lumière du jour ensuite car ils sont photosensibilisants).
- **Insomnie** : diffusez, une demi-heure avant le coucher, de la mandarine et du ravintsara dans la

chambre (ou respirez profondément au flacon de chaque une dizaine de fois). Appliquez de l'estragon, du ravintsara et de la mandarine dilués à 20 % dans de l'huile végétale de noyau d'abricot sur les poignets, le plexus solaire et la colonne vertébrale (attention, ne vous exposez pas à la lumière du jour ensuite car ils sont photosensibilisants).

- **Malaise vagal** : respirez de la menthe poivrée au flacon une dizaine de fois.
- **Petite coupure superficielle** : appliquez du ciste ladanifère localement sur la coupure pour arrêter le saignement, renouvelez si besoin pour cicatriser, 3 fois par jour.
- **Piqûre d'insecte** : appliquez localement de l'estragon, de la lavande aspic en cas de piqûre. Pour éloigner les insectes, diluez ces mêmes huiles dans de l'huile végétale à 10 % et appliquez sur les endroits exposés.
- **Virus ORL** : diffusez du ravintsara et du citron en prévention dans l'environnement où vous vous trouvez. Appliquez au bas de la colonne vertébrale ainsi que sur les poignets 4 ou 5 gouttes de ravintsara mélangées à un peu d'huile végétale dans le creux de la main et respirez profondément au flacon une dizaine de fois, 4 à 6 fois par jour.

TROUSSE « DE L'AUTOMNE »

- CITRON : soutient la fonction du foie, antiseptique aérien en prévention des virus hivernaux, antidépresseur.
- PIN SYLVESTRE/ÉPINETTE NOIRE : boostent l'immunité en préparation de l'hiver et de ses virus.
- ORANGE DOUCE : apaise le système nerveux, calme, amène de la joie de vivre et du soleil dans la grisaille.
- RAVINTSARA : soutient l'immunité, prévient les virus hivernaux avec son pouvoir antiviral, rééquilibre le système nerveux (stress) souvent responsable d'une chute de l'immunité.
- HUILE VÉGÉTALE DE NOYAU D'ABRICOT.

PROBLÉMATIQUES COURANTES

- **Stress lié au changement de saison** : diffusez fréquemment ravintsara, orange douce et/ou citron et pin sylvestre dans votre environnement afin d'apaiser le système nerveux et d'aseptiser l'air ambiant. Appliquez le ravintsara dilué à 50 % dans une huile végétale, sur la colonne vertébrale et les avant-bras, respirez une dizaine de fois profondément comme rééquilibrant nerveux.
- **Immunité pour affronter les virus de l'hiver** : mélangez le ravintsara, le pin sylvestre et l'épinette noire à quantités égales dans de l'huile végétale, dilués à 30 %, et appliquez la préparation sur le bas du dos (au niveau des cortico-surrénales) et sur les avant-bras, et respirez profondément une dizaine de fois tous les matins durant 21 jours. Diffusez fréquemment ravintsara, citron et pin sylvestre dans votre environnement afin de désinfecter l'air ambiant.
- **Protection du foie** : appliquez du citron dilué dans de l'huile végétale à 10 % sur le foie matin et soir durant 21 jours. (attention, ne vous exposez pas à la lumière du jour ensuite car il est photosensibilisant).

TROUSSE « DE L'HIVER »

- **RAVINTSARA :** antiviral, soutient l'immunité, dégage les voies respiratoires, rééquilibrant nerveux, inducteur de sommeil, fatigue physique et nerveuse, rhinopharyngites, grippes, bronchites.
- **EUCALYPTUS RADIÉ :** dégage les voies respiratoires, agit sur les inflammations, soutien l'immunité : rhinopharyngites, grippes, bronchites, otites, fatigue.
- **TEA TREE :** antiviral, antibactérien, antimycosique. Soutient l'immunité ; tous types d'infections pour tous les systèmes.
- **NIAOULI :** antibactérien, antiviral, dégage les voies respiratoires, anti-inflammatoire, soutient l'immunité : angines, rhinopharyngites, grippes, bronchites.
- **LEMONGRASS :** anti-inflammatoire, apaisant nerveux, antidépresseur.
- **BOIS DE ROSE :** antiviral, antibactérien, antimycosique, apaisant nerveux.
- **CITRON :** cicatrisant, antiseptique, antibactérien, digestif, anti-nausées, antivomitif, antidépresseur.
- **HUILE VÉGÉTALE DE NOYAU D'ABRICOT.**

PROBLÉMATIQUES COURANTES

- **Angine :** appliquez niaouli, tea tree et lemongrass dilués à 30 % dans de l'huile végétale de noyau d'abricot, sur la gorge et les ganglions sous-maxillaires 3 à 4 fois par jour.
- **Grippe :** diffusez ravintsara, niaouli, eucalyptus radiata et citron dans votre environnement. Appliquez ravintsara, niaouli, eucalyptus radié, bois de rose et tea tree dilués à 20 % sur les ganglions sous-maxillaires, sur la gorge, les bronches, les avant-bras 3 fois par jour et respirez 10 fois profondément, appliquez aussi sur la colonne vertébrale.
- **Otite :** appliquez bois de rose, tea tree, eucalyptus radié, lemongrass dilués à 30 % dans de l'huile végétale autour de l'oreille 3 à 4 fois par jour. (attention, ne mettez rien à l'intérieur de l'oreille, risque de pénétration dans l'oreille interne si le tympan n'est pas étanche).
- **Rhinopharyngite :** diffusez ravintsara, niaouli, eucalyptus radié et citron dans l'environnement. Appliquez ravintsara, niaouli, eucalyptus radié, dilués à 20 % sur les ganglions sous-maxillaires, sur la gorge, les bronches, les avant-bras 3 fois par jour., et respirez dix fois profondément, appliquez aussi sur la colonne vertébrale.
- **Sinusite :** diffusez ravintsara, niaouli, eucalyptus radié et citron dans votre environnement. Appliquez ravintsara, niaouli, eucalyptus radié, dilués à 20 % sur les ganglions sous-maxillaires, sur la gorge et les avant-bras 3 fois par jour, et respirez 10 fois profondément, appliquez aussi sur la colonne vertébrale.

TROUSSE « DU PRINTEMPS »

- **CITRON** : soutient la fonction hépatique, effet antidépresseur.
- **MANDARINE** : apaisant nerveux, laxatif doux, antispasmodique, sédative, réconfortante. La mandarine nourrit affectivement de son odeur liée aux confiseries de Noël.
- **RAVINTSARA** : rééquilibrant nerveux, inducteur de sommeil, rééquilibrant immunitaire.
- **ESTRAGON** : antihistaminique, antispasmodique.
- **HUILE VÉGÉTALE DE NOYAU D'ABRICOT.**

PROBLÉMATIQUES COURANTES

- **Allergies saisonnières** : respirez à volonté au flacon le citron et l'estragon, jusqu'à apaisement des symptômes.
- **Détoxication du foie** : appliquez du citron dilué dans de l'huile végétale à 10 % sur le foie matin et soir durant 21 jours (attention, ne vous exposez pas à la lumière du jour ensuite car il est photosensibilisant).
- **Syndrome dépressif, insomnie** : diffusez fréquemment ravintsara et/ou citron dans votre environnement afin d'apaiser le système nerveux. Appliquez le ravintsara et la mandarine sur la colonne vertébrale et les avant-bras, respirez une dizaine de fois profondément comme rééquilibrant nerveux. (attention, ne vous exposez pas à la lumière du jour ensuite car ils sont photosensibilisants). Pour bien dormir, diffusez la mandarine une demi-heure dans la chambre avant de vous coucher et appliquez le long de la colonne vertébrale et sur les avant-bras, du ravintsara et respirez dix fois profondément.

TROUSSE « DE L'ÉTÉ »

- **LAVANDE ASPIC** : apaise les coups de soleil, éloigne les insectes et apaise les piqûres, calme les démangeaisons.
- **ESTRAGON** : antihistaminique, allergie saisonnière, calme les démangeaisons liées aux piqûres d'insectes, facilite la digestion.
- **LENTISQUE PISTACHIER** : décongestionnant veineux et lymphatiques, jambes lourdes.
- **MENTHE POIVRÉE** : coup de chaleur, facilite la digestion, nausées, jambes lourdes.
- **HUILE VÉGÉTALE DE MILLEPERTUIS** : anti-inflammatoire, diminue les effets des brûlures.
- **HUILE VÉGÉTALE DE NOYAU D'ABRICOT.**
- **GEL D'ALOE VERA** : apaisant, rafraîchissant.

PROBLÉMATIQUES COURANTES

- **Allergie saisonnière** : respirez au flacon le citron et l'estragon à volonté, jusqu'à apaisement des symptômes.
- **Coup de chaleur** : respirez de la menthe poivrée au flacon une dizaine de fois.
- **Coup de soleil** : appliquez la lavande aspic localement, diluée dans de l'huile végétale de noyau

d'abricot ou de millepertuis à 10 %, réitérez 3 à 4 fois par jour (remplacez par de la lavande fine si c'est pour un enfant). Attention, le millepertuis est photosensibilisant, ne vous réexposez pas à la lumière du jour.

- **Indigestion, mal des transports :** respirez au flacon de la menthe poivrée, du citron jusqu'à disparition des symptômes. Appliquez de l'estragon et de la mandarine dilués à 20 % dans de l'huile végétale de noyau d'abricot sur l'abdomen en massant dans le sens des aiguilles d'une montre (attention, ne vous exposez pas à la lumière du jour ensuite car ils sont photosensibilisants).
- **Jambes lourdes :** appliquez sur les jambes le lentisque pistachier, la lavande aspic et cinq gouttes au maximum de menthe poivrée, dilués à 10 % dans de l'aloe vera, en pratiquant un massage pour favoriser le retour veineux (du bas vers le haut).
- **Piqûre d'insecte :** appliquez localement de l'estragon, de la lavande aspic en cas de piqûre. Pour éloigner les insectes, diluez ces mêmes huiles dans de l'huile végétale à 10 % et appliquez aux endroits exposés.

TROUSSE « DES MAUX FÉMININS »

- PETIT GRAIN BIGARADE : antispasmodique, apaisant nerveux.
- ESTRAGON : antispasmodique, antihistaminique, agit sur la spasmophilie, la tétanie, digestif.
- MENTHE POIVRÉE : agit sur les malaises vagaux d'hypotension, digestive.
- MANDARINE : laxatif doux, apaisant nerveux, antispasmodique.
- LENTISQUE PISTACHIER : décongestionnant veineux et lymphatique, jambes lourdes.
- HUILE VÉGÉTALE DE NOYAU D'ABRICOT.
- GEL D'ALOE VERA.

PROBLÉMATIQUES COURANTES

- **Angoisse, spasmophilie :** diffusez ravintsara et mandarine dans votre environnement au besoin, afin d'apaiser le système nerveux. Appliquez le ravintasra et l'estragon sur la colonne vertébrale et les avant-bras, dilués à 20 % dans de l'huile végétale de noyau d'abricot, respirez profondément une dizaine de fois.
- **Constipation :** appliquez de l'estragon et de la mandarine dilués à 20 % dans de l'huile végétale de noyau d'abricot sur l'abdomen en massant dans le sens des aiguilles d'une montre (attention, ne vous exposez pas à la lumière du jour ensuite car ils sont photosensibilisants).
- **Douleurs menstruelles :** appliquez estragon, petit grain bigarade dilués à 20 % dans l'huile végétale de noyau d'abricot sur le bas du ventre et le bas du dos, 4 à 6 fois par jour.
- **Jambes lourdes :** appliquez le lentisque pistachier, la lavande aspic et quelques gouttes de menthe poivrée, dilués à 10 % dans de l'aloe vera, sur les jambes, en pratiquant un massage pour favoriser le retour veineux (du bas vers le haut).
- **Malaise vagal, chute de tension :** respirez profondément la menthe poivrée au flacon une dizaine de fois.

TROUSSE « COUPE-FAIM »

- **MANDARINE** : apaisant nerveux, sédative, réconfortante. La mandarine nourrit affectivement de son odeur liée aux confiseries de Noël.
- **PETIT GRAIN BIGARADIER** : antispasmodique, apaisant nerveux.
- **RAVINTSARA** : rééquilibrant nerveux, inducteur de sommeil.
- **HUILE VÉGÉTALE DE NOYAU D'ABRICOT.**

PROBLÉMATIQUES COURANTES

- **Envies de grignotage** : mélangez le ravintsara, la mandarine et le petit grain bigarade à 20 % dans de l'huile végétale de noyau d'abricot. Appliquez-les sur la colonne vertébrale, le plexus solaire et les avant-bras et respirez profondément une dizaine de fois à chaque envie de grignoter (ne pas dépasser 6 fois par jour). Attention, n'exposez plus les zones d'application au soleil ensuite car la mandarine est photosensibilisante. Autre possibilité, réalisez le même mélange sans mandarine et faites les respirations au flacon afin d'éviter la photosensibilité. Si le sommeil est de qualité, les envies de grignoter diminuent.
- **Insomnie** : diffusez une demi-heure avant le coucher de la mandarine, du ravintsara dans la chambre (ou respirez profondément au flacon de chaque une dizaine de fois). Appliquez de l'estragon, du ravintsara et de la mandarine dilués à 20 % dans de l'huile végétale de noyau d'abricot sur les poignets, le plexus solaire et la colonne vertébrale (attention, ne vous exposez pas à la lumière du jour ensuite car ils sont photosensibilisants).

TROUSSE « DE L'ENFANT À PARTIR DE 3 ANS »

- **RAVINTSARA** : soutient l'immunité, rééquilibrant nerveux, antiviral.
- **EUCALYPTUS RADIÉ** : dégage les voies respiratoires.
- **ORANGE DOUCE** : apaisant nerveux, sédatif.
- **LAVANDE FINE** : antidouleur, apaisant nerveux, antispasmodique.
- **PETIT GRAIN BIGARADE** : prévient les cauchemars, antispasmodique, apaisant nerveux.
- **BOIS DE ROSE (OU BOIS DE HÔ)**: antiviral, apaisant nerveux.
- **HUILE VÉGÉTALE DE NOYAU D'ABRICOT.**

PROBLÉMATIQUES COURANTES

- **Agitation** : appliquez matin et soir sur la colonne vertébrale et la plante des pieds du ravintsara et du petit grain bigarade dilués à 5 % dans de l'huile végétale de noyau d'abricot durant 21 jours, arrêtez une semaine et renouvelez si besoin.
- **Cauchemar** : diffusez dans la chambre de l'enfant, une demi-heure avant le coucher, de l'orange douce,

du petit grain bigarade et du ravintsara. Puis, retirez le diffuseur de la chambre. Vous pouvez mettre deux gouttes de petit grain bigarade sur son doudou pour la nuit.

- **Constipation** : appliquez de la lavande fine, de l'orange douce et du petit grain bigarade dilués à 5 % dans de l'huile végétale de noyau d'abricot, sur l'abdomen de l'enfant en massant dans le sens des aiguilles d'une montre, durant la période des symptômes. Attention, pas d'exposition au soleil après l'application car l'orange douce est photosensibilisante.
- **Mal au ventre** : appliquez de la lavande fine et du petit grain bigarade dilués à 5 % dans de l'huile végétale de noyau d'abricot, sur l'abdomen dans le sens des aiguilles d'une montre si votre enfant est plutôt de nature constipée, dans le sens inverse s'il souffre de diarrhées, durant la période des symptômes.
- **Troubles du sommeil** : diffusez dans la chambre de l'enfant, une demi-heure avant le coucher, de l'orange douce, du petit grain bigarade et du ravintsara. Ensuite, retirez le diffuseur (ultrasonique) de la chambre. Ceci durant 21 jours, arrêt d'une semaine et renouveler si besoin.
- **Virus de l'hiver (rhume, bronchiolite, état grippal)** : diffusez ravintsara, bois de rose, eucalyptus radié dans l'environnement. Appliquez ravintsara, bois de rose, eucalyptus radié dilués à 5 % dans de l'huile végétale de noyau d'abricot sur les ganglions maxillaires, le thorax, la colonne vertébrale et la plantes des pieds 3 fois par jour.

TROUSSE « CONCENTRATION/EXAMENS »

- **LAURIER NOBLE** : permet une meilleure concentration de par ses vertus aériennes, peut donner du courage à nos actions.
- **LEMONGRASS** : apaisant nerveux, permet de gagner en confiance en soi dans la prise de parole.
- **CITRON** : dynamisant, réconfortant, soutient la fonction hépatique, effets antidépresseurs. Tonique.
- **CÈDRE DE L'ATLAS** : rééquilibrant nerveux, peut redonner confiance en soi.
- **RAVINTSARA** : rééquilibrant nerveux, augmente la concentration avec ses vertus aériennes.
- **BASILIC TROPICAL** : apaisant nerveux, facilite la concentration et redonne confiance en soi.
- **HUILE VÉGÉTALE DE NOYAU D'ABRICOT.**

PROBLÉMATIQUES COURANTES

- **Concentration lors des études** : respirez au flacon le laurier noble et le basilic tropical une dizaine de fois, afin de vous renforcer dans l'action d'étudier, d'augmenter votre concentration et de vous donner du courage.
- **Fatigue** : diffusez ravintsara et laurier noble lors des moments de fatigue durant 30 minutes dans un diffuseur (ultrasonique).
- **Perte de confiance en soi** : respirez au flacon le cèdre de l'Atlas et le basilic tropical afin de vous redonner confiance.
- **Stress, trac, anxiété** : respirez au flacon selon votre besoin, une ou plusieurs de ces huiles au choix : lemongrass, citron, laurier noble, ravintsara, afin de vous apaiser nerveusement, tout en vous redonnant confiance et libérer votre prise de parole de façon pertinente.

TROUSSE « DE L'ADOLESCENT »

- **LAURIER NOBLE** : agit sur le staphylocoque doré (gros bouton d'acné), peut donner du courage à nos actions.
- **PETIT GRAIN BIGARADE** : apaisant nerveux, anti-inflammatoire, décontractant musculaire, antispasmodique, prévient les cauchemars, antibactérien.
- **CÈDRE DE L'ATLAS** : anti-inflammatoire, astringent, rééquilibrant nerveux, peut redonner confiance en soi.
- **CITRON** : agit sur les nausées, propriétés antidépressives, réconfortant, protège le foie.
- **YLANG-YLANG COMPLET** : apaisant, agit sur les palpitations cardiaques d'origine nerveuse, antalgique, peut apporter une aide en cas de changement de statut lié à l'âge (adolescence à adulte).
- **HUILE VÉGÉTALE DE NOYAU D'ABRICOT.**

PROBLÉMATIQUES COURANTES

- **Angoisse, spasmophilie :** diffusez ravintsara, petit grain bigarade et ylang-ylang dans votre environnement afin d'apaiser le système nerveux. Appliquez le ravintsara et le petit grain bigarade dilués à 20 % dans de l'huile végétale de noyau d'abricot, sur la colonne vertébrale et les avant-bras, respirez profondément une dizaine de fois.
- **Changement de statut difficile :** respirez profondément au flacon l'ylang-ylang une dizaine de fois.
- **Douleurs menstruelles :** appliquez l'ylang-ylang et le petit grain bigarade sur le bas du ventre et le bas du dos, dilués à 20 % dans l'huile végétale de noyau d'abricot, 4 à 6 fois par jour.
- **Manque de courage :** respirez profondément au flacon le laurier noble et le citron une dizaine de fois.
- **Perte d'estime de soi, confiance en soi :** respirez profondément au flacon le cèdre de l'Atlas, le citron et l'ylang-ylang.

TROUSSE « DE VOYAGE »

- **BASILIC TROPICAL/ESTRAGON :** antispasmodique, digestif, anti-infectieux digestif.
- **CITRON :** antinausées, mal des transports, antiseptique général, soutient la fonction hépatique, cicatrisant.
- **LAVANDE ASPIC :** éloigne les insectes et apaise les piqûres, apaise et régénère en cas de brûlure, décontracturant musculaire, antalgique.
- **HÉLICHRYSE ITALIENNE :** antihématomes, circulatoire, anti-inflammatoire.
- **MENTHE POIVRÉE :** prévient les malaises vagaux, mal des transports, anti-infectieux digestif, digestif, antalgique.
- **PIN SYLVESTRE/ÉPINETTE NOIRE :** « cortisone-like », rehausse l'immunité, anti-inflammatoire.
- **GAULTHÉRIE :** antalgique, circulatoire, anti-inflammatoire, antispasmodique (molécule de l'aspirine).
- **RAVINTSARA :** antiviral, dégage les voies respiratoires, rééquilibrant nerveux, inducteur de sommeil, décontracturant musculaire.
- **MANDARINE :** apaisante, laxatif doux, antispasmodique, sédative, réconfortante.
- **HUILE VÉGÉTALE DE NOYAU D'ABRICOT.**

PROBLÉMATIQUES COURANTES

- **Coup de soleil :** appliquez la lavande aspic localement diluée à 10 % dans de l'huile végétale de noyau d'abricot ou de millepertuis, réitérez 3 à 4 fois par jour (remplacez par de la lavande fine si c'est pour un enfant). Attention, le millepertuis est photosensibilisant, ne vous réexposez pas à la lumière du jour.
- **Coup de chaleur :** respirez de la menthe poivrée au flacon une dizaine de fois.
- **Douleurs musculaires :** appliquez gaulthérie, pin sylvestre, lavande aspic et basilic tropical dilués à 30 % dans de l'huile végétale de noyau d'abricot, localement 3 à 4 fois par jour.
- **Hématome :** Appliquez localement l'hélichryse italienne diluée à 50 % dans de l'huile végétale de noyau d'abricot.
- **Indigestion, tourista, mal des transports :** respirez au flacon de la menthe poivrée, du citron jusqu'à disparition des symptômes. Appliquez de l'estragon, du ravintsara et de la mandarine à quantités égales, dilués à 20 % dans de l'huile végétale de noyau d'abricot, sur l'abdomen en massant dans le sens des aiguilles d'une montre (attention, ne vous exposez pas à la lumière du jour ensuite car ils sont photosensibilisants).
- **Piqûre d'insecte :** appliquez localement de l'estragon, de la lavande aspic. Pour éloigner les insectes, diluez ces mêmes huiles dans de l'huile végétale à 10 % et appliquez sur les endroits exposés.
- **Virus ORL :** respirez au flacon les huiles essentielles suivantes : ravintsara, niaouli, eucalyptus radié et citron. Appliquez ravintsara, niaouli, eucalyptus radié, bois de rose et tea tree dilués à 20 % sur les ganglions sous-maxillaires, sur la gorge, les bronches, les avant-bras 3 fois par jour et respirez 10 fois profondément, ainsi que sur la colonne vertébrale.
- **Insomnie :** respirez au flacon, une demi-heure avant le coucher, de la mandarine, du ravintsara. Appliquez de l'estragon, du ravintsara et de la mandarine dilués à 20 % dans de l'huile végétale de noyau d'abricot sur les poignets, le plexus solaire et la colonne vertébrale (attention, ne vous exposez pas à la lumière du jour ensuite car ils sont photosensibilisants).

Le système nerveux

Description du système nerveux

Dans l'approche du mécanisme du stress et de ses conséquences, nous n'étudierons que le **système nerveux autonome** (ortho et parasympathique), ainsi que **l'encéphale**, et plus précisément le **système limbique**.

Le système nerveux autonome

Responsable des fonctions automatiques, il est en charge de l'équilibre intérieur. Très sensible au stress, il peut être déséquilibré, ce qui engendre alors un véritable désordre de notre horloge interne.
Le système nerveux autonome est composé des systèmes orthosympathique et parasympathique. Ils exercent généralement des effets antagonistes sur les mêmes organes cibles.

Le système nerveux orthosympathique : notre « accélérateur »

- Il joue principalement un rôle de défense.
- Il est stimulé dans les états d'excitation émotionnelle et d'agression (stress).
- Il favorise l'effort bref et intense en stimulant la circulation et la respiration.
- Il prépare l'organisme à l'activité physique ou intellectuelle.
- Devant un stress important, c'est lui qui orchestre la réponse de fuite ou de lutte.
- Dans notre mode de vie actuel, il est généralement « trop » sollicité.

Le système nerveux parasympathique : notre « frein »

- Il favorise le travail interne de l'organisme en le mettant au repos.
- Il active le ralentissement général des fonctions de l'organisme afin de conserver ou de récupérer l'énergie.
- La fonction digestive et l'appétit sexuel sont favorisés par le système parasympathique.
- Il est stimulé pendant le sommeil.

L'encéphale

Il est constitué des éléments suivants :
- **le cerveau** : composé, entre autre, de l'hypophyse ainsi que du système limbique. Celui-ci est constitué de l'hypothalamus, de l'hippocampe, de l'amygdale et du bulbe olfactif ;
- **le tronc cérébral** : responsable de la respiration et du rythme cardiaque ;
- **le cervelet** : responsable de l'activité motrice.

Nous retiendrons principalement dans ce livre le système limbique, chef d'orchestre de nos émotions.

Attention à l'automédication

Les huiles essentielles doivent être utilisées avec certaines précautions et nécessitent l'avis médical et l'encadrement par un professionnel de la santé (voir aussi p. 66).

LE STRESS ET SON FONCTIONNEMENT

En soi, le stress est un processus naturel indispensable au fonctionnement de la vie. C'est lorsqu'il devient chronique qu'il contribue de manière importante au mal de vivre, à l'affaiblissement du système immunitaire et à l'apparition de différents troubles et maladies. Le stress serait le phénomène qui rapprocherait le plus le corps de l'esprit.
Pour faire face aux agents de stress, l'organisme a établi des mécanismes réflexes qui modifient de façon importante l'équilibre biologique. Ce sont ces mécanismes qui, à long terme, contribuent à des dérèglements sévères.

Voici comment se déroule la réaction de stress, telle que l'a analysée le chercheur Hans Selye, précurseur de l'étude de ce phénomène.

LA RÉPONSE PHYSIOLOGIQUE AU STRESS EN TROIS PHASES

Lorsque survient le stimulus (un chat traverse la route juste devant votre voiture ou votre directeur ne se comporte pas de façon respectueuse envers vous), il se produit d'abord une brève période de choc (vos jambes flageolent, votre cœur bat la chamade et une envie impérieuse d'uriner vous prend). Ensuite, l'organisme se met instinctivement en mode de mobilisation générale. Cette mobilisation est surtout contrôlée et régulée par le système nerveux orthosympathique et la libération de certaines hormones. Toujours selon Hans Selye, ces manifestations se déroulent en trois phases :

LA PHASE D'ALARME

Les glandes surrénales libèrent d'abord de l'adrénaline et d'autres hormones pour mettre le corps en état de réagir immédiatement ; grâce à ce mécanisme, les perceptions, la force musculaire et les réflexes sont temporairement décuplés. C'est un état de grande vigilance où il s'agit de décider si l'on va fuir la situation ou l'affronter.

LA PHASE DE RÉSISTANCE

Après quelques minutes, le corps déclenche toute une série de mécanismes d'adaptation. Une quantité importante de glucose est libérée afin de fournir de l'énergie à nos cellules hyper-sollicitées et d'inhiber le fonctionnement des globules blancs.

De nouvelles hormones sont libérées – les endorphines, le cortisol, la dopamine et la sérotonine –, dans le but de mettre le corps en état d'alerte et de rendre la personne capable d'affronter la situation.
Si la situation stressante dure trop longtemps sans que la personne puisse trouver de solution, l'organisme entre dans une troisième phase : la phase d'épuisement. Le corps ne fait plus face !

LA PHASE D'ÉPUISEMENT

Les mécanismes de réaction du corps fonctionnent en permanence, entraînant une déperdition d'éléments biochimiques ainsi que des désordres métaboliques et physiologiques. L'organisme s'épuise, certains organes ou systèmes s'affaiblissent.
Malheureusement, les victimes de stress chronique ne sont pas toujours conscientes de leur situation, et encore moins du fait qu'elles sont en train de compromettre leur santé. Pour soulager les malaises causés par le stress, certains peuvent adopter des comportements de compensation : le tabac, l'alcool, les drogues, l'excès de sommeil, l'isolement… Ce qui n'arrange pas la situation, bien au contraire.

LA SOMATISATION : LES RÉPERCUSSIONS SUR LE CORPS

Les mécanismes physiologiques en cause dans le stress chronique sont nombreux et peuvent contribuer à une grande variété de dérèglements dans tous les systèmes. Voici ceux que l'on cite le plus couramment :

ACCÉLÉRATION DU VIEILLISSEMENT

Le stress augmente le dommage oxydatif, c'est-à-dire le vieillissement et la mort des cellules causés par les radicaux libres.

DÉFICIT NUTRITIONNEL

Pour produire l'énergie demandée par la situation, le corps métabolise plus rapidement les éléments nutritifs, ce qui peut se solder par un manque d'acides aminés, de potassium, de phosphore, de magnésium, de calcium, d'électrolytes et de vitamines du groupe B, entre autres. Par ailleurs, les nutriments essentiels sont moins bien absorbés en période de stress.

DÉFICIT IMMUNITAIRE

Le cortisol produit en réponse au stress peut causer un affaiblissement du système immunitaire : le corps devient alors plus perméable aux agents infectieux, bénins ou graves, les personnes stressées disent « attraper tout ce qui passe ».

ULCÈRES À L'ESTOMAC

Même si l'on sait aujourd'hui que la plupart des ulcères sont causés par la bactérie *Helicobacter pylori*, le stress est un élément qui peut contribuer à l'apparition des ulcères gastriques et les rendre plus difficiles à soigner. Le stress est aussi reconnu pour jouer un rôle dans les brûlures d'estomac.

PROBLÈMES GYNÉCOLOGIQUES

Chez les femmes, on observe parfois des perturbations dans le cycle, avec l'arrivée ou au contraire l'arrêt brutal des règles. Par ailleurs, les hommes et les femmes stressés sont davantage sujets que les personnes non stressées à vivre des périodes d'infertilité.

PROBLÈMES DE SANTÉ MENTALE

On estime que le stress répété peut entraîner des changements de structure dans le cerveau et, progressivement, occasionner des symptômes plus graves : anxiété, crises de panique, phobies, dépression, dépendances, troubles de l'alimentation tels que l'anorexie et la boulimie.

MALADIES À COMPOSANTE PSYCHOSOMATIQUE

Le stress peut contribuer à l'apparition de maladies telle que l'asthme, le psoriasis, la fibromyalgie, la colite spasmodique...

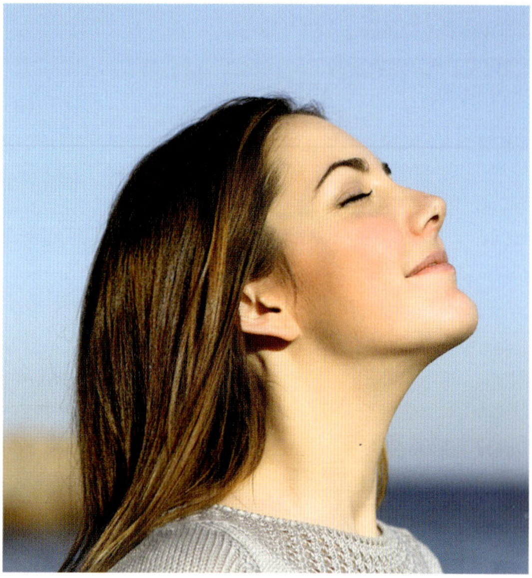

AGGRAVATION DE MALADIES

Le stress peut contribuer à l'augmentation de la tension artérielle ou à l'apparition d'un diabète de type 2.

LA GESTION DES ÉMOTIONS AVEC LES HUILES ESSENTIELLES

Vous est-il déjà arrivé de tomber en extase lors de la découverte d'une odeur comme par exemple celle de la vanille, de l'herbe fraîchement coupée, du lait bouilli ou encore de la lavande ?

Ces odeurs transitent par le nez et voyagent vers une partie du cerveau qui a stocké des milliers de souvenirs, agréables ou non, liés à celles-ci.

C'est la raison pour laquelle chacun d'entre nous choisit un parfum fleuri, un gel douche fruité, un lait corporel doux, musqué, en fonction de son état d'esprit et dans le but de se procurer un moment de bien-être.

Le voyage que nous offrent les bonnes odeurs joue un rôle primordial extrêmement bienfaisant sur notre corps.

De la même façon, les odeurs qui nous paraissent désagréables peuvent engendrer sur notre corps des réactions diverses, telles que la nausée ou simplement

l'envie de fuir. Nous retiendrons ici essentiellement l'impact d'odeurs agréables.
En fonction de notre état émotionnel, nous pouvons travailler notre bien-être avec les huiles essentielles. C'est une prise en soin de nous-même extrêmement facile et économique, à la portée de chacun.
L'odeur d'une huile essentielle vous plaît particulièrement ? Utilisez-la pour chasser le petit nuage qui embrume votre quotidien !
Les vertus thérapeutiques des huiles essentielles apaisent de façon très rapide les symptômes du stress. Placez-vous dans un endroit calme où vous ne serez pas dérangé et pratiquez la respiration en conscience avec l'huile essentielle de votre choix.

LA RESPIRATION EN CONSCIENCE AVEC L'HUILE ESSENTIELLE

1. Inspiration au flacon : l'inspiration se fait sur 5 secondes. Envoyez cette odeur bienfaisante et les vertus aromatiques au plus profond de vous-même.

2. Expiration : l'expiration se fait sur 5 secondes. Chassez la totalité de l'air de votre corps.

3. Réitérez dix fois de suite.
Profitez des bienfaits instantanés de cette respiration consciente.

TROUBLES ABORDÉS

Anxiété

Définition

L'anxiété est une certaine peur de l'inconnu.

Causes

Les causes sont subjectives et sont différentes en fonction des individus.

Symptômes

- Maux de tête
- Sensation de chaleur
- Palpitation
- Transpiration
- Frissons
- Insomnies
- Spasmophilie

EN COMPLÉMENT, POUR VOUS AIDER À VOUS SENTIR MIEUX

Formule à respirer

Dans un roll-on de 5 ml, mélangez les 4 huiles essentielles suivantes :

- 3 gouttes d'HE d'angélique officinale
- 10 gouttes d'essence d'orange douce
- 4 gouttes d'HE de ravintsara
- 5 gouttes d'HE de marjolaine à coquilles

Complétez le roll-on avec de l'huile végétale de noyau d'abricot ou d'amande douce.
Respirez en conscience sur une inspiration de 5 secondes, une expiration de 5 secondes et cela, 10 fois de suite. Répétez tout au long de la journée si nécessaire.

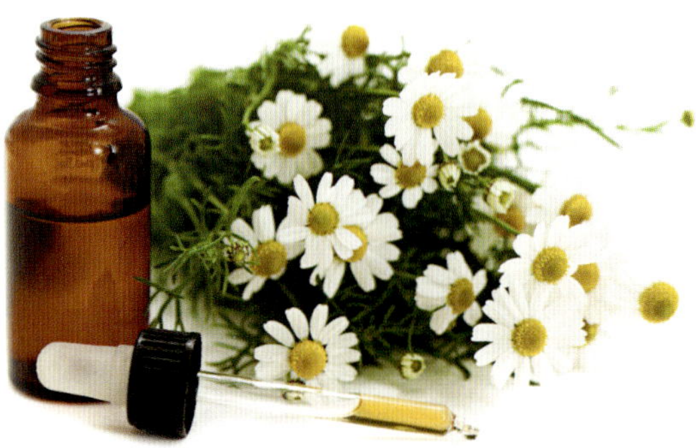

ATTENTION !

L'angélique officinale est photosensibilisante.

Conseils aromatiques

Formule unique

Pour gérer une situation d'anxiété, voici une formule à utiliser sur le moment. Dans le creux de la main, versez :

- un peu d'huile végétale d'amande douce ou de noyau d'abricot
- puis 1 à 2 gouttes d'huile essentielle de camomille romaine

Appliquez 2 à 5 fois par jour sur la face interne des poignets. L'HE de camomille romaine est très bien supportée par la peau.

VARIANTE

Remplacez l'HE de camomille romaine par de l'HE de marjolaine à coquilles ou de l'HE de géranium rosat (ou de géranium bourbon). Si vous aimez l'odeur de l'HE d'angélique officinale, elle ne pourra que vous faire du bien. Le soir, elle vous aidera à vous endormir.

Formule synergie

Préparez un mélange anxiolytique à base des 3 huiles essentielles suivantes, à quantités égales, diluées à 10 % dans de l'huile végétale de noisette :

- HE de lavande vraie
- HE de litsée citronnée
- HE de ravinstara

Ainsi, pour un flacon de 30 ml, versez 20 gouttes (0,5 ml) de chaque HE et complétez par l'huile végétale.

Appliquez 20 gouttes de cette huile, 1 à 3 fois par jour, sur le plexus solaire, la face interne des deux poignets, la voûte plantaire et/ou le long de la colonne vertébrale.

Préparez un mélange anxiolytique à base des 3 huiles essentielles suivantes, à quantités égales, diluées à 10 % dans de l'huile végétale d'amande douce ou d'abricot :

- HE d'ylang-ylang
- HE de camomille romaine
- HE de bois de rose (ou HE de bois de Hô)

Ainsi, pour un flacon de 30 ml, versez 20 gouttes (0,5 ml) de chaque HE et complétez par l'huile végétale.

Appliquez 10 à 15 gouttes de cette huile, 1 à 3 fois par jour, sur le plexus solaire, la face interne des deux poignets, la voûte plantaire et/ou le long de la colonne vertébrale.

Dans un diffuseur d'huiles essentielles, mettez quelques gouttes d'essence d'orange douce (ou autre agrume).

Diffusez en journée, au moins 15 minutes, dans la pièce principale de la maison, dans la chambre ou à l'intérieur de la voiture (2 à 3 fois par jour). Attention, l'orange douce est sédative donc proscrite lorsque vous êtes au volant ou lorsque vous le prévoyez.

Vous pouvez en complément utiliser un hydrolat par voie orale en mélangeant :

- 1 cuillère à soupe d'HA de fleur d'oranger ou de lavande ou de verveine citronnée ou de basilic doux CT linalol
- 1 litre d'eau

À boire dans la journée pendant 21 jours.

Vous pouvez aussi associer ces hydrolats à parts égales et en mettre plutôt 1 à 2 cuillères à soupe (en tout) selon votre niveau d'anxiété.

Douleurs chroniques

Définition

La douleur chronique est considérée comme une maladie du système nerveux. Il s'agit d'une douleur qui persiste plus de six mois. La douleur peut être constante ou intermittente, comme celle provoquée par les migraines par exemple. Elle peut être liée à une maladie chronique comme l'arthrose, la polyarthrite rhumatoïde ou la fibromyalgie.

Causes

- Accident du travail (ou autre)
- Arthrose
- Cancer
- Diabète
- Douleur fantôme, à la suite d'une amputation
- Fibromyalgie
- Mal de dos
- Migraine
- Névralgie
- Sclérose en plaques
- Sida
- Suites d'une intervention chirurgicale
- Zona

Symptômes

Le centre de la douleur se situe dans le cerveau. Nous devons donc envisager d'atténuer les douleurs chroniques en tenant compte de la colonne vertébrale, qui est l'endroit stratégique du système nerveux.
Le long de la colonne vertébrale, et plus précisément des disques vertébraux, se situent les ganglions de la chaîne neuroréceptrice. Ce sont ces terminaisons nerveuses qui déterminent la nature et la qualité de la sensation perçue lors de la douleur. L'information circule ensuite essentiellement de la chaîne ganglionnaire au centre de la douleur pour redescendre ensuite au siège précis où celle-ci est ressentie.
Nous tiendrons donc compte de la colonne vertébrale dans les applications d'huiles essentielles à visée antidouleur, afin de diminuer l'intensité de celle-ci au niveau du centre de la douleur.

En complément, pour vous aider à vous sentir mieux

Formule à respirer

Dans un roll-on de 5 ml, mélangez les 5 huiles essentielles suivantes :

- 4 gouttes d'HE d'ylang-ylang
- 8 gouttes d'HE d'eucalyptus citronné
- 5 gouttes d'HE de laurier noble
- 5 gouttes d'HE d'épinette noire
- 8 gouttes d'essence de mandarine rouge

Complétez le roll-on avec de l'huile végétale de noyau d'abricot ou d'amande douce.
Respirez en conscience sur une inspiration de 5 secondes, une expiration de 5 secondes et cela, 10 fois de suite. Répétez tout au long de la journée si nécessaire.

CONSEILS AROMATIQUES

Formule unique

Pour préparer rapidement une huile relaxante et antidouleur, dans le creux de la main, versez :

- un peu d'huile végétale d'amande douce ou de noyau d'abricot
- puis 1 à 2 gouttes de camomille romaine

Appliquez 1 à 3 fois par jour sur le plexus solaire, la face interne des deux poignets, la voûte plantaire et/ou le long de la colonne vertébrale.

VARIANTE

Remplacez l'HE de camomille romaine (puissant antistress) par de l'HE d'ylang-ylang si vous en aimez l'odeur.

Formule synergie

Préparez un mélange à visée antalgique et calmante pour les nerfs à base des 5 huiles essentielles suivantes, à quantités égales, diluées à 10 % dans de l'huile végétale d'abricot ou de macadamia :

- HE de marjolaine à coquilles
- HE d'ylang-ylang
- HE de sapin baumier
- HE de katafray
- HE de genévrier commun

Ainsi, pour un flacon de 30 ml, versez 20 gouttes (0,5 ml) de chaque HE et complétez par l'huile végétale.

Appliquez 20 à 30 gouttes de cette huile, 1 à 3 fois par jour, sur le plexus solaire, la voûte plantaire et sur la surface douloureuse.

Vous pouvez associer cette huile de massage à une autre synergie d'HE à visée calmante pour les nerfs, sur le plexus solaire et la face interne des poignets, en choisissant parmi les traitements de l'anxiété (p 244) et du stress (p. 252).

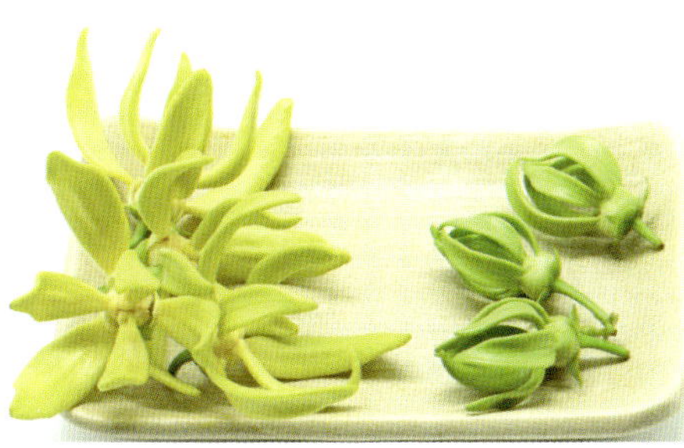

FIBROMYALGIE

DÉFINITION

La fibromyalgie est un désordre musculo-squelettique qui se caractérise par des douleurs constantes, de la sensibilité, des brûlures musculaires, un sommeil perturbé, de la fatigue extrême et des raideurs matinales aiguës. L'origine de cette affection n'est pas connue, mais on observe que les propriétés anxiolytiques ou antidépressives ont un impact intéressant sur la diminution de la douleur.

CAUSES

- Déséquilibre chronique du système nerveux
- Choc émotif
- Accident
- Hyperactivité du système immunitaire
- Insomnie profonde

SYMPTÔMES

Le symptôme principal est la douleur ressentie et localisée à 11 endroits du corps au minimum (cervicales, thorax, articulations, bassin, genoux...).

EN COMPLÉMENT, POUR VOUS AIDER À VOUS SENTIR MIEUX

Formule à respirer

Dans un roll-on de 5 ml, mélangez les 5 huiles essentielles suivantes :
- 5 gouttes d'HE d'ylang-ylang
- 5 gouttes d'HE de litsée citronnée
- 8 gouttes d'HE d'épinette noire
- 12 gouttes d'essence de mandarine rouge
- 5 gouttes d'HE de laurier noble

Complétez le roll-on avec de l'huile végétale de noyau d'abricot ou d'amande douce.
Respirez en conscience sur une inspiration.

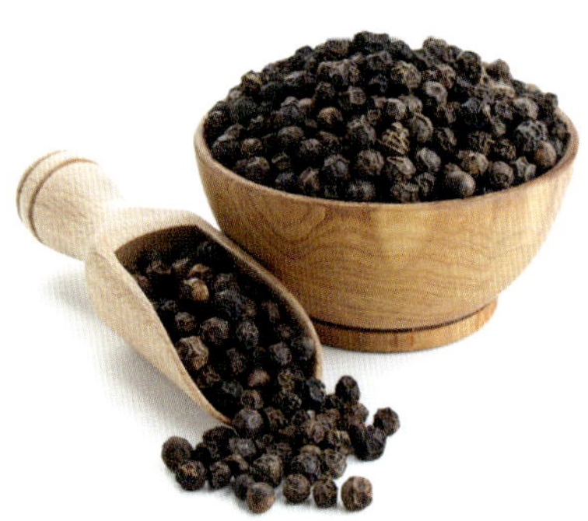

Conseils aromatiques

L'aromathérapie a toute sa place pour « soulager » les symptômes de la fibromyalgie. Pour l'aspect anxiolytique et antidépresseur, choisissez l'une des préparations proposées dans les pages consacrées à l'anxiété (p. 244), au stress (p. 252) et au syndrome dépressif (p. 254).

Formule unique

Pour soulager les douleurs, préparez un mélange antalgique, à utiliser sur le moment. Dans le creux de la main, versez :

- un peu d'huile végétale de macadamia
- puis 2 à 3 gouttes d'huile essentielle de poivre noir ou de marjolaine à coquilles

Massez doucement les zones douloureuses ou appliquez sur la peau sans masser et laissez diffuser. À faire 3 à 5 fois par jour.

Formule synergie

Préparez un mélange « antalgique musculaire » à base des 4 huiles essentielles suivantes, à quantités égales, diluées à 10 % dans un macérât huileux de millepertuis :

- HE de gaulthérie couchée
- HE de genévrier commun
- HE de laurier noble
- HE de poivre noir

Ainsi, pour un flacon de 30 ml, versez 30 gouttes (0,75 ml) de chaque HE et complétez par le macérât huileux.

À SAVOIR

Si vous ne pouvez pas utiliser l'HE de gaulthérie couchée, riche en composés salicylés, remplacez-la par de l'HE de sapin baumier.

Massez doucement les zones douloureuses si c'est possible, sinon appliquez 20 à 25 gouttes de cette huile et laissez diffuser, 3 à 5 fois par jour.

Préparez un mélange antalgique, mais aussi calmant nerveux, à base des 5 huiles essentielles suivantes, à quantités égales, diluées à 10 % dans de l'huile végétale d'abricot :

- HE de marjolaine à coquilles
- HE de laurier noble
- HE d'ylang-ylang
- HE de sapin baumier
- HE de litsée citronnée

Ainsi, pour un flacon de 30 ml, versez 24 gouttes (0,6 ml) de chaque HE et complétez par l'huile végétale. Massez doucement les zones douloureuses si c'est possible, sinon appliquez 20 à 25 gouttes de cette huile et laissez diffuser, 3 à 5 fois par jour.

Si vos douleurs sont trop intense pour appliquer de l'huile de massage, mélangez les 4 huiles essentielles suivantes dans 2 cuillères à soupe d'une base hydro-dispersante de type Solubol :

- 5 gouttes d'HE de camomille romaine
- 5 gouttes d'HE de sapin baumier
- 5 gouttes d'HE de litsée citronnée
- 5 gouttes d'HE d'ylang-ylang

Placez ce mélange sous le robinet de la baignoire et faites-vous couler un bain, dans lequel vous resterez 20 minutes. À faire 2 à 3 fois par semaine, en complément de la formule à respirer (voir p. 249).

Dans un diffuseur d'huiles essentielles, mettez à parts égales :

- quelques gouttes d'un mélange d'essences d'agrumes (orange douce, bergamote, mandarine rouge)
- quelques gouttes d'HE de litsée citronnée

Diffusez en journée, au moins 15 minutes, dans la pièce principale de la maison.

INSOMNIE

DÉFINITION

L'insomnie se définit par un sommeil insuffisant soit en durée, soit en qualité.

CAUSES

- Anxiété, soucis relationnels, stress
- Syndrome dépressif
- Hyperactivité mentale
- Maladies : toux, infection urinaire, syndrome des jambes sans repos, douleurs, apnée du sommeil, hyperthyroïdie, reflux gastro-œsophagien
- Nuisances sonores liées à l'entourage
- Consommation d'alcool, de thé, de café, de tabac
- Activité physique trop intense le soir
- Rythme professionnel épuisant

SYMPTÔMES

- Difficultés d'endormissement
- Réveils fréquents
- Fatigue générale durant la journée
- Fringales en période de réveil
- Difficultés de concentration
- Humeur maussade

EN COMPLÉMENT, POUR VOUS AIDER À VOUS SENTIR MIEUX

Formule à respirer

Dans un roll-on de 5 ml, mélangez les 4 huiles essentielles suivantes :

- 5 gouttes d'HE de marjolaine à coquilles
- 5 gouttes d'HE de ravintsara
- 10 gouttes d'essence de mandarine rouge
- 5 gouttes d'HE d'encens de Somalie

Complétez le roll-on avec de l'huile végétale de noyau d'abricot ou d'amande douce.

Respirez en conscience sur une inspiration de 5 secondes, une expiration de 5 secondes et cela, 10 fois de suite. Répétez tout au long de la journée si nécessaire.

Conseils aromatiques

Formule unique

Préparez une huile essentielle favorisant le sommeil. Dans le creux de la main, versez :

- un peu d'huile végétale d'amande douce ou d'abricot
- puis 2 à 3 gouttes d'essence de mandarine rouge

Appliquez sur la face interne des poignets, le haut du sternum (base du cou) et le plexus solaire une demi-heure à une heure avant le coucher.

Formule synergie

Préparez un mélange contre l'insomnie à base des 3 huiles essentielles suivantes, à quantités égales, diluées à 10 % dans de l'huile végétale d'amande douce ou d'abricot :

- essence de mandarine rouge
- HE de lédon du Groenland
- HE de ravintsara

Ainsi, pour un flacon de 30 ml, versez 40 gouttes (1 ml) de chaque HE et complétez par l'huile végétale.

Appliquez 20 gouttes de cette huile, une demi-heure à une heure avant le coucher, sur le plexus solaire, la face interne des deux poignets, la voûte plantaire et/ou le long de la colonne vertébrale.

Dans un diffuseur d'huiles essentielles, mettez à parts égales :

- quelques gouttes d'essence de mandarine rouge
- quelques gouttes d'HE de petit grain bigarade
- quelques gouttes d'HE de litsée citronnée

Diffusez une demi-heure à une heure dans la chambre avant de vous coucher, mais ne laissez pas le diffuseur branché pendant que vous dormez.

Vous pouvez en complément utiliser un hydrolat par voie orale en mélangeant :

- 1 cuillère à soupe d'HA de fleur d'oranger ou de mélisse ou de tilleul
- 1 litre d'eau

À boire dans la journée.

Vous pouvez aussi préparer une synergie de 2 ou 3 de ces HA, à parts égales. En urgence, vous pouvez mettre 1 cuillère à café de cet hydrolat dans un verre d'eau que vous boirez en fin d'après-midi. À renouveler en soirée et une heure avant de vous coucher.

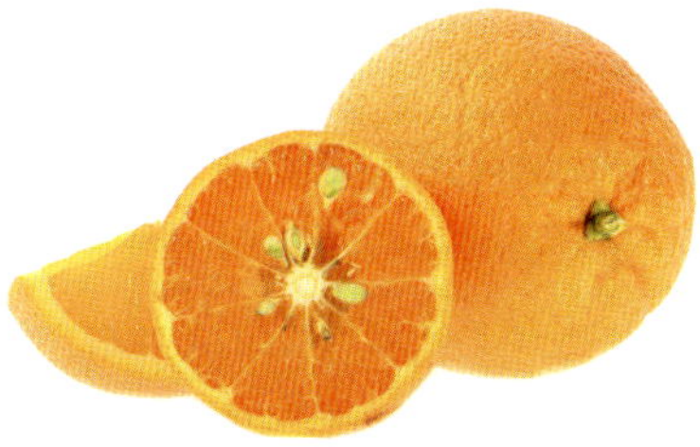

STRESS

CAUSES

- Professionnelles
- Situation de harcèlement
- Problèmes de santé
- Accident
- Choc émotionnel
- Divorce ou séparation
- Deuil
- Surmenage
- Déménagement
- Difficultés financières

SYMPTÔMES

- Augmentation du rythme cardiaque, ressentie au niveau de la gorge
- Maux de tête
- Manifestations intestinales (diarrhée, constipation…)
- Troubles du sommeil
- Irritabilité
- Anxiété
- Spasmophilie, tétanie
- Sentiment de se sentir dépassé
- Besoin de s'isoler
- Somatisations telles que de l'eczéma, un lumbago, des perturbations hormonales
- Déferlante d'émotions fortes entraînant un mental agité

EN COMPLÉMENT, POUR VOUS AIDER À VOUS SENTIR MIEUX

Formule à respirer

Dans un roll-on de 5 ml, mélangez les 4 huiles essentielles suivantes :

- 5 gouttes d'HE de ravintsara
- 5 gouttes d'HE de marjolaine à coquilles
- 10 gouttes d'essence de bergamote
- 6 gouttes d'HE de cèdre de l'Atlas

Complétez le roll-on avec de l'huile végétale de noyau d'abricot ou d'amande douce.

Respirez en conscience sur une inspiration de 5 secondes, une expiration de 5 secondes et cela, 10 fois de suite. Répétez tout au long de la journée si nécessaire.

CONSEILS AROMATIQUES

Formule unique

Pour gérer une situation de stress, dans le creux de la main, versez :

- un peu d'huile végétale d'amande douce ou d'abricot
- puis 1 à 2 gouttes d'essence de bergamote (ou autre agrume).

Appliquez 2 à 3 fois par jour sur la face interne des poignets.

ATTENTION !

Ne vous exposez pas au soleil immédiatement après l'application, les essences d'agrumes étant photosensibilisantes pendant quelques heures.

VARIANTE

Remplacez l'essence de bergamote par de l'huile essentielle de camomille romaine ou de l'HE d'ylang-ylang . Appliquez 1 à 2 fois par jour, sur la face interne des poignets.

Formule synergie

Préparez un mélange relaxant à base des 3 huiles essentielles suivantes, à quantités égales, diluées à 10 % dans de l'huile végétale d'amande douce ou de noyau d'abricot :

- HE de lavande vraie
- HE de camomille romaine
- HE d'ylang-ylang

Ainsi, pour un flacon de 30 ml, versez 40 gouttes (1 ml) de chaque HE et complétez par l'huile végétale.

Appliquez 15 à 20 gouttes de cette huile, 1 à 3 fois par jour, sur le plexus solaire, la face interne des deux poignets, la voûte plantaire et/ou le long de la colonne vertébrale.

Préparez un mélange relaxant à base des 3 huiles essentielles suivantes, à quantités égales, diluées à 10 % dans de l'huile végétale d'amande douce ou d'abricot :

- HE de lavande vraie
- HE de petit grain bigarade
- HE de romarin à 1,8-cinéol ou de HE de litsée citronnée

Ainsi, pour un flacon de 30 ml, versez 40 gouttes (1 ml) de chaque HE et complétez par l'huile végétale.
Appliquez 15 à 20 gouttes de cette huile, 1 à 3 fois par jour, sur le plexus solaire, la face interne des deux poignets, la voûte plantaire et/ou le long de la colonne vertébrale.

Dans un diffuseur d'huiles essentielles, mettez à parts égales :

- quelques gouttes d'un mélange d'essences d'agrumes (orange douce, bergamote, mandarine rouge)
- quelques gouttes d'HE de litsée citronnée

Diffusez en journée, au moins 15 minutes, dans la pièce principale de la maison ou à l'intérieur de la voiture, 2 à 3 fois par jour. Ce mélange tonique apporte de la joie et de la bonne humeur.

Pour un bain antistress, préparez une huile de bain avec 5 à 8 gouttes des 2 huiles essentielles suivantes diluées à 12 % dans une base de bain neutre :

- HE de lavande vraie
- essence d'orange douce

Ou préparez, pour 2 cuillères à soupe d'une base hydro-dispersante de type Solubol ou Labrafil :

- 10 gouttes d'HE de lavande vraie (ou de lavandin super)
- 10 gouttes d'essence d'orange douce (ou d'un autre agrume)

Versez dans un grand bain chaud (la température de l'eau doit être comprise entre 38 °C et 42 °C) ; prenez 2 à 3 bains par semaine, d'une durée de 10 à 15 minutes.

Vous pouvez en complément utiliser un hydrolat par voie orale en mélangeant :

- 1 cuillère à soupe d'HA de fleur d'oranger
- 1 litre d'eau

À boire dans la journée pendant 21 jours.
Vous pouvez aussi associer plusieurs hydrolats :

- HA de fleur d'oranger
- HA de verveine citronnée
- HA de basilic doux CT linalol

Mélangez ces HA à quantités égales et ajoutez 1 à 2 cuillères à soupe de la synergie dans 1 litre d'eau. Cure sur 21 jours, à renouveler si besoin.

SYNDROME DÉPRESSIF / DÉPRESSION

DÉFINITION

C'est l'ensemble des symptômes traduisant la modification prolongée de l'état psychique avec perte de motivation générale pouvant être accompagnées d'idées noires.

CAUSES

- Changement de saison
- Événement traumatisant, décès, conflit, divorce, licenciement, maladie…
- Dérèglement hormonal
- Trouble thyroïdien
- Déficit en magnésium, vitamines, fer…

SYMPTÔMES

- Fatigue
- Irritabilité, troubles de l'humeur
- Perte d'appétit ou au contraire augmentation de l'appétit par crise
- Troubles du sommeil
- Perte de l'estime de soi, perte de confiance en soi
- Isolement
- Difficultés de concentration

BON À SAVOIR

Plusieurs disciplines peuvent être complémentaires à l'aromathérapie. La sophrologie, la relaxation, l'hypnose, le travail d'écriture afin de lâcher prise.

EN COMPLÉMENT, POUR VOUS AIDER À VOUS SENTIR MIEUX

Formule à respirer

Dans un roll-on de 5 ml, mélangez les 4 huiles essentielles suivantes :

- 8 gouttes d'HE de litsée citronnée
- 12 gouttes d'essence de bergamote
- 5 gouttes d'HE de cèdre de l'Atlas
- 5 gouttes d'HE de laurier noble

Complétez le roll-on avec de l'huile végétale de noyau d'abricot ou d'amande douce.

Respirez en conscience sur une inspiration de 5 secondes, une expiration de 5 secondes et cela, 10 fois de suite. Répétez au besoin durant la journée.

CONSEILS AROMATIQUES

Formule unique

Préparez un mélange antidéprime à utiliser sur le moment. Dans le creux de la main, versez :

- un peu d'huile végétale d'amande douce ou de noyau d'abricot
- puis 1 à 2 gouttes d'huile essentielle de tulsi

Appliquez de 2 à 5 fois par jour sur la face interne des poignets.

> **ATTENTION !**
> N'utilisez pas de l'HE de tulsi pure sur la peau, car elle est riche en composants phénolés dermocaustiques.

VARIANTE

Remplacez l'huile essentielle de tulsi par de l'HE de basilic tropical. Si vous n'aimez pas l'odeur du basilic tropical, vous pouvez opter pour de l'huile essentielle de litsée citronnée.

Formule synergie

Préparez un mélange antidéprime à base des 3 HE suivantes, à quantités égales, diluées à 1,5 % dans de l'huile d'amande douce :

- essence de bergamote
- HE de lavande vraie
- HE d'encens de Somalie

Ainsi, pour un flacon de 30 ml, versez 4 à 5 gouttes de chaque HE et complétez par l'huile végétale. Massez les mains avec 10 à 15 gouttes de cette huile de massage, pendant au moins 5 minutes, durant au moins 7 jours. À faire de préférence en soirée car il ne faut pas s'exposer au soleil après l'application, les essences d'agrumes étant photosensibilisantes pendant quelques heures.

Préparez un mélange antidéprime à base de 5 huiles essentielles, diluées à 10 % dans de l'huile d'amande douce ou d'abricot :

- HE de marjolaine à coquilles
- HE de camomille romaine
- HE de petit grain bigarade
- HE de ravintsara
- HE de basilic tropical

Ainsi, pour un flacon de 30 ml, versez 24 gouttes (0,6 ml) de chaque HE et complétez par l'huile végétale. Appliquez 20 gouttes de cette huile de massage, 1 à 3 fois par jour, sur le plexus solaire, la face interne des deux poignets, la voûte plantaire et le long de la colonne vertébrale.

Dans un diffuseur d'huiles essentielles, mettez à parts égales :

- quelques gouttes d'essence de mandarine rouge
- quelques gouttes d'HE de petit grain bigarade
- quelques gouttes d'HE de litsée citronnée

Diffusez une demi-heure à une heure dans la chambre avant de vous coucher, mais ne laissez pas le diffuseur branché pendant que vous dormez.

Vous pouvez en complément utiliser un hydrolat par voie orale en mélangeant :

- 1 cuillère à soupe d'HA de fleur d'oranger ou de millepertuis ou de basilic doux CT linalol
- 1 litre d'eau

À boire dans la journée pendant 21 jours.
Vous pouvez aussi associer plusieurs hydrolats.
Par exemple :

- HA de fleur d'oranger
- HA de verveine citronnée
- HA de basilic doux CT linalol

Ou encore :

- HA de fleur d'oranger
- HA de basilic doux CT linalol
- HA de millepertuis

Mélangez ces HA à quantités égales et ajoutez 1 à 2 cuillères à soupe de cette synergie dans 1 litre d'eau. À boire dans la journée pendant 21 jours. Cure à renouveler si besoin.

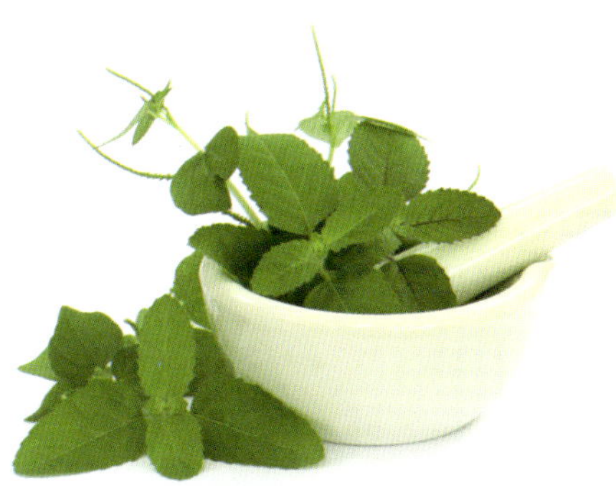

LE SYSTÈME CUTANÉ

DESCRIPTION DU SYTÈME CUTANÉ

Le système cutané est constitué de l'enveloppe de notre corps, la peau. Celle-ci se compose de trois couches superposées : l'épiderme, le derme et l'hypoderme. Elle comprend aussi les phanères, ceux-ci étant les poils, les ongles et les cheveux.

La peau a une fonction de régulation et de protection. Les pores situés sur la surface de la peau jouent un rôle dans la respiration de celle-ci, ainsi que dans la régulation de la chaleur corporelle.

La peau contient des glandes, responsables de notre transpiration.

La peau est composée de différentes cellules, ainsi que la mélanine qui lui donne sa teinte.

La peau est parcourue de vaisseaux sanguins et de nerfs, ce qui fait d'elle un organe sensoriel au service de notre sens du toucher.

La peau est recouverte d'un film lipidique naturel qui, quand il est peu ou trop présent, entraîne des problèmes de peau sèche ou de peau grasse.

ATTENTION À L'AUTOMÉDICATION

Les huiles essentielles doivent être utilisées avec certaines précautions et nécessitent l'avis médical et l'encadrement par un professionnel de la santé.

TROUBLES ABORDÉS

ACNÉ JUVÉNILE

DÉFINITION

Affection de la peau très fréquente à la puberté, l'acné est due à l'inflammation des follicules pileux, entraînant un rétrécissement de ce canal par un point noir, gênant l'évacuation du sébum. Cette inflammation peut entraîner une surinfection bactérienne responsable de gros boutons blancs.

CAUSES

- Chamboulement hormonal de l'adolescence
- Peau grasse, entraînant l'obstruction des pores de la peau et leur surinfection
- Terrain héréditaire
- Alimentation trop riche en graisse et sucre
- Consommation de tabac
- Exposition au soleil
- Stress

SYMPTÔMES

- Points noirs ou blancs sur le visage, le front, les joues, le menton ainsi que sur le dos et les épaules
- Peau grasse et cheveux gras
- Rougeurs au visage
- Évolution par poussées en fonction de la chaleur, de l'alimentation, du soleil, du stress

EN COMPLÉMENT, POUR VOUS AIDER À VOUS SENTIR MIEUX

Formule à respirer

Dans un roll-on de 5 ml, mélanger les 5 huiles essentielles suivantes :

- 8 gouttes d'HE de petit grain bigarade
- 5 gouttes d'essence de mandarine rouge
- 7 gouttes d'HE de bois de rose
- 2 gouttes d'HE d'ylang-ylang
- 3 gouttes d'HE de cèdre de l'Atlas

Complétez le roll-on avec de l'huile végétale de noyau d'abricot ou d'amande douce.

Respirez en conscience sur une inspiration de 5 secondes, une expiration de 5 secondes et cela, 10 fois de suite. Répétez plusieur fois par jour si nécessaire.

CONSEILS AROMATIQUES

Formule unique

Pour traiter un bouton, appliquez sur un coton tige l'huile essentielle suivante (au choix, toutes sont efficaces) :

- 1 à 2 gouttes d'HE de bois de rose
- ou 1 à 2 gouttes d'HE de tea tree
- ou 1 à 2 gouttes d'HE d'eucalyptus radiata
- ou 1 à 2 gouttes d'HE de lavande aspic

Appliquez sur le bouton, uniquement en tapotant. Laissez sécher. Renouvelez l'opération 3 à 4 fois par jour jusqu'à amélioration.

Si l'acné est sur tout le visage, appliquez à l'aide d'un coton de l'hydrolat (au choix) :

- HA de géranium rosat
- ou HA de romarin CT verbénone
- ou HA de lavande vraie
- ou HA de lavande aspic
- ou HA de cèdre de l'Atlas
- ou HA d'hélichryse italienne
- ou HA de rose de Damas

Appliquez comme une lotion pour la peau.

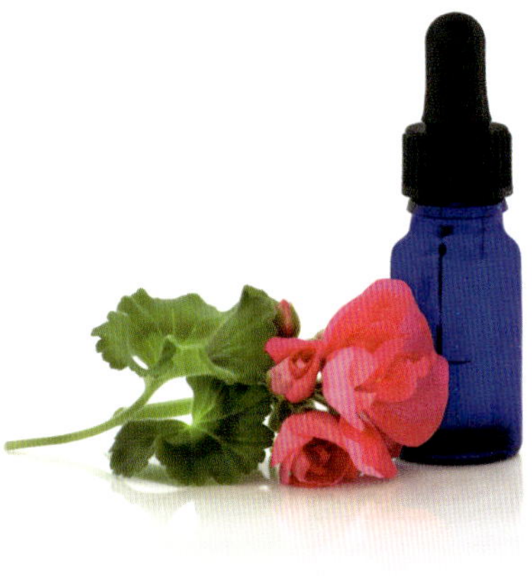

Formule synergie

Pour traiter un bouton, mélangez les 2 huiles essentielles suivantes :

- HE de bois de rose + HE de ciste ladanifère
- ou HE de bois de rose + HE de romarin CT verbénone
- ou HE de bois de rose + HE de tea tree

Appliquez sur un coton tige 1 à 2 gouttes du mélange et tapotez le bouton. Laissez sécher. Renouvelez l'opération 3 à 4 fois par jour jusqu'à amélioration.

Pour le visage : prenez un pot de 50 ml de crème neutre et faites une sorte de mini-puits dans la crème pour y déposer une petite noisette d'huile végétale de jojoba dans laquelle vous allez incorporer les 2 huiles essentielles suivantes :

- 5 gouttes (0,12 ml) d'HE de tea tree
- 10 gouttes (0,25 ml) d'HE de bois de rose ou d'HE de géranium rosat

Mélangez et appliquez cette crème prête à l'emploi matin et soir comme votre crème habituelle.

Pour une application sur la peau du visage, l'idéal est d'utiliser sur un coton un hydrolat (voire d'en mélanger deux, à parts égales) :

- HA de romarin CT verbénone
- ou HA de lavande aspic
- ou HA de géranium rosat

Appliquez comme une lotion pour la peau.

Prenez un pot de 50 ml de crème neutre et faites une sorte de mini-puits dans la crème pour y déposer une petite noisette d'huile végétale de jojoba dans laquelle vous allez incorporer les 3 huiles essentielles suivantes :

- 5 gouttes (0,12 ml) d'HE de tea tree
- 5 gouttes (0,12 ml) de HE de bois de rose
- 5 gouttes (0,12 ml) d'HE de ciste ladanifère ou d'HE de géranium rosat

Mélangez et appliquez cette crème prête à l'emploi matin et soir comme votre crème habituelle.

ALOPÉCIE / PERTE DE CHEVEUX

DÉFINITION

L'alopécie est le fait de perdre un nombre anormalement important de cheveux par jour, ce qui entraîne une diminution progressive du volume des cheveux, remplacés par du duvet.

CAUSES

- L'alopécie touche majoritairement les hommes.
- Elle est due à un excès d'androgènes.
- Elle touche également certaines femmes au moment de la ménopause.
- Une alopécie aiguë, d'apparition rapide, a plusieurs causes comme l'accouchement, le stress, une intervention chirurgicale, une fièvre prolongée, un régime trop restrictif, la prise de certains médicaments, une candidose intestinale, une chimiothérapie.

SYMPTÔMES

- L'alopécie commence par un recul des cheveux à la lisière du front
- Puis les tempes se creusent et une tonsure apparaît.
- Enfin, la chevelure forme une simple couronne, ce qui aboutit à la calvitie.

EN COMPLÉMENT, POUR VOUS AIDER À VOUS SENTIR MIEUX

Formule à respirer

Dans un roll-on de 5 ml, mélangez les 4 huiles essentielles suivantes :
- 7 gouttes d'HE de cardamome
- 5 gouttes d'HE de cèdre de l'Atlas
- 7 gouttes d'essence de bergamote
- 5 gouttes d'HE de litsée citronnée

Complétez le roll-on avec de l'huile végétale de noyau d'abricot ou d'amande douce.
Respirez en conscience sur une inspiration de 5 secondes, une expiration de 5 secondes et cela, 10 fois de suite.

CONSEILS AROMATIQUES

Formule unique

Mettez dans une noix de shampoing 1 goutte d'huile essentielle d'ylang-ylang (ou d'HE de nard de l'Himalaya si vous en appréciez l'odeur). Appliquez votre shampoing normalement et laissez poser pendant quelques instants avant de rincer soigneusement.

Formule synergie

Dans un flacon de 5 ml, mélangez les 4 huiles essentielles suivantes, à parts égales :

- 40 gouttes (1 ml) d'HE de romarin CT cinéole
- 40 gouttes (1 ml) d'HE d'ylang-ylang
- 40 gouttes (1 ml) d'HE de cèdre de l'Atlas
- 40 gouttes (1 ml) d'HE de nard de l'Himalaya

Mettez 2 gouttes de cette synergie dans une noix de votre shampoing habituel , appliquez et laissez poser quelques instants avant de rincer soigneusement.

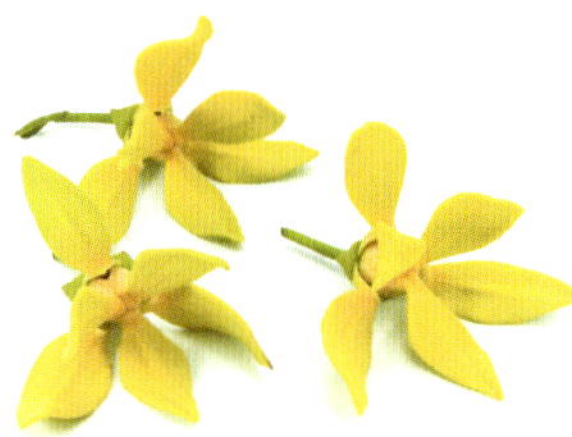

Brûlure

Définition

Une brûlure est une destruction partielle ou totale de la peau. La gravité de la brûlure dépend de sa localisation et de sa profondeur. Le degré de brûlure (voir ci-après), ainsi que l'étendue de la surface endommagée en termes de pourcentage, définissent sa gravité.

Causes

- Contact thermique
- Contact chimique (acide caustique par exemple)
- Contact électrique
- Frottements importants
- Rayonnement

Symptômes

Il y a trois degrés de brûlures :

- 1er degré : l'épiderme est touché. Ce type de brûlure se traduit par l'apparition d'une rougeur accompagnée d'une sensation de douleur.
- 2e degré : le derme est atteint. Cette brûlure s'accompagne de cloques sur la zone touchée.
- 3e degré : l'épiderme et le derme sont détruits ainsi que l'hypoderme.
- 4e degré : atteinte des organes internes.

EN COMPLÉMENT, POUR VOUS AIDER À VOUS SENTIR MIEUX

Formule à respirer

Dans un roll-on de 5 ml, mélangez les 5 huiles essentielles suivantes :

- 4 gouttes d'HE de menthe poivrée (si pas d'hypertension artérielle)
- 4 gouttes d'HE de romarin CT cinéole
- 7 gouttes d'HE de petit grain bigarade
- 4 gouttes d'HE d'ylang-ylang
- 6 gouttes d'essence de mandarine rouge

Complétez le roll-on avec de l'huile végétale de noyau d'abricot ou d'amande douce.

Respirez en conscience sur une inspiration de 5 secondes, une expiration de 5 secondes et cela, 10 fois de suite.

ATTENTION !

En cas de brûlure, il est conseillé, en première intention, de passer l'endroit brulé sous l'eau froide durant quelques minutes. Ceci afin d'atténuer la douleur et ralentir l'évolution de la brûlure.
Au moindre doute, en particulier en cas de brûlure chez l'enfant, rendez-vous directement au service des urgences de l'hôpital le plus proche ou composez le 15 (samu).

CONSEILS AROMATIQUES

Formule unique

Appliquez sur la brûlure 1 goutte d'huile essentielle de lavande vraie ou de lavande aspic (chez l'enfant, utilisez l'HE de lavande vraie ou l'HE de bois de rose).

À répéter plusieurs fois par jour. Vous pouvez incorporer cette goutte d'HE dans une noisette de l'huile végétale de votre choix (rose musquée, amande douce, calendula par exemple).

Formule synergie

Préparez une huile de soin : dans un flacon de 5 ml, versez un fond d'huile végétale de rose musquée. Ajoutez les 2 huiles essentielles suivantes :

- 40 gouttes (1 ml) d'HE de lavande vraie
- 20 gouttes (0,5 ml) d'HE de bois de rose ou d'HE de carotte

Complétez avec l'huile végétale jusqu'au bas du col. Appliquez quelques gouttes de cette synergie sur la brûlure 4 à 5 fois par jour.

Préparez une huile de soin : dans un flacon de 5 ml, versez un fond d'huile végétale de rose musquée. Ajoutez les 3 huiles essentielles suivantes :

- 40 gouttes (1 ml) d'HE de lavande vraie
- 10 gouttes (0,25 ml) d'HE de bois de rose
- 10 gouttes (0,25 ml) d'HE d'hélichryse italienne ou d'HE de carotte

Complétez avec l'huile végétale jusqu'au bas du col. Appliquez quelques gouttes sur la brûlure 4 à 5 fois par jour.

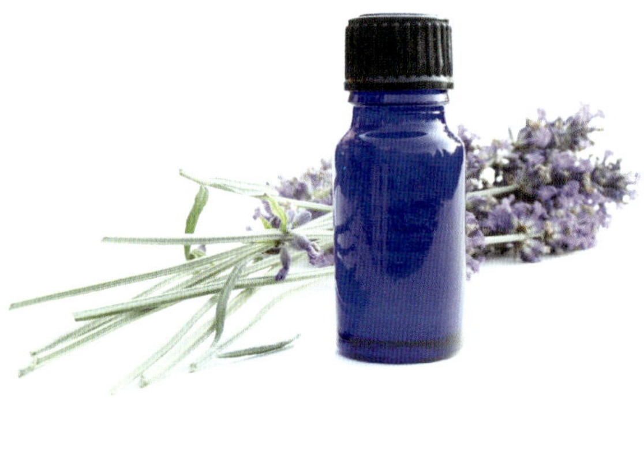

CICATRICE / CREVASSE

DÉFINITION

Une cicatrice est un tissu fibreux remplaçant de façon prolongée ou définitive le tissu sain cutané après une lésion.

CAUSES

- Rupture de la barrière cutanée suite à un accident de la vie quotidienne. (en cuisinant, en se coupant avec une feuille à papier…)
- Intervention chirurgicale
- Sécheresse intense de la peau provoquant des crevasses au talon ou aux mains en hiver
- La varicelle et l'acné peuvent laisser des cicatrices suite à des lésions de grattage ou à des comédons trop infectés lors de l'acné juvénile

SYMPTÔMES

- Douleur
- Inflammation locale
- Démangeaisons liées à la phase de cicatrisation
- Infection localisée

EN COMPLÉMENT, POUR VOUS AIDER À VOUS SENTIR MIEUX

Formule à respirer

Dans un roll-on de 5 ml, mélangez les 5 huiles essentielles suivantes :

- 1 goutte d'HE d'hélichryse italienne
- 8 gouttes d'essence de mandarine rouge
- 2 gouttes d'HE de ciste ladanifère
- 3 gouttes d'HE de myrrhe de Somalie
- 8 gouttes de litsée citronnée

Complétez le roll-on avec de l'huile végétale de noyau d'abricot ou d'amande douce.

Respirez en conscience sur une inspiration de 5 secondes, une expiration de 5 secondes et cela, 10 fois de suite.

Conseils aromatiques

Formule unique

Dans le creux de la main, versez :

- un peu d'huile végétale de rose musquée ou de calophylle
- puis 1 à 2 gouttes d'huile essentielle de lavande vraie ou de géranium rosat

Appliquez délicatement sur la cicatrice 2 fois par jour matin et soir, pendant 1 à 2 semaines selon évolution et amélioration.

Pour le visage, il est préférable de préparer une huile de soin : dans un flacon de 5 ml, versez un peu d'huile végétale de rose musquée et ajoutez 4 gouttes d'huile essentielle de géranium rosat. Appliquez délicatement sur la cicatrice 2 fois par jour jusqu'à amélioration

Formule synergie

Pour soigner les crevasses des talons, dans le creux de la main, versez une noisette d'huile végétale de rose musquée ou de calophylle. Ajoutez les 2 huiles essentielles suivantes :

- 1 goutte d'HE de lavande vraie
- 1 goutte d'HE de géranium rosat

Appliquez sur les crevasses 2 fois par jour pendant 1 à 2 semaines selon évolution et amélioration.

Pour le visage : dans un flacon de 5 ml, versez un fond d'huile végétale de rose musquée. Ajoutez les 2 huiles essentielles suivantes :

- 1 goutte d'HE de géranium rosat
- 1 goutte d'HE de bois de rose ou de bois de Hô

Complétez avec l'huile végétale choisie jusqu'au bas du col. Appliquez sur la cicatrice 2 fois par jour.

Dans un flacon de 5 ml, versez un peu d'huile végétale de rose musquée ou de calendula ou de calophylle. Ajoutez les 2 huiles essentielles suivantes :

- 20 gouttes (0,5 ml) d'HE de lavande vraie
- 20 gouttes (0,5 ml) d'HE de géranium rosat

Complétez avec l'huile végétale choisie jusqu'au bas du col. Appliquez 10 gouttes de cette huile de soin sur les crevasses des talons 2 fois par jour pendant 1 à 2 semaines jusqu'à amélioration.

Dans un flacon de 5 ml, versez un peu d'huile végétale de rose musquée et d'huile de calophylle (à parts égales). Ajoutez les 4 huiles essentielles suivantes :

- 10 gouttes (0,25 ml) d'HE de lavande vraie
- 20 gouttes (0,5 ml) d'HE de géranium rosat
- 6 gouttes (0,15 ml) d'HE d'hélichryse italienne
- 6 gouttes (0,15 ml) d'HE de carotte

Complétez avec l'huile végétale choisie jusqu'au bas du col. Appliquez 10 gouttes de cette huile de soin sur les crevasses des talons 2 fois par jour jusqu'à amélioration.

Pour le visage : dans un flacon de 10 ml, versez un peu d'huile végétale de rose musquée. Ajoutez les 4 huiles essentielles suivantes :

- 1 goutte d'HE de géranium rosat
- 1 goutte d'HE de bois de rose
- 1 goutte d'HE de ciste ladanifère
- 1 goutte d'HE d'hélichryse italienne

Complétez avec de l'huile végétale de rose musquée jusqu'au bas du col. Appliquez sur la cicatrice 2 fois par jour.

ECZÉMA

DÉFINITION

L'eczéma est une maladie inflammatoire de la peau qui évolue en plusieurs stades.

CAUSES

- Allergiques, les allergènes pouvant être :
  - les sels de chrome : les ciments, les peintures, l'eau de Javel
  - le nickel : certains accessoires vestimentaires, les boutons métalliques, les bijoux fantaisie…
  - le caoutchouc : les pneus, les câbles, certains objets domestiques, les bottes, certains gants en caoutchouc ou en latex
  - les colorants, les produits à base de soufre, les teintures pour les cheveux, certains constituants cosmétiques
  - alimentaires (le lait de vache)
- Émotionnelles (stress)
- Héréditaires
- Affection intestinale
- Bactériennes (staphylocoque doré, streptocoque doré)
- Mycosiques (candidose)

SYMPTÔMES

- Démangeaisons
- Desquamations
- Rougeurs
- Œdèmes
- Sécheresse de la peau
- Surinfection, suintement

EN COMPLÉMENT, POUR VOUS AIDER À VOUS SENTIR MIEUX

Formule à respirer

Dans un roll-on de 5 ml, mélangez les 5 huiles essentielles suivantes :

- 5 gouttes d'HE de marjolaine à coquilles
- 10 gouttes d'essence d'orange douce
- 3 gouttes d'HE d'angélique officinale
- 3 gouttes d'HE de verveine citronnée
- 7 gouttes d'HE de petit grain bigarade

Complétez le roll-on avec de l'huile végétale de noyau d'abricot ou d'amande douce.

Respirez en conscience sur une inspiration de 5 secondes, une expiration de 5 secondes et cela, 10 fois de suite.

CONSEILS ALIMENTAIRES

Éviter :

- Les poissons en conserve, les coquillages, le caviar
- Le vin blanc, le champagne
- Les épinards, les tomates, les fraises
- La choucroute, la charcuterie, le gibier
- Le blanc d'œuf
- Le chocolat
- Les protéines de lait de vache, le soja

ATTENTION !

L'utilisation d'aspirine et de médicaments contenant de la codéine peut favoriser l'eczéma allergique. Il faut alors éviter la gaulthérie couchée, le bouleau jaune et le bouleau blanc.

CONSEILS AROMATIQUES

Formule unique

Pour l'eczéma sur le corps ou sur le visage, appliquez un hydrolat au choix :

- HA de géranium rosat
- ou HA de cèdre de l'Atlas

À appliquer 3 fois par jour jusqu'à amélioration.

À SAVOIR

Pour le visage, utilisez les hydrolats en première intention.

Pour l'eczéma sur le corps, dans le creux de la main, versez :

- une noisette d'huile végétale de rose musquée, de calophylle ou de calendula
- puis 2 gouttes d'HE de camomille allemande ou de bois de rose ou de bois de Hô

Appliquez sur les plaques 2 à 3 fois par jour jusqu'à amélioration.

Formule synergie

Pour le corps (dilution à 10 %) : dans un flacon de 10 ml, versez un fond d'huile végétale (par exemple HV de rose musquée ou HV de calophylle. Ajoutez les 2 huiles essentielles suivantes :

- 20 gouttes (0,5 ml) d'HE de bois de rose ou de bois de Hô
- 20 gouttes (0,5 ml) d'HE de géranium rosat

Complétez avec l'huile végétale choisie jusqu'au bas du col. Appliquez quelques gouttes sur les plaques 2 à 3 fois par jour jusqu'à amélioration.

Pour le visage, préparez une huile de soin (dilution à 1 %) : dans un flacon de 10 ml, versez un peu d'huile végétale (par exemple rose musquée). Ajoutez les 2 huiles essentielles suivantes :

- 2 gouttes d'HE de bois de rose (ou de bois de Hô)
- 2 gouttes d'HE de géranium rosat

Complétez avec l'huile végétale choisie jusqu'au bas du col. Appliquez quelques gouttes sur les plaques 2 à 3 fois par jour jusqu'à amélioration.

Pour le visage, préparez une huile de soin (dilution à 1 %) : dans un flacon de 10 ml, versez un peu d'huile végétale au fond du flacon (par exemple rose musquée). Ajoutez les 3 huiles essentielles suivantes :

- 1 goutte d'HE de bois de rose
- 1 goutte d'HE de géranium rosat
- 2 gouttes de camomille allemande

Complétez avec l'huile végétale choisie jusqu'au bas du col. Appliquez quelques gouttes sur les plaques 2 à 3 fois par jour jusqu'à amélioration.

Pour le corps, préparez une huile de soin (dilution à 10 %) : dans un flacon de 10 ml, versez un peu d'huile végétale (par exemple rose musquée ou calophylle). Ajoutez les 4 huiles essentielles suivantes :

- 6 gouttes (0,15 ml) d'HE de bois de rose (ou bois de Hô)
- 6 gouttes (0,15 ml) d'HE de lavande vraie
- 14 gouttes (0,35 ml) de camomille allemande
- 14 gouttes (0,35 ml) d'HE de géranium rosat

Complétez avec l'huile végétale choisie jusqu'au bas du col. Appliquez quelques gouttes sur les plaques 2 à 3 fois par jour jusqu'à amélioration.

Furoncle

Définition

Un furoncle est une infection profonde de la racine d'un poil appelée follicule pilo-sébacé. Elle est due à une bactérie, le staphylocoque doré, et évolue en 5 à 10 jours vers la destruction et l'élimination du follicule pileux.
Les zones de prédilection du furoncle sont le visage, le dos, les épaules, la nuque, les cuisses ou les fesses. Les jeunes hommes et adolescents sont plus souvent atteints car la présence d'une peau plus grasse à cet âge favorise le développement des bactéries.

Causes

- Transpiration excessive
- Manque d'hygiène
- Présence d'un foyer bactérien à staphylocoque doré
- Contact avec une personne atteinte d'un furoncle et porteuse de staphylocoque doré
- Traitement cutané par corticoïdes.
- Frictions cutanées lors des sports de contact

Les personnes à risque sont :
- Les diabétiques
- Les individus déficients immunitaires (VIH...)
- Les personnes en surpoids
- Les personnes traitées par corticoïdes car leur immunité s'affaiblit

En complément, pour vous aider à vous sentir mieux

Formule à respirer

Dans un roll-on de 5 ml, mélangez les 4 huiles essentielles suivantes :
- 4 gouttes d'HE de basilic tropical
- 3 gouttes d'HE de verveine citronnée
- 8 gouttes d'essence d'orange douce
- 6 gouttes d'HE de cardamome

Complétez le roll-on avec de l'huile végétale de noyau d'abricot ou d'amande douce.
Respirez en conscience sur une inspiration de 5 secondes, une expiration de 5 secondes et cela, 10 fois de suite.

Symptômes

L'apparition d'un furoncle se fait en plusieurs étapes :
- Apparition d'un bouton rouge, douloureux et dur mais sans pus, qui se forme sur la peau au niveau d'un poil
- Évolution vers un bouton rouge à tête blanche, chaud et douloureux, contenant du pus
- Enfin, le furoncle se perce ; le pus s'écoule et le follicule pilo-sébacé est éliminé, laissant un cratère rouge sur la peau
- La cicatrisation arrive en 2 semaines en général, mais le furoncle guéri laisse une cicatrice en creux

Conseils aromatiques

Formule unique

Appliquez à l'aide d'un coton tige 1 goutte d'HE de tea tree ou de lavande aspic. À renouveler 3 à 4 fois par jour jusqu'à disparition.

Formule synergie

Préparez un mélange des 2 huiles essentielles suivantes, pures, dans un flacon de 5 ml :

- 40 gouttes (1 ml) d'HE de tea tree
- 40 gouttes (1 ml) d'HE de lavande aspic (ou de lavande vraie)

Appliquez sur le furoncle à l'aide d'un coton tige 1 à 2 gouttes de cette synergie. À renouveler 3 à 4 fois par jour jusqu'à disparition.

Préparez un mélange des 4 huiles essentielles suivantes, pures, à parts égales dans un flacon de 5 ml :

- 20 gouttes (0,5 ml) d'HE de tea tree
- 20 gouttes (0,5 ml) d'HE de thym CT linalol
- 20 gouttes (0,5 ml) d'HE de lavande aspic (ou de lavande vraie)
- 20 gouttes (0,5 ml) d'HE de laurier noble

Appliquez sur le furoncle à l'aide d'un coton tige 1 à 2 gouttes de cette synergie. À renouveler 3 à 4 fois par jour jusqu'à disparition.

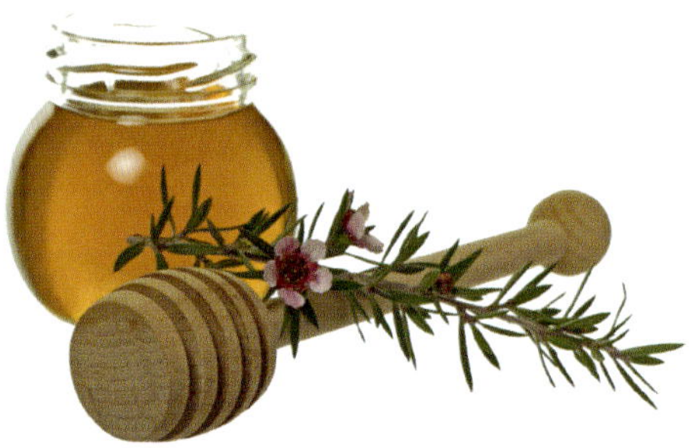

Herpès labial

Définition

L'herpès est familièrement appelé « bouton de fièvre ». C'est une lésion de la peau d'origine virale. Le virus responsable de l'herpès est extrêmement contagieux. Le virus reste logé au sein du corps pour toute la vie.

Causes

- Virus herpès simplex 1 et 2.

Symptômes

Des signes précurseurs apparaissent avant l'éruption :

- Chaleur locale
- Picotements
- Démangeaisons

Idéalement, c'est à ce moment-là qu'il faut démarrer le traitement aux huiles essentielles pour une meilleure efficacité.

Conseils aromatiques

Formule unique

Appliquez sur le bouton à l'aide d'un coton tige 1 goutte d'HE de ravintsara ou de tea tree. Répétez l'application 3 fois par jour jusqu'à amélioration.

Formule synergie

Mélangez de l'HE de ravintsara, de tea tree et de niaouli, à parts égales. Appliquez 1 goutte de cette synergie sur le bouton à l'aide d'un coton tige, sans déborder. Répétez l'opération 3 fois par jour jusqu'à disparition.

VARIANTE

Vous pouvez aussi mettre un peu d'huile végétale de votre choix sur le coton tige et 1 goutte de la synergie d'HE.

EN COMPLÉMENT, POUR VOUS AIDER À VOUS SENTIR MIEUX

Formule à respirer

Dans un roll-on de 5 ml, mélangez les 5 huiles essentielles suivantes :

- 4 gouttes d'HE de ravintsara
- 2 gouttes d'HE d'ylang-ylang
- 7 gouttes de bergamote
- 4 gouttes d'HE de laurier noble
- 4 gouttes d'HE de cèdre de l'Atlas

Complétez le roll-on avec de l'huile végétale de noyau d'abricot ou d'amande douce.

Respirez en conscience sur une inspiration de 5 secondes, une expiration de 5 secondes et cela, 10 fois de suite. Répétez tout au long de la journée si nécessaire.

PELLICULES

DÉFINITION

Il existe deux types de pellicules :

- Les pellicules sèches. Elles sont blanches, plates et se détachent spontanément. Elles vont généralement de pair avec un cuir chevelu sec.
- Les pellicules grasses. Elles sont plutôt petites, rondes, jaunâtres et grasses. Elles forment une couche jaunâtre et collante. En général, elles sont la conséquence d'une surproduction des glandes sébacées, c'est-à-dire d'un cuir chevelu et de cheveux gras.

Les pellicules sont accompagnées de démangeaisons désagréables.

CAUSES

Les causes sont les mêmes dans les deux cas :

- Déséquilibre hormonal (notamment à la puberté)
- Inflammation du cuir chevelu
- Manque d'hygiène
- Lésions de grattage
- Surproduction des glandes sébacées
- Stress
- Excès de consommation de tabac
- Alimentation déséquilibrée
- Utilisation d'un sèche-cheveux trop chaud
- Shampoing mal adapté au type de cheveu

SYMPTÔMES

- Démangeaisons
- On voit des pellicules blanches sur le haut des vêtements (pellicules sèches)

EN COMPLÉMENT, POUR VOUS AIDER À VOUS SENTIR MIEUX

Formule à respirer

Dans un roll-on de 5 ml, mélangez les 4 huiles essentielles suivantes :

- 5 gouttes d'HE de laurier noble
- 5 gouttes d'HE de cèdre de l'atlas
- 4 gouttes d'HE de romarin CT cinéole
- 8 gouttes d'essence de bergamote

Complétez le roll-on avec de l'huile végétale de noyau d'abricot ou d'amande douce.

Respirez en conscience sur une inspiration de 5 secondes, une expiration de 5 secondes et cela, 10 fois de suite. Répétez tout au long de la journée si nécessaire.

À SAVOIR

Les pellicules constituent un terrain favorable pour la multiplication de micro-organismes (bactéries, champignons...). Il est important d'en tenir compte lors de l'élaboration du traitement.

Conseils aromatiques

Formule unique

Pellicules sèches : dans une noix de shampoing incorporez 1 goutte d'HE d'ylang-ylang ou de palmarosa. Appliquez, laissez poser 1 minute. Rincez, renouvelez l'opération, laissez poser 1 minute et rincez de nouveau.

Vous pouvez en complément, frictionner tous les jours le cuir chevelu avec un hydrolat de lavande vraie.

Pellicules grasses : dans une noix de shampoing, incorporez 1 goutte d'HE de cèdre de l'Atlas. Appliquez, laissez poser 1 minute, rincez, renouvelez l'opération, laissez poser 1 minute et rincez de nouveau.

Vous pouvez en complément, frictionner tous les jours le cuir chevelu avec un hydrolat de cèdre de l'Atlas.

Formule synergie

Préparez un mélange des 4 huiles essentielles suivantes, pures, dans un flacon de 5 ml :

- 40 gouttes (1 ml) d'HE de géranium rosat
- 20 gouttes (0,5 ml) d'HE de romarin CT cinéole
- 20 gouttes (0,5 ml) d'HE de cèdre de l'Atlas
- 20 gouttes (0,5 ml) d'HE d'ylang-ylang

Ajoutez 1 à 2 gouttes de cette synergie dans une noix de shampoing. Appliquez votre shampoing normalement et laissez poser quelques instants avant de rincer soigneusement.

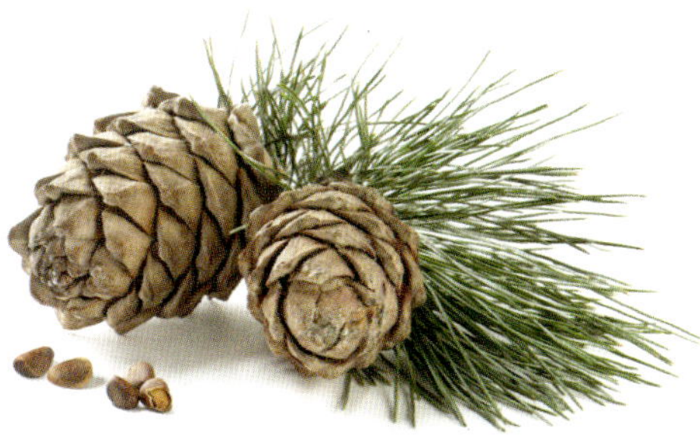

PIQÛRE D'INSECTE

La majorité des piqûres d'insectes sont bénignes, mais certaines d'entre elles peuvent provoquer des réactions plus ou moins fortes. Les personnes allergiques doivent être particulièrement vigilantes.

SYMPTÔMES

- Réaction inflammatoire
- Démangeaisons
- Œdème réactionnel plus ou moins important selon la sensibilité de chacun
- Irritations
- Douleurs
- Risque infectieux liés aux bactéries présentes sur l'insecte

CONSEILS AROMATIQUES

Formule unique

Le premier jour, appliquez sur la piqûre 1 goutte d'HE de lavande vraie ou de lavande aspic à l'aide d'un coton tige. Répétez l'opération tous les quarts d'heure durant la première heure, puis espacez toutes les demi-heures, et enfin toutes les heures ou plus selon l'amélioration. Les jours suivants, passez à 2 ou 3 applications par jour.

Formule synergie

Le premier jour, appliquez sur la piqûre, à l'aide d'un coton tige, le mélange des 2 huiles essentielles suivantes :

- 1 goutte d'HE de lavande vraie ou de lavande aspic
- 1 goutte d'HE de camomille romaine ou de camomille allemande

Répétez l'opération tous les quarts d'heure durant la première heure, puis espacez toutes les demi-heures, et enfin toutes les heures ou plus selon l'amélioration. Les jours suivants, passez à 2 ou 3 applications par jour.

Le premier jour, appliquez sur la piqûre, à l'aide d'un coton tige, le mélange des 3 huiles essentielles suivantes :

- 1 goutte d'HE de lavande vraie ou de lavande aspic
- 1 goutte d'HE de camomille romaine ou de camomille allemande
- 1 goutte d'HE d'eucalyptus citronné

Répétez l'opération tous les quarts d'heure durant la première heure, puis espacez toutes les demi-heures, et enfin toutes les heures ou plus selon amélioration. Les jours suivants, passez à 2 ou 3 applications par jour.

EN COMPLÉMENT, POUR VOUS AIDER À VOUS SENTIR MIEUX

Formule à respirer

Respirez au flacon de l'HE de camomille allemande ou d'estragon, afin de calmer le système nerveux. Ceci permettra de diminuer les démangeaisons.

PSORIASIS

DÉFINITION

Le psoriasis est une maladie inflammatoire chronique de la peau, évoluant par poussées, avec des périodes de rémission.

CAUSES

- Hérédité
- Stress
- Fatigue nerveuse, anxiété
- Choc psycho-émotionnel
- Surpoids
- Ingestion de toxiques ou abus d'alcool.
- Dysfonctionnements hépatiques
- Personnes infectées par le VIH

SYMPTÔMES

- L'apparition d'épaisses plaques de peau qui desquament. Les plaques se logent le plus souvent sur les coudes et les genoux. Des zones de peau rouge apparaissent de façon diffuse sur le reste du corps. C'est une réaction immunitaire anormale sous la peau qui stimulerait la multiplication des cellules de l'épiderme à un rythme beaucoup trop rapide : tous les 3 à 6 jours, au lieu de tous les 28 à 30 jours habituellement.
- La formation d'épaisses croûtes sur la peau.
- Une évolution de la maladie par poussées.

Les symptômes durent de 3 à 4 mois, disparaissent durant plusieurs mois, voire des années, pour réapparaître un jour, ou plus jamais.

EN COMPLÉMENT, POUR VOUS AIDER À VOUS SENTIR MIEUX

Formule à respirer

Dans un roll-on de 5 ml, mélangez les 5 huiles essentielles suivantes :

- 8 gouttes d'essence d'orange douce
- 8 gouttes d'HE de petit grain bigarade
- 4 gouttes d'HE de ravintsara
- 2 gouttes d'HE d'estragon
- 5 gouttes d'HE de litsée citronnée

Complétez le roll-on avec de l'huile végétale de noyau d'abricot ou d'amande douce.

Respirez en conscience sur une inspiration de 5 secondes, une expiration de 5 secondes et cela, 10 fois de suite. Répétez tout au long de la journée si nécessaire.

À SAVOIR

Le psoriasis du cuir chevelu, se manifestant par des plaques rouges, ainsi que par des pellicules, peut être confondu avec une mycose du cuir chevelu.

CONSEILS AROMATIQUES

Formule unique

Appliquez un hydrolat au choix :

- HA de géranium rosat
- ou HA de cèdre de l'Atlas
- ou HA de bois de santal
- ou HA de nard de l'Himalaya

Vaporisez l'hydrolat ou appliquez-le avec une compresse sur les zones atteintes.

Dans le creux de la main, versez :

- un peu d'huile végétale de rose musquée ou de calophylle ou un macérât d'hélichryse italienne
- puis 1 à 2 gouttes d'huile essentielle de lavande vraie ou de bois de rose.

Appliquez sur les zones atteintes 2 fois par jour pendant 1 semaine à 10 jours.

Formule synergie

Appliquez un ou plusieurs hydrolats (à parts égales) au choix :

- HA de géranium rosat
- ou HA de cèdre de l'Atlas
- ou HA de bois de santal
- ou HA de nard de l'Himalaya

Vaporisez ou appliquez avec une compresse l'hydrolat ou la synergie d'hydrolats sur les zones atteintes.

Préparez une huile de soin : dans un flacon de 10 ml, versez un peu d'huile végétale de rose musquée ou de calophylle ou de macérât d'hélichryse italienne. Ajoutez les 2 huiles essentielles suivantes :

- 8 gouttes (0,2 ml) d'HE de géranium rosat
- 12 gouttes (0,3 ml) d'HE de bois de rose (ou de bois de Hô)

Complétez avec l'huile végétale choisie jusqu'au bas du col. Appliquez sur les plaques 2 fois par jour pendant 1 semaine à 10 jours selon l'amélioration.

VARIANTE

Remplacez l'HE de géranium rosat par 8 gouttes d'HE de nard de l'Himalaya et l'HE de bois de rose par 12 gouttes d'HE de myrrhe de Somalie.

À SAVOIR

Une huile essentielle très utilisée est le nard de l'Himalaya. Toutefois, son odeur particulière peut ne pas être appréciée.

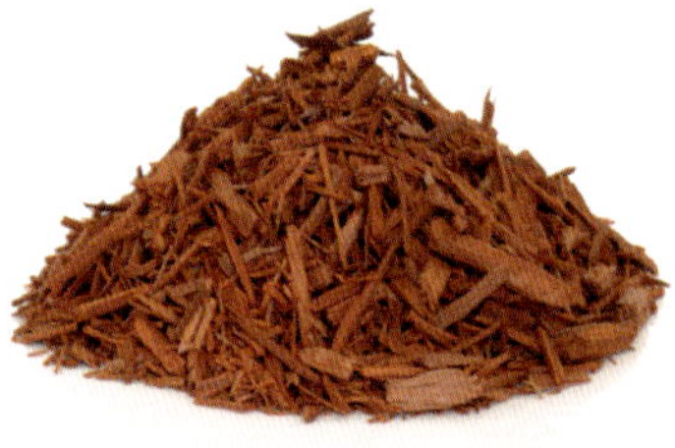

VERRUES

DÉFINITION

Les verrues résultent d'une infection causée par un virus de la famille des papillomavirus. Elles peuvent être contagieuses. Une lésion de la peau entraîne l'infection. Si le virus n'est pas neutralisé par le système immunitaire, il déclenchera la multiplication de ses cellules à cet endroit précis. Les verrues peuvent être localisées à différents endroits du corps mais dans la majorité des cas, ce sont les pieds qui sont touchés.

CAUSES

- Baisse immunitaire
- Stress
- Fréquentation de piscines
- Contact avec une personne porteuse du virus
- Déficit en magnésium

SYMPTÔMES

- Douleur vive lorsque l'on marche dessus
- Induration plus élevée dans l'épiderme

TRAITEMENT

Formule synergie

Préparez un mélange des 4 huiles essentielles suivantes, dans un flacon de 5 ml :

- 20 gouttes (0,5 ml) d'essence de citron
- 20 gouttes (0,5 ml) d'HE de gaulthérie couchée
- 40 gouttes (1 ml) d'HE de sarriette des montagnes
- 40 gouttes (1 ml) d'HE de tea tree

Imprégnez un coton tige de teinture mère de thuya (à commander en pharmacie) et faites tomber 1 goutte de la synergie d'HE sur le coton tige. Appliquez sur les verrues uniquement. Renouvelez l'opération 2 ou 3 fois par jour jusqu'à disparition des verrues.

EN COMPLÉMENT, POUR VOUS AIDER À VOUS SENTIR MIEUX

Formule à respirer

Dans un roll-on de 5 ml, mélangez les 4 huiles essentielles suivantes :

- 4 gouttes d'HE de cèdre de l'Atlas
- 6 gouttes d'HE de verveine citronnée
- 5 gouttes d'HE de laurier noble
- 7 gouttes d'essence de citron

Complétez le roll-on avec de l'huile végétale de noyau d'abricot ou d'amande douce.

Respirez en conscience sur une inspiration de 5 secondes, une expiration de 5 secondes et cela, 10 fois de suite.

BON À SAVOIR

Si l'on est sujet aux verrues, choisir un savon à pH neutre est une démarche de prévention efficace afin de ne pas altérer davantage le pH corporel.

Vieillissement de la peau

Définition

Le vieillissement de la peau est dû à une modification de son épaisseur et de sa charpente, associée à une grande sécheresse de la peau. Ces modifications sont responsables de la formation des rides.

Causes

- Facteurs génétiques : ils sont responsables du vieillissement, normal ou précoce et prononcé selon les personnes.
- Déficit en collagène : la peau devient plus fine et plisse plus facilement.
- Perte d'élasticité du tissu cutané : les plis ont tendance à devenir permanents.
- Déficience du métabolisme de la peau : celle-ci se déshydrate plus facilement et certaines tâches et lésions cutanées apparaissent.
- Ultraviolets : ils engendrent le vieillissement prématuré de la peau et provoquent des brûlures en cas d'exposition abusive.
- Environnement et mode de vie : si l'alimentation est trop riche, elle augmente la quantité de radicaux libres, responsables du vieillissement de la peau. Si elle est carencée, vous manquez d'antioxydants pour éliminer ces radicaux libres.
- L'usage de toxiques, en particulier le tabac, a les mêmes effets : excès de radicaux libres et consommation accrue d'antioxydants.
- L'état de santé global a aussi une influence sur la capacité de la peau à lutter contre les agressions.

À SAVOIR

Concernant les taches brunes, il est important de consulter la liste des ingrédients de votre crème de jour. La présence de molécules, contenant des coumarines aux propriétés photosensibilisantes, peut entraîner l'apparition de taches brunes.

Symptômes

- Rides
- Taches brunes : favorisées, entre autres, par l'exposition solaire, elles concernent d'abord les zones découvertes : le dos des mains et le visage.

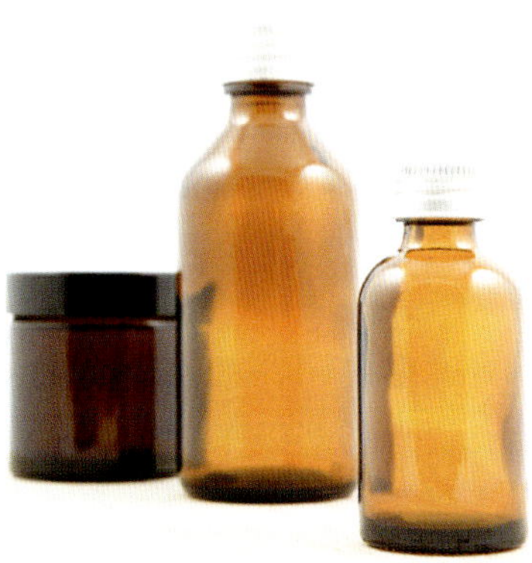

CONSEILS AROMATIQUES

Formule unique

Vous pouvez appliquer sur la peau du visage un hydrolat de rose de Damas avant d'utiliser votre crème, matin et soir.

Préparez une huile de soin (dilution à 1 %) : dans un flacon de 10 ml, versez un peu d'huile végétale (par exemple rose musquée, bourrache, onagre, argan) et ajoutez :

- 3 à 4 gouttes d'HE de bois de rose
- ou 3 à 4 gouttes d'HE de bois de Hô

Complétez avec l'huile végétale choisie jusqu'au bas du col. Appliquez sur le visage matin et/ou soir.

À SAVOIR

L'huile essentielle de prédilection est la rose de Damas mais elle est très chère. Vous pouvez en revanche, avant d'appliquer votre crème habituelle ou votre onction d'HE, utiliser de l'hydrolat de rose de Damas.

Formule synergie

Avant vos soins et après nettoyage de la peau, appliquez de l'hydrolat pur de rose de Damas sur un coton. Laissez sécher. Puis, appliquez sur visage sec, l'huile de soin ou la crème à base d'huiles essentielles de votre choix (voir ci-après).

Préparez une huile de soin (dilution à 1 %) : dans un flacon de 10 ml, versez un peu d'huile végétale (par exemple rose musquée, bourrache, onagre, argan) et ajoutez les 2 huiles essentielles suivantes :

- 2 gouttes d'HE de bois de rose
  ou d'HE de bois de Hô
- 2 gouttes d'HE de ciste ladanifère

Complétez avec l'huile végétale choisie jusqu'au bas du col. Appliquez sur le visage matin et/ou soir.

Préparez une huile de soin (dilution à 1 %) : dans un flacon de 10 ml, versez un peu d'huile végétale au fond du flacon (ex : rose musquée, bourrache, onagre, argan) et ajoutez les 3 huiles essentielles suivantes :

- 2 gouttes d'HE de bois de rose
  ou d'HE de bois de Hô
- 1 goutte d'HE de ciste ladanifère
- 1 goutte d'HE de palmarosa

Complétez avec l'huile végétale choisie jusqu'au bas du col. Appliquez sur le visage matin et/ou soir.

Pour le visage : prenez un pot de 50 ml de crème neutre et faites une sorte de mini-puits dans la crème pour y déposer une petite noisette de l'huile végétale de votre choix, dans laquelle vous allez incorporer les 3 huiles essentielles suivantes :

- 5 gouttes (0,12 ml) d'HE de bois de rose ou d'HE de bois de Hô
- 5 gouttes (0,12 ml) d'HE de ciste ladanifère
- 5 gouttes (0,12 ml) d'HE de géranium rosat ou d'HE de palmarosa

Mélangez et appliquez cette crème matin et soir comme votre crème habituelle.

Pour le visage : prenez un pot de 50 ml de crème neutre et faites une sorte de mini-puits dans la crème pour y déposer une petite noisette de l'huile végétale de votre choix, dans laquelle vous allez incorporer les 2 huiles essentielles suivantes :

- 8 gouttes (0,2 ml) d'HE de ciste ladanifère
- 8 gouttes (0,2 ml) d'HE de bois de rose
  ou de bois de Hô

Mélangez et appliquez cette crème matin et soir comme votre crème habituelle.

ZONA

DÉFINITION

Le zona est provoqué par le même virus que celui de varicelle, qui peut rester en latence pendant plusieurs années au sein des ganglions de la colonne vertébrale.

CAUSES

- Faiblesse immunitaire
- Choc émotionnel
- Stress
- Fatigue
- Suites de grippe

SYMPTÔMES

- Fatigue
- Douleurs localisées
- Fièvre modérée (38,5 °C)
- Vésicules remplies de liquide contagieux
- Ganglions gonflés à l'endroit du zona

ATTENTION !

Si le zona s'installe dans les yeux, c'est une urgence ophtalmologique et aucun traitement aux huiles essentielles ne se fera à cet endroit du corps.

EN COMPLÉMENT, POUR VOUS AIDER À VOUS SENTIR MIEUX

Formule à respirer

Dans un roll-on de 5 ml, mélangez les 5 huiles essentielles suivantes :

- 4 gouttes d'HE de ravintsara
- 4 gouttes d'HE de basilic tropical
- 7 gouttes d'HE de bois de Hô
- 10 gouttes d'essence d'orange douce
- 4 gouttes d'HE de marjolaine à coquilles

Complétez le roll-on avec de l'huile végétale de noyau d'abricot ou d'amande douce. Respirez en conscience sur une inspiration de 5 secondes, une expiration de 5 secondes et cela, 10 fois de suite.

À SAVOIR

Le traitement aux huiles essentielles devra démarrer aux premiers symptômes de la maladie pour une meilleure efficacité.

Conseils aromatiques

Formule unique

Dans le creux de la main, versez :
- un peu de macérât de millepertuis
- puis 1 goutte d'huile essentielle de lavande aspic

Appliquez sur le trajet douloureux, 4 fois par jour. Toutefois, pour un zona, il est préférable d'utiliser une synergie d'HE (voir ci-après).

Formule synergie

Préparez une huile de soin : dans un flacon de 10 ml, versez un peu de macérât de millepertuis. Ajoutez les 5 huiles essentielles suivantes :
- 20 gouttes (0,5 ml) d'HE de menthe poivrée
- 20 gouttes (0,5 ml) d'HE de myrrhe de Somalie ou d'HE litsée citronnée
- 20 gouttes (0,5 ml) d'HE de laurier noble
- 30 gouttes (1 ml) d'HE de lavande aspic
- 30 gouttes (1 ml) d'HE de ravintsara

Complétez le flacon jusqu'au bas du col avec du macérât de millepertuis. Appliquez délicatement quelques gouttes de cette synergie le long du trajet douloureux. À répéter 4 fois par jour

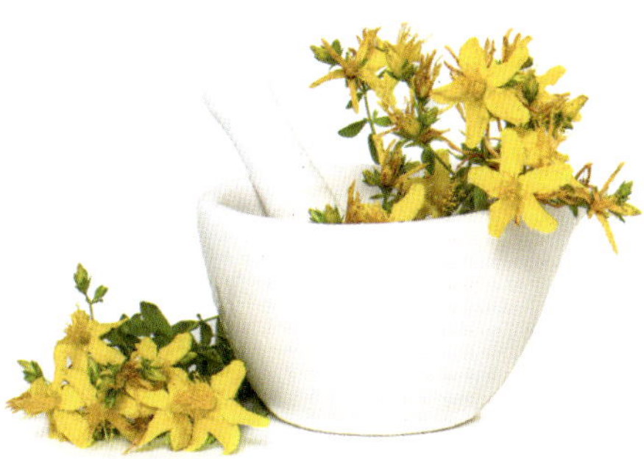

LE SYSTÈME LOCOMOTEUR

DESCRIPTION DU SYTÈME LOCOMOTEUR

Le système locomoteur comprend les organes nécessaires à notre déplacement. Il est composé de notre squelette (les os), des muscles et des articulations. Celles-ci sont reliées aux os par les tendons et les ligaments.

Notre système nerveux, que nous avons étudié plus haut, nous envoie les influx nécessaires au processus de la marche et joue un rôle important dans l'équilibre et la coordination de nos mouvements.

Voici les propriétés recherchées en aromathérapie dans le système locomoteur : antispasmodiques, décontracturantes musculaires, antalgiques, anti-inflammatoires, drainantes, circulatoires, chauffantes.

ATTENTION À L'AUTOMÉDICATION

Les huiles essentielles doivent être utilisées avec certaines précautions et nécessitent l'avis médical et l'encadrement par un professionnel de la santé.

TROUBLES ABORDÉS

ARTHRITE

DÉFINITION

L'arthrite est une affection inflammatoire aiguë ou chronique, qui atteint les articulations. Si une seule articulation est atteinte, on parle d'arthrite ; lorsque deux, trois ou quatre articulations sont touchées, on parle de polyarthrite. Il existe plusieurs formes d'arthrites :

- **Les arthrites inflammatoires**
- **Les arthrites causées par un excès d'acide urique** présent dans les articulations, nommé la goutte (voir Goutte page 294).
- **Les arthrites infectieuses.**

Nous n'étudierons que les deux premières catégories, la troisième étant de l'ordre exclusivement médical.

CAUSES

- **L'arthrite inflammatoire.** Il s'agit d'un rhumatisme articulaire aigu, nommé aussi maladie de Bouillaud. Il touche surtout les grosses articulations comme les genoux, les coudes et les chevilles. L'inflammation est très douloureuse mais de courte durée. L'atteinte passe en quelques jours d'une articulation à une autre. Il succède à une angine à streptocoques, non décelée, donc non traitée. Des complications cardiaques sont à craindre.
- **La polyarthrite rhumatoïde.** Elle touche plusieurs articulations simultanément, surtout les doigts et les poignets, et évolue pendant de nombreuses années.
- **Les arthrites réactionnelles.** Elles apparaissent en réaction à une infection siégeant en dehors de l'articulation et qui est provoquée par certaines bactéries présentes dans les intestins, transmises en général par l'alimentation ou un manque d'hygiène des mains.
- **La spondylarthrite ankylosante.** C'est une affection chronique qui touche les articulations sacro-iliaques et intervertébrales. Elle évolue pendant de nombreuses années.

EN COMPLÉMENT, POUR VOUS AIDER À VOUS SENTIR MIEUX

Formule à respirer

Dans un roll-on de 5 ml, mélangez les 4 huiles essentielles suivantes :
- 5 gouttes d'HE de ravintsara
- 10 gouttes d'essence de bergamote
- 5 gouttes d'HE d'épinette noire
- 6 gouttes d'HE de litsée citronnée

Complétez le roll-on avec de l'huile végétale de noyau d'abricot ou d'amande douce.
Respirez en conscience sur une inspiration de 5 secondes, une expiration de 5 secondes et cela, 10 fois de suite. Répétez tout au long de la journée si nécessaire.

SYMPTÔMES

- Douleurs nocturnes, pouvant empêcher de dormir
- Entrave à la mobilité : c'est seulement après une période d'échauffement que l'individu peut retrouver les fonctions de ses membres
- Peau parfois localement rosée ou rouge, voire violacée
- Articulation souvent gonflée (ce qui est dû à un épanchement de liquide synovial)
- Excès d'acide urique dans les articulations, on parlera alors de crise de goutte (voir Goutte)

Conseils aromatiques

Formule unique

Pour préparer une huile antiarthritique, voici une formule à utiliser sur le moment. Dans le creux de la main, versez :

- un peu de macérât huileux d'arnica ou de millepertuis
- puis 2 à 3 gouttes d'huile essentielle de thym sarriette (qui joue un rôle de régulateur immunitaire)

Appliquez ce mélange sur les zones douloureuses.

Formule synergie

Préparez un mélange « cortisone-like » à base des 2 huiles essentielles suivantes, à quantités égales, diluées à 30 % dans de l'huile végétale de macadamia :

- HE de pin sylvestre
- HE d'épinette noire (ou HE d'épinette bleue ou HE d'épinette blanche)

Ainsi, pour un flacon de 30 ml, versez 180 gouttes (4,5 ml) de chaque HE et complétez par l'huile végétale.

Appliquez 10 à 15 gouttes de cette huile, tôt le matin (entre 6h et 9h), en onctions sur la zone surrénalienne (au-dessus des reins) pendant 15 à 20 jours.

Préparez un mélange antiarthritique (antalgique, anti-inflammatoire, circulatoire, immuno-modulant si nécessaire), à base des 4 huiles essentielles suivantes, à quantités égales, diluées à 15 % dans un macérât huileux d'arnica et d'huile végétale de macadamia :

- HE de gaulthérie couchée
- HE de ciste ladanifère
- HE d'hélichryse italienne
- HE de menthe poivrée

Ainsi, pour un flacon de 30 ml, versez 44 gouttes (1,1 ml) de chaque HE et complétez par 18 ml de macérât huileux d'arnica et 7,5 ml d'huile végétale de macadamia (ou deux tiers d'arnica et un tiers de macadamia). Si vous ne pouvez pas utiliser d'HE de gaulthérie couchée, riche en composés salicylés, remplacez- la par de l'HE de sapin baumier.

Appliquez 10 à 15 gouttes de cette huile 3 à 5 fois par jour sur les zones douloureuses.

Préparez un mélange antiarthritique (antalgique, anti-inflammatoire, circulatoire, immuno-modulant si nécessaire), à base des 5 huiles essentielles suivantes, à quantités égales, diluées à 15 % dans un macérât huileux d'arnica et d'huile végétale de macadamia :

- HE de gaulthérie couchée
- HE de thym sarriette
- HE d'hélichryse italienne ou HE de katafray
- HE de litsée citronnée
- HE de laurier noble

Ainsi, pour un flacon de 30 ml, versez 36 gouttes (0,9 ml) de chaque HE et complétez par 18 ml de macérât huileux d'arnica et 7,5 ml d'huile végétale de macadamia (ou deux tiers d'arnica et un tiers de macadamia). Si vous ne pouvez pas utiliser d'HE de gaulthérie couchée, riche en composés salicylés, remplacez-la par de l'HE de sapin baumier.

Appliquez 10 à 15 gouttes de cette huile 3 à 5 fois par jour sur les zones douloureuses.t

ARTHROSE

DÉFINITION

L'arthrose est une usure mécanique, non inflammatoire des articulations.

CAUSES

- Frottement lié à l'usure
- Activité sportive un métier favorisant une usure précoce de certaines articulations

SYMPTÔMES

- La douleur qu'elle occasionne est « mécanique » : elle apparaît après tout effort soutenu et disparaît au repos, ne gênant pas le sommeil.
- Au réveil, elle est souvent pénible pendant quelques minutes.
- L'arthrose peut évoluer par poussées, au cours desquelles la douleur devient plus persistante.
- L'articulation est raide, gonflée par un épanchement de liquide synovial.

EN COMPLÉMENT, POUR VOUS AIDER À VOUS SENTIR MIEUX

Formule à respirer

Dans un roll-on de 5 ml, mélangez les 4 huiles essentielles suivantes :

- 5 gouttes d'HE d'ylang-ylang
- 4 gouttes d'HE de basilic tropical
- 8 gouttes d'HE de petit grain bigarade
- 10 gouttes d'essence de citron

Complétez le roll-on avec de l'huile végétale de noyau d'abricot ou d'amande douce.

Respirez en conscience sur une inspiration de 5 secondes, une expiration de 5 secondes et cela, 10 fois de suite. Répétez tout au long de la journée si nécessaire.

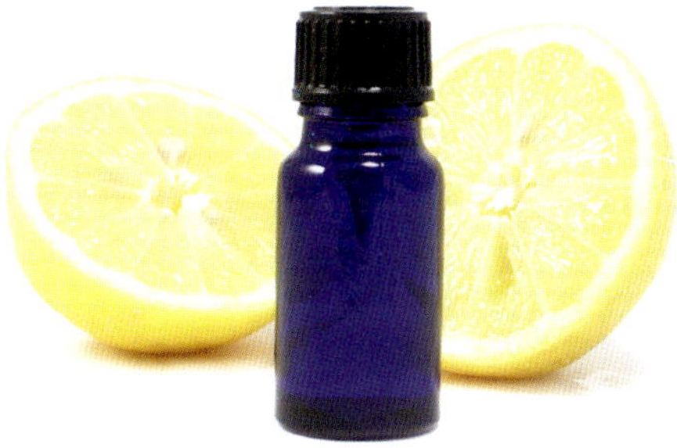

Conseils aromatiques

Formule unique

Préparez une huile essentielle antalgique, à utiliser sur le moment. Dans le creux de la main, versez :

- un peu de macérât huileux d'arnica
- puis 2 à 3 gouttes d'huile essentielle de genévrier commun

Appliquez ce mélange sur les zones douloureuses.

VARIANTE

Remplacez l'HE de genévrier commun par de l'HE de laurier noble. Dans ce cas, pratiquez un test cutané dans le pli du coude car l'HE de laurier noble est potentiellement allergisante.

Préparez un mélange antiarthrosique à base des 3 huiles essentielles suivantes, à quantités égales, diluées à 10 % dans un macérât huileux d'arnica :

- HE de gaulthérie couchée
- HE de genévrier commun
- HE d'eucalyptus citronné

Ainsi, pour un flacon de 30 ml, versez 40 gouttes (1 ml) de chaque HE et complétez par le macérât huileux.

Appliquez 10 à 15 gouttes de cette huile, 3 à 5 fois par jour, sur les zones douloureuses.

À SAVOIR

Si vous ne pouvez pas utiliser d'HE de gaulthérie couchée, riche en composés salicylés, remplacez-la par de l'HE de sapin baumier.

Formule synergie

Préparez un mélange « cortisone-like » à base des 2 huiles essentielles suivantes, diluées à 30 % dans de l'huile végétale de macadamia :

- HE de pin sylvestre
- HE d'épinette noire

Ainsi, pour un flacon de 30 ml, versez 180 gouttes (4,5 ml) de chaque HE et complétez par l'huile végétale.

Appliquez 15 à 20 gouttes de cette huile tôt le matin (entre 6 h et 9 h), en onctions sur la zone surrénalienne (au-dessus des reins), pendant 15 à 20 jours.

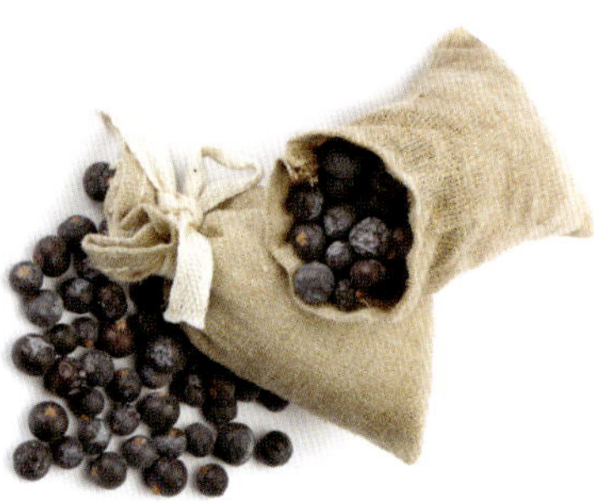

Préparez un mélange antiarthrosique plus puissant que le précédent, à base des 3 huiles essentielles suivantes, diluées à 10 % dans un macérât huileux d'arnica :

- HE de sapin baumier
- HE de poivre noir
- HE de menthe poivrée

Ainsi, pour un flacon de 30 ml, versez 60 gouttes (1,5 ml) d'HE de sapin baumier, 40 gouttes (1 ml) d'HE de poivre noir et 20 gouttes (0,5 ml) d'HE de menthe poivrée et complétez par le macérât huileux.

Appliquez 15 à 20 gouttes de cette huile, 3 à 5 fois par jour, sur les zones douloureuses.

CERVICALGIE

DÉFINITION

Une cervicalgie est une douleur au cou, qu'elle qu'en soit la cause.

CAUSES

- **Torticolis** : il survient le plus souvent après un traumatisme léger ou lorsque l'on a dormi dans une mauvaise position. Il se traduit par une contraction douloureuse et permanente du muscle. Un torticolis à répétition nécessite un avis médical.
- **Arthrose cervicale** : elle se traduit par une douleur située à l'arrière du cou, qui gêne souvent les mouvements de celui-ci.
- **Hernie discale cervicale** : elle entraîne des douleurs situées à l'arrière du cou. Celles-ci, accentuées par la toux, peuvent irradier dans l'épaule, le bras et les doigts.
- **Traumatisme cervical important (coup du lapin)** : il peut avoir des manifestations très diverses, de la simple douleur musculaire à la tétraplégie.
- **Névralgie cervico-occipitale (névralgie d'Arnold)** : elle se manifeste par une douleur unilatérale de la nuque et des deux tiers postérieurs du crâne. Elle entraîne des spasmes musculaires avec raideur et hypersensibilité de la nuque. Le stress en est souvent la cause.

SYMPTÔMES

- Douleur, raideur au niveau de la nuque
- Sensation de brûlure sur les trapèzes, au-dessus des épaules
- Des maux de tête peuvent être associés aux douleurs

EN COMPLÉMENT, POUR VOUS AIDER À VOUS SENTIR MIEUX

Formule à respirer

Dans un roll-on de 5 ml, mélangez les 4 huiles essentielles suivantes :

- 8 gouttes d'essence de mandarine rouge
- 5 gouttes d'HE d'épinette noire
- 4 gouttes d'HE d'ylang-ylang
- 3 gouttes d'HE d'angélique officinale

Complétez le roll-on avec de l'huile végétale de noyau d'abricot ou d'amande douce.

Respirez en conscience sur une inspiration de 5 secondes, une expiration de 5 secondes et cela, 10 fois de suite. Répétez tout au long de la journée si nécessaire.

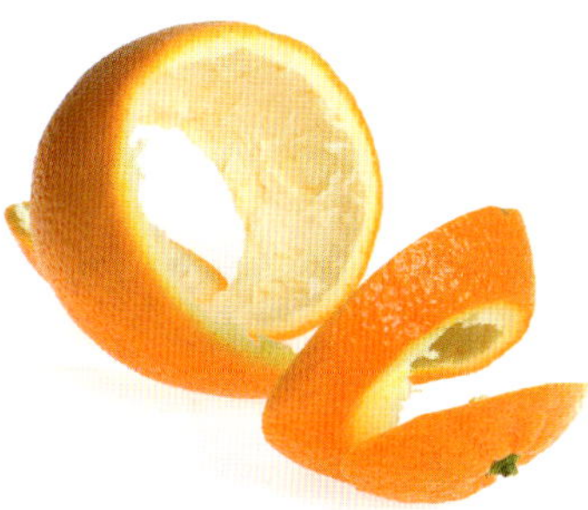

Conseils aromatiques

Formule unique

Pour préparer une huile antalgique, voici une formule à utiliser sur le moment. Dans le creux de la main, versez :

- un peu de macérât huileux d'arnica
- puis 2 gouttes d'huile essentielle de laurier noble

Appliquez ce mélange sur les zones douloureuses

ATTENTION !

Pratiquez un test cutané dans le pli du coude, car l'HE de laurier noble est potentiellement allergisante.

VARIANTE

Remplacez l'HE de laurier noble par de l'HE de lavandin super.

Formule synergie

Préparez un mélange antalgique décontracturant à base des 4 huiles essentielles suivantes, diluées à 10 % dans un macérât huileux d'arnica :

- HE de laurier noble
- HE de lavandin super
- HE de katafray
- HE de marjolaine à coquilles

Ainsi, pour un flacon de 30 ml, versez 40 gouttes (1 ml) d'HE de laurier noble, 40 gouttes (1 ml) d'HE de lavandin super, 20 gouttes (0,5 ml) d'HE de katafray et 20 gouttes (0,5 ml) d'HE de marjolaine à coquilles, et complétez par le macérât huileux.

Appliquez entre 15 et 20 gouttes de cette huile, 3 à 5 fois par jour, sur les zones douloureuses.

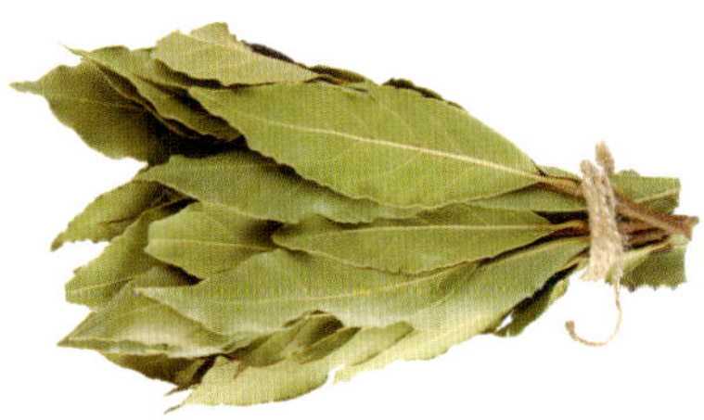

CONTRACTURE MUSCULAIRE

DÉFINITION

Une contracture est la contraction spontanée, durable et douloureuse d'un muscle, survenant en l'absence de toute lésion traumatique.

CAUSES

- Maladies :
  - le tétanos provoque des contractures généralisées
  - une péritonite s'annonce par une contracture des muscles de l'abdomen
  - la méningite
  - la spasmophilie
- Un syndrome inflammatoire local explique la contracture des muscles de la colonne vertébrale
- Surmenage musculaire dû à un sport ou à un métier éreintant
- Poussées d'arthrose
- Stress

SYMPTÔMES

À la palpation, le muscle est dur et douloureux.

EN COMPLÉMENT, POUR VOUS AIDER À VOUS SENTIR MIEUX

Formule à respirer

Dans un roll-on de 5 ml, mélangez les 4 huiles essentielles suivantes :

- 8 gouttes d'HE de petit grain bigarade
- 6 gouttes d'HE lavande vraie
- 8 gouttes d'HE d'encens de Somalie
- 10 gouttes d'essence de bergamote

Complétez le roll-on avec de l'huile végétale de noyau d'abricot ou d'amande douce.

Respirez en conscience sur une inspiration de 5 secondes, une expiration de 5 secondes et cela, 10 fois de suite. Répétez tout au long de la journée si nécessaire.

CONSEILS AROMATIQUES

Formule unique

Pour préparer un mélange décontractant, voici une formule à utiliser sur le moment. Dans le creux de la main, versez :

- un peu de macérât huileux d'arnica
- puis 2 à 3 gouttes d'huile essentielle de lavande aspic.

Appliquez 3 à 5 fois par jour sur les zones douloureuses.

VARIANTE

Remplacez l'HE de romarin à camphre par de l'HE de gaulthérie couchée.

CONSEIL

Si vous ne pouvez pas utiliser d'HE de gaulthérie couchée, riche en composés salicydés, remplacez-la par de l'HE de sapin baumier.

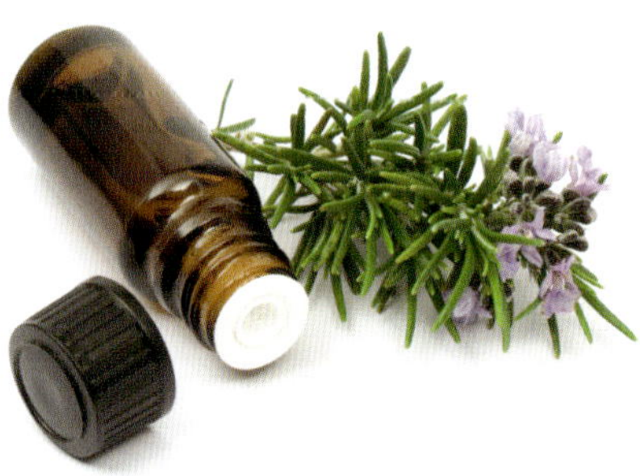

Formule synergie

Préparez un mélange à base des 4 huiles essentielles suivantes, à quantités égales, diluées à 20 % dans un macérât huileux d'arnica et de l'huile végétale de calophylle, eux aussi à quantités égales :

- HE de lavande aspic
- HE de sapin baumier
- HE de petit grain bigarade
- HE de laurier noble

Ainsi, pour un flacon de 30 ml, versez 60 gouttes (1,5 ml) de chaque HE et complétez par 12 ml de macérât huileux d'arnica et 12 ml d'huile végétale de calophylle.

Appliquez 10 à 15 gouttes de cette huile, 2 à 5 fois par jour, sur les zones douloureuses.

Préparez un mélange décontractant et antalgique musculaire (et aussi tonique circulatoire) à base des 5 huiles essentielles suivantes, à quantités égales, diluées à 20 % dans un macérât huileux d'arnica et de l'huile végétale de calophylle, eux aussi à quantités égales :

- HE de lavande aspic
- HE de gaulthérie couchée
- HE d'estragon
- HE de genévrier commun
- HE de ravintsara

Ainsi, pour un flacon de 30 ml, versez 40 gouttes (1 ml) de chaque HE et complétez par 12 ml de macérât huileux d'arnica et 12 ml d'huile végétale de calophylle.

Appliquez 10 à 15 gouttes de cette huile, 2 à 5 fois par jour, sur les zones douloureuses.

CRAMPE MUSCULAIRE

DÉFINITION

Une crampe musculaire est la contraction involontaire, brutale, intense et douloureuse d'un muscle.

CAUSES

- Maladie neurologique atteignant les cellules nerveuses dans la moelle épinière (maladie de Charcot, par exemple)
- Diabète
- Perturbations ioniques, manque de sodium (perdu dans la sueur), de potassium, de calcium
- Effort physique prolongé (sport, activité professionnelle intense)
- Déshydratation
- Production excessive d'acide lactique (voir Goutte, page 289)
- Insuffisance de la circulation sanguine par rapport aux besoins
- Alcoolisme

SYMPTÔMES

- Douleur aiguë
- Raideur du muscle à l'endroit de la crampe
- La douleur peut être ressentie pendant plusieurs heures même après disparition

EN COMPLÉMENT, POUR VOUS AIDER À VOUS SENTIR MIEUX

Formule à respirer

Dans un roll-on de 5 ml, mélangez les 4 huiles essentielles suivantes :

- 5 gouttes d'HE de sapin baumier
- 8 gouttes d'HE de petit grain bigarade
- 10 gouttes d'essence de mandarine rouge
- 5 gouttes d'HE de litsée citronnée

Complétez le roll-on avec de l'huile végétale de noyau d'abricot ou d'amande douce.

Respirez en conscience sur une inspiration de 5 secondes, une expiration de 5 secondes et cela, 10 fois de suite. Répétez tout au long de la journée si nécessaire.

Conseils aromatiques

Formule unique

Pour préparer un mélange décontracturant, voici une formule à utiliser sur le moment. Dans le creux de la main, versez :

- un peu de macérât huileux d'arnica
- puis 2 à 3 gouttes d'huile essentielle de lavande aspic.

Appliquez 3 à 5 fois par jour sur les zones douloureuses.

VARIANTE

Remplacez l'HE de romarin à camphre par de l'HE de gaulthérie couchée. Si vous ne pouvez pas utiliser d'HE de gaulthérie couchée, riche en composés salicydés, remplacez-la par de l'HE de sapin baumier.

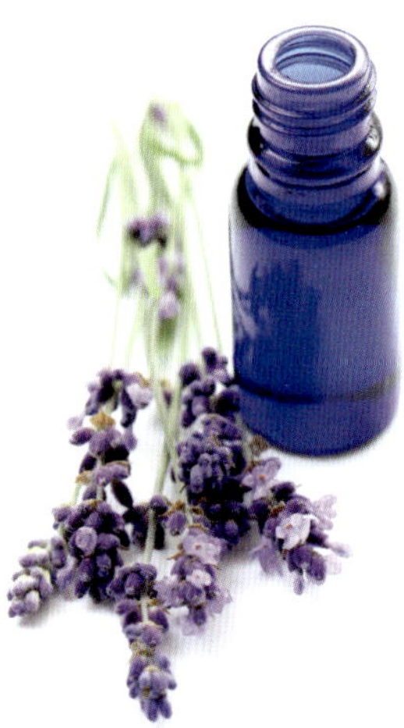

Formule synergie

Préparez un mélange « chauffant du muscle » pour préparer le muscle à l'effort (prévention), pour le sport notamment à base des 3 huiles essentielles suivantes, à quantités égales, diluées à 15 % dans un macérât huileux d'arnica et de l'huile végétale de calophylle :

- HE de tulsi ou HE de giroflier
- HE de laurier noble
- HE de sapin baumier

Ainsi, pour un flacon de 30 ml, versez 60 gouttes (1,5 ml) de chaque HE et complétez par 18 ml de macérât huileux d'arnica et 7,5 ml d'huile végétale de calophylle (ou deux tiers d'arnica, un tiers de calophylle).

Avant l'effort, massez les muscles avec 10 à 15 gouttes de cette huile. Si vous pouvez utiliser l'HE de gaulthérie couchée, riche en composés salicylés, vous pouvez la substituer à l'HE de sapin baumier.

Préparez un mélange « relaxant du muscle » (tonique circulatoire, antalgique et anti-inflammatoire, antispasmodique) en prévention des crampes, après l'effort (sport, notamment), à base des 4 huiles essentielles suivantes, à quantités égales, diluées à 15 % dans un macérât huileux d'arnica et de l'huile végétale de calophylle :

- HE de cyprès
- HE de ravintsara
- HE de sapin baumier
- HE d'estragon (ou HE de basilic tropical)

Ainsi, pour un flacon de 30 ml, versez 44 gouttes (1,1 ml) de chaque HE et complétez par 13 ml de macérât huileux d'arnica et 12,5 ml d'huile végétale de calophylle (ou moitié arnica, moitié calophylle).

Après l'effort, massez les muscles avec 10 à 15 gouttes de cette huile. Si vous ne pouvez utiliser d'HE de gaulthérie couchée, riche en composés salicylés, vous pouvez la substituer à l'HE de sapin baumier.

DÉCHIRURE MUSCULAIRE

DÉFINITION

Une déchirure est la rupture d'un muscle due à un effort trop intense.

CAUSES

- Chez le sportif : manque d'entraînement ou entraînement insuffisant.
- Mauvais mouvement
- Accident de la vie quotidienne

SYMPTÔMES

- Douleur aiguë provoquant l'arrêt de l'activité physique et pouvant occasionner une syncope
- Quelques jours après le traumatisme, apparition d'un hématome à la surface du muscle.

CONSEILS AROMATIQUES

Formule synergie

Préparez un mélange décontractant (antalgique, anti-inflammatoire, antihématomes, décontractant musculaire) à base des 5 huiles essentielles suivantes, diluées à 30 % dans un macérât huileux d'arnica ou de l'huile végétale de macadamia :

- HE de laurier noble
- HE d'hélichryse italienne
- HE de lavande vraie
- HE de romarin CT verbénone
- HE de ciste ladanifère

Ainsi, pour un flacon de 30 ml, versez 80 gouttes (2 ml) d'HE de laurier noble, 80 gouttes (2 ml) d'HE d'hélichryse italienne, 80 gouttes (2 ml) d'HE de lavande vraie, 40 gouttes (1 ml) d'HE de romarin CT verbénone et 40 gouttes (1 ml) d'HE de ciste ladanifère. Complétez par le macérât huileux ou l'huile végétale.

Appliquez délicatement 10 à 15 gouttes de cette huile sur la zone douloureuse, 3 à 4 fois par jour.

EN COMPLÉMENT, POUR VOUS AIDER À VOUS SENTIR MIEUX

Formule à respirer

Dans un roll-on de 5 ml, mélangez les 4 huiles essentielles suivantes :

- 8 gouttes d'essence de mandarine rouge
- 5 gouttes d'HE d'épinette noire
- 4 gouttes d'HE d'ylang-ylang
- 3 gouttes d'HE d'angélique officinale

Complétez le roll-on avec de l'huile végétale de noyau d'abricot ou d'amande douce.

Respirez en conscience sur une inspiration de 5 secondes, une expiration de 5 secondes et cela, 10 fois de suite. Répétez tout au long de la journée si nécessaire.

ENTORSE

DÉFINITION

Une entorse est une lésion des ligaments d'une articulation sans déplacement articulaire.

CAUSES

Les entorses sont dues à un mouvement brutal de l'articulation lui faisant dépasser ses amplitudes normales. On distingue les entorses bénignes, où les ligaments sont simplement distendus, des entorses graves, où ils sont rompus.

- Les entorses bénignes, appelées foulures, correspondent à une distension violente des ligaments articulaires mais sans rupture vraie ni arrachement de ceux-ci. L'articulation est parfois très douloureuse et gonflée, mais elle permet des mouvements normaux. La radiographie est normale. L'articulation est mise au repos durant 2 à 3 semaines.
- Les entorses graves sont caractérisées par une déchirure ou un arrachement ligamentaire entraînant des mouvements anormalement amples au niveau de l'articulation. Celle-ci est douloureuse et gonflée, mais parfois pas plus que lors d'une entorse bénigne. Une immobilisation de plusieurs semaines peut suffire, mais une intervention chirurgicale est souvent nécessaire : elle consiste à réparer le ligament arraché. Dans tous les cas, une rééducation appropriée est nécessaire jusqu'à la récupération complète.

La prévention des entorses passe par le respect des règles d'échauffement avant toute activité sportive et par le port de bandages souples sur les articulations à risque.

EN COMPLÉMENT, POUR VOUS AIDER À VOUS SENTIR MIEUX

Formule à respirer

Dans un roll-on de 5 ml, mélangez les 4 huiles essentielles suivantes :

- 8 gouttes d'essence de mandarine rouge
- 5 gouttes d'HE de basilic tropical
- 4 gouttes d'HE d'ylang-ylang
- 3 gouttes d'HE d'angélique officinale

Complétez le roll-on avec de l'huile végétale de noyau d'abricot ou d'amande douce.
Respirez en conscience sur une inspiration de 5 secondes, une expiration de 5 secondes et cela, 10 fois de suite. Répétez tout au long de la journée si nécessaire.

SYMPTÔMES

- Douleur vive au niveau de l'articulation
- Œdème au niveau de l'articulation
- Hématome
- Impossibilité de faire fonctionner l'articulation touchée

Conseils aromatiques

Formule unique

Pour soigner une entorse, voici une formule à utiliser sur le moment. Dans le creux de la main, versez :

- un peu de macérât huileux d'arnica
- puis 3 gouttes d'huile essentielle d'hélichryse italienne

Appliquez ce mélange localement, sur l'articulation douloureuse, 3 à 4 fois par jour.

Formule synergie

Préparez un mélange soulageant l'entorse (antalgique, anti-inflammatoire, anti-œdème, antihématome), à base des 2 huiles essentielles suivantes, à quantités égales, diluées à 20 % dans un macérât huileux d'arnica :

- HE d'hélichryse italienne
- HE de menthe poivrée

Ainsi, pour un flacon de 30 ml, versez 120 gouttes (3 ml) de chaque HE et complétez par le macérât huileux.

Appliquez 10 à 15 gouttes de cette huile sur l'articulation douloureuse, 3 à 5 fois par jour.

Préparez un mélange soulageant l'entorse (antalgique, anti-inflammatoire, anti-œdème, antihématome), à base des 5 huiles essentielles suivantes, à quantités égales, diluées à 20 % (voire à 30 %) dans un macérât huileux d'arnica et de l'huile végétale de calophylle :

- HE d'hélichryse italienne
- HE de cyprès
- HE de genévrier commun
- HE de litsée citronnée
- HE de menthe poivrée

Ainsi, pour un flacon de 30 ml, versez 48 gouttes (1,2 ml) de chaque HE et complétez par 12 ml de macérât huileux et 12 ml d'huile végétale de calophylle (ou moitié arnica, moitié calophylle).

Appliquez 10 à 15 gouttes de cette huile sur l'articulation douloureuse, 3 à 5 fois par jour.

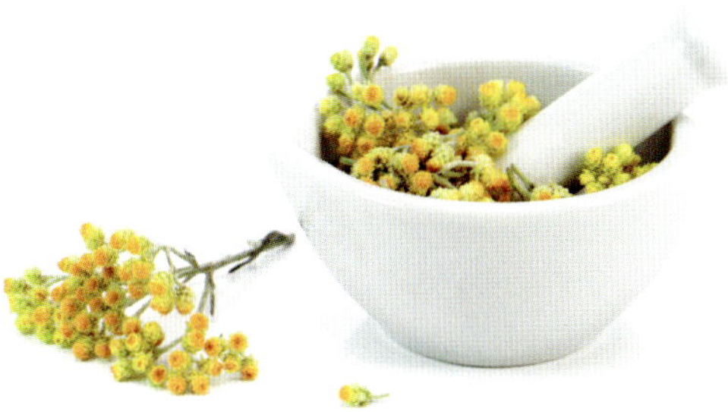

GOUTTE

DÉFINITION

Accumulation d'acide urique dans les articulations et dans le sang.

CAUSES

- Certains vins : le porto, le bourgogne, les apéritifs et champagne
- Certains légumes : oseille, rhubarbe, champignons et chou
- Régime hyperprotéiné

SYMPTÔMES

- Crises très douloureuses, avec gonflement rapide de l'articulation
- Les douleurs s'intensifient la nuit
- Rougeur localisée
- Difficulté à faire fonctionner l'articulation touchée

CONSEILS ALIMENTAIRES

- Éviter les abats, la charcuterie, les crustacés, les anchois, les sardines, les harengs
- Manger moins de viande rouge
- Boire abondamment

EN COMPLÉMENT, POUR VOUS AIDER À VOUS SENTIR MIEUX

Formule à respirer

Dans un roll-on de 5 ml, mélangez les 4 huiles essentielles suivantes :

- 10 gouttes d'essence de citron
- 5 gouttes d'HE de basilic tropical
- 4 gouttes d'HE d'ylang-ylang
- 2 gouttes d'HE d'essence d'orange douce

Complétez le roll-on avec de l'huile végétale de noyau d'abricot ou d'amande douce.

Respirez en conscience sur une inspiration de 5 secondes, une expiration de 5 secondes et cela, 10 fois de suite. Répétez tout au long de la journée si nécessaire.

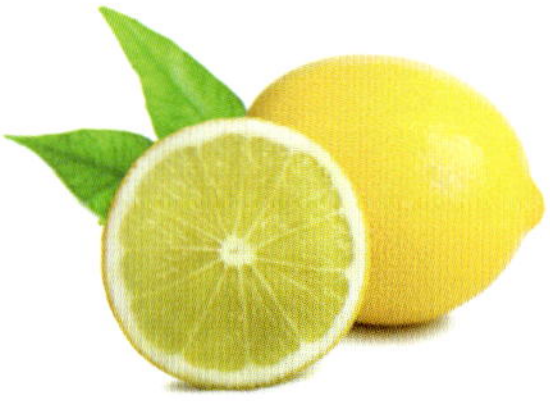

CONSEILS AROMATIQUES

Formule unique

Pour préparer un mélange très antalgique soulageant la goutte, voici une formule à utiliser sur le moment. Dans le creux de la main, versez :

- un peu de macérât huileux d'arnica
- puis 2 à 3 gouttes d'huile essentielle de genévrier commun (rameaux ou baies)

Appliquez ce mélange localement, 3 à 5 fois par jour, sur l'articulation douloureuse.

VARIANTE

Remplacez l'HE de genévrier commun par de l'HE de poivre noir ou par de l'HE de menthe poivrée.

Formule synergie

Préparez un mélange soulageant la goutte (très antalgique, anti-inflammatoire, anti-œdème), à base des 4 huiles essentielles suivantes, à quantités égales, diluées à 30 % dans un macérât huileux d'arnica et de l'huile végétale de calophylle :

- HE de cyprès
- HE d'hélichryse italienne
- HE de litsée citronnée
- HE de menthe poivrée

Ainsi, pour un flacon de 30 ml, versez 120 gouttes (3 ml) de cyprès , 80 gouttes (2 ml) des autres HE et complétez par 11 ml de macérât huileux d'arnica et 10 ml d'huile végétale de calophylle (ou moitié arnica moitié calophylle).

Appliquez 10 à 15 gouttes de cette huile sur l'articulation douloureuse, 3 à 5 fois par jour.

Vous pouvez en complément utiliser un hydrolat drainant par voie orale en mélangeant :

- 1 cuillère à soupe d'HA de genévrier commun
- 1 litre d'eau

À boire dans la journée pendant 21 jours.

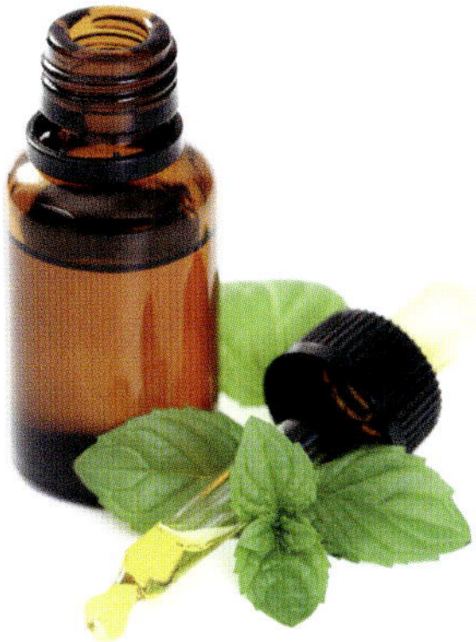

SCIATIQUE

DÉFINITION

Une sciatique est une inflammation du nerf sciatique qui descend verticalement à l'arrière de la cuisse avant de se diviser à l'arrière du genou.

CAUSES

- Compression des racines nerveuses au niveau des lombo-sacrées
- Hernie discale
- Arthrose
- Fracture du petit bassin
- Luxation de la hanche
- Canal lombaire étroit
- Tumeur
- Inflammation musculaire

SYMPTÔMES

- Douleur dans la fesse allant jusqu'à l'arrière de la cuisse, l'arrière de la jambe, et jusqu'au pied
- Station debout douloureuse
- Difficulté pour trouver une position confortable pour dormir

EN COMPLÉMENT, POUR VOUS AIDER À VOUS SENTIR MIEUX

Formule à respirer

Dans un roll-on de 5 ml, mélangez les 4 huiles essentielles suivantes :

- 8 gouttes d'essence de mandarine rouge
- 5 gouttes d'HE d'estragon
- 4 gouttes d'HE de cèdre de l'Atlas
- 5 gouttes d'HE de litsée citronnée

Complétez le roll-on avec de l'huile végétale de noyau d'abricot ou d'amande douce.

Respirez en conscience sur
une inspiration de 5 secondes,
une expiration de 5 secondes et cela,
10 fois de suite. Répétez tout au long de la journée si nécessaire.

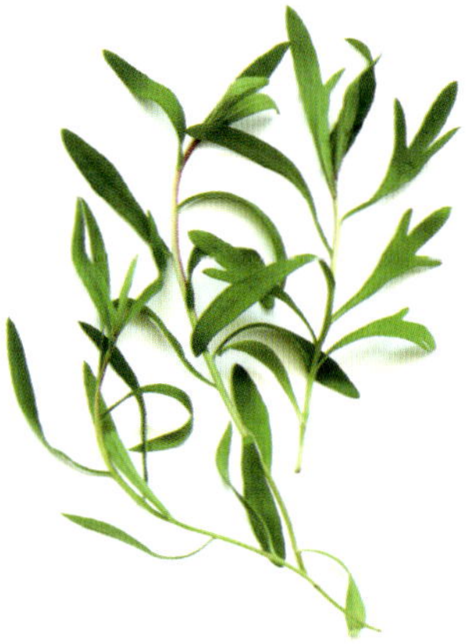

Conseils aromatiques

Formule unique

Pour préparer une huile très antalgique, voici une formule à utiliser sur le moment. Dans le creux de la main, versez :

- un peu de macérât huileux d'arnica ou de millepertuis
- puis 2 à 3 gouttes d'huile essentielle de poivre noir

Appliquez ce mélange localement, 3 à 5 fois par jour sur tout le trajet douloureux du nerf sciatique.

VARIANTE

Remplacez l'HE de poivre noir par de l'HE de genévrier commun (rameaux ou baies) ou par de l'HE d'eucalyptus citronné.

Formule synergie

Préparez un mélange « cortisone-like » à base des 2 huiles essentielles suivantes, à quantités égales, diluées à 30 % dans de l'huile végétale de macadamia :

- HE de pin sylvestre
- HE d'épinette noire (ou HE d'épinette bleue ou HE d'épinette blanche)

Ainsi, pour un flacon de 30 ml, versez 180 gouttes (4,5 ml) de chaque HE et complétez par l'huile végétale.

Appliquez 10 à 15 gouttes de cette huile, tôt le matin (entre 6h et 9h), en onctions sur la zone surrénalienne (au-dessus des reins) pendant 15 à 20 jours.

Préparez un mélange contre la sciatique (très antalgique, anti-inflammatoire, et décontracturant musculaire) à base des 4 huiles essentielles suivantes, diluées à 30 % (voire à 50 %) dans un macérât huileux d'arnica :

- HE de litsée citronnée
- HE de sapin baumier
- HE d'hélichryse italienne
- HE de lavande aspic

Ainsi, pour un flacon de 30 ml, versez 120 gouttes (3 ml) de litsée citronnée et 80 gouttes (2 ml) des autres huiles essentielles et complétez par le macérât huileux.

Massez délicatement les zones douloureuses sur le trajet du nerf sciatique avec 20 à 25 gouttes de cette huile, 3 à 4 fois par jour.

Préparez un mélange contre la sciatique (très antalgique, anti-inflammatoire, et décontracturant musculaire) à base des 5 huiles essentielles suivantes, à quantités égales, diluées à 30 % (voire à 50 %) dans un macérât huileux d'arnica ou de millepertuis :

- HE de tulsi
- HE d'ylang-ylang
- HE de lavande aspic
- HE de poivre noir
- HE d'hélichryse italienne

Ainsi, pour un flacon de 30 ml, versez 70 à 80 gouttes (1,8 à 2 ml) de chaque huile essentielle et complétez par le macérât huileux.

Massez délicatement les zones douloureuses sur le trajet du nerf sciatique avec 20 à 25 gouttes de cette huile, 3 à 4 fois par jour.

Vous pouvez en complément utiliser un hydrolat drainant par voie orale en mélangeant :

- 1 cuillère à soupe d'HA de genévrier commun
- 1 litre d'eau

À boire dans la journée pendant 21 jours.

TENDINITE

DÉFINITION

Une tendinite est l'inflammation d'un tendon.

CAUSES

- Microtraumatismes répétés, professionnels ou sportifs, notamment l'épicondylite chez les joueurs de tennis
- Vieillissement des tissus entraînant une usure, voire une rupture du tendon, une périarthrite scapulohumérale, par exemple
- Maladie articulaire inflammatoire, par exemple une spondylarthrite ankylosante.
- Traitement antibiotique
- Dysfonctionnement hépatique (raison pour laquelle une cure de détoxication hépatique est souvent associée au traitement de la tendinite)

SYMPTÔMES

La douleur, souvent présente au repos, s'accentue à la palpation et lorsque l'on sollicite les articulations en cause. Le principal risque des tendinites non traitées est la rupture tendineuse.

EN COMPLÉMENT, POUR VOUS AIDER À VOUS SENTIR MIEUX

Formule à respirer

Dans un roll-on de 5 ml, mélangez les 4 huiles essentielles suivantes :
- 8 gouttes d'essence de bergamote
- 5 gouttes d'HE de basilic tropical
- 4 gouttes d'HE d'ylang-ylang
- 3 gouttes d'HE de cèdre de l'Atlas

Complétez le roll-on avec de l'huile végétale de noyau d'abricot ou d'amande douce.

Respirez en conscience sur une inspiration de 5 secondes, une expiration de 5 secondes et cela, 10 fois de suite. Répétez tout au long de la journée si nécessaire.

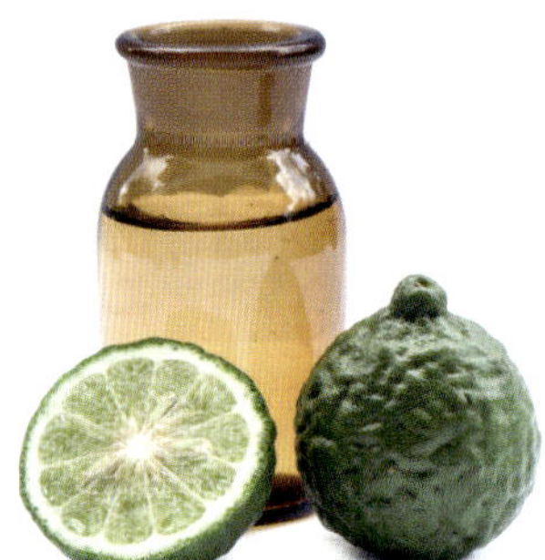

Conseils aromatiques

Formule unique

Pour préparer un mélange soulageant les tendinites, voici une formule à utiliser sur le moment. Dans le creux de la main, versez :

- un peu de macérât huileux d'arnica ou de millepertuis
- puis 2 à 3 gouttes d'huile essentielle d'hélichryse italienne

Appliquez ce mélange localement, sur la zone douloureuse, 3 à 4 fois par jour.

VARIANTE

Remplacez l'HE d'hélichryse italienne par de l'HE de genévrier commun ou d'eucalyptus citronné (ou, mieux encore, d'HE de genévrier commun obtenue à partir de la distillation des baies).

Formule synergie

Préparez un mélange « cortisone-like » à base des 2 huiles essentielles suivantes, à quantités égales, diluées à 30 % dans de l'huile végétale de macadamia :

- HE de pin sylvestre
- HE d'épinette noire (ou HE d'épinette bleue ou HE d'épinette blanche)

Ainsi, pour un flacon de 30 ml, versez 180 gouttes (4,5 ml) de chaque HE et complétez par l'huile végétale.

Appliquez 10 à 15 gouttes de cette huile, tôt le matin (entre 6h et 9h), en onctions sur la zone surrénalienne (au-dessus des reins) pendant 15 à 20 jours.

Préparez un mélange antalgique, anti-inflammatoire et circulatoire à base des 5 huiles essentielles suivantes, diluées à 30 % dans un macérât huileux d'arnica ou de millepertuis :

- HE de gaulthérie couchée
- HE d'eucalyptus citronné
- HE de camomille romaine
- HE d'hélichryse italienne
- HE de cyprès

Ainsi, pour un flacon de 30 ml, versez 80 gouttes (2 ml) d'HE de gaulthérie couchée, 120 gouttes (3 ml) d'HE d'eucalyptus citronné, 40 gouttes (1 ml) d'HE de camomille romaine, 80 gouttes (2 ml) d'HE d'hélichryse italienne, 40 gouttes (1 ml) d'HE de cyprès et complétez par le macérât huileux.

Massez délicatement les zones douloureuses avec 10 à 15 gouttes de cette huile, 3 à 4 fois par jour.

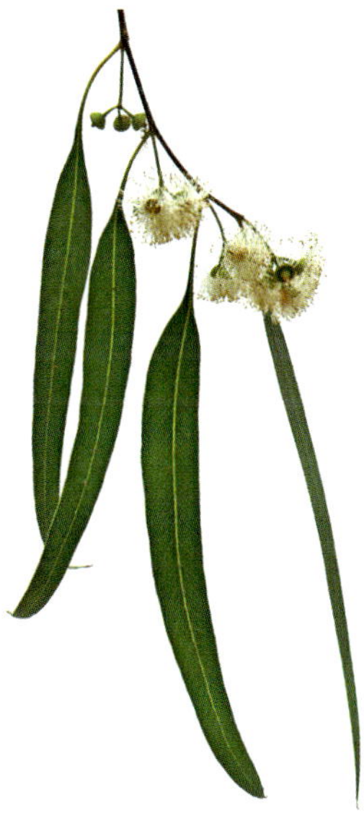

LE SYSTÈME CIRCULATOIRE

DESCRIPTION DU SYSTÈME CIRCULATOIRE

Le système circulatoire est le système qui concerne la circulation sanguine et la circulation lymphatique dans le corps humain.

Le sang, liquide corporel composé de globules rouges, de globules blancs, des plaquettes et de plasma, circule au travers des veines et des artères. Il alimente notre organisme.

Le sang empruntant les veines est dépourvu d'oxygène et transporte les déchets recueillis lors de la régénération cellulaire de nos organes. Il remonte au cœur pour se réoxygéner en passant par la circulation pulmonaire. Le cœur renvoie le sang oxygéné à notre corps via les artères.

La circulation lymphatique se fait parallèlement à la circulation sanguine et joue un rôle dans l'immunité grâce aux ganglions. Ceux-ci combattent les infections virales et bactériennes à l'aide du stock de globules blancs appelés lymphocytes, jouant ainsi un rôle prépondérant dans la défense immunitaire.

ATTENTION À L'AUTOMÉDICATION

Les huiles essentielles doivent être utilisées avec certaines précautions et nécessitent l'avis médical et l'encadrement par un professionnel de la santé.

TROUBLES ABORDÉS

HÉMATOME

DÉFINITION

Un hématome est un amas de sang dans un organe ou un tissu, faisant suite à une hémorragie.

CAUSES

Un hématome est souvent le résultat d'un traumatisme. Il peut survenir après un choc très bénin. Il peut aussi avoir pour origine un surdosage en médicaments anticoagulants ou une maladie de la coagulation sanguine, par exemple l'hémophilie. Dans la majorité des cas, l'hématome régresse spontanément. Parfois, il est remplacé par du tissu fibreux, ce qui peut gêner le fonctionnement de l'organe (par exemple si celui-ci est un muscle).

SYMPTÔMES

- Douleur à l'endroit de l'hématome si celui-ci est dû à un impact
- Apparition d'une collection de sang localisée de coloration bleue

EN COMPLÉMENT, POUR VOUS AIDER À VOUS SENTIR MIEUX

Formule à respirer

Dans un roll-on de 5 ml, mélangez les 4 huiles essentielles suivantes :

- 5 gouttes d'HE de lemongrass
- 8 gouttes d'essence de bergamote
- 5 gouttes d'HE de litsée citronnée
- 5 gouttes d'HE d'encens de Somalie

Complétez le roll-on avec de l'huile végétale de noyau d'abricot ou d'amande douce.

Respirez en conscience sur une inspiration de 5 secondes, une expiration de 5 secondes et cela, 10 fois de suite. Répétez tout au long de la journée si nécessaire.

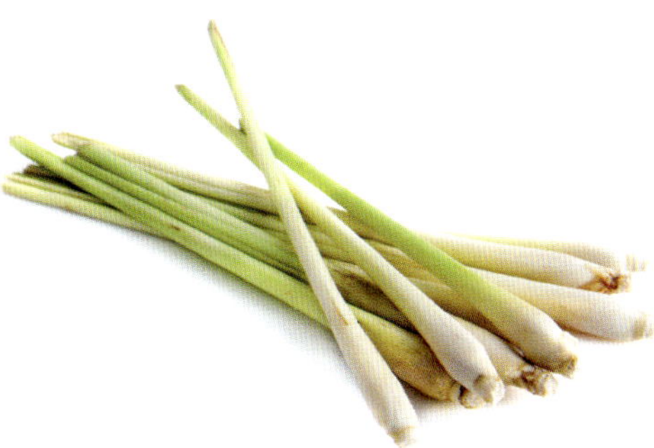

Conseils aromatiques

Formule unique

Pour un hématome récent : appliquez 1 à 2 gouttes d'HE pure d'hélichryse italienne sur la région de l'hématome. Si la région est assez étendue, vous pouvez ajouter 1 à 2 gouttes d'HE d'hélichryse italienne dans une noisette d'huile végétale de macadamia ou de macérât d'arnica si le coup vient d'être reçu. Appliquez sur la région de l'hématome 3 à 4 fois par jour pendant quelques jours.

Formule synergie

Pour un hématome récent, préparez un mélange des 2 huiles essentielles suivantes, pures, dans un flacon de 5 ml :

- 80 gouttes (2 ml) d'HE d'hélichryse italienne
- 40 gouttes (1 ml) d'HE de romarin CT verbénone ou d'HE de cèdre de l'Atlas

Versez dans le creux de votre main un fond d'huile végétale de macadamia et 2 gouttes de la synergie d'HE. Appliquez sur la région de l'hématome 3 à 4 fois par jour pendant quelques jours.

Pour un hématome récent : préparez une huile de massage (dilution à 30 %). Dans un flacon de 5 ml, versez un fond d'huile végétale de macadamia ou de macérât d'arnica en cas de coup qui vient d'être reçu. Ajoutez les 2 huiles essentielles suivantes :

- 40 gouttes (1 ml) d'HE d'hélichryse italienne
- 20 gouttes (0,5 ml) d'HE de romarin CT verbénone ou d'HE de cèdre de l'Atlas

Puis, remplissez à moitié le flacon d'huile végétale ou de macérât. Appliquez quelques gouttes sur la région de l'hématome 3 à 4 fois par jour pendant quelques jours.

Pour un hématome ancien, l'application se fera sur une durée plus longue : préparez une huile de massage (dilution à 20 %). Dans un flacon de 10 ml, versez un fond d'huile végétale de macadamia. Ajoutez les 3 huiles essentielles suivantes :

- 40 gouttes (1 ml) d'HE d'hélichryse italienne
- 20 gouttes (0,5 ml) d'HE de romarin CT verbénone
- 20 gouttes (0,5 ml) d'HE de cèdre de l'Atlas

Puis, remplissez le flacon d'huile végétale ou de macérât jusqu'au bas du col. Appliquez quelques gouttes sur la région de l'hématome matin et soir jusqu'à résorption.

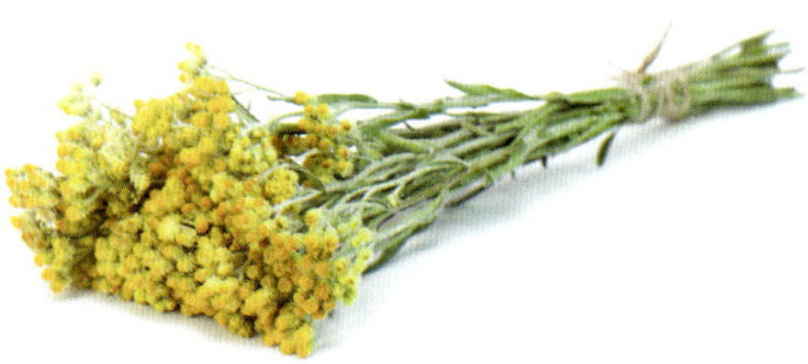

HÉMORROÏDE

DÉFINITION

Une hémorroïde est une varice des veines de l'anus et du rectum. Il existe des hémorroïdes internes et des hémorroïdes externes.

CAUSES

- Hérédité
- Constipation
- Grossesse, par le biais de l'hypertension veineuse qu'elle entraîne (poids de l'abdomen sur le pelvis)

SYMPTÔMES

- Les douleurs peuvent aller d'une sensation de pesanteur anale, en cas d'inflammation locale, à une douleur violente et intolérable en cas d'étranglement d'un prolapsus hémorroïdaire.
- Les saignements, ou rectorragies hémorroïdaires, proviennent d'une lésion de l'hémorroïde interne. Le saignement, de couleur rouge vif, est déclenché par la défécation. Tout saignement doit conduire à une consultation médicale.

CONSEILS

Selon la cause des hémorroïdes, il faut envisager un rééquilibrage alimentaire, une meilleure hydratation, un nettoyage du foie, de l'exercice physique, de la relaxation…

EN COMPLÉMENT, POUR VOUS AIDER À VOUS SENTIR MIEUX

Formule à respirer

Dans un roll-on de 5 ml, mélangez les 4 huiles essentielles suivantes :
- 4 gouttes d'HE de lavande vraie
- 4 gouttes d'HE de cèdre de l'Atlas
- 5 gouttes d'HE de litsée citronnée
- 10 gouttes d'essence de bergamote

Complétez le roll-on avec de l'huile végétale de noyau d'abricot ou d'amande douce.
Respirez en conscience sur une inspiration de 5 secondes, une expiration de 5 secondes et cela, 10 fois de suite. Répétez tout au long de la journée si nécessaire.

CONSEILS AROMATIQUES

Nous vous proposons des formules pour les hémorroïdes externes, sachant que l'application externe permet aussi une diffusion interne par la circulation sanguine.

Formule unique

Dans le creux de la main, versez :

- une petite noisette d'huile végétale de macadamia ou de macérât de millepertuis
- puis 1 goutte d'huile essentielle de lavande vraie ou de lavandin super en première intention (ou encore d'hélichryse italienne)

Appliquez sur l'hémorroïde externe et le pourtour proche de l'hémorroïde.

Vous pouvez envisager d'utiliser des hydrolats à visée circulatoire par voie orale en mélangeant :

- 1 cuillère à soupe d'hydrolat de cyprès
- 1 litre d'eau

À boire dans la journée pendant 21 jours.

Formule synergie

Hémorroïde sans saignement : préparez une huile de massage (dilution à 15 %). Dans un flacon de 5 ml, versez un fond d'huile végétale de macadamia ou de calophylle ou encore un macérât de millepertuis. Ajoutez les 4 huiles essentielles suivantes :

- 10 gouttes (0,25 ml) d'HE de cyprès
- 10 gouttes (0,25 ml) d'HE de lavandin super
- 5 gouttes (0,12 ml) d'HE de niaouli
- 5 gouttes (0,12 ml) d'HE d'hélichryse italienne

Complétez avec l'huile végétale choisie jusqu'au bas du col. Faites 3 à 5 applications par jour sur 5 jours, en fonction de la grosseur de l'hémorroïde et de la douleur ressentie.

Hémorroïde avec saignement : préparez une huile de massage (dilution à 15 %). Dans un flacon de 5 ml, versez un fond d'huile végétale de macadamia ou de calophylle ou encore un macérât de millepertuis. Ajoutez les 4 huiles essentielles suivantes :

- 10 gouttes (0,25 ml) d'HE de cyprès
- 10 gouttes (0,25 ml) d'HE de géranium rosat Égypte
- 5 gouttes (0,12 ml) d'HE de niaouli
- 5 gouttes (0,12 ml) d'HE de ciste ladanifère

Complétez avec l'huile végétale choisie jusqu'au bas du col. Faites 3 à 5 applications par jour sur 5 jours, en fonction de la grosseur de l'hémorroïde et de la douleur ressentie.

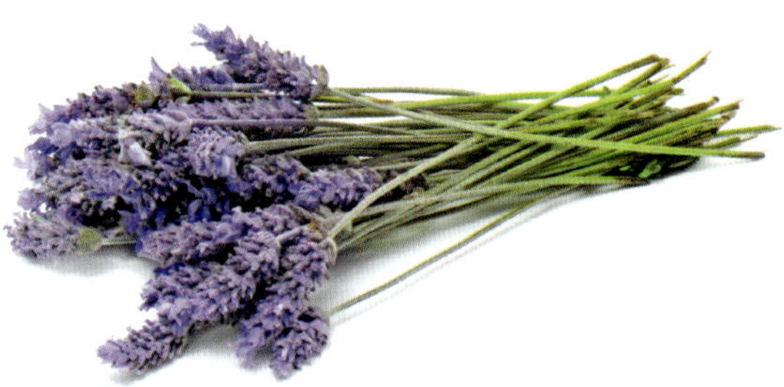

JAMBES LOURDES

DÉFINITION

La sensation de lourdeur des jambes est liée à une mauvaise circulation du sang dans les veines. Elle peut s'accompagner de crampes, de picotements ou d'œdèmes. À terme, cette affection peut évoluer vers la formation de varices. Plus courante chez les femmes que chez les hommes, elle est favorisée notamment par l'hérédité, le surpoids et la sédentarité.

CAUSES

- Insuffisance veineuse ralentissant la circulation de la lymphe. Dans ce cas, on parle d'insuffisance veino-lymphatique
- Hérédité
- Système hormonal féminin
- Posture et activité physique : station debout prolongée, activités sédentaires
- Exposition à la chaleur
- Surpoids

SYMPTÔMES

- Sensation de lourdeur dans les jambes, pouvant aller jusqu'à la douleur
- Les membres inférieurs semblent tendus et sensibles
- Sensation de fatigue dans les jambes, pouvant ressembler à des impatiences
- Chatouillements, fourmillements des chevilles et des mollets
- Engourdissement des membres inférieurs

EN COMPLÉMENT, POUR VOUS AIDER À VOUS SENTIR MIEUX

Formule à respirer

Dans un roll-on de 5 ml, mélangez les 4 huiles essentielles suivantes :
- 5 gouttes d'HE de laurier noble
- 5 gouttes d'HE d'encens de Somalie
- 5 gouttes d'HE de romarin CT cinéol
- 8 gouttes d'essence d'orange douce

Complétez le roll-on avec de l'huile végétale de noyau d'abricot ou d'amande douce.
Respirez en conscience sur une inspiration de 5 secondes, une expiration de 5 secondes et cela, 10 fois de suite. Répétez tout au long de la journée si nécessaire.

CONSEILS AROMATIQUES

Formule unique

Dans le creux de la main, versez :
- une noisette d'huile végétale de macadamia
- 2 gouttes d'huile essentielle de cyprès ou de lentisque pistachier

Massez chaque jambe de bas en haut, matin et soir.

Formule synergie

Préparez un mélange des 3 huiles essentielles suivantes, pures, dans un flacon de 5 ml :
- 40 gouttes (1 ml) d'HE de cyprès
- 40 gouttes (1 ml) d'HE de lentisque pistachier
- 20 gouttes (0,5 ml) d'HE de géranium rosat d'Égypte

Versez dans le creux de votre main une noisette d'huile végétale de macadamia et 2 gouttes de la synergie d'huiles essentielles. Massez chaque jambe de bas en haut pendant 10 à 21 jours selon évolution.

CONSEIL

En été, vous pouvez ajouter 20 gouttes d'HE de menthe poivrée à la synergie indiquée ci-dessus pour apporter un effet frais et vasoconstricteur (si l'effet frais est trop fort, diminuez le nombre de gouttes).

Préparez une huile de massage (dilution à 7 %) : dans un flacon de 30 ml, versez un fond d'huile végétale de macadamia. Ajoutez les 3 (ou 4) huiles essentielles suivantes :
- 32 gouttes (0,8 ml) d'HE de cyprès
- 32 gouttes (0,8 ml) d'HE de lentisque pistachier
- 20 gouttes (0,5 ml) d'HE de géranium rosat d'Égypte

Complétez avec de l'huile végétale de macadamia jusqu'au bas du col.
Massez chaque jambe de bas en haut avec 20 gouttes de cette huile de massage pendant 10 à 21 jours. (Voir aussi le conseil donné pour la formule précédente.)

ATTENTION !

Évitez les HE de cyprès et de menthe poivrée en cas de mastose, fibrome, cancers du sein, de l'utérus ou des ovaires hormonodépendants ou autre problématique féminine liée à un surplus d'oestrogènes.

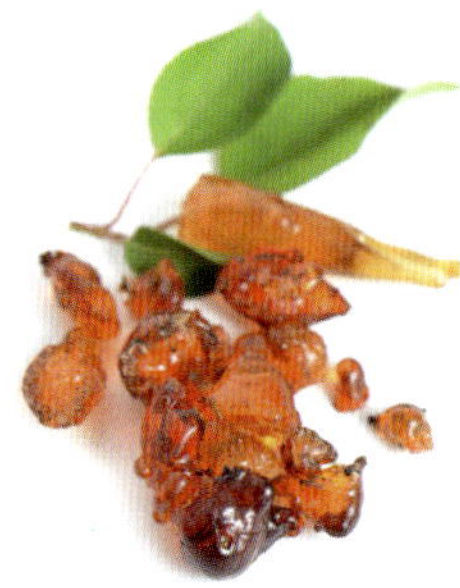

ŒDÈME DES MEMBRES INFÉRIEURS

DÉFINITION

Un œdème est dû à une augmentation de liquide dans les tissus de l'organisme, en dehors des vaisseaux sanguins. Lors des grandes chaleurs de l'été, les vaisseaux sanguins se dilatent – ce mécanisme compensatoire vise à libérer de la chaleur. Cette dilatation entraîne une accumulation de liquide dans l'espace interstitiel, appelée œdème.

CAUSES (RELEVANT SOUVENT D'UN AVIS MÉDICAL)

- Caillot obstruant la circulation veineuse ou la circulation lymphatique
- Insuffisance cardiaque
- Insuffisance rénale
- Carences en protéines ou en vitamine B1
- Certains médicaments (cortisone, contraceptifs oraux riches en œstrogènes)
- Médicaments utilisés notamment pour le traitement de l'hypertension artérielle

SYMPTÔMES

- Augmentation du volume des jambes en masse hydrique
- Lourdeur dans les membres inférieurs
- Fourmillements dans les jambes
- Difficulté pour se chausser
- Sensation de peau tendue

EN COMPLÉMENT, POUR VOUS AIDER À VOUS SENTIR MIEUX

Formule à respirer

Dans un roll-on de 5 ml, mélangez les 4 huiles essentielles suivantes :
- 5 gouttes d'HE de laurier noble
- 8 gouttes d'essence de bergamote
- 4 gouttes d'HE d'ylang-ylang
- 4 gouttes d'angélique officinale

Complétez le roll-on avec de l'huile végétale de noyau d'abricot ou d'amande douce.

Respirez en conscience sur une inspiration de 5 secondes, une expiration de 5 secondes et cela, 10 fois de suite. Répétez tout au long de la journée si nécessaire.

Conseils aromatiques

Formule unique

Dans le creux de la main, versez :
- une noisette d'huile végétale de macadamia
- 2 gouttes d'huile essentielle de cyprès ou de genévrier commun

Massez chaque jambe de bas en haut, matin et soir.

Vous pouvez utiliser en complément des hydrolats par voie orale en mélangeant :
- 1 cuillère à soupe d'hydrolat de genévrier commun
- 1 litre d'eau

À boire dans la journée pendant 21 jours.

ATTENTION !

Évitez les HE de cyprès et de menthe poivrée en cas de mastose, fibrome, cancers du sein, de l'utérus ou des ovaires hormonodépendants ou autre problématique féminine liée à un surplus d'œstrogènes.

Formule synergie

Préparez un mélange des 4 huiles essentielles suivantes, pures, dans un flacon de 5 ml :
- 40 gouttes (1 ml) d'HE de cyprès
- 40 gouttes (1 ml) d'HE de genévrier commun
- 20 gouttes (0,5 ml) d'HE de lentisque pistachier
- 20 gouttes (0,5 ml) d'HE de lédon du Groenland

Versez dans le creux de votre main une noisette d'huile végétale de macadamia et 2 gouttes de la synergie d'huiles essentielles. Massez chaque jambe de bas en haut matin et soir pendant 10 à 21 jours, selon évolution.

Préparez une huile de massage (dilution à 8 %) : dans un flacon de 30 ml, versez un fond d'huile végétale de macadamia. Ajoutez les 4 huiles essentielles suivantes :
- 28 gouttes (0,7 ml) d'HE de cyprès
- 28 gouttes (0,7 ml) d'HE de genévrier commun
- 20 gouttes (0,5 ml) d'HE de lentisque pistachier
- 20 gouttes (0,5 ml) d'HE de lédon du Groenland

Complétez avec de l'huile végétale de macadamia jusqu'au bas du col.

Massez chaque jambe de bas en haut avec 20 gouttes de cette huile de massage matin et soir pendant 10 à 21 jours, selon l'évolution.

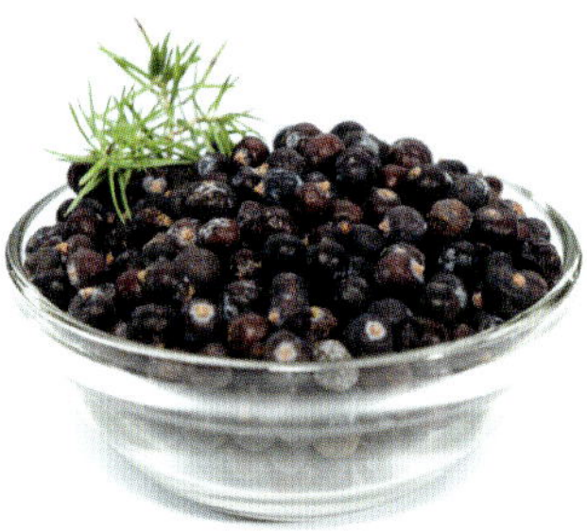

VARICE

DÉFINITION

Une varice est une dilatation pathologique permanente d'une veine de la cuisse et surtout de la jambe, accompagnée d'une altération de sa paroi. Un cordon bleu, mou, sinueux, visible à travers la peau, se forme. Il s'aplatit en position allongée et prend du relief en position debout.

CAUSES

- Hérédité
- Système hormonal féminin
- Surcharge pondérale
- Mode de vie sédentaire
- Station debout prolongée
- Chaleur

SYMPTÔMES

- Sensation de lourdeur
- Œdèmes des chevilles
- Fourmillements
- Douleur (plus rarement)
- Dilatation des veines qui deviennent apparentes

CONSEILS AROMATIQUES

Formule unique

Dans le creux de la main, versez :
- une noisette d'huile végétale de macadamia
- 2 gouttes d'huile essentielle de cyprès ou de lentisque pistachier

Massez chaque jambe de bas en haut, matin et soir.

CONTRE-INDICATIONS

Évitez les HE de cyprès, de genévrier commun, de menthe poivrée, de niaouli et de patchouli en cas de mastose, fibrome, cancers du sein, de l'utérus ou des ovaires hormonodépendants ou autre problématique féminine liée à un surplus d'œstrogènes.

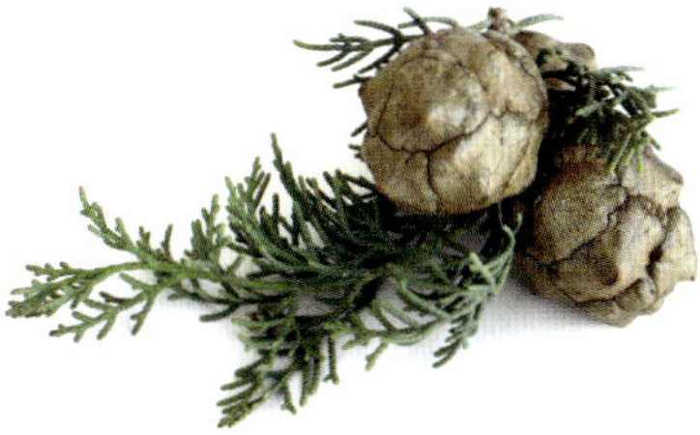

Formule synergie

Préparez un mélange des 4 huiles essentielles suivantes, pures, dans un flacon de 5 ml :

- 40 gouttes (1 ml) d'HE de cyprès
- 40 gouttes (1 ml) d'HE de lentisque pistachier
- 20 gouttes (0,5 ml) d'HE de niaouli
- 20 gouttes (0,5 ml) d'HE d'hélichryse italienne

Versez dans le creux de votre main un fond d'huile végétale de macadamia et 2 gouttes de la synergie d'huiles essentielles. Massez chaque jambe de bas en haut en focalisant sur la varice pendant 10 à 21 jours, selon évolution.

CONSEILS

- En été, vous pouvez ajouter 20 gouttes (0,5 ml) d'HE de menthe poivrée à la synergie d'huiles essentielles indiquée ci-dessus, pour apporter un effet frais, antalgique et vasoconstricteur.
- En hiver, vous pouvez ajouter 20 gouttes d'essence de citron pour renforcer la paroi des vaisseaux sanguins (à éviter en été, car l'essence de citron est photosensibilisante).

Préparez un mélange des 4 huiles essentielles suivantes, pures, dans un flacon de 5 ml :

- 40 gouttes (1 ml) d'HE de cyprès
- 40 gouttes (1 ml) d'HE de lentisque pistachier
- 20 gouttes (0,5 ml) d'HE de patchouli
- 20 gouttes (0,5 ml) d'HE d'hélichryse italienne si la varice est bleutée

Versez dans le creux de votre main un fond d'huile végétale de macadamia et 2 gouttes de la synergie d'huiles essentielles. Massez chaque jambe de bas en haut en focalisant sur la varice pendant 10 à 21 jours, selon l'évolution. En cas de douleur, remplacez l'hélichryse italienne par de l'HE de genévrier commun. (Voir aussi les conseils donnés pages précédentes.)

Préparez une huile de massage (dilution à 7 %) : dans un flacon de 30 ml, versez un fond d'huile végétale de macadamia. Ajoutez les 3 huiles essentielles suivantes :

- 28 gouttes (0,7 ml) d'HE de lentisque pistachier
- 28 gouttes (0,7 ml) d'HE de niaouli ou de patchouli
- 28 gouttes (0,7 ml) d'HE d'hélichryse italienne

Complétez avec de l'huile végétale de macadamia jusqu'au bas du col.

Massez chaque jambe avec 20 gouttes de cette huile de massage, de bas en haut, matin et soir en focalisant sur la varice pendant 10 à 21 jours. (Voir aussi les conseils et contre-indications donnés plus haut.)

Pour une huile de massage moins « œstrogen-like » : dans un flacon de 30 ml, versez un fond d'huile végétale de macadamia. Ajoutez les 5 huiles essentielles suivantes :

- 20 gouttes (0,5 ml) d'HE de tea tree
- 20 gouttes (0,5 ml) d'HE de palmarosa ou geranium rosa
- 20 gouttes (0,5 ml) d'HE de lentisque pistachier
- 20 gouttes (0,5 ml) d'HE d'hélichryse italienne
- 8 gouttes (0,2 ml) d'HE de romarin CT cinéole

Complétez avec de l'huile végétale de macadamia jusqu'au bas du col.

Massez chaque jambe matin et soir avec 20 gouttes de cette huile de massage, de bas en haut en focalisant sur la varice pendant 10 à 21 jours. (Voir aussi les conseils et contre-indications donnés plus haut.)

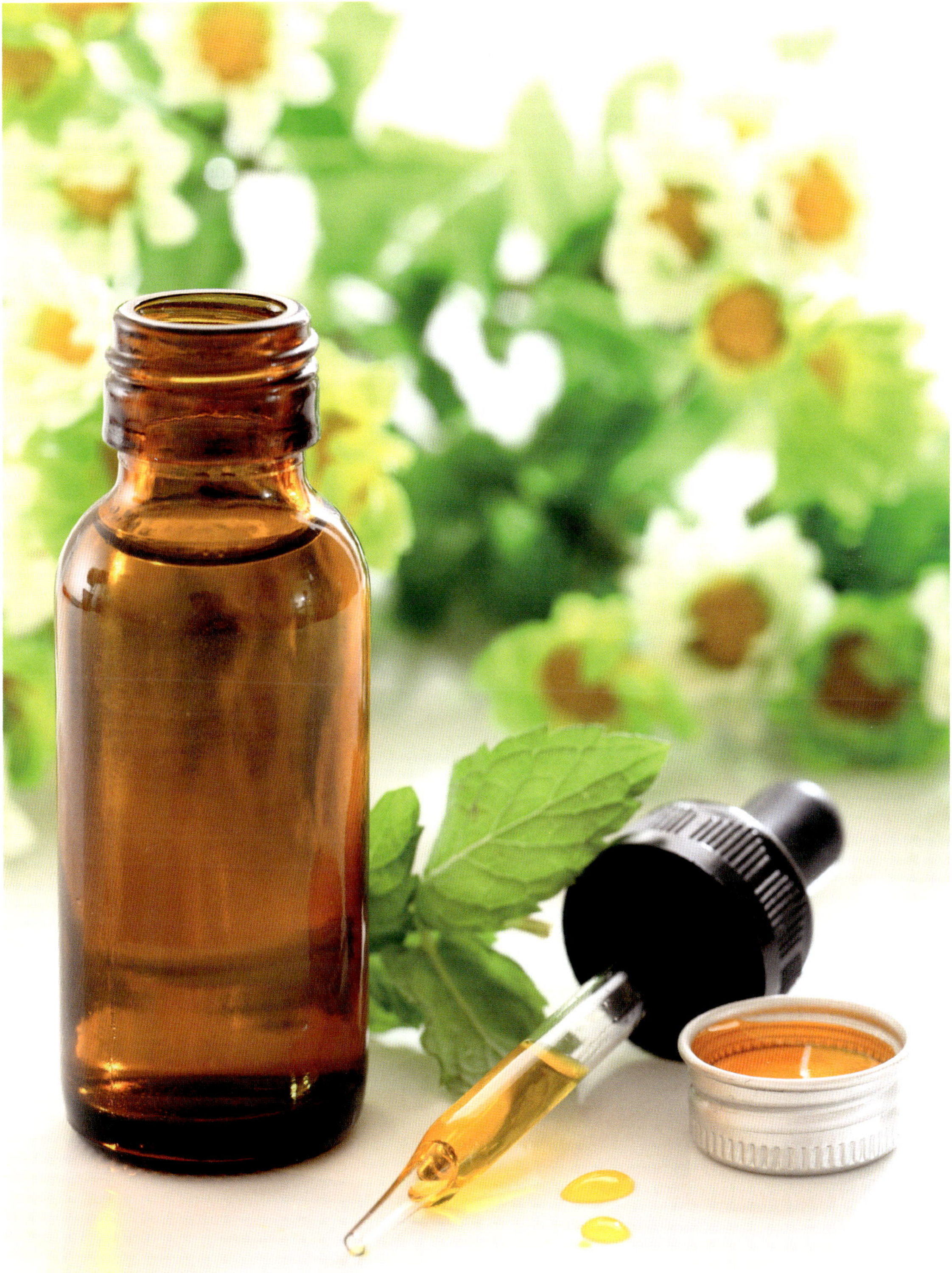

Le système digestif

Description du système digestif

Le système digestif est le système qui comprend les organes nécessaires à notre alimentation. Il commence à la bouche et se termine à l'anus.

Les aliments nous apportent l'énergie indispensable au fonctionnement de nos cellules. Ils sont d'abord introduits dans la bouche où ils sont mâchés et mélangés à la salive. Une fois déglutis, ils sont envoyés par petites portions dans l'œsophage et descendent jusqu'à l'estomac. Un clapet, appelé cardia, sépare l'œsophage de l'estomac. Quand ce clapet n'est pas étanche, nous pouvons ressentir des désagréments qui seront décrits plus tard dans ce chapitre.

Les aliments digérés passent dans l'intestin. Le foie et le pancréas, ainsi que la vésicule biliaire jouent un rôle important dans le processus de digestion et d'assimilation des aliments.

ATTENTION À L'AUTOMÉDICATION

Les huiles essentielles doivent être utilisées avec certaines précautions et nécessitent l'avis médical et l'encadrement par un professionnel de la santé.

La bouche

Elle est composée des dents, de la langue, du palais et des gencives. L'humidité de la bouche est maintenue grâce aux glandes salivaires. Le goût est assuré par les papilles gustatives situées sur la langue.

Les glandes salivaires

L'être humain produit entre 700 et 1 500 ml de salive par jour. Il déglutit en moyenne une à trois fois par minute. La salive facilite la mastication des aliments et contribue au goût donné aux différentes saveurs introduites en bouche. Le pH de la salive se situe entre 6,3 et 6,8 et il participe à la régulation des acides et à la protection microbienne.

L'œsophage

C'est le tube qui conduit les aliments de la bouche à l'estomac. Il est séparé de l'estomac par un clapet appelé le cardia.

L'estomac

C'est le réservoir des aliments. Son pH varie de 1 à 5 selon si on mange ou s'il est au repos. Il sécrète des sucs gastriques responsables de la digestion des aliments.

L'intestin grêle

Il mesure environ 6,35 m. Sa paroi joue un rôle important dans l'absorption des éléments nutritifs. Les selles s'y retrouvent à l'état liquide.

LE CÔLON

Il est plus court, il mesure 1,50 m. Il se prolonge par le rectum qui mesure environ 12 cm. À ce stade, les selles sont de consistance molle.

LE PANCRÉAS

Il libère de sucs pancréatiques et des hormones. Les sucs pancréatiques permettent la digestion de toutes les classes d'aliments (protéines, lipides, glucides). Il régule le taux de sucre dans le sang grâce à ses hormones : l'insuline et le glucagon. C'est son dysfonctionnement qui entraîne la pathologie du diabète.

LE FOIE

Le foie fabrique la bile. Il joue un rôle de filtre pour les toxines et les déchets de la digestion. La bile sert de moyen de transport de ces déchets et se déverse dans la vésicule biliaire.

LA VÉSICULE BILIAIRE

C'est l'organe qui accueille la bile sécrétée par le foie. Celle-ci se déverse dans l'intestin en passant par un canal commun au pancréas.

Si des calculs se trouvent dans la vésicule, ils risquent d'obstruer ce canal, ce qui peut entraîner des répercussions néfastes au niveau du pancréas. Le risque majeur est la pancréatite, qui est une pathologie grave.

Nous prendrons donc les mesures de sécurité nécessaires lors d'une cure dépurative du foie et de la vésicule, afin que cette cure ne soit pas trop agressive dans l'évacuation de cette bile.

TROUBLES ABORDÉS

Abcès buccal

Définition

L'abcès buccal est une collection de pus localisée dans la gencive.

Causes

- Carie dentaire non soignée
- Infection de la pulpe dentaire, formée de nerfs et de vaisseaux sanguins et située dans la cavité centrale de la dent, pouvant atteindre l'os de la mâchoire
- Dent cassée
- Inflammation des gencives

Symptômes

- Rougeur locale au niveau de la gencive
- Gonflement de la gencive
- Douleur lancinante gênant fortement la mastication
- Maux de tête
- Fièvre
- Fatigue générale

Si la paroi de l'abcès se rompt spontanément, un liquide verdâtre et malodorant s'écoule et la douleur s'estompe généralement.

En complément, pour vous aider à vous sentir mieux

Formule à respirer

Dans un roll-on de 5 ml, mélangez les 4 huiles essentielles suivantes :

- 5 gouttes d'HE de basilic tropical
- 3 gouttes d'essence d'orange douce (ou HE de muscade)
- 3 gouttes d'HE d'ylang-ylang (ou HE de rose de Damas)
- 4 gouttes d'HE d'angélique officinale

Complétez le roll-on avec de l'huile végétale de noyau d'abricot ou d'amande douce.

Respirez en conscience sur une inspiration de 5 secondes, une expiration de 5 secondes et cela, 10 fois de suite. Répétez tout au long de la journée si nécessaire.

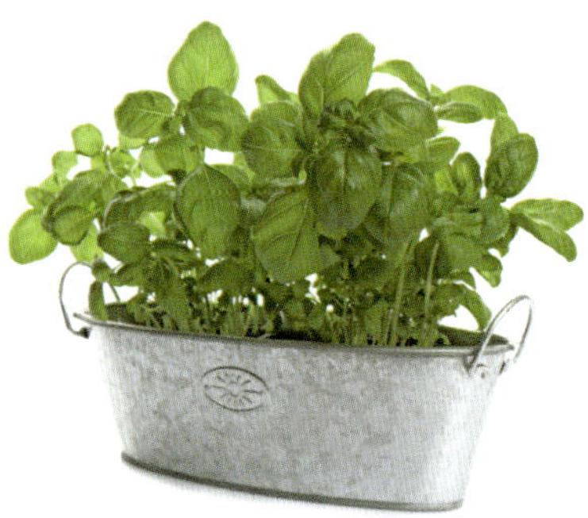

Conseils aromatiques

Formule unique

En attendant d'avoir un rendez-vous chez le dentiste (à prendre dès l'apparition de l'abcès), versez sur un coton tige :

- un peu d'huile végétale (de millepertuis ou de rose musquée par exemple)
- 1 à 2 gouttes d'huile essentielle de tea tree ou de laurier noble

Appliquez sur l'abcès 3 ou 4 fois par jour.

Vous pouvez aussi faire un bain de bouche avec de l'HA de tea tree pur dans un verre ou dilué à 50 % dans un verre d'eau. Répétez 3 fois par jour.

Formule synergie

Préparez un mélange des 4 huiles essentielles suivantes, pures, dans un flacon de 5 ml :

- 10 gouttes (0,25 ml) d'HE de laurier noble
- 20 gouttes (0,5 ml) d'HE de tea tree
- 10 gouttes (0,25 ml) d'HE de lavande aspic ou de thym CT thujanol
- 20 gouttes (0,5 ml) d'HE de giroflier

Imbibez un coton tige d'huile végétale (de rose musquée ou de millepertuis par exemple) versez sur le coton tige 1 à 2 gouttes de la synergie d'HE et appliquez sur la zone à traiter 3 à 4 fois par jour.

Préparez une huile de soin : dans un flacon de 5 ml, versez un fond d'huile végétale (de rose musquée ou de millepertuis par exemple). Ajoutez les 4 huiles essentielles suivantes :

- 20 gouttes (0,5 ml) d'HE de laurier noble
- 20 gouttes (0,5 ml) d'HE de tea tree
- 20 gouttes (0,5 ml) d'HE de lavande aspic ou de thym CT thujanol
- 20 gouttes (0,5 ml) d'HE de giroflier

Complétez avec l'huile végétale choisie jusqu'au bas du col. Imbibez un coton tige de 2 gouttes de cette huile de soin et appliquez sur la zone à traiter 3 à 4 fois par jour.

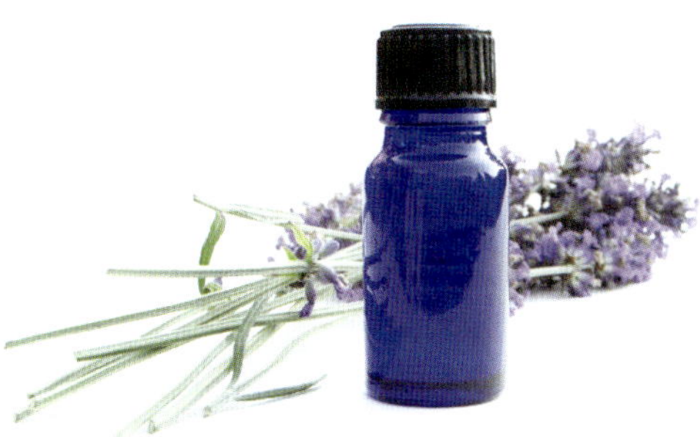

APHTE

DÉFINITION

L'aphte est une petite ulcération superficielle, douloureuse, observée le plus souvent sur la muqueuse buccale.

CAUSES

- Infection dans la bouche, due à une bactérie ou à un virus
- Variations hormonales
- Acidité de certains aliments
- Carence en vitamines ou en fer
- Stress
- Fièvre
- Fatigue

SYMPTÔMES

- Ils peuvent parfois être gênants en cas d'infection virale associée
- De forme arrondie ou ovale, le fond de l'aphte est jaunâtre et il est cerné d'un contour rouge inflammatoire
- Les aphtes touchent les gencives, le bord interne des lèvres et des joues, les bords de la langue
- Ils sont douloureux, avec une sensation de brûlure locale

EN COMPLÉMENT, POUR VOUS AIDER À VOUS SENTIR MIEUX

Formule à respirer

Dans un roll-on de 5 ml, mélangez les 4 huiles essentielles suivantes :

- 5 gouttes d'HE de litsée citronnée
- 4 gouttes d'HE d'angélique officinale
- 10 gouttes d'essence d'orange douce
- 4 gouttes d'HE d'ylang-ylang

Complétez le roll-on avec de l'huile végétale de noyau d'abricot ou d'amande douce.

Respirez en conscience sur une inspiration de 5 secondes, une expiration de 5 secondes et cela, 10 fois de suite. Répétez tout au long de la journée si nécessaire.

CONSEILS AROMATIQUES

Formule unique

Versez sur un coton tige :
- un peu d'huile végétale (de millepertuis ou de rose musquée par exemple)
- 1 à 2 gouttes d'huile essentielle de laurier noble

Appliquez sur l'aphte 3 ou 4 fois par jour jusqu'à guérison.

Vous pouvez aussi utiliser un hydrolat : faites un bain de bouche avec de l'HA de laurier noble ou de tea tree pur ou dilué à 50 % dans un verre d'eau. Répétez 3 fois par jour.

Formule synergie

Préparez un mélange des 3 huiles essentielles suivantes, pures, dans un flacon de 5 ml :
- 40 gouttes (1 ml) d'HE de laurier noble
- 20 gouttes (0,5 ml) d'HE de lavande vraie ou de camomille romaine
- 40 gouttes (1 ml) d'HE de giroflier

Imbibez un coton tige d'huile végétale (de rose musquée ou de millepertuis par exemple), versez sur le coton tige 1 à 2 gouttes de la synergie et appliquez sur l'aphte 3 à 4 fois par jour.

Préparez une huile de soin : dans un flacon de 5 ml, versez un fond d'huile végétale (de rose musquée ou de millepertuis par exemple). Ajoutez les 3 huiles essentielles suivantes :
- 40 gouttes (1 ml) d'HE de laurier noble
- 20 gouttes (0,5 ml) d'HE de lavande vraie ou de camomille romaine
- 20 gouttes (0,5 ml) d'HE de giroflier

Complétez avec l'huile végétale choisie jusqu'au bas du col. Imbibez un coton tige de 2 à 3 gouttes de cette huile de soin et appliquez sur l'aphte 3 à 4 fois par jour.

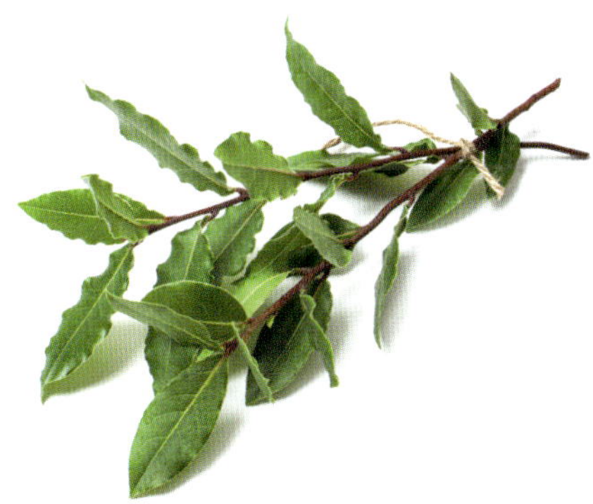

BALLONNEMENT ABDOMINAL / AÉROPHAGIE

DÉFINITION

On appelle « ballonnement abdominal » une accumulation de gaz au niveau de l'estomac et/ou de l'intestin, provoquant une distension accompagnée d'une augmentation du volume abdominal.

CAUSES

- Quantité d'air ingéré trop importante lors de la déglutition
- Air piégé dans les aliments (boissons gazeuses, par exemple)
- Fermentation liée à la digestion
- Perturbation de la flore intestinale
- Absorption trop rapide des aliments
- Consommation de chewing-gum
- Le fait de parler en mangeant
- Consommation de tabac, d'alcool et/ou de café

SYMPTÔMES

- Sensation de ventre gonflé
- Douleurs abdominales
- Nécessité d'émettre des gaz
- Gêne dans la vie de tous les jours
- Rondeurs abdominales disgracieuses

EN COMPLÉMENT, POUR VOUS AIDER À VOUS SENTIR MIEUX

Formule à respirer

Dans un roll-on de 5 ml, mélangez les 4 huiles essentielles suivantes :

- 5 gouttes d'HE de laurier noble
- 4 gouttes d'HE de litsée citronnée
- 5 gouttes d'HE de cardamome
- 4 gouttes d'HE de romarin CT cinéole

Complétez le roll-on avec de l'huile végétale de noyau d'abricot ou d'amande douce.

Respirez en conscience sur une inspiration de 5 secondes, une expiration de 5 secondes et cela, 10 fois de suite. Répétez tout au long de la journée si nécessaire.

CONSEILS AROMATIQUES

Formule unique

Pour soulager un ventre ballonné, voici une formule à utiliser sur le moment. Dans le creux de la main, versez :

- un peu d'huile végétale (de noisette par exemple)
- puis 2 gouttes d'huile essentielle de basilic tropical ou d'estragon

Massez la partie abdominale. À renouveler 3 fois par jour.

Vous pouvez aussi utiliser un hydrolat par voie orale en mélangeant :

- 1 cuillère à soupe d'HA de menthe poivrée
- 1 litre d'eau

À boire pendant plusieurs jours, voire en cure de 21 jours.

Formule synergie

Préparez un mélange des 4 (ou 5) huiles essentielles suivantes, pures, dans un flacon de 5 ml :

- 20 gouttes (0,5 ml) d'HE de basilic tropical
- 20 gouttes (0,5 ml) d'HE d'estragon
- 40 gouttes (1 ml) d'HE de cardamome
- 20 gouttes (0,5 ml) d'HE de gingembre
- 20 gouttes (0,5 ml) d'HE de cumin (uniquement si vous en appréciez l'odeur)

Versez dans le creux de la main un peu d'huile végétale (de noisette par exemple) et 3 gouttes de la synergie d'HE. Massez la région abdominale 3 à 4 fois par jour.

Préparez une huile de soin (dilution à 30 %) : dans un flacon de 10 ml, versez un peu d'huile végétale de noisette. Ajoutez les 4 (ou 5) huiles essentielles suivantes :

- 20 gouttes (0,5 ml) d'HE de basilic tropical
- 20 gouttes (0,5 ml) d'HE d'estragon
- 40 gouttes (1 ml) d'HE de cardamome
- 20 gouttes (0,5 ml) d'HE de gingembre
- 20 gouttes d'HE de cumin si vous en appréciez l'odeur (vous pouvez la remplacer par de l'essence de mandarine rouge, très agréable sur le plan olfactif)

Complétez le flacon avec de l'huile végétale de noisette jusqu'au bas du col. Versez 10 gouttes de cette huile dans le creux de la main et massez la partie abdominale sensible 3 à 4 fois par jour.

Vous pouvez associer plusieurs hydrolats : HA de menthe poivrée et de basilic doux CT linalol ou HA de basilic doux CT linalol et de cannelle écorce, à parts égales. Mélangez 1 cuillère à soupe de cette synergie à 1 litre d'eau, à boire dans la journée et à renouveler sur plusieurs jours, voire en cure de 21 jours.

À SAVOIR

L'HE de basilic tropical et l'HE d'estragon, peuvent être remplacées par de l'HE de fenouil doux ou d'anis vert si vous en appréciez l'odeur. Attention, il faut éviter le fenouil et l'anis en cas de mastose, fibrome, cancer du sein, de l'utérus, des ovaires (ou autre problématique féminine liée à un surplus d'œstrogènes).

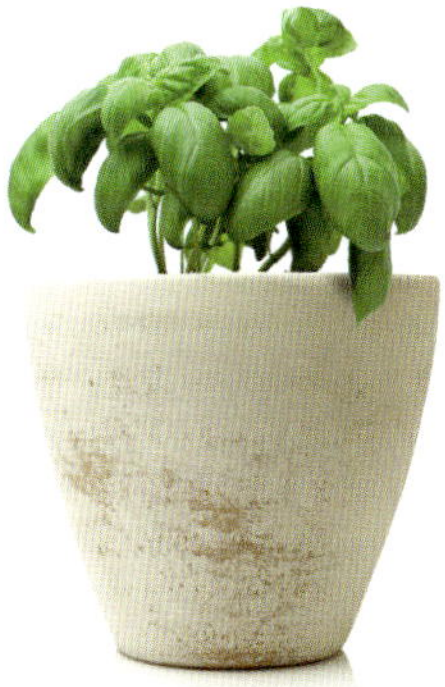

Colopathie spasmodique

Définition

La colopathie, ou syndrome du côlon irritable, est une affection intestinale chronique douloureuse. La colite est un symptôme inflammatoire de cette affection.

Causes

- Stress
- Alimentation, certains aliments pouvant déclencher une crise de colite très douloureuse. Notamment les aliments riches en fibres, les graisses, les aliments qui fermentent, les fruits laxatifs, les boissons gazeuses ou alcoolisées, le tabac, le café, le fromage fermenté
- Laxatifs
- Tisanes laxatives irritantes

Symptômes

- Douleurs abdominales
- Ballonnements fréquents
- Alternance de diarrhée et de constipation

Conseils alimentaires

- Prendre ses repas à heures régulières
- Ne pas manger entre les repas
- Le repas devrait durer au minimum 20 minutes, la mastication doit être lente
- Boire en dehors des repas
- Éviter les chewing-gum
- Pratiquer du sport, de la relaxation

En complément, pour vous aider à vous sentir mieux

Formule à respirer

Dans un roll-on de 5 ml, mélangez les 4 huiles essentielles suivantes :

- 4 gouttes d'HE de basilic tropical
- 10 gouttes d'essence de mandarine rouge
- 3 gouttes d'HE d'angélique officinale
- 4 gouttes d'HE de laurier noble

Complétez le roll-on avec de l'huile végétale de noyau d'abricot ou d'amande douce.

Respirez en conscience sur une inspiration de 5 secondes, une expiration de 5 secondes et cela, 10 fois de suite. Répétez tout au long de la journée si nécessaire.

Conseils aromatiques

Formule unique

Pour vous soulager, voici une formule à utiliser sur le moment. Dans le creux de la main, versez :

- un peu d'huile végétale de noisette ou de macérât de millepertuis, par exemple
- puis 2 gouttes d'huile essentielle d'estragon ou de marjolaine à coquilles

Massez la partie abdominale, sans oublier le plexus solaire. À renouveler 3 fois par jour.

> **ATTENTION !**
>
> Le macérât de millepertuis est photosensibilisant, ne pas s'exposer au soleil après l'application.

Vous pouvez aussi utiliser un hydrolat par voie orale en mélangeant :

- 1 cuillère à café d'HA de marjolaine à coquilles ou de basilic CT linalol ou de verveine citronnée
- 1 verre d'eau

À prendre à distance des repas 4 fois par jour sur 2 jours. Puis, mettre 1 cuillère à soupe de l'HA choisi dans 1 litre d'eau, à boire toute la journée en cure pendant 21 jours.

Formule synergie

Préparez un mélange des 4 huiles essentielles suivantes, pures, dans un flacon de 5 ml :

- 20 gouttes (0,5 ml) d'HE d'estragon
- 20 gouttes (0,5 ml) d'HE de marjolaine à coquilles
- 20 gouttes (0,5 ml) d'HE de coriandre
- 10 gouttes (0,25 ml) d'HE de camomille romaine

Versez dans le creux de la main un peu d'HV de noisette ou de macérât de millepertuis et 3 gouttes de la synergie d'HE. Massez la région abdominale/intestinale sans oublier le plexus solaire. À renouveler 3 fois par jour pendant 10 à 15 jours

VARIANTE

- 20 gouttes (0,5 ml) d'HE de gingembre
- 20 gouttes (0,5 ml) d'HE de verveine citronnée
- 20 gouttes (0,5 ml) d'HE de basilic tropical
- 20 gouttes (0,5 ml) d'HE de coriandre
- 20 gouttes (0,5 l) d'HE de marjolaine à coquilles

Préparez une huile de massage : dans un flacon de 10 ml, versez un peu d'huile végétale de noisette ou de macérât de millepertuis. Ajoutez les 4 huiles essentielles suivantes :

- 40 gouttes (1 ml) d'HE d'estragon
- 20 gouttes (0,5 ml) d'HE de marjolaine à coquilles
- 20 gouttes (0,5 ml) d'HE de coriandre
- 20 gouttes (0,5 ml) d'HE de camomille romaine

Complétez le flacon avec du macérât jusqu'au bas du col. Versez 10 gouttes de cette huile dans le creux de la main et massez la partie abdominale / intestinale sans oublier le plexus 3 fois par jour.

Préparez une huile de massage : dans un flacon de 10 ml, versez un peu d'huile végétale de noisette ou de macérât de millepertuis. Ajoutez les 4 huiles essentielles suivantes :

- 20 gouttes (0,5 ml) d'HE de gingembre
- 20 gouttes (0,5 ml) d'HE de verveine citronnée
- 20 gouttes (0,5 ml) d'HE de coriandre
- 20 gouttes (0,5 ml) d'HE de marjolaine à coquilles

Complétez le flacon avec du macérât jusqu'au bas du col. Versez 10 gouttes de cette huile dans le creux de la main et massez la partie abdominale/intestinale sans oublier le plexus 3 fois par jour.

Vous pouvez aussi utiliser des hydrolats en complément par voie orale : mélangez à parts égales de l'HA de verveine citronnée, de marjolaine à coquilles et de basilic CT linalol. Mélangez 1 cuillère à café de cette synergie dans un verre d'eau et buvez à distance des repas 4 fois par jour sur 1 à 2 jours, puis mélangez 1 cuillère à soupe de cette même synergie dans 1 litre d'eau, à boire en cure sur 21 jours.

CONSTIPATION

DÉFINITION

La constipation est l'émission anormalement rare des selles. Il n'existe pas de rythme « normal » de la défécation, la fréquence moyenne des selles étant, selon les individus, de deux par jour à trois par semaine. Aussi, on ne parle généralement de constipation qu'à moins de trois selles par semaine. On parle de constipation chronique au bout de six mois de symptomatologie. La constipation, une fois installée, peut alterner avec des épisodes de diarrhées, appelées communément « fausses diarrhée », eau colorée accompagnée de selles dures et sèches.

CAUSES

- Lenteur de la progression des selles dans les intestins
- Troubles de l'évacuation dus à un mauvais fonctionnement du rectum et de l'anus
- Alitement prolongé
- Fièvre (les tissus cutanés accaparent l'eau naturellement présente dans les intestins, en prévision d'une déshydratation)
- Régime trop restrictif
- Certains médicaments
- Grossesse
- Voyage
- Alimentation pauvre en fibres
- Sédentarité
- Stress

EN COMPLÉMENT, POUR VOUS AIDER À VOUS SENTIR MIEUX

Formule à respirer

Dans un roll-on de 5 ml, mélangez les 4 huiles essentielles suivantes :

- 4 gouttes d'HE de lavande vraie
- 5 gouttes d'HE de basilic tropical
- 4 gouttes d'HE de cèdre de l'Atlas
- 8 gouttes d'HE de lemongrass

Complétez le roll-on avec de l'huile végétale de noyau d'abricot ou d'amande douce.

Respirez en conscience sur une inspiration de 5 secondes, une expiration de 5 secondes et cela, 10 fois de suite. Répétez tout au long de la journée si nécessaire.

SYMPTÔMES

- Perte d'appétit
- Nausées
- Sensation d'inconfort au niveau du ventre
- Crampes
- Ballonnements
- Douleurs lors de l'émission de selles

Conseils alimentaires

- Utilisez de l'huile d'olive pour vos vinaigrettes et vos cuissons
- Adoptez une alimentation riche en fibres, fruits, légumes verts
- Buvez beaucoup d'eau plate, tout au long de la journée (vous pouvez opter pour une eau riche en magnésium, aux effets légèrement laxatifs)

Conseils aromatiques

Formule synergie

Dans le creux de la main, versez :
- une noisette d'huile végétale de noisette ou de macadamia
- puis 1 goutte d'HE de gingembre
- 1 goutte d'essence de mandarine rouge

Massez la zone intestinale dans le sens des aiguilles d'une montre.

Préparez un mélange des 3 (ou 4) huiles essentielles suivantes, pures, dans un flacon de 5 ml :
- 20 gouttes (0,5 ml) d'HE de gingembre
- 20 gouttes (0,5 ml) d'essence de mandarine rouge
- 20 gouttes (0,5 ml) d'HE de basilic tropical

En cas de constipation liée au stress, vous pouvez ajouter 20 gouttes (0,5 ml) d'HE de marjolaine à coquilles

Versez dans le creux de la main un peu d'huile végétale de macadamia ou de noisette et 3 gouttes de la synergie d'HE. Massez la région abdominale dans le sens des aiguilles d'une montre, sans oublier le plexus solaire. À renouveler 3 fois par jour.

ATTENTION !

Ne vous exposez pas au soleil car l'essence de mandarine rouge est photosensibilisante.

Préparez une huile de massage (dilution à 20 %) : dans un flacon de 10 ml, versez un peu d'huile végétale de macadamia ou de noisette. Ajoutez les 3 (ou 4) huiles essentielles suivantes et complétez le flacon par l'huile végétale choisie jusqu'en bas du col :
- 40 gouttes (1 ml) d'HE de gingembre
- 20 gouttes (0,5 ml) d'essence de mandarine rouge
- 20 gouttes (0,5 ml) d'HE de basilic tropical

En cas de constipation liée au stress, vous pouvez ajouter 20 gouttes (0,5 ml) d'HE de marjolaine à coquilles

Massez la région abdominale avec 15 gouttes de cette huile dans le sens d'une aiguille d'une montre. À renouveler 3 fois par jour.

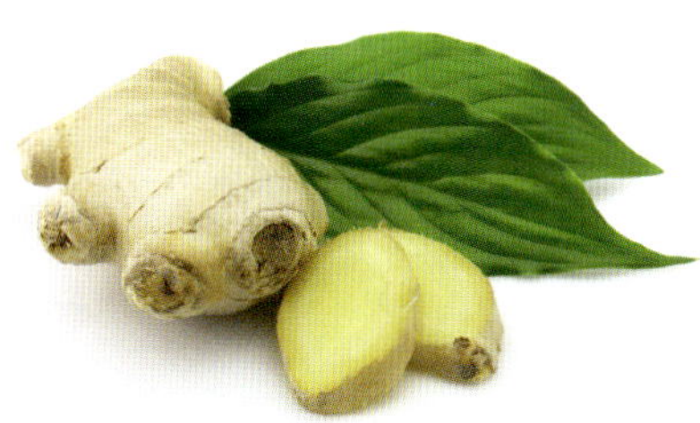

DIARRHÉE

DÉFINITION

La diarrhée est l'émission trop fréquente de selles liquides. Il existe deux types de diarrhées, les diarrhées aiguës et les diarrhées chroniques (émission de selles liquides et fréquentes s'étendant sur une période excédant trois semaines).

CAUSES

Causes des diarrhées aiguës :

- Certaines bactéries ou virus
- Certains parasites
- Ingestion d'eau ou d'aliments infectés (on parle alors d'intoxication alimentaire)
- Manque d'hygiène des mains (lors d'un épisode d'épidémie de gastroentérite, les risques de contamination sont limités par un lavage soigneux et répété des mains)

Causes des diarrhées chroniques :

- Lésion de la paroi intestinale en cas de maladie inflammatoire, type maladie de Crohn
- Phénomène de malabsorption, par exemple en cas d'intolérance au gluten
- Augmentation de la rapidité du transit intestinal, par exemple en cas d'hyperthyroïdie, de stress ou d'anxiété

SYMPTÔMES

- Douleurs abdominales
- Risque de déshydratation
- Irritation au niveau de l'anus et du siège

EN COMPLÉMENT, POUR VOUS AIDER À VOUS SENTIR MIEUX

Formule à respirer

Dans un roll-on de 5 ml, mélangez les 4 huiles essentielles suivantes :

- 4 gouttes d'HE d'ylang-ylang
- 4 gouttes d'HE de ravintsara
- 5 gouttes d'HE de cardamome
- 5 gouttes d'HE de litsée citronnée

Complétez le roll-on avec de l'huile végétale de noyau d'abricot ou d'amande douce.

Respirez en conscience sur une inspiration de 5 secondes, une expiration de 5 secondes et cela, 10 fois de suite. Répétez tout au long de la journée si nécessaire.

CONSEILS ALIMENTAIRES

- À éviter : légumes verts, fibres, choux, légumineuses, charcuterie, graisses, pâtisserie, laitages, fruits
- À privilégier : carotte, riz, pomme de terre, banane, compote de pomme, pain blanc, chocolat noir, boire beaucoup d'eau

CONSEILS AROMATIQUES

EN CAS DE DIARRHÉE AIGUË DUE À UNE INFECTION OU À UN VIRUS

Formule unique

Dans le creux de la main, versez :

- un peu d'huile végétale de noisette
- puis 2 gouttes d'huile essentielle de tea tree ou de thym CT linalol

Massez dans le sens contraire des aiguilles d'une montre. À renouveler 4 à 5 fois par jour.

Vous pouvez utiliser des hydrolats en complément par voie orale en mélangeant 1 cuillère à café d'HA de cannelle écorce ou de sarriette des montagnes à un verre d'eau. À boire entre les repas, 4 à 6 fois par jour pendant 2 jours.

Formule synergie

Préparez un mélange des 4 huiles essentielles suivantes, pures, dans un flacon de 5 ml :

- 40 gouttes (1 ml) d'HE de tea tree
- 20 gouttes (0,5 ml) d'HE de thym CT linalol
- 20 gouttes (0,5 ml) d'HE de tulsi
- 20 gouttes (0,5 ml) d'HE de laurier noble

Versez dans le creux de la main un fond d'huile végétale de noisette et 3 à 4 gouttes de la synergie d'HE. Massez les intestins dans le sens inverse des aiguilles d'une montre. À renouveler 3 à 4 fois par jour sur 2 jours. Ensuite, passez à 2 gouttes de la synergie dans un fond d'huile végétale de noisette, 3 fois par jour pendant 3 jours.

Préparez une huile de massage : dans un flacon de 10 ml, versez un peu d'huile végétale de noisette. Ajoutez les 4 huiles essentielles suivantes et complétez le flacon avec de l'huile végétale de noisette jusqu'au bas du col :

- 40 gouttes (1 ml) d'HE de tea tree
- 40 gouttes (1 ml) d'HE de thym CT linalol
- 20 gouttes (0,5 ml) d'HE de tulsi
- 20 gouttes (0,5 ml) d'HE de laurier noble

Versez 10 à 15 gouttes de cette huile de massage dans le creux de la main et massez les intestins dans le sens inverse des aiguilles d'une montre. À renouveler 3 à 4 fois par jour sur 2 jours. Ensuite, passez à 10 gouttes pendant 3 jours.

Vous pouvez utiliser des hydrolats en complément par voie orale : mélangez à parts égales de l'HA de sarriette des montagnes, de cannelle écorce et de laurier noble. Mélangez 1 cuillère à café de cette synergie dans un verre d'eau entre les repas, 4 fois par jour sur 2 jours. Ensuite, continuez pendant quelques jours à raison de 2 à 3 cuillères à café réparties par jour pour assainir les intestins.

À SAVOIR

En cas de diarrhées chroniques, les risques de dénutrition et de déshydratation sont souvent importants, il faut donc établir rapidement un plan nutritionnel adapté.

EN CAS DE DIARRHÉE D'ORIGINE NERVEUSE

Il faut utiliser des HE actives sur le système nerveux, calmantes, relaxantes, et intervenir sur l'origine nerveuse du problème (voir le chapitre consacré au système nerveux).

Formule unique

Dans le creux de la main, versez :

- un peu d'huile végétale (de noisette par exemple)
- puis 2 gouttes d'huile essentielle de marjolaine à coquilles

Massez la partie abdominale, sans oublier le plexus solaire. À renouveler 3 fois par jour.

Vous pouvez en complément utiliser un hydrolat par voie orale en mélangeant :

- 1 cuillère à soupe d'HA de fleur d'oranger ou de verveine citronnée ou de basilic CT linalol
- 1 litre d'eau

À boire tout au long de la journée en cure de 21 jours.

Formule synergie

Préparez un mélange des 4 huiles essentielles suivantes, pures, dans un flacon de 5 ml :

- 20 gouttes (0,5 ml) d'HE de thym CT linalol
- 20 gouttes (0,5 ml) d'HE de marjolaine à coquilles
- 20 gouttes (0,5 ml) d'HE de laurier noble
- 20 gouttes (0,5 ml) d'HE de verveine citronnée ou de litsée citronnée

Versez dans le creux de la main un peu d'huile végétale de noisette et 3 gouttes de la synergie d'HE. Massez la région abdominale/intestinale sans oublier le plexus solaire. À renouveler 3 fois par jour durant quelques jours jusqu'à amélioration.

Préparez une huile de massage : dans un flacon de 10 ml, versez un fond d'huile végétale de noisette. Ajoutez les 4 huiles essentielles suivantes :

- 20 gouttes (0,5 ml) d'HE de thym CT linalol
- 20 gouttes (0,5 ml) d'HE de marjolaine à coquilles
- 20 gouttes (0,5 ml) d'HE de laurier noble
- 20 gouttes (0,5 ml) d'HE de verveine citronnée ou de litsée citronnée

Complétez le flacon avec de l'huile végétale de noisette jusqu'au bas du col. Versez 10 à 15 gouttes de cette huile dans le creux de la main et massez la partie abdominale sans oublier le plexus 3 fois par jour pendant 5 à 7 jours.

Vous pouvez utiliser des hydrolats en complément par voie orale : mélangez à parts égales de l'HA de marjolaine à coquilles, de basilic CT linalol et de verveine citronnée, puis versez 1 cuillère à café de cette synergie dans un verre d'eau, à boire à distance des repas, 3 à 4 fois par jour sur 1 ou 2 jours, puis 1 cuillère à soupe de cette même synergie dans 1 litre d'eau à boire tout au long de la journée en cure de 21 jours.

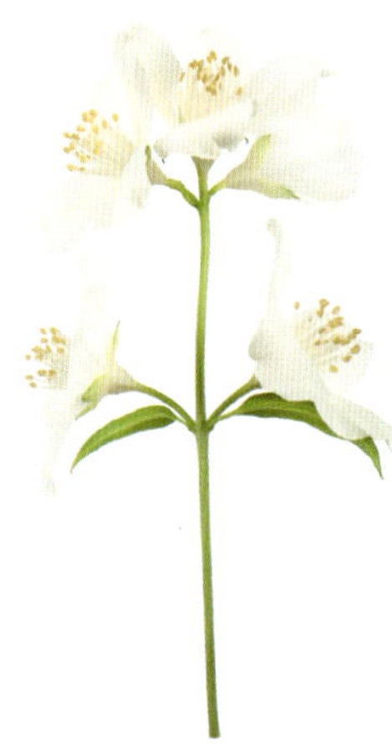

DYSPEPSIE / DIFFICULTÉ À DIGÉRER

DÉFINITION

La dyspepsie est une sensation d'inconfort digestif apparaissant après les repas.

CAUSES

- Repas trop copieux
- Excès de gras ou d'alcool
- Mauvaise mastication
- Le fait de manger trop rapidement
- Grossesse
- Pratique d'un sport d'endurance
- Stress, anxiété
- Maladies chroniques comme le diabète de type 2
- Prise de certains médicaments à l'origine de troubles digestifs

SYMPTÔMES

- Douleur à l'estomac ressentie après les repas
- Pesanteur abdominale
- Digestion ralentie

EN COMPLÉMENT, POUR VOUS AIDER À VOUS SENTIR MIEUX

Formule à respirer

Dans un roll-on de 5 ml, mélangez les 4 huiles essentielles suivantes :
- 3 gouttes d'HE d'ylang-ylang
- 8 gouttes d'essence d'orange douce
- 5 gouttes d'HE de cardamome
- 5 gouttes d'HE de laurier noble

Complétez le roll-on avec de l'huile végétale de noyau d'abricot ou d'amande douce.
Respirez en conscience sur une inspiration de 5 secondes, une expiration de 5 secondes et cela, 10 fois de suite. Répétez tout au long de la journée si nécessaire.

Conseils aromatiques

Formule unique

Dans le creux de la main, versez :
- un peu d'huile végétale (de noisette par exemple)
- puis 2 gouttes d'HE de basilic tropical

Appliquez sur la partie abdominale. À renouveler 3 fois par jour.

Vous pouvez aussi utiliser un hydrolat par voie orale en mélangeant :
- 1 cuillère à soupe d'HA de menthe poivrée
- 1 litre d'eau

À boire pendant plusieurs jours, voire en cure de 21 jours.

Formule synergie

Préparez un mélange des 3 huiles essentielles suivantes, pures, dans un flacon de 5 ml :
- 40 gouttes (1 ml) d'HE de basilic tropical
- 40 gouttes (1 ml) d'HE de coriandre
- 20 gouttes (0,5 ml) d'HE de romarin CT verbénone

Versez dans le creux de la main un peu d'huile végétale de noisette et 3 gouttes de la synergie d'HE. Massez la partie abdominale sans oublier le plexus solaire.

VARIANTE

Le basilic tropical peut être remplacé par de l'HE d'estragon (ou de fenouil doux ou d'anis vert). Attention, évitez le fenouil et l'anis en cas de mastose, fibrome, cancer du sein, de l'utérus, des ovaires (ou autre problématique féminine liée à un surplus d'œstrogènes).

Préparez une huile de soin : dans un flacon de 5 ml, versez un peu d'huile végétale de noisette. Ajoutez les 3 huiles essentielles suivantes :
- 20 gouttes (1 ml) d'HE de basilic tropical
- 20 gouttes (0,5 ml) d'HE de coriandre
- 20 gouttes (0,5 ml) d'HE de romarin CT verbénone

Complétez le flacon avec de l'huile végétale de noisette jusqu'au bas du col. Versez 10 gouttes de cette huile dans le creux de la main et massez la partie abdominale 3 fois par jour, sans oublier le plexus solaire.

Vous pouvez aussi essayer une synergie d'hydrolats en complément par voie orale : HA de menthe poivrée (ou de romarin CT verbénone), de laurier noble et de basilic doux CT linalol, à parts égales. Mélangez 1 cuillère à soupe de cette synergie à 1 litre d'eau, à boire dans la journée et à renouveler sur plusieurs jours, jusqu'à 21 jours.

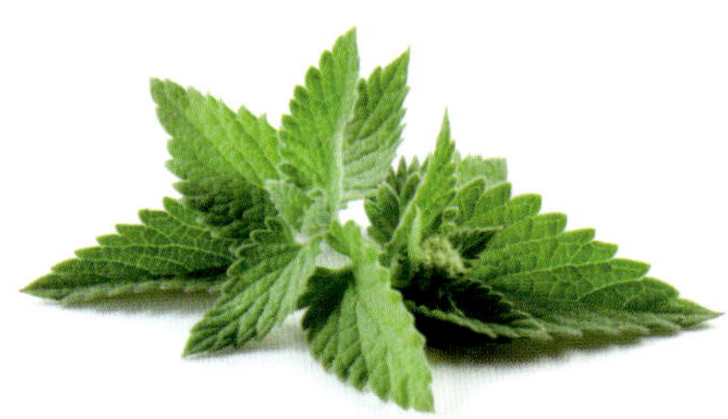

Foie (détoxication hépatique)

Définition

Le foie tient un rôle important dans notre système digestif, notre système immunitaire et notre système circulatoire. Il joue en effet un rôle de filtre. Il arrive que certaines molécules soient plus difficiles à filtrer que d'autres. Il est donc conseillé de soulager le foie 2 fois par an.

Causes

- Antibiotiques
- Produits d'anesthésie, de chimiothérapie
- Pesticides, colorants alimentaires
- Stress
- Certaines émotions comme la colère

Symptômes

- Grande fatigue
- Faiblesse immunitaire (on « attrape tout ce qui passe »)
- Certaines manifestations physiques comme tendinites à répétitions, sinusites
- Répercussions digestives, constipation, diarrhées

EN COMPLÉMENT, POUR VOUS AIDER À VOUS SENTIR MIEUX

Formule à respirer

Dans un roll-on de 5 ml, mélangez les 4 huiles essentielles suivantes :

- 4 gouttes d'HE de romarin CT verbénone
- 3 gouttes d'HE d'ylang-ylang
- 10 gouttes d'HE de bergamote
- 5 gouttes d'HE de litsée citronnée

Complétez le roll-on avec de l'huile végétale de noyau d'abricot ou d'amande douce.
Respirez en conscience sur une inspiration de 5 secondes, une expiration de 5 secondes et cela, 10 fois de suite. Répétez tout au long de la journée si nécessaire.

Conduite à tenir

Il faut drainer le foie en douceur afin de ne pas irriter les voies digestives. Notamment, ne pas purger la vésicule biliaire trop brutalement car si l'on a des calculs, ceux-ci peuvent être entraînés dans les voies digestives et boucher le canal cholédoque, entravant la fonction pancréatique, ce qui est une complication très grave.

Conseils aromatiques

Formule unique

Dans le creux de la main, versez :
- un peu d'huile végétale (de noisette par exemple)
- puis 2 gouttes d'huile essentielle de romarin CT verbénone

Appliquez sur la région du foie le matin pendant 21 jours.

Vous pouvez, à la place du massage, utiliser un hydrolat par voie orale en mélangeant :
- 1 cuillère à soupe d'HA de romarin CT verbénone
- 1 litre d'eau

À boire dans la journée pendant 21 jours.

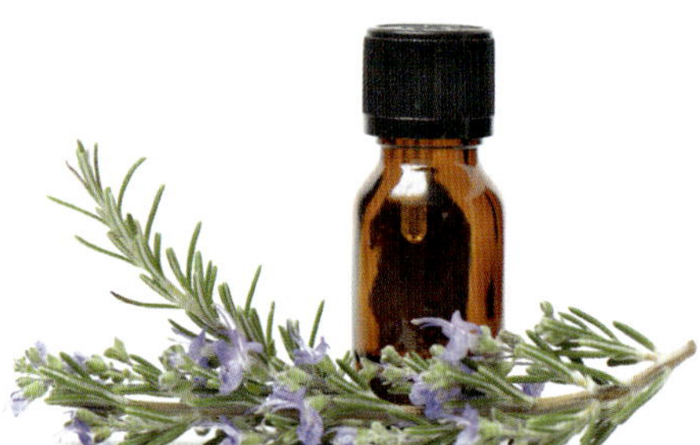

Formule synergie

Préparez un mélange des 3 huiles essentielles suivantes, pures, dans un flacon de 5 ml :
- 40 gouttes (1 ml) d'HE de romarin CT verbénone
- 20 gouttes (0,5 ml) d'HE de carotte
- 20 gouttes (0,5 ml) d'HE de thym CT thujanol

Versez dans le creux de la main un peu d'huile végétale de noisette et 2 gouttes de la synergie d'HE. Appliquez sur la région du foie le matin pendant 21 jours.

Préparez une huile de massage : dans un flacon de 10 ml, versez un peu d'huile végétale de noisette. Ajoutez les 3 huiles essentielles suivantes :
- 40 gouttes (1 ml) d'HE de romarin CT verbénone
- 20 gouttes (0,5 ml) d'HE de carotte
- 20 gouttes (0,5 ml) d'HE de thym CT thujanol

Complétez le flacon avec de l'huile végétale de noisette jusqu'au bas du col. Versez 10 gouttes de cette huile dans le creux de la main et massez le foie le matin pendant 21 jours.

Vous pouvez utiliser des hydrolats par voie orale à la place du massage aux huiles essentielles : mélangez à parts égales de l'HA de romarin CT verbénone et de l'HA de lédon du Groenland. Mélangez 1 cuillère à soupe de cette synergie à 1 litre d'eau [c'est-à-dire 1 cuillère à café d'HA de romarin CT verbénone et 1 cuillère à café d'HA de lédon du Groenland], à boire en cure sur 21 jours. Si le foie est très engorgé, il est possible d'ajouter de l'HA de livèche.

GASTRITE

DÉFINITION

La gastrite est une inflammation de la muqueuse de l'estomac.

CAUSES

- Infection de longue durée, due à une bactérie appelée *Hélicobacter pylori*
- Les causes peuvent être auto-immunes, c'est-à-dire secondaires à l'agression de cette muqueuse par des anticorps de l'organisme
- Alimentaires (consommation excessive d'alcool ou de substances irritantes pour l'estomac)
- Certains médicaments comme les anticoagulants, les antibiotiques...
- Stress

SYMPTÔMES

- Douleurs à l'estomac
- Nausées et vomissements
- Troubles de la digestion

EN COMPLÉMENT, POUR VOUS AIDER À VOUS SENTIR MIEUX

Formule à respirer

Dans un roll-on de 5 ml, mélangez les 4 huiles essentielles suivantes :

- 5 gouttes d'HE de basilic tropical
- 2 gouttes d'HE de menthe poivrée
- 5 gouttes d'HE de cardamome
- 8 gouttes d'essence d'orange douce

Complétez le roll-on avec de l'huile végétale de noyau d'abricot ou d'amande douce.

Respirez en conscience sur
une inspiration de 5 secondes,
une expiration de 5 secondes et cela,
10 fois de suite. Répétez tout au long de la journée si nécessaire.

CONSEILS AROMATIQUES

Formule unique

Dans le creux de la main, versez :
- un peu d'huile végétale de noisette ou de macérât de millepertuis
- puis 2 gouttes d'huile essentielle de litsée citronnée ou de verveine citronnée

Massez la partie abdominale sans oublier le plexus solaire. À renouveler 3 fois par jour.

ATTENTION !

Le macérât de millepertuis est photosensibilisant, ne pas s'exposer au soleil après l'application.

Vous pouvez utiliser un hydrolat en complément par voie orale : 1 cuillère à café d'HA de fleur d'oranger ou de verveine citronnée ou encore de basilic doux CT linalol dans un verre d'eau, 20 minutes avant le repas.

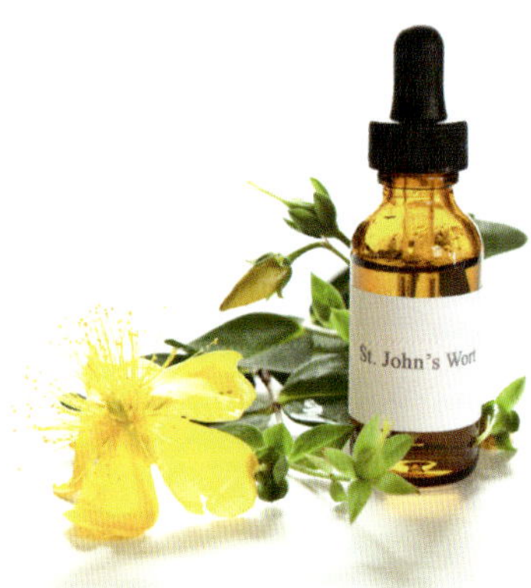

Formule synergie

Préparez un mélange des 4 huiles essentielles suivantes, pures, dans un flacon de 5 ml :
- 10 gouttes (0,25 ml) d'HE de lavande vraie
- 20 gouttes (0,5 ml) d'HE de coriandre
- 10 gouttes (0,25 ml) d'HE de camomille romaine
- 20 gouttes (0,5 ml) d'HE de verveine citronnée ou de litsée citronnée

Versez dans le creux de la main un peu de macérât de millepertuis et 3 gouttes de la synergie d'HE. Massez la région abdominale sans oublier le plexus solaire. À renouveler 3 fois par jour.

Préparez une huile de massage (dilution à 25 %) : dans un flacon de 10 ml, versez un fond de macérât de millepertuis. Ajoutez les 5 huiles essentielles suivantes :
- 20 gouttes (0,5 ml) d'HE de lavande vraie
- 40 gouttes (1 ml) d'HE de coriandre
- 20 gouttes (0,5 ml) d'HE de camomille romaine
- 10 gouttes (0,25 ml) d'HE de verveine citronnée
- 10 gouttes (0,25 ml) d'HE de litsée citronnée

Puis remplissez le flacon de macérât de millepertuis jusqu'au bas du col. Versez 15 gouttes de cette huile dans le creux de la main et appliquez sur le plexus solaire. À faire 3 fois par jour.

Vous pouvez utiliser des hydrolats en complément par voie orale : mélangez à parts égales de l'HA de verveine citronnée et de basilic doux CT linalol. Incorporez 1 cuillère à café de cette synergie dans un verre d'eau et buvez 20 minutes avant les repas.

GINGIVITE

DÉFINITION

La gingivite est une inflammation des gencives.

CAUSES

- Mauvais brossage des dents, entraînant une accumulation de la plaque dentaire et du tartre
- Modifications hormonales temporaires (par exemple pendant la grossesse, l'inflammation disparaît après l'accouchement)
- Certains médicaments antidépresseurs ou anti-épileptiques

SYMPTÔMES

- Gencives rouge vif et enflées
- Douleur
- Saignement au contact de la brosse à dent ou de certains aliments
- Mauvaise haleine

EN COMPLÉMENT, POUR VOUS AIDER À VOUS SENTIR MIEUX

Formule à respirer

Dans un roll-on de 5 ml, mélangez les 4 huiles essentielles suivantes :
- 4 gouttes d'HE d'angélique officinale
- 8 gouttes d'essence d'orange douce
- 5 gouttes d'HE de basilic tropical
- 5 gouttes d'HE de litsée citronnée

Complétez le roll-on avec de l'huile végétale de noyau d'abricot ou d'amande douce.
Respirez en conscience sur une inspiration de 5 secondes, une expiration de 5 secondes et cela, 10 fois de suite. Répétez tout au long de la journée si nécessaire.

Conseils aromatiques

Formule unique

Verser sur un coton tige de l'huile végétale (de millepertuis ou de rose musquée par exemple) ainsi que 1 à 2 gouttes d'huile essentielle de camomille romaine ou de lavande vraie. Appliquez sur les gencives enflammées 3 fois par jour.

Vous pouvez aussi utiliser un hydrolat : faites un bain de bouche avec de l'HA de camomille romaine ou de verveine citronnée pur ou dilué à 50 % dans un verre d'eau. Répétez 3 fois par jour.

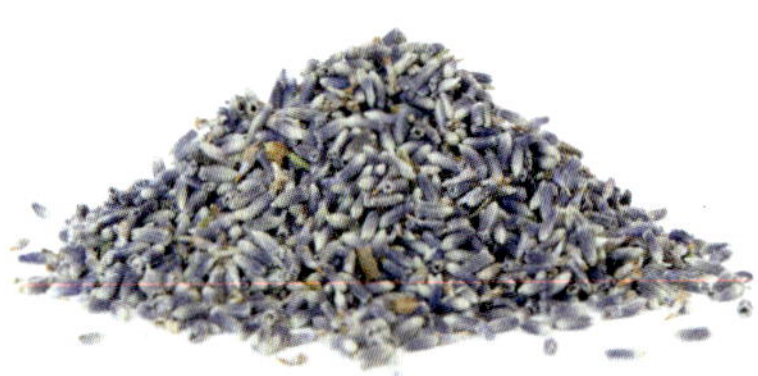

Formule synergie

Préparez une huile de soin : dans un flacon de 5 ml, versez un fond d'huile végétale (de rose musquée ou de millepertuis par exemple). Ajoutez les 3 huiles essentielles suivantes :

- 10 gouttes (0,25 ml) d'HE de géranium rosat
- 20 gouttes (0,5 ml) d'HE de lavande vraie
- 10 gouttes (0,25 ml) d'HE de camomille romaine

Complétez avec l'huile végétale choisie jusqu'au bas du col. Imbibez un coton tige de 2 gouttes de cette huile et appliquez sur la zone à traiter 3 à 4 fois par jour.

Vous pouvez aussi utiliser des hydrolats : faites un bain de bouche avec une synergie d'HA de camomille romaine, de camomille allemande et de verveine citronnée purs ou dilués à 50 % dans un verre d'eau. À répéter 3 fois par jour.

REFLUX GASTRO-ŒSOPHAGIEN

DÉFINITION

Le reflux est la remontée d'une partie du contenu acide de l'estomac dans l'œsophage, pouvant entraîner une inflammation de celui-ci.

CAUSES

- Manque d'étanchéité du clapet, appelé cardia, séparant l'estomac de l'œsophage
- Hernie hiatale
- Consommation de certains aliments comme les graisses et le sucre
- L'*hélicobacter-pylori*, suite à la prise de médicaments antiacides.

SYMPTÔMES

- Douleurs à l'estomac après les repas, pouvant être perçues comme des brûlures
- Douleurs thoraciques
- Irritation de la gorge
- Sinusite (le reflux gastrique peut aller jusqu'aux sinus et irriter ceux-ci au point d'entraîner des sinusites chroniques)

EN COMPLÉMENT, POUR VOUS AIDER À VOUS SENTIR MIEUX

Formule à respirer

Dans un roll-on de 5 ml, mélangez les 4 huiles essentielles suivantes :
- 4 gouttes d'HE de basilic tropical
- 2 gouttes d'HE de menthe poivrée
- 5 gouttes d'HE de litsée citronnée
- 8 gouttes d'essence d'orange douce

Complétez le roll-on avec de l'huile végétale de noyau d'abricot ou d'amande douce.

Respirez en conscience sur une inspiration de 5 secondes, une expiration de 5 secondes et cela, 10 fois de suite. Répétez tout au long de la journée si nécessaire.

Le système respiratoire

Description du système respiratoire

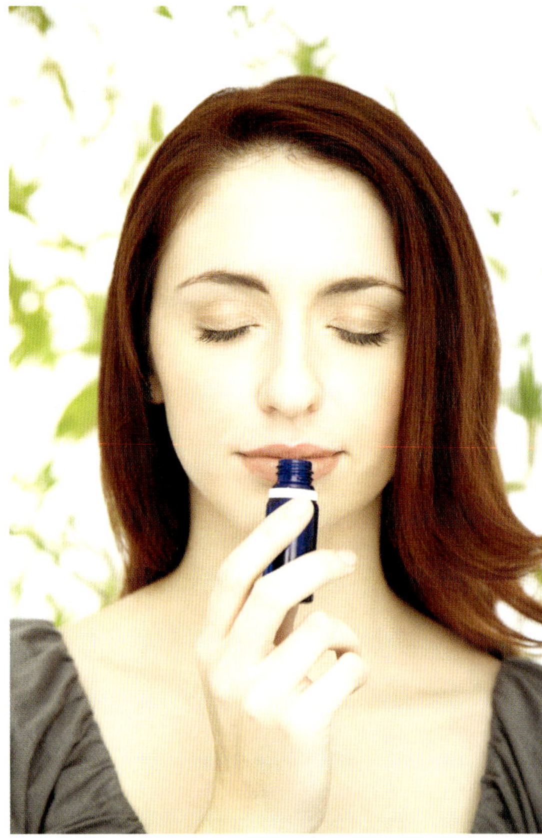

Le système respiratoire concerne les organes capables d'envoyer l'air ambiant, constitué majoritairement d'oxygène, dans nos voies respiratoires. Les voies respiratoires commencent au nez et se terminent dans les poumons.

L'air passe par les narines, tapissées de cils vibratoires, qui filtrent la qualité de l'air respiré. Cet air passe ensuite par le larynx, le pharynx et pénètre les bronches jusqu'aux poumons gauche et droit. C'est grâce à cet air composé d'oxygène que nous régénérons notre sang. C'est en expirant que nous évacuons le CO_2, déchet métabolique de nos cellules.

Comme nous l'avons vu précédemment, les ganglions présents à proximité du système oto-rhino-laryngé (ORL), jouent un rôle prépondérant sur la prévention des maladies infectieuses respiratoires, et donc sur l'efficacité de notre système immunitaire.

ATTENTION
À L'AUTOMÉDICATION

Les huiles essentielles doivent être utilisées avec certaines précautions et nécessitent l'avis médical et l'encadrement par un professionnel de la santé.

La notion d'allergie

Une allergie peut être le témoin d'un système immunitaire « trop » sollicité. Elle peut être aussi la cause d'un manque de cils vibratoires, souvent rencontré chez les fumeurs. Ce manque a pour conséquence de ne pas arrêter les impuretés de l'air respiré (pollens, pesticides, pollution...), provoquant une hypersensibilité.

La notion d'immunité

Le système immunitaire est notre système de défense contre les maladies : il éradique les virus, lutte contre les bactéries, attaque les champignons, tue les parasites. C'est un élément essentiel à notre survie sur Terre.

La fièvre est un mécanisme de défense parfois présent aux premiers stades d'une infection. Son rôle est d'accélérer les réactions immunitaires. À une température un peu plus élevée que la normale, les cellules agissent plus rapidement. Ainsi, les germes se reproduisent moins vite.

Notre système immunitaire garde en mémoire les bactéries et virus qu'il a déjà rencontrés afin de rendre la réaction de défense plus efficace lors de la seconde rencontre avec le même germe.

On estime que le système immunitaire d'un adulte a « en mémoire » une quantité importante d'agents pathogènes. C'est ce qui explique que l'on n'attrape pas certaines maladies deux fois. Le mode d'action et le but de la vaccination est d'ailleurs de provoquer la mémoire d'une première rencontre avec un agent pathogène, afin d'augmenter l'efficacité de notre système immunitaire.

TROUBLES ABORDÉS

ANGINE

DÉFINITION

Inflammation aiguë de la gorge et/ou des amygdales. Elle peut être d'origine virale (angine rouge) ou d'origine bactérienne (angine blanche).
Les complications d'une angine bactérienne peuvent avoir de graves conséquences sur les reins. Il est donc important de respecter deux règles :
– consulter un médecin si les symptômes persistent au-delà de 24 heures ;
– poursuivre le traitement aux huiles essentielles impérativement durant 7 jours même si les symptômes ont disparu.

CAUSES

- Virale
- Bactérienne : streptocoque
- Refroidissement
- Courant d'air
- La consommation de glaces et les bains dans les piscines en été

SYMPTÔMES

- Douleur dans la gorge irradiant jusque dans les oreilles
- Difficulté à la déglutition
- Présence de ganglions sous les mâchoires
- Fièvre
- Courbatures

EN COMPLÉMENT, POUR VOUS AIDER À VOUS SENTIR MIEUX

Formule à respirer

Dans un roll-on de 5 ml, mélangez les 4 huiles essentielles suivantes :
- 5 gouttes d'HE de lemongrass
- 4 gouttes d'HE de basilic tropical
- 4 gouttes d'HE de ravintsara
- 5 gouttes d'HE de cardamome

Complétez le roll-on avec de l'huile végétale de noyau d'abricot ou d'amande douce.
Respirez en conscience sur une inspiration de 5 secondes, une expiration de 5 secondes et cela, 10 fois de suite. Répétez tout au long de la journée si nécessaire.

CONSEILS ALIMENTAIRES

- Buvez abondamment (eaux diurétiques)
- Prenez des bains tièdes pour faire baisser la fièvre
- Privilégiez les aliments contenant de la vitamine C

Conseils aromatiques

Formule unique

Dans le creux de la main, versez :

- un fond d'huile végétale (de noisette ou de jojoba par exemple)
- puis 2 gouttes d'huile essentielle de thym CT thujanol ou de thym CT linalol

Appliquez sur la gorge sans oublier la région des ganglions du cou. À renouveler 3 à 4 fois par jour.

Vous pouvez faire des gargarismes avec un hydrolat de sarriette des montagnes pur (ou dilué dans un peu d'eau si trop fort) 3 fois par jour. Vous pouvez aussi, en complément, utiliser un hydrolat par voie orale, à visée anti-infectieuse, en mélangeant :

- 1 cuillère à café d'HA de cannelle écorce ou de tea tree ou de sarriette des montagnes (tous trois sont anti-infectieux)
- 1 verre d'eau

À renouveler 4 à 6 fois par jour sur 48 heures, puis 4 fois par jour les jours suivants pendant 3 à 5 jours.

Préparez une huile de massage : dans un flacon de 5 ml, versez un peu d'huile végétale de noisette. Ajoutez les 4 huiles essentielles suivantes :

- 20 gouttes (0,5 ml) d'HE de thym CT thujanol
- 20 gouttes (0,5 ml) d'HE de thym CT linalol
- 10 gouttes (0,25 ml) d'HE de niaouli
- 10 gouttes (0,25 ml) d'HE de lemongrass

Complétez avec de l'huile végétale de noisette jusqu'au bas du col. Appliquez 6 à 7 gouttes de cette huile et répartissez bien sur la gorge (sans oublier la région des ganglions). À renouveler 3 à 4 fois par jour sur 3 à 5 jours.

Vous pouvez associer à l'application cutanée, la prise d'hydrolats (voie orale, gargarismes). Hydrolats par voie orale à visée anti-infectieuse : mélangez à 1 verre d'eau 1 cuillère à café de la synergie suivante : à parts égales, HA de sarriette des montagnes et HA de tea tree, ou encore HA de cannelle écorce et HA de tea tree. À renouveler 4 à 6 fois par jour sur 48 heures, puis 4 fois par jour les jours suivants pendant 3 à 5 jours.
Hydrolats en gargarisme avec de l'HA de sarriette des montagnes pur (ou dilué dans un peu d'eau si trop fort), 3 fois par jour.

Formule synergie

Préparez un mélange des 4 huiles essentielles suivantes, pures, dans un flacon de 5 ml :

- 40 gouttes (1 ml) d'HE de thym CT thujanol
- 20 gouttes (0,5 ml) d'HE de thym CT linalol
- 20 gouttes (0,5 ml) d'HE de niaouli
- 20 gouttes (0,5 ml) d'HE de lemongrass

Versez dans le creux de la main un fond d'huile végétale de noisette, et 2 gouttes de la synergie d'HE, à répartir sur la gorge. À renouveler 3 à 4 fois par jour sur 3 à 5 jours.

ATTENTION !

N'utilisez pas de niaouli en cas de problèmes liés à un surplus d'œstrogènes. Dans ce cas, remplacez le niaouli par du tea tree.

Baisse des défenses immunitaires

Il est bon d'envisager la prévention des infections hivernales en boostant son système immunitaire. En cas d'épidémie de grippe, par exemple, cela permet à l'organisme de résister aux agents extérieurs tels que les virus et les bactéries.

Il est important d'avoir une bonne hygiène de vie, de manger équilibré et, en cas de fatigue, de prendre des vitamines en complément (ceci demande toutefois une consultation médicale).

Pensez aussi à faire une cure de détoxication du foie au printemps et en automne avec des huiles essentielles hépato-protectrices, dépuratives et décongestionnantes (voir p. 329).

N'hésitez pas à diffuser des huiles essentielles anti-stress le soir. N'oubliez pas que le stress favorise la baisse des défenses immunitaires (voir p. 252).

Conseils aromatiques

Formule unique

Dans le creux de la main, versez :

- une noisette d'huile végétale (abricot ou noisette, par exemple)
- puis 2 à 3 gouttes d'huile essentielle de ravintsara

Appliquez en répartissant sur le thorax, le haut du dos ou la plante des pieds le matin sur 10 jours. Vous pouvez répéter cette opération une fois par mois sur 3 mois durant l'hiver, les période d'épidémies de grippes, de gastro-entérite ou en cas de fatigue.

Formule synergie

Préparez un mélange des 4 huiles essentielles suivantes, pures, dans un flacon de 5 ml :

- 40 gouttes (1 ml) d'HE de ravintsara
- 40 gouttes (1 ml) d'HE de thym CT linalol
- 40 gouttes (1 ml) d'HE de thym CT thujanol
- 40 gouttes (1 ml) d'HE de tea tree

Versez dans le creux de la main un fond d'huile végétale (de noisette, de sésame ou de jojoba par exemple) et 2 à 3 gouttes de la synergie d'HE. Appliquez en répartissant sur le thorax, le haut du dos ou la plante des pieds le matin sur 10 jours. Vous pouvez répéter cette opération une fois par mois sur 3 mois durant l'hiver, les période d'épidémies de grippes, de gastro-entérite ou en cas de fatigue.

Préparez une huile de massage : dans un flacon de 10 ml, versez un fond d'huile végétale de noisette ou d'abricot. Ajoutez les 4 huiles essentielles suivantes :

- 40 gouttes (1 ml) d'HE de ravintsara
- 40 gouttes (1 ml) d'HE de thym CT linalol
- 20 gouttes (0,5 ml) d'HE de thym CT thujanol
- 20 gouttes (0,5 ml) d'HE de tea tree

Complétez avec l'huile végétale choisie jusqu'au bas du col. Appliquez 10 gouttes de cette huile de la même manière que la synergie d'HE (voir formule ci-dessus).

Vous pouvez utiliser à la place de la voie cutanée des hydrolats par voie orale : mettez dans 1 litre d'eau 1 cuillère à soupe d'HA de thym CT linalol ou d'HA de tea tree (mais ce dernier a un goût très prononcé qui peut déplaire), ou l'association des deux à parts égales, à boire dans la journée en cure de 21 jours.

BRONCHITE AIGUË

DÉFINITION

La bronchite aiguë est une inflammation irritante des bronches, d'origine le plus souvent virale. Il peut en découler une surinfection bactérienne dans un second temps, notamment si l'on est atteint d'une grippe.
On différencie deux types de bronchites. La bronchite aiguë et la bronchite chronique. La bronchite chronique est liée à une surproduction de mucus, souvent observée chez les personnes fumeuses ou cardiaques. Nous n'envisagerons ici un traitement que pour la bronchite aiguë.

CAUSES

- Origine majoritairement virale
- Origine bactérienne souvent secondaire à l'invasion virale
- Allergie

SYMPTÔMES

- Toux sèche parfois suivie d'une toux grasse, qui dure entre 5 et 10 jours, voire 2 à 3 semaines.
- Douleurs thoraciques de type brûlures
- Râles audibles
- Expectorations jaunâtres, voire verdâtres
- Fièvre modérée (qui ne dépasse pas 38,5 °C)

EN COMPLÉMENT, POUR VOUS AIDER À VOUS SENTIR MIEUX

Formule à respirer

Dans un roll-on de 5 ml, mélangez les 4 huiles essentielles suivantes :
- 10 gouttes d'HE de bergamote
- 5 gouttes d'HE de romarin CT cinéol
- 4 gouttes d'HE de basilic tropical
- 3 gouttes d'HE de cardamome

Complétez le roll-on avec de l'huile végétale de noyau d'abricot ou d'amande douce.
Respirez en conscience sur une inspiration de 5 secondes, une expiration de 5 secondes et cela, 10 fois de suite. Répétez tout au long de la journée si nécessaire.

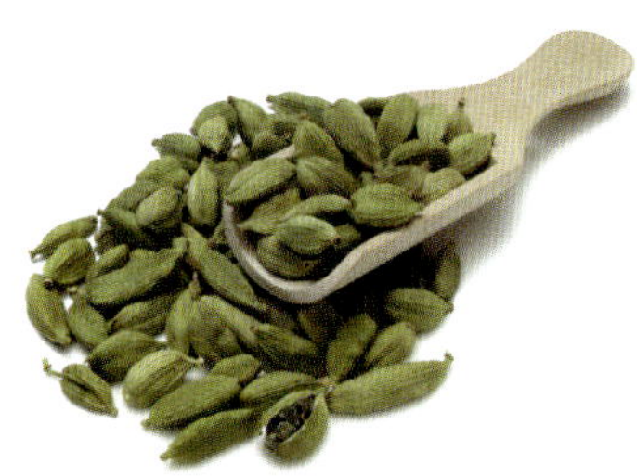

CONSEILS AROMATIQUES

Formule unique

Pour préparer une huile antibronchitique, voici une formule à utiliser sur le moment. Dans le creux de la main, versez :

- un peu d'huile végétale de macadamia
- puis 2 à 3 gouttes d'huile essentielle de sapin baumier

Appliquez 2 à 3 fois par jour sur la poitrine et le haut du dos, pendant 5 à 10 jours, selon l'évolution.

VARIANTE

Remplacez l'HE de sapin baumier par de l'HE de lavande aspic.

Formule synergie

Préparez un mélange antibronchitique à base des 3 huiles essentielles suivantes, à parts égales, diluées à 30 % dans de l'huile végétale de macadamia :

- HE d'eucalyptus globulus
- HE de romarin CT à 1,8 cinéol
- HE de tea tree (ou HE de ravintsara)

Ainsi, pour un flacon de 30 ml, versez 120 gouttes (3 ml) de chaque HE et complétez avec de l'huile végétale de macadamia.
Appliquez 15 gouttes de cette huile, 2 à 3 fois par jour, sur la poitrine et le haut du dos, pendant 5 à 10 jours selon évolution.

Préparez un mélange antibronchitique plus fort que le précédent, à base des 3 huiles essentielles suivantes, à parts égales, diluées à 20 % dans de l'huile végétale de macadamia :

- HE d'inule odorante
- HE de sapin baumier
- HE de thym CT linalol

Ainsi, pour un flacon de 30 ml, versez 80 gouttes (2 ml) de chaque HE et complétez avec de l'huile végétale de macadamia.
Appliquez 15 gouttes de cette huile, 2 à 3 fois par jour, sur la poitrine et le haut du dos, pendant 5 à 10 jours selon évolution.

Dans un diffuseur d'huiles essentielles, mettez quelques gouttes d'un mélange à parts égales d'HE d'eucalyptus radiata et d'HE de pin sylvestre (ou autre conifère).
Diffusez en journée, au moins 15 minutes, dans la pièce principale de la maison, 2 à 3 fois par jour.

Préparez un mélange respiratoire, à parts égales des huiles essentielles suivantes, HE de ravintsara, HE d'eucalyptus radiata, HE de lavandin super. Mettez quelques gouttes de ce mélange sur un mouchoir et inhalez plusieurs fois par jour.

Vous pouvez en complément utiliser un hydrolat par voie orale en mélangeant :

- 1 cuillère à café d'HA d'eucalyptus globulus (ou de lavande vraie ou de verveine citronnée ou de basilic doux CT linalol
- 1 verre d'eau

À boire dans la journée 4 à 5 fois par jour sur 3 à 5 jours.

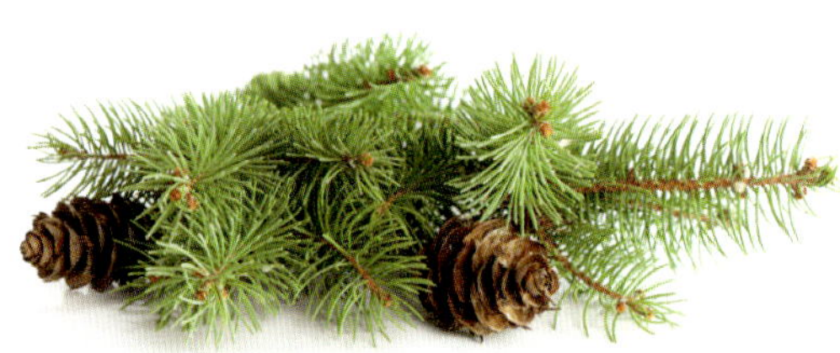

GRIPPE

DÉFINITION

C'est une maladie infectieuse virale, contagieuse et épidémique touchant les voies respiratoires.

CAUSES

La grippe est causée par le virus influenza A, B, C. Des complications peuvent survenir. Elles sont causées par une surinfection bactérienne. Ces complications peuvent être graves et, selon la fragilité des individus, mortelles. Les sujets à risque sont les enfants et les personnes âgées.

SYMPTÔMES

- Douleurs musculaires, frissons, maux de tête
- Fièvre élevée (jusqu'à 40 °C)
- Maux de gorge
- Toux sèche
- Douleur dans la poitrine
- Fatigue, faiblesse générale

CONSEILS

- Boire beaucoup d'eau, de jus de fruits frais, de bouillon de légumes
- Rester au chaud voire garder le lit

CONSEILS AROMATIQUES

Formule unique

Pour une huile antigrippale préventive, voici une formule à utiliser sur le moment. Dans le creux de la main, versez :

- un peu d'huile végétale de macadamia ou d'abricot
- puis 2 à 3 gouttes d'huile essentielle de ravintsara

Appliquez 2 à 5 fois par jour pendant 4 à 5 jours, sur la face interne des poignets, le haut du sternum (base du cou), la poitrine, les cuisses, les plis des coudes ou derrière les genoux.

Formule synergie

Préparez un mélange « défatigant » à base des 2 huiles essentielles suivantes, à quantités égales, diluées à 30 % dans de l'huile végétale de macadamia :

- HE de pin sylvestre
- HE d'épinette noire

Ainsi, pour un flacon de 30 ml, versez 120 gouttes (3 ml) de chaque HE et complétez avec de l'huile végétale de macadamia.

Appliquez, en frictionnant bien, 7 gouttes de cette huile, le matin (entre 6 h et 9 h), sur la zone surrénalienne (au-dessus des reins), pendant 3 à 7 jours.

Préparez un mélange « antigrippal » curatif à base des 3 huiles essentielles suivantes, à quantités égales, diluées à 30 % dans de l'huile végétale de macadamia :

- HE de ravinstara
- HE de tea tree
- HE de lemongrass

Ainsi, pour un flacon de 30 ml, versez 120 gouttes (3 ml) de chaque HE et complétez avec de l'huile végétale de macadamia.

Appliquez 15 gouttes de ce mélange, 2 à 4 fois par jour pendant 4 à 5 jours sur le thorax et l'abdomen.

Pour lutter contre les courbatures provoquées par la grippe, préparez un mélange « antalgique musculaire » à base des 3 huiles essentielles suivantes, à quantités égales, diluées à 30 % dans un macérât huileux de millepertuis :

- HE de gaulthérie couchée
- HE de romarin CT 1,8 cinéol
- HE de genévrier commun

Ainsi, pour un flacon de 30 ml, versez 120 gouttes (3 ml) de chaque HE et complétez avec du macérât de millepertuis.

Appliquez 10 gouttes de cette huile 2 à 3 fois par jour pendant 4 à 5 jours sur les zones douloureuses.

À SAVOIR

Si vous ne pouvez utiliser d'HE de gaulthérie couchée, riche en composés salicylés, remplacez-la par de l'HE de sapin baumier.

Pour un bain « aromatique » antigrippe, mélangez les huiles essentielles suivantes dans 2 cuillères à soupe de savon noir ou dans 2 cuillères à soupe d'une base hydro-dispersante de type Solubol :

- 10 gouttes d'HE de ravintsara
- 5 gouttes d'HE de niaouli
- 10 gouttes de pin sylvestre

Placez ce mélange sous le robinet de la baignoire afin de bien émulsionner ; la température de l'eau doit être comprise entre 38 °C et 42 °C. Prenez un bain d'une durée de 10 à 15 minutes.

Dans un diffuseur d'huiles essentielles, mettez quelques gouttes d'un mélange à parts entières d'essence de citron et d'HE de ravintsara.

Diffusez en journée, au moins 15 minutes, dans la pièce principale de la maison, 2 à 3 fois par jour (voire toutes les heures en cas d'épidémie de grippe).

VARIANTE

Remplacez l'essence de citron et l'HE de ravintsara, par de l'HE d'eucalyptus radiata et de l'HE de sapin baumier (ou autre conifère).

Vous pouvez en complément utiliser un hydrolat par voie orale en mélangeant :

- 1 cuillère à café d'HA de cannelle écorce (ou une association d'HA de cannelle écorce et d'eucalyptus globulus, à parts égales)
- 1 verre d'eau

À boire 4 à 6 fois dans la journée sur 48 h, puis passer à 4 cuillères à café par jour sur les 3 à 5 jours suivants.

LARYNGITE

DÉFINITION

Une laryngite est l'inflammation du larynx, éventuellement compliquée d'une infection microbienne.

CAUSES

- Bactérie ou un virus
- Souvent le résultat d'un refroidissement
- Complication d'une rhinopharyngite

SYMPTÔMES

- Toux sèche à l'inspiration qui deviendra par la suite productive. Toux pouvant ressembler à un aboiement
- Douleur au moment de la toux
- Diminution de l'intensité et changement du timbre de voix, jusqu'à l'aphonie

CONSEILS

- Penser à bien s'hydrater
- Faire une cure d'oligo- éléments : lithium et magnésium
- Prendre du soufre + vitamine A

EN COMPLÉMENT, POUR VOUS AIDER À VOUS SENTIR MIEUX

Formule à respirer

Dans un roll-on de 5 ml, mélangez les 4 huiles essentielles suivantes :

- 6 gouttes d'HE de lemongrass
- 10 gouttes d'essence de bergamote
- 2 gouttes d'HE de tulsi
- 4 gouttes d'HE de cardamome

Complétez le roll-on avec de l'huile végétale de noyau d'abricot ou d'amande douce.
Respirez en conscience sur une inspiration de 5 secondes, une expiration de 5 secondes et cela, 10 fois de suite. Répétez tout au long de la journée si nécessaire.

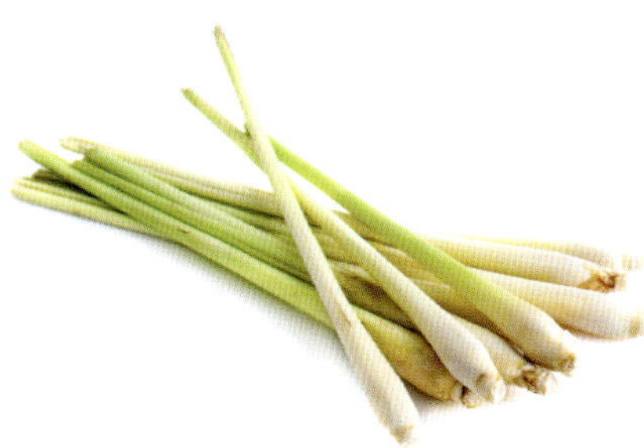

CONSEILS AROMATIQUES

Formule unique

Dans le creux de la main, versez :

- un fond d'huile végétale (de noisette par exemple)
- puis 2 gouttes d'huile essentielle d'eucalyptus radiata ou 1 goutte d'HE de lemongrass

Appliquez sur la gorge sans oublier la région des ganglions du cou. À renouveler 3 à 4 fois par jour.

Vous pouvez en complément faire des gargarismes avec de l'hydrolat de sarriette des montagnes pur (ou dilué dans un peu d'eau si trop fort), 3 fois par jour.

Formule synergie

Préparez un mélange des 4 huiles essentielles suivantes, pures, dans un flacon de 5 ml :

- 40 gouttes (1 ml) d'HE d'eucalyptus radiata
- 20 gouttes (0,5 ml) d'HE de thym CT thujanol
- 20 gouttes (0,5 ml) d'HE de niaouli
- 20 gouttes (0,5 ml) d'HE de lemongrass

Versez dans le creux de la main un fond d'huile végétale de noisette, et 2 gouttes de la synergie d'HE, à répartir sur la gorge. À renouveler 3 à 4 fois par jour sur 3 à 5 jours.

Préparez une huile de massage : dans un flacon de 5 ml, versez un peu d'huile végétale de noisette. Ajoutez les 4 huiles essentielles suivantes :

- 20 gouttes (0,5 ml) d'HE d'eucalyptus radiata
- 10 gouttes (0,25 ml) d'HE de thym CT linalol
- 10 gouttes (0,25 ml) d'HE de thym CT thujanol
- 20 gouttes (0,5 ml) d'HE de niaouli

Complétez avec de l'huile végétale de noisette jusqu'au bas du col. Appliquez 6 à 7 gouttes de cette huile et répartissez bien sur la gorge (sans oublier la région des ganglions). À renouveler 3 à 4 fois par jour sur 3 à 5 jours.

Vous pouvez associer à l'application cutanée, la prise d'hydrolats (voie orale, gargarismes).

- **Hydrolats par voie orale à visée anti-infectieuse :** mélangez à 1 verre d'eau 1 cuillère à café de la synergie suivante : à parts égales, HA de sarriette des montagnes et HA de laurier noble, ou encore HA de sarriette des montagnes et HA de tea tree. À renouveler 4 à 6 fois par jour sur 48 heures, puis 4 fois par jour les jours suivants pendant 3 à 5 jours.
- **Hydrolats en gargarisme** avec de l'HA de sarriette des montagnes pur (ou dilué dans un peu d'eau si trop fort), 3 fois par jour (ou avec un mélange à parts égales d'HA de sarriette des montagnes pur et d'HA de menthe poivrée, 3 fois par jour).

ATTENTION !

N'utilisez pas de niaouli en cas de problèmes liés à un surplus d'œstrogènes. Dans ce cas, remplacez le niaouli par du tea tree.

Otite

Définition

Inflammation de l'oreille. Il peut y avoir des otites bactériennes ou mycosiques et des otites séreuses.

Causes

- Otite séreuse : lors d'un rhume, la trompe d'Eustache, un petit canal qui fait le lien entre l'oreille interne et la région nasale, se bouche. Les sécrétions stagnent et l'oreille s'infecte. Le tympan se tend, bombe.
- Otite bactérienne ou mycosique : bactéries type staphylocoque, mycoses dues au port d'écouteurs.

Symptômes

- Douleur pulsatile dans l'oreille, pouvant irradier jusque dans la tête. Cette douleur est très souvent accompagnée d'un battement rythmé par les contractions du cœur
- Sensation d'oreille bouchée entraînant une baisse de l'audition
- Manque d'énergie, irritabilité, difficulté à dormir, le tout accompagné d'une fièvre parfois élevée
- Bourdonnements
- La douleur s'intensifie lors de la position couchée
- Vertige, perte d'équilibre, étourdissements…
- Certaines otites sont indolores, mais les différents autres symptômes sont bien le signe d'une otite
- Perte d'appétit
- Une otite mal soignée peut entraîner une perte de l'audition ou de graves complications

En complément, pour vous aider à vous sentir mieux

Formule à respirer

Dans un roll-on de 5 ml, mélangez les 4 huiles essentielles suivantes :

- 4 gouttes d'HE de tulsi
- 4 gouttes d'HE de romarin CT cinéol
- 7 gouttes d'essence de mandarine rouge
- 5 gouttes d'HE de lemongrass

Complétez le roll-on avec de l'huile végétale de noyau d'abricot ou d'amande douce.

Respirez en conscience sur une inspiration de 5 secondes, une expiration de 5 secondes et cela, 10 fois de suite. Répétez tout au long de la journée si nécessaire.

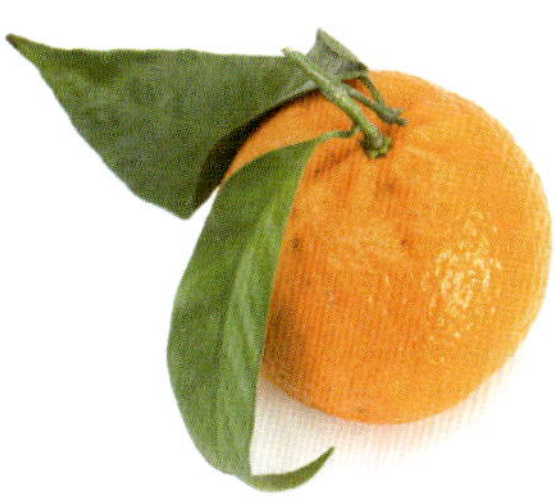

CONSEILS AROMATIQUES

Formule unique

Pour préparer une huile contre l'otite, voici une formule à utiliser sur le moment. Dans le creux de la main, versez :

- un peu de macérât huileux de millepertuis
- puis 2 à 3 gouttes d'huile essentielle de thym CT thujanol

Appliquez 2 à 4 fois par jour autour de l'oreille (sans faire couler dans le conduit auditif), pendant 4 à 7 jours.

Formule synergie

Préparez un mélange antalgique et antimicrobien à base des 2 huiles essentielles suivantes, à quantités égales, diluées à 30 % dans un macérât huileux de millepertuis :

- HE de lavande aspic
- HE de thym CT thujanol

Ainsi, pour un flacon de 5 ml, versez 30 gouttes (0,75 ml) de chaque HE et complétez par du macérât huileux de millepertuis.

Appliquez 4 gouttes de cette huile, 2 à 4 fois par jour, autour de l'oreille (sans faire couler dans le conduit auditif), pendant 4 à 7 jours.

Préparez un mélange antalgique et antimicrobien à base des 3 huiles essentielles suivantes, à quantités égales, diluées à 30 % dans un macérât huileux de millepertuis :

- HE de thym CT thujanol
- HE de romarin CT cinéol
- HE de sapin baumier

Ainsi, pour un flacon de 5 ml, versez 30 gouttes (0,75 ml) de chaque HE et complétez par du macérât huileux de millepertuis.

Appliquez 4 gouttes de cette huile, 2 à 4 fois par jour, autour de l'oreille (sans faire couler dans le conduit auditif), pendant 4 à 7 jours.

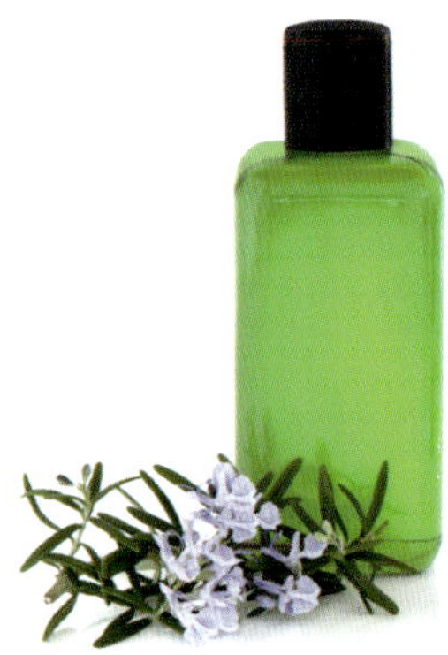

RHINITE ALLERGIQUE

DÉFINITION

La réaction allergique est déclenchée par un facteur externe qui vient troubler un système immunitaire déjà très stimulé. Quand ce facteur externe, appelé allergène, entre en contact avec les voies respiratoires, les globules blancs produisent des anticorps pour défendre l'organisme, libérant de l'histamine qui est responsable des manifestations ressenties soit par périodes, soit tout au long de l'année, selon le type d'allergènes.

CAUSES

- Une hyperstimulation du système immunitaire
- Le pollen des plantes
- La poussière, les moisissures
- Les poils d'animaux
- Certains parfums synthétiques

SYMPTÔMES

- Éternuements
- Nez bouché ou nez qui coule sans cesse
- Larmoiements, yeux gonflés
- Démangeaisons du palais et du conduit auditif
- Fatigue
- Sifflement respiratoire, asthme, toux sèche

CONSEILS

- Boire beaucoup (eau, potage, bouillon)
- Augmenter les apports en vitamine C
- Consommer des œufs de caille aux propriétés anti-inflammatoires et antiallergiques

EN COMPLÉMENT, POUR VOUS AIDER À VOUS SENTIR MIEUX

Formule à respirer

Dans un roll-on de 5 ml, mélangez les 4 huiles essentielles suivantes :

- 5 gouttes d'HE de camomille allemande
- 5 gouttes d'HE d'estragon
- 4 gouttes d'HE de litsée citronnée
- 10 gouttes d'essence de citron

Complétez le roll-on avec de l'huile végétale de noyau d'abricot ou d'amande douce.

Respirez en conscience sur une inspiration de 5 secondes, une expiration de 5 secondes et cela, 10 fois de suite. Répétez tout au long de la journée si nécessaire.

TRAITEMENT

Formule unique

Pour faire rapidement face aux désagréments provoqués par l'allergie, mettez sur un mouchoir 2 gouttes d'HE d'estragon à inhaler plusieurs fois par jour (inhalation sèche). Tout problème d'allergie doit faire l'objet d'une consultation médicale. Les formules des huiles essentielles adaptées se font en fonction de la problématique de chaque personne. C'est pour cette raison que nous ne pouvons proposer de formule plus complète, trop générale.

RHINOPHARYNGITE

DÉFINITION

La rhinopharyngite est l'infection du pharynx et/ou des amygdales, associée à une rhinite. La région ORL est enflammée.

CAUSES

- Virus dans la majorité des cas
- Bactérie

SYMPTÔMES

- Fièvre plus ou moins importante
- Douleur au front pouvant irradier jusque dans les gencives
- Mal de gorge au moment d'avaler
- Nez qui coule

CONSEILS

- Pensez à boire beaucoup d'eau.
- Privilégiez les aliments contenant de la vitamine C

CONSEILS AROMATIQUES

Formule unique

Dans le creux de la main, versez :
- un fond d'huile végétale (de noisette par exemple)
- puis 2 gouttes d'huile essentielle d'eucalyptus radiata

Appliquez sur la gorge sans oublier les ganglions du cou. À renouveler 3 à 4 fois par jour.

Dans le but de décongestionner et de dégager le nez, versez 1 à 2 gouttes au choix d'HE d'eucalyptus radiata ou d'HE de menthe poivrée ou d'HE de niaouli ou d'HE de pin sylvestre sur un mouchoir en papier, à respirer de temps en temps pour dégager le nez.

ATTENTION !

N'utilisez pas de niaouli en cas de problèmes liés à un surplus d'œstrogènes. Dans ce cas, remplacez le niaouli par du tea tree.

EN COMPLÉMENT, POUR VOUS AIDER À VOUS SENTIR MIEUX

Formule à respirer

Dans un roll-on de 5 ml, mélangez les 4 huiles essentielles suivantes :
- 4 gouttes d'HE de ravintsara
- 5 gouttes d'HE de romarin CT cinéole
- 6 gouttes d'HE de litsée citronnée
- 3 gouttes de tulsi

Complétez le roll-on avec de l'huile végétale de noyau d'abricot ou d'amande douce. Respirez en conscience sur une inspiration de 5 secondes, une expiration de 5 secondes et cela, 10 fois de suite. Répétez tout au long de la journée si nécessaire.

Vous pouvez aussi, en complément, utiliser un hydrolat par voie orale, à visée anti-infectieuse, en mélangeant :

- 1 cuillère à café d'HA de cannelle écorce ou de tea tree ou de sarriette des montagnes (tous trois sont anti-infectieux)
- 1 verre d'eau

À renouveler 4 à 6 fois par jour sur 48 heures, puis 4 fois par jour les jours suivants pendant 3 à 5 jours.

CONSEIL

En cas de gros mal de gorge, vous pouvez vous faire des gargarismes avec de l'HA de sarriette des montagnes pur (ou dilué dans un peu d'eau si trop fort), 3 fois par jour.

Formule synergie

Préparez un mélange des 4 huiles essentielles suivantes, pures, dans un flacon de 5 ml :

- 40 gouttes (1 ml) d'HE d'eucalyptus radiata
- 20 gouttes (0,5 ml) d'HE de thym CT linalol
- 20 gouttes (0,5 ml) d'HE de thym CT thujanol
- 20 gouttes (0,5 ml) d'HE de niaouli

Versez dans le creux de la main un fond d'huile végétale de noisette et 2 gouttes de la synergie d'HE, à répartir sur la gorge. À renouveler 3 à 4 fois par jour sur 3 à 5 jours.

Préparez une huile de massage (dilution à 30 %) : dans un flacon de 5 ml, versez un peu d'huile végétale de noisette. Ajoutez les 4 huiles essentielles suivantes :

- 20 gouttes (0,5 ml) d'HE d'eucalyptus radiata
- 10 gouttes (0,25 ml) d'HE de thym CT linalol
- 10 gouttes (0,25 ml) d'HE de thym CT thujanol
- 20 gouttes (0,5 ml) d'HE de niaouli

Complétez avec de l'huile végétale de noisette jusqu'au bas du col. Appliquez 6 à 7 gouttes de cette huile et répartissez bien sur la gorge (sans oublier la région des ganglions). À renouveler 3 à 4 fois par jour sur 3 à 5 jours.

Vous pouvez associer à l'application cutanée, l'inhalation d'HE sèches ou humides et/ou la prise orale d'hydrolats dilués.

Inhalation humide : versez de l'eau frémissante dans un bol. Attendez 2 minutes après ébullition, puis ajoutez les HE suivantes :

- 1 goutte d'HE d'eucalyptus radiata
- 1 goutte d'HE de romarin CT cinéole
- 1 goutte d'HE de pin sylvestre.

Fermez bien les yeux sous la serviette et respirez de 5 à 10 minutes. À faire 1 à 2 fois par jour.

PRÉCAUTIONS

Attention de ne pas faire d'inhalation en cas d'asthme, d'insuffisance respiratoire ou de problèmes neurologiques (le romarin CT cinéole contient du camphre. Vous pouvez le remplacer par de l'HE de ravintsara en cas de doute).
En hiver ou période de froid, attendez 1 h après l'inhalation avant de sortir.

Vous pouvez aussi, en complément, utiliser un hydrolat par voie orale, à visée anti-infectieuse.

Mélangez à parts égales :

- 1 cuillère à café d'HA de sarriette des montagnes et d'HA de laurier noble
- ou 1 cuillère à café d'HA de sarriette des montagnes et d'HA de tea tree
- ou 1 cuillère à café d'HA de tea tree et HA de laurier noble
- ou 1 cuillère à café d'HA de cannelle écorce et d'HA de tea tree
- 1 verre d'eau

À renouveler 4 à 6 fois par jour sur 48 heures, puis 4 fois par jour les jours suivants pendant 3 à 5 jours.

SINUSITE

DÉFINITION

La sinusite est une inflammation aiguë ou chronique de une ou plusieurs des cavités nasales appelées sinus. Les sinus communiquent avec les fosses nasales par de petites ouvertures.

CAUSES

- La sinusite fait souvent suite à une infection virale comme le rhume, mais elle peut avoir d'autres facteurs : abcès dentaire, allergie, pollution atmosphérique, polypes nasaux, déviation de la paroi nasale.
- Le phénomène inflammatoire empêche le drainage des sécrétions vers les fosses nasales et entraîne une congestion par accumulation de liquide.
- Si ce liquide se surinfecte, on parle de sinusite aigue. L'agent pathogène est alors une bactérie.
- Allergique
- Pollution
- Tabac
- Reflux gastro-œsophagien
- Flore intestinale perturbée

SYMPTÔMES

- Fièvre probable
- Douleur unilatérale spontanée quand on se penche en avant ou que l'on appuie sur le ou les sinus malades, douleur au-dessus des sourcils ou des dents du haut, autour des yeux et derrière ceux-ci
- Écoulement et obstruction nasale du côté atteint
- Sécrétions nasales jaunâtres ou verdâtres épaisses et purulentes, en cas d'infection bactérienne
- Sécrétions claires en cas de rhume
- Toux nocturne, toux grasse (les sécrétions ont tendance à descendre dans la gorge)
- Mauvaise haleine
- Parfois, diminution ou perte de l'odorat

EN COMPLÉMENT, POUR VOUS AIDER À VOUS SENTIR MIEUX

Formule à respirer

Dans un roll-on de 5 ml, mélangez les 4 huiles essentielles suivantes :
- 4 gouttes d'HE de lavande vraie
- 2 gouttes d'HE de menthe poivrée
- 3 gouttes d'HE d'estragon
- 10 gouttes d'HE de citron

Complétez le roll-on avec de l'huile végétale de noyau d'abricot ou d'amande douce.

Respirez en conscience sur une inspiration de 5 secondes, une expiration de 5 secondes et cela, 10 fois de suite. Répétez tout au long de la journée si nécessaire.

CONSEILS

- Supprimer les laitages, les sucres, les graisses afin de diminuer la production de mucus.
- En cas de sinusite chronique, une détoxication hépatique associée favorisera potentiellement la guérison (voir p. 329).

Conseils aromatiques

Formule unique

Pour préparer une huile essentielle contre la sinusite, voici une formule à utiliser sur le moment. Dans le creux de la main, versez :

- un peu de macérât huileux de millepertuis
- puis 2 à 3 gouttes d'huile essentielle d'eucalyptus radiata

Appliquez sur les zones sinusales, 2 à 3 fois par jour, pendant 7 à 10 jours suivant l'évolution. Fermez bien les yeux pendant l'application.

Formule synergie

Préparez un mélange antimicrobien, antalgique, décongestionnant et mucolytique à base des 3 huiles essentielles suivantes, à quantités égales, diluées à 10 % dans de l'huile végétale de noisette :

- HE d'eucalyptus radiata
- HE de ravintsara
- HE de menthe poivrée

Ainsi, pour un flacon de 30 ml, versez 40 gouttes (1 ml) de chaque HE et complétez par de l'huile végétale de noisette.

Appliquez sur les zones sinusales 10 à 15 gouttes de ce mélange, 2 à 3 fois par jour, pendant 7 à 10 jours suivant l'évolution. Fermez bien les yeux pendant l'application.

Préparez un mélange antimicrobien, antalgique, décongestionnant et mucolytique à base des 3 huiles essentielles suivantes, à quantités égales, diluées à 10 % dans de l'huile végétale de noisette :

- HE de romarin CT cinéol
- HE de ravintsara
- HE de menthe poivrée

Ainsi, pour un flacon de 30 ml, versez 40 gouttes (1 ml) de chaque HE et complétez par de l'huile végétale de noisette.

Appliquez sur les zones sinusales 10 à 15 gouttes de ce mélange, 2 à 3 fois par jour, pendant 7 à 10 jours suivant l'évolution. Fermez bien les yeux pendant l'application.

Vous pouvez associer à l'application cutanée, l'inhalation d'HE sèches ou humides et/ou la prise orale d'hydrolats dilués.

Inhalation humide : versez de l'eau frémissante dans un bol. Attendez 2 minutes après ébullition, puis ajoutez l'une des HE suivantes :

- 2 à 3 gouttes de sapin baumier
- ou 2 à 3 gouttes d'eucalyptus radiata

Ajoutez quelques gouttes de dispersant. Fermez bien les yeux sous la serviette et respirez de 5 à 10 minutes. À faire 1 à 2 fois par jour.

Inhalation sèche : préparez un mélange respiratoire, à parts égales, des huiles essentielles suivantes :

- HE de ravintsara
- HE d'eucalyptus radiata
- HE de lavandin super

Mettez quelques gouttes de ce mélange sur un mouchoir et inhalez plusieurs fois par jour.

Dans un diffuseur d'huiles essentielles, mettez quelques gouttes d'un mélange à parts égales d'HE d'eucalyptus radiata et d'HE de pin sylvestre (ou autre conifère).

Diffusez en journée, au moins 15 minutes, dans la pièce principale de la maison, 2 à 3 fois par jour.

TRACHÉITE

DÉFINITION

La trachéite est l'inflammation de la muqueuse de la trachée. Elle est généralement infectieuse, virale le plus souvent, ou bactérienne. Les trachéites d'origine virale sont les plus fréquentes et se voient essentiellement en automne et au printemps. Elles s'accompagnent la plupart du temps de rhume, d'inflammation ou d'infection des voies pulmonaires ou de rhinopharyngite.

CAUSES

- Virale ou bactérienne
- Allergique
- Reflux gastro-œsophagien
- Irritation locale due à un aliment

SYMPTÔMES

- Douleur thoracique
- Écoulement nasal
- Voix enrouée
- De la fièvre (plus rarement)

CONSEILS AROMATIQUES

Formule unique

CAUSE NON ALLERGIQUE

Dans le creux de la main, versez :
- un petit fond d'huile végétale de noisette
- puis 1 goutte d'huile essentielle de lemongrass

Appliquez sur la gorge sans oublier la région des ganglions du cou. À renouveler 3 à 4 fois par jour.

Vous pouvez aussi, en complément, utiliser un hydrolat par voie orale en mélangeant :
- 1 cuillère à café d'HA de cyprès
- 1 verre d'eau

À renouveler 4 à 6 fois par jour, selon l'intensité et la fréquence de la toux, sur 24 à 48 heures, puis 4 fois par jour les jours suivants pendant 3 à 5 jours.

EN COMPLÉMENT, POUR VOUS AIDER À VOUS SENTIR MIEUX

Formule à respirer

Dans un roll-on de 5 ml, mélangez les 4 huiles essentielles suivantes :
- 6 gouttes d'HE de lemongrass
- 10 gouttes d'essence de bergamote
- 2 gouttes d'HE de tulsi
- 4 gouttes d'HE de cardamome

Complétez le roll-on avec de l'huile végétale de noyau d'abricot ou d'amande douce.

Respirez en conscience sur une inspiration de 5 secondes, une expiration de 5 secondes et cela, 10 fois de suite. Répétez tout au long de la journée si nécessaire.

CAUSE ALLERGIQUE

Vous pouvez utiliser un hydrolat par voie orale en mélangeant :

- 1 cuillère à café d'HA de basilic doux CT linalol
- ou 1 cuillère à café d'HA de camomille allemande
- 1 verre d'eau

À renouveler 4 à 6 fois par jour sur 48 heures, puis 4 fois par jour les jours suivants pendant 3 à 5 jours.

Hydrolats en gargarisme à visée anti-inflammatoire : vous pouvez faire des gargarismes d'HA pur de lemongrass ou d'HA de mélisse ou d'HA de verveine citronnée.

À SAVOIR

Vous pouvez associer la prise d'hydrolats par voie orale et les gargarismes d'hydrolats, puisque vous recrachez les hydrolats après vous être gargarisé.

Formule synergie

Préparez un mélange des 4 huiles essentielles suivantes, pures, dans un flacon de 5 ml :

- 40 gouttes (1 ml) d'HE d'eucalyptus radiata
- 20 gouttes (0,5 ml) d'HE de myrte vert
- 20 gouttes (0,5 ml) d'HE de thym CT linalol
- 20 gouttes (0,5 ml) d'HE de lemongrass

Versez dans le creux de la main un fond d'huile végétale de noisette, et 2 gouttes de la synergie d'HE, à répartir sur la gorge. À renouveler 3 à 4 fois par jour sur 3 à 5 jours.

Préparez une huile de massage (dilution à 25 %) : dans un flacon de 5 ml, versez un peu d'huile végétale de noisette. Ajoutez les 4 huiles essentielles suivantes :

- 20 gouttes (0,5 ml) d'HE d'eucalyptus radiata
- 10 gouttes (0,25 ml) d'HE de thym CT linalol
- 10 gouttes (0,25 ml) d'HE de myrte vert
- 10 gouttes (0,25 ml) d'HE de lemongrass

Complétez avec de l'huile végétale de noisette jusqu'au bas du col. Appliquez 8 gouttes de cette huile et répartissez bien sur la gorge (sans oublier la région des ganglions). À renouveler 3 à 4 fois par jour sur 3 à 5 jours.

Vous pouvez associer à l'application cutanée, la prise d'hydrolats (voie orale, gargarismes).

- **Hydrolat par voie orale à visée anti-infectieuse :** mélangez à 1 verre d'eau 1 cuillère à café de la synergie suivante : HA de sarriette des montagnes et HA de laurier noble, à parts égales. À renouveler 4 à 6 fois par jour sur 48 heures, puis 4 fois par jour les jours suivants sur 3 à 5 jours.
- **Hydrolat par voie orale à visée antiallergique :** mélangez à 1 verre d'eau 1 cuillère à café de la synergie suivante : HA de basilic doux CT linalol et HA de camomille allemande. À renouveler 4 à 6 fois par jour sur 48 h, puis 4 fois par jour les jours suivants sur 3 à 5 jours.
- **Hydrolat par voie orale à visée antitussive :** mélangez à 1 verre d'eau 1 cuillère à café d'HA de cyprès (ou d'HA de cyprès et d'HA de myrte vert à parts égales). À renouveler 4 à 6 fois par jour selon l'intensité et la fréquence de la toux sur 24 à 48 heures, puis 4 fois par jour les jours suivants sur 3 à 5 jours.
- **Hydrolat en gargarismes à visée anti-inflammatoire** avec de l'HA de lemongrass ou de l'HA de mélisse ou encore de l'HA de verveine citronnée, afin de diminuer la douleur liée à l'inflammation.

Annexes

Composants majoritaires et chémotypes de quelques huiles essentielles courantes

À titre d'information et d'aide pour vos futures acquisitions, vous trouverez ci-dessous un tableau (loin d'être exhaustif !) regroupant les chémotypes et composants majoritaires des huiles essentielles les plus courantes.

NOM VERNACULAIRE	NOM SCIENTIFIQUE	ORGANE PRODUCTEUR	SPÉCIFICITÉ BIOCHIMIQUE
Aneth	*Anethum graveolens*	Fruit	Limonène, carvone
Angélique	*Angelica archangelica*	Racine	α-pinène, phéllandrène, δ-3-carène, limonène
Basilic exotique	*Ocimum basilicum ssp basilicum*	Sommité fleurie	Chavicol M.E.
Baume du Pérou	*Myroxylon balsamum var. pereiras*	Oléorésine	Benzoate de benzyle, cinnamate de benzyle
Bois de Hô	*Cinnamomum camphora*	Bois	Linalol
Camomille matricaire (ou allemande)	*Matricaria recutita*	Fleur	Farnésène, chamazulène, oxyde de bisabolol
Camomille noble (ou romaine)	*Chamaemelum nobile*	Fleur	Angélate d'isobutyle, angélate d'isoamyle
Cannelle de Ceylan	*Cinnamomum zeylanicum*	Écorce	cinnamaldéhyde, eugénol.
Cannelle de Ceylan	*Cinnamomum zeylanicum*	Feuille	eugénol
Cardamome	*Elettaria cardamomum*	Fruit	1,8 cinéole, acétate de terpényle
Carotte	*Daucus carota var. sativus*	Partie aérienne	Bisabolène, pinène, myrcène, sesquiterpènes
Carotte graine	*Daucus carota var. sativus*	Graine	Carotol, daucol
Carvi	*Carum carvi*	Graine	Limonène, carvone
Cèdre de l'Atlas	*Cedrus atlantica*	Bois	Himachalènes, atlantones sesquiterpènes.

NOM VERNACULAIRE	NOM SCIENTIFIQUE	ORGANE PRODUCTEUR	SPÉCIFICITÉ BIOCHIMIQUE
Cèdre de Virginie	*Juniperus virginiana*	Bois	Thuyopsène, cédrol, cédrène
Céleri	*Apium graveolens var. dulce*	Graine	Limonène, sélinène
Ciste ladanifère	*Cistus ladaniferus*	Rameau	α-pinène, camphène
Citronnelle de Ceylan	*Cymbopogon nardus*	Partie aérienne	Trans-méthylisoeugénol, géraniol
Citronnelle de Java	*Cymbopogon winterianus*	Partie aérienne	Géraniol, citronnellol, citronnellal, géranial
Citronnier	*Citrus limon*	Feuille	Citrals, limonène
Citronnier	*Citrus limon*	Zeste	Limonène
Coriandre	*Coriandrum sativum*	Fruit	Linalol
Cumin	*Cuminum cyminum*	Fruit	Cuminaldéhyde
Curcuma	*Curcuma longa*	Racine	zinzibérène, alpha & béta tumérone
Cyprès toujours vert	*Cupressus sempervirens var. stricta*	Rameau	Pinène, δ-3-carène
Encens	*Boswellia carteri*	Oléorésine	Limonène, α-pinène, β-myrcène, β-caryophyllène
Épinette noire	*Picea mariana*	Aiguille	Monoterpènes, acétate de bornyle
Estragon	*Artemisia dracunculus*	Sommité fleurie	Chavicol M.E.,β-ocimène
Eucalyptus à fl. multiples, à cryptone	*Eucalyptus polybractea*	Feuille	Cryptone, spathulénol, paracymène, 1,8 cinéole
Eucalyptus citronné	*Eucalyptus citriodora*	Feuille	Citronnellal, citronnellol, isopulégol
Eucalyptus globuleux	*Eucalyptus globulus*	Feuille	1,8 cinéole
Eucalyptus mentholé	*Eucalyptus dives*	Feuille	Pipéritone, α-phellandrène
Eucalyptus radié	*Eucalyptus radiata ssp radiata*	Feuille	1,8 cinéole, α-terpinéol
Eucalyptus smithii	*Eucalyptus smithii*	Feuille	1,8 cinéole, limonène

NOM VERNACULAIRE	NOM SCIENTIFIQUE	ORGANE PRODUCTEUR	SPÉCIFICITÉ BIOCHIMIQUE
Fenouil	*Foeniculum vulgare*	Partie aérienne	± -phellandrène, trans anéthole, méthyl chavicol, fenchone
Gaulthérie odorante	*Gaultheria fragrantissima*	Feuille	Salicylate de méthyle
Gaulthérie couchée (dit: wintergreen)	*Gaultheria procumbens*	Feuille	Salicylate de méthyle
Genévrier commun	*Juniperus communis ssp communis*	Rameau et baies	α-pinène, sabinène
Genévrier nain des montagnes	*Juniperus communis var. alpina*	Rameau et baies	β-phellandrène, α-pinène, limonène, acétate de terpényle
Géranium bourbon	*Pelargonium x asperum*	Feuille	Géraniol, citronnellol
Gingembre	*Zingiber officinale*	Rhizome	α-zingibérène, β-sesqui-phéllandrène, Bisabolène,
Giroflier	*Eugenia caryophyllus*	Bouton floral	Eugénol, acétate d'eugényle
Immortelle	*Helichrysum italicum ssp serotinum*	Sommité fleurie	Acétate de néryle, italidione
Inule odorante	*Inula graveolens*	Sommité fleurie	Acétate de bornyle, lactone, bornéol
Laurier noble	*Laurus nobilis*	Feuille	1,8 cinéole
Lavande aspic	*Lavandula spica*	Sommité fleurie	1,8 cinéole, linalol, camphre
Lavande vraie	*Lavandula angustifolia ssp angustifolia*	Sommité fleurie	Linalol, acétate de linalyle
Lavandin super	*Lavandula x burnatii clone super*	Sommité fleurie	Linalol, acétate de linalyle, camphre
Lemongrass	*Cymbopogon citratus*	Partie aérienne	Néral, géranial
Litsée citronnée	*Litsea citrata*	Fruit	Néral, géranial, limonène
Livèche	*Levisticum officinale*	Racine	Phtalides
Mandarinier	*Citrus reticulata*	Zeste	Limonène,γ-terpinène

NOM VERNACULAIRE	NOM SCIENTIFIQUE	ORGANE PRODUCTEUR	SPÉCIFICITÉ BIOCHIMIQUE
Marjolaine à coquilles	*Origanum majorana*	Sommité fleurie	Terpinène 1,4-ol, monoterpénol
Marjolaine à coquilles ct thujanol	*Origanum majorana CT thujanol*	Sommité fleurie	idem ci-dessus + cis-thujanol, trans-thujanol
Mélisse officinale	*Melissa officinalis*	Partie aérienne	Néral, géranial, citronnellal, béta-caryophyllène, germacrène
Menthe bergamote	*Mentha x citrata*	Partie aérienne	Acétate de linalyle, linalol
Menthe poivrée	*Mentha x piperita*	Partie aérienne	Menthol, menthone
Menthe verte	*Mentha spicata*	Partie aérienne	Myrcène, carvone, limonène
Nard de l'Himalaya	*Nardostachys jatamansi*	Racine	Calarène, nardol, aristolène
Néroli	*Citrus aurantium ssp amara*	Fleur	Linalol, trans-nérolidol, monoterpènes
Niaouli	*Melaleuca quinquenervia*	Feuille	1,8 cinéole, viridiflorol
Orange douce	*Citrus sinensis*	Zeste	Limonène
Origan compact	*Origanum compactum*	Sommité fleurie	Carvacrol, thymol, alpha & béta-pinène
Origan d'Espagne	*Corydothymus capitatus*	Sommité fleurie	Carvacrol
Palmarosa	*Cymbopogon martinii var. motia*	Partie aérienne	Géraniol, acétate de géranyle
Petit grain bigarade	*Citrus aurantium ssp amara*	Feuille	Linalol, acétate de linalyle
Petit grain mandarinier	*Citrus reticulata*	Feuille	N-méthyl, anthranilate de méthyle, gamma-terpinène
Pin de Patagonie	*Pinus ponderosa*	Aiguille	Pinènes, δ-3-carène, méthylchavicol
Pin maritime - térébenthine	*Pinus pinaster*	Oléorésine	Pinènes
Pin sylvestre	*Pinus sylvestris*	Aiguille	Pinènes, limonène, δ -3-carène

NOM VERNACULAIRE	NOM SCIENTIFIQUE	ORGANE PRODUCTEUR	SPÉCIFICITÉ BIOCHIMIQUE
Poivre noir	*Piper nigrum*	Fruit	Sesquiterpènes, limonène
Ravensare aromatique	*Ravensara aromatica*	Feuille	Limonène, méthyl eugénol, methylchavicol
Ravintsara	*Cinnamomum camphora Madagascar*	Feuille	1,8 cinéole, Sabinène, α-terpinéol
Romarin à camphre	*Rosmarinus officinalis camphoriferum*	Sommité fleurie	Camphre, 1,8 cinéole, monoterpènes
Romarin à cinéole	*Rosmarinus officinalis cineoliferum*	Sommité fleurie	1,8 cinéole
Romarin à verbénone	*Rosmarinus officinalis verbenoniferum*	Sommité fleurie	Verbénone, acétate de bornyle
Rose de Damas	*Rosa damascena*	Fleur	Nérol, géraniol, citronnellol
Sapin argenté	*Abies alba*	Aiguille	alpha- et bêta-pinène, limonène, camphène
Sapin baumier	*Abies balsamea*	Aiguille	beta-pinène, alpha-pinène, lambda 3-carène, acétate de bornyle, limonène
Sarriette des montagnes	*Satureja montana*	Sommité fleurie	Carvacrol, thymol, paracymène
Saro	*Cinnamosma fragans*	Feuilles, rameaux	1,8 cinéole, sabinène, linalol, 4-terpinéol
Sauge à feuilles de lavande	*Salvia lavandulifolia*	Sommité fleurie	1,8 cinéole, camphre
Sauge sclarée	*Salvia sclarea*	Sommité fleurie	Linalol, scléréol, acétate de linalyle
Serpolet	*Thymus serpyllum*	Sommité fleurie	Thymol, carvacrol
Tanaisie annuelle	*Tanacetum annuum*	Feuille	Monoterpènes, chamazulène
Tea tree	*Melaleuca alternifolia*	Feuille	Terpinéol 1,4, γ-terpinène
Thym à feuilles de sarriette	*Thymus satureioides*	Sommité fleurie	Bornéol, carvacrol, thymol, terpinéol

NOM VERNACULAIRE	NOM SCIENTIFIQUE	ORGANE PRODUCTEUR	SPÉCIFICITÉ BIOCHIMIQUE
Thym d'Espagne	*Thymus zygis*	Sommité fleurie	Thymol, paracymène
Thym vulgaire à géraniol	*Thymus vulgaris CT geraniol*	Sommité fleurie	Géraniol
Thym vulgaire à linalol	*Thymus vulgaris CT linalol*	Sommité fleurie	Linalol
Thym vulgaire à thujanol	*Thymus vulgaris CT thujanol*	Sommité fleurie	Thujanol 4
Thym vulgaire à thymol	*Thymus vulgaris CT thymol*	Sommité fleurie	Thymol
Verveine citronnée	*Lippia citriodora*	Feuille	Néral, géranial, limonène
Vétiver	*Vetiveria zizanoides*	Racine	Vétivène, vétivénol, vétivénone
Ylang-ylang totum	*Cananga odorata*	Fleur	Germacrène D, acétate de farnésyle, farnésène, benzoate de benzyle

TRIANGLE DE COMPOSITION BIOCHIMIQUE

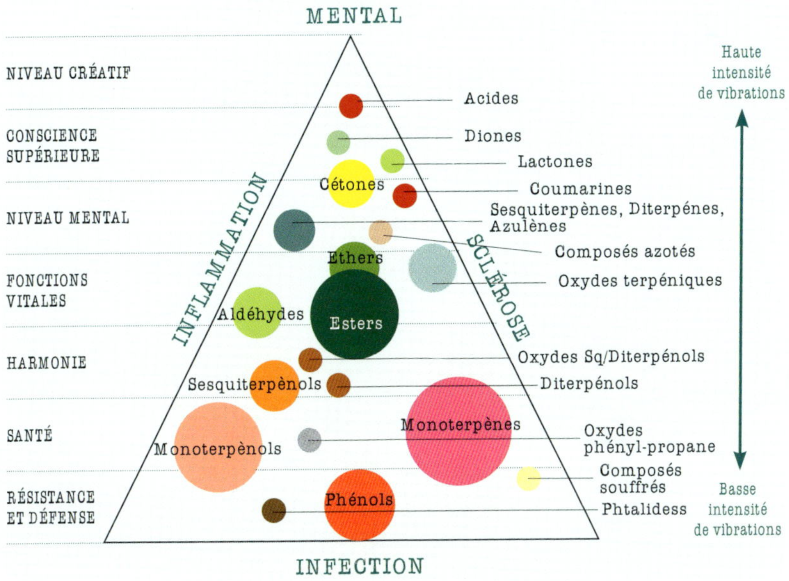

PROTOCOLE D'AIDE À LA PRÉPARATION DE FORMULES

MESURE DES HE EN MASSE, GOUTTES ET VOLUME

Ces données varient beaucoup selon les sources et les fabricants. C'est pourquoi nous prendrons la valeur moyenne de 40 gouttes/ ml pour un flacon type « codigoutte » couramment utilisé par les fournisseurs d'huiles essentielles.

– pour des HE de densité moyenne 0,9 : 1 goutte pèse environ 22,5 µg

– avec cette valeur moyenne de 40 gouttes/ml, 1 goutte a une valeur de 0,025 ml (25 µl)

Afin de limiter au maximum les différences entre les préparations, il est impératif de toujours utiliser le même système de calcul et les mêmes équivalences d'une fois sur l'autre.

DILUTION SIMPLE DE BASE

ATTENTION !

« Dilution à 1 pour 100 » ne veut pas dire :

1 vol d'HE + 100 vol d'HV

Mais :

1 vol d'HE pour 100 vol de produit final [HE +HV]

EXEMPLE POUR UNE DILUTION À 1 % D'UNE SEULE HE DANS UNE SEULE HV :

Une façon simple de faire est de soustraire le chiffre de dilution (ici « 1 ») à 100 %, afin de savoir les quantités à ajouter.

Ici : 100 – 1 = 99, on ajoute donc 1 vol d'HE à 99 vol d'HV.

LEXIQUE ET ABRÉVIATIONS

HE = huile essentielle

HV = huile végétale

vol = volume

gtte = goutte

• Remarque : HV peut être également utilisé ici pour tout liquide de dilution des HE (macérat, etc.).

• « qsp » signifie « quantité suffisante pour », c'est-à-dire qu'il faut compléter le volume déjà ajouté pour arriver au volume « qsp ».

• Exemple de dilution à 20 % d'une HE dans une HV

Pour 20 ml d'HE qsp 100 ml d'HV :

il faut mettre :

20 ml d'HE, puis ajouter :

80 ml d'HV

(= 100 ml – 20 ml).

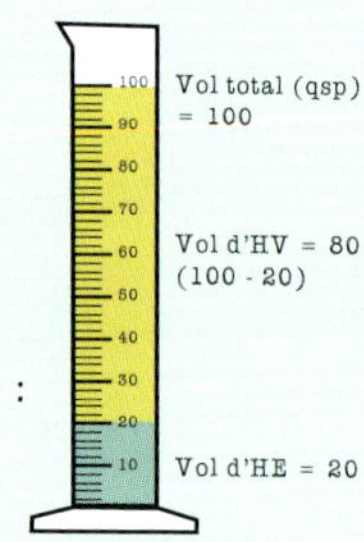

• Quelques équivalences d'écriture

Dilution à 1 % = dilution au 1/100

Dilution à 25 % = ¼

Dilution à 50 % = ½

On peut appliquer cette formule de base à tous les pourcentages. Il suffit de multiplier le vol d'HE par le pourcentage souhaité et de faire les calculs en gardant le qsp à 100.

EXEMPLE POUR 15 %

100 – 15 = 85 on ajoute donc 15 vol d'HE à 85 vol d'HV (100 – 15 = 85).

On peut remplacer « vol » par l'unité de volume voulue (gouttes, ml, etc)

EXEMPLE EN GOUTTES

HE...1 goutte
HV.......... qsp 100 gouttes, soit 99 gouttes à ajouter

FORMULE GÉNÉRALE POUR UNE DILUTION À X % QUELLE QUE SOIT L'UNITÉ

Dans tous les cas, le volume final restera à 100. On a donc :
X vol d'HE à ajouter à Y vol d'HV
avec Y= 100 – X

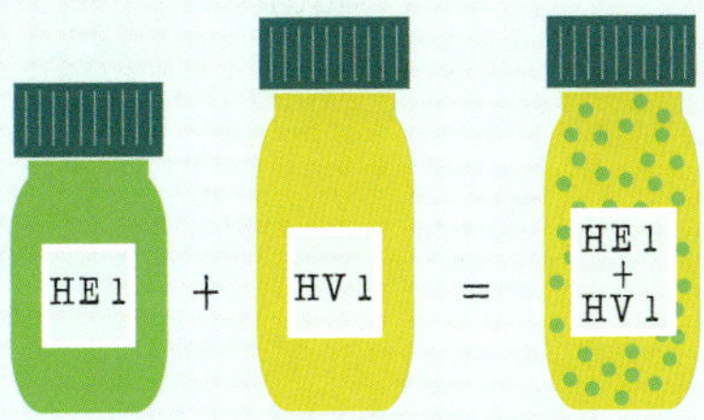

EXEMPLE EN ML, DILUTION À 1 % POUR 100 ML EN FINAL (QSP)

HE ....1 ml
HV .... qsp 100 ml ....soit 99 ml d'HV à ajouter

On peut adapter la formulation au volume final désiré. Pour cela, il suffit de multiplier (ou de diviser) les quantités en conséquence.

EXEMPLE POUR 150 ML AVEC UNE DILUTION À 5 %

Commençons par faire le calcul pour 100 ml d'une dilution à 5 %
HE ....5 ml
HV .... qsp 100 ml ....soit 95 ml à ajouter

Pour 150 ml, on multiplie les quantités par 1,5 :
HE.......... 5 x 1,5 ....7,5 ml
HV .... qsp 150 ml ....soit 142,5 à ajouter (95 x 1,5)
Remarque : pour l'HV à ajouter, cela revient à faire : 150 – 7,5 ml

EXEMPLE POUR 50 ML AVEC UNE DILUTION À 20 % :

Commençons par faire le calcul pour 100 ml d'une dilution à 20 %
HE..20 ml
HV .... qsp 100 ml.........soit 80 ml à ajouter

Pour 50 ml on divise les quantités par 2 :
HE......... 5/2...10 ml
HV......... qsp 50 ml...........soit 40 ml à ajouter (80/2)
Remarque : pour l'HV à ajouter, cela revient à faire : 50 – 10 ml

DILUTION DE PLUSIEURS HE ET HV ENSEMBLE

Le principe est de fabriquer des solutions-mères (= mélange de plusieurs HE et/ou HV) séparées et de les traiter ensuite comme des solutions simples, afin de revenir au cas précédent de la dilution d'une seule HE diluée dans une seule HV.
Quelques avantages de cette technique :
– Préparation unique donc meilleure reproductibilité de la préparation d'HE

1) FABRICATION DE LA SOLUTION-MÈRE D'HV

200 ml de mélange d'HV dans les proportions : HV1 à 40 % et HV2 à 60 %.
Cela fait respectivement 40 ml d'HV1 et 60 ml d'HV2 pour 100 ml de mélange d'HV.
Soit pour 200 ml
HV1 .... 80 ml
HV2 .... 20 ml
Total .... 200 ml de mélange d'HV

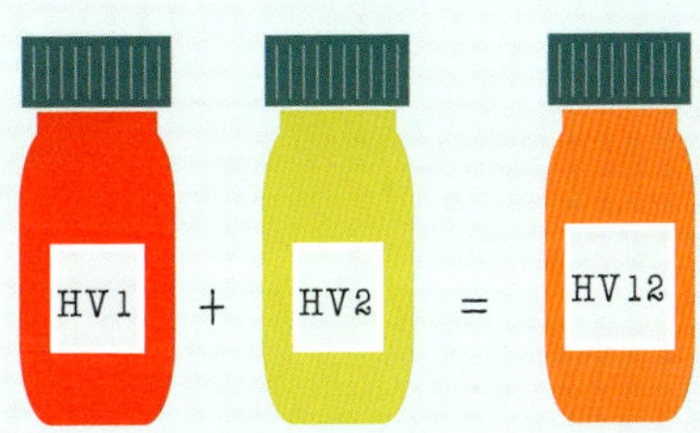

– Simplification des calculs
– Moins de pertes d'HE car quantités préparées plus importantes

CAS PRATIQUE

On veut utiliser 3 HE (HE1-HE2-HE3) à diluer dans un mélange de 2 HV (HV1-HV2).
Avec une dilution finale souhaitée de 5 % du mélange d'HE dans le mélange d'HV
Volume final souhaité : 200 ml

2) FABRICATION DE LA SOLUTION-MÈRE D'HE

On veut un volume final (HE+HV) de 200 ml d'une solution à 5 % d'HE en HV.
La quantité d'HE nécessaire est donc de 10 ml :
Mélange d'HE .... 10 ml
Mélange d'HV .... qsp 200 ml
soit .... 190 ml à ajouter

Et avec les proportions entre les HE :
HE1 → 25 % soit 25 ml pour 100 ml de mélange d'HE final
HE2 → 35 % soit 35 ml pour 100 ml de mélange d'HE final
HE3 → 40 % soit 45 ml pour 100 ml de mélange d'HE final
(On vérifie que le total fait bien 100 %.)

Pour 10 ml de mélange d'HE final, il faut diviser les quantités par 10 et faire le mélange suivant:
HE1 → 2,5 ml
HE2 → 3,5 ml
HE3 → 4,0 ml
Total mélange HE → 10 ml

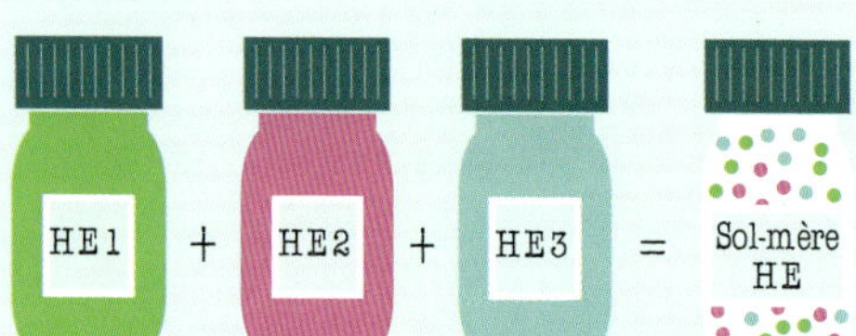

Les 3 HE ayant les proportions suivantes entre elles :
HE1 → 25 %
HE2 → 35 %
HE3 → 40 %

Les 2 HV ayant les proportions suivantes entre elles :
HV1 → 40%
HV2 → 60%

Pour 10 ml de mélange d'HE final, il faut diviser les quantités par 10 et faire le mélange suivant:
HE1 → 2,5 ml
HE2 → 3,5 ml
HE3 → 4,0 ml
Total mélange HE → 10 ml

3) FABRICATION DU MÉLANGE FINAL D'HE EN HV

La dilution visée est : mélange d'HE à 5 % dans le mélange d'HV
Soit pour 200 ml :
Solution-mère d'HE ....10 ml
Solution-mère d'HV ....190 ml

Cela revient donc pour 100 ml :
Solution-mère d'HE ....5 vol
Solution-mère d'HV ....95 vol

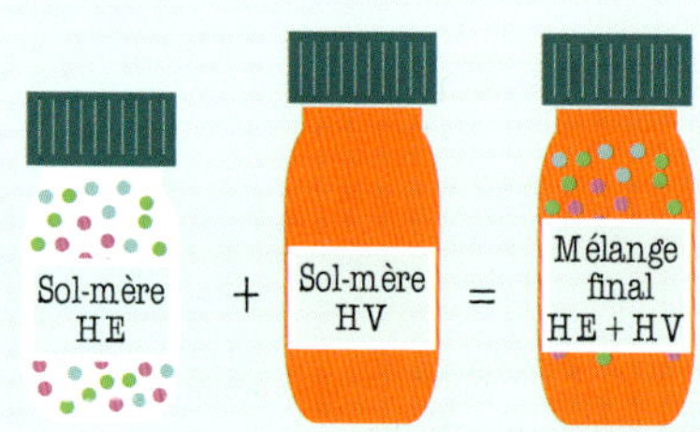

LEXIQUE

Vous trouverez ici un certain nombre de termes scientifiques et médicaux rencontrés dans cet ouvrage

A

ABORTIF/TIVE : substance qui interrompt une grossesse ; provoque un avortement.

ADIPOGÈNE : favorise la production de graisses ou de tissus adipeux (contraire : adipolityque).

ADJUVANT : substance qui, ajoutée à une autre, en améliore et en renforce les propriétés.

ADOUCISSANT : substance qui adoucit et exerce un effet apaisant sur la peau et les muqueuses (en cas d'inflammation par exemple).

ALCALINISANT : augmente le pH des liquides organiques, en particulier du sang et de l'urine. Synonyme : basifiant.

ALLERGÉNIQUE : capable de provoquer des réactions allergiques. Synonyme : allergisant.

AMPHOCHOLÉRÉTIQUE : régularise la sécrétion biliaire.

ANALEPTIQUE : favorise la convalescence, le retour des forces après une maladie.

ANALGÉSIQUE : élimine ou atténue la douleur.

ANAPHRODISIAQUE (ou ANTI-APHRODISIAQUE) : empêche ou diminue le désir et/ou les capacités sexuelles.

ANESTHÉSIQUE : diminue ou suspend totalement la sensibilité à la douleur par une action soit locale, soit générale, avec dans ce cas un affaiblissement de la conscience.

ANGIOPROTECTEUR : renforce la résistance des capillaires sanguins, limitant ainsi la formation d'hématomes et d'œdèmes. Par extension, participe également à la protection des veines et artères. Synonyme : vasoprotecteur.

ANOREXIGÈNE : qui provoque une anorexie (calme l'appétit). Contraire : apéritif.

ANTALGIQUE : atténue la douleur soit au niveau de l'organe douloureux, soit au niveau du système nerveux central. Un antalgique est moins fort qu'un analgésique.

ANTIDIAPHORÉTIQUE : voir Antisudoral.

ANTHELMINTHIQUE (ou ANTIHELMINTHIQUE) : substance participant à la destruction et à l'expulsion des parasites intestinaux. Voir aussi Ascaride.

ANTI-ANDROGÈNE : se dit d'une substance qui annule l'effet biologique des hormones mâles.

ANTI-ANÉMIQUE : combat l'anémie (diminution de la concentration sanguine en hémoglobine).

ANTIARYTHMIQUE : régularise le rythme cardiaque.

ANTIASTHÉNIQUE : lutte contre l'asthénie (fatigue générale).

ANTIBACTÉRIEN : détruit les bactéries. Voir Antiseptique, Bactéricide.

ANTIBIOTIQUE : substance capable de détruire ou d'empêcher la croissance des micro-organismes (bactéries, champignons microscopiques, parasites...). Un antibiotique est dit « à large spectre » ou « spécifique » selon le nombre d'espèces sur lesquelles il agit.

ANTICATARRHAL : combat l'inflammation des muqueuses (poumons, bronches).

ANTICOAGULANT : empêche ou diminue la coagulation sanguine.

ANTIDIABÉTIQUE : combat le diabète. Voir aussi Hypoglycémiant.

ANTIDIAPHORÉTIQUE : empêche ou limite la transpiration. Synonymes : antisudoral, antisudorifique.

ANTIDIARRHÉIQUE : combat la diarrhée par une action astringente, adsorbante, désinfectante ou modératrice du transit. Contraire : laxatif.

ANTIÉMÉTIQUE : propre à combattre les vomissements. Synonymes : antinauséeux, antivomitif.

ANTIFONGIQUE : détruit les champignons ou empêche leur prolifération. Synonyme : antimycosique.

ANTIGALACTOGÈNE (ou ANTIGALACTOGOGUE) : réduit ou arrête la lactation.

ANTIGONADOTROPE : substance qui bloque ou freine le développement et le fonctionnement des gonades (ou glandes sexuelles).

ANTIHÉMORRAGIQUE : empêche ou diminue les phénomènes hémorragiques. Voir aussi Hémostatique.

ANTI-INFECTIEUX : combat l'infection.

ANTI-INFLAMMATOIRE : réduit les phénomènes inflammatoires de l'organisme. Synonyme : antiphlogistique.

ANTILITHIASIQUE : détruit les calculs des voies biliaires ou urinaires ou s'oppose à leur formation. Synonyme : litholytique.

ANTIMITOTIQUE : empêche la mitose (= division cellulaire).

ANTIMYCOSIQUE : détruit les champignons ou empêche leur prolifération. Synonyme : antifongique.

ANTINAUSÉEUX : voir Antiémétique, antivomitif.

ANTINÉVRALGIQUE : combat les douleurs siégeant sur le trajet des nerfs sensitifs.

ANTIOXYDANT : s'oppose à la dégradation des composés organiques par oxydation (un des processus du vieillissement de l'organisme).

ANTIPARASITAIRE : détruit ou agit contre les parasites. Synonyme : Parasiticide.

ANTIPHLOGISTIQUE : réduit les inflammations en s'opposant aux réactions de l'organisme. Synonyme : anti-inflammatoire.

ANTIPRURIGINEUX : substance destinée à calmer ou à lutter contre les prurits (démangeaisons).

ANTIPYRÉTIQUE : combat la fièvre. Synonyme : Fébrifuge.

ANTIRHUMATISMAL : lutte contre les rhumatismes.

ANTISEPTIQUE : substance propre à détruire les germes qui infectent l'organisme ou à empêcher leur développement, Voir Antibactérien, Bactéricide, Antiviral, Antifongique.

ANTISPASMODIQUE : calme et combat les spasmes et contractions anormales d'origine nerveuse. Synonyme : spasmolytique.

ANTISUDORAL (ou ANTISUDORIFIQUE) : diminue la sécrétion de sueur. Synonyme : antidiaphorétique.

ANTITUSSIF : calme et soigne la toux et les irritations du pharynx. Voir aussi Béchique, Fluidifiant, Expectorant et Pectoral.

ANTIVIRAL : détruit les virus et/ou empêche leur développement.

ANTIVOMITIF : combat les nausées d'origine nerveuse ou spasmodique. Voir aussi Antiémétique.

ANXIOLYTIQUE : calme l'anxiété.

APÉRITIF : ouvre et stimule l'appétit et prépare la digestion (renferme souvent des principes amers).

APHRODISIAQUE : accroît la puissance ou le désir sexuel.

AQUARÉTIQUE : facilite l'excrétion de l'eau par l'organisme. À ne pas confondre avec diurétique, qui augmente l'excrétion d'urine (induisant alors une fuite supplémentaire d'éléments minéraux).

ASCARIDE : ver rond, parasite de l'estomac. Voir Anthelmintique, Vermifuge.

ASTRINGENT : resserre et contracte les tissus, les capillaires, les orifices, et tend à diminuer les sécrétions des glandes et des muqueuses.

B

BACTÉRICIDE : substance capable de détruire les bactéries. Voir Antibactérien, Antiseptique.

BACTÉRIOSTATIQUE : empêche la propagation et la multiplication bactériennes, mais sans forcément les détruire.

BALSAMIQUE : contient des substances aromatiques naturelles proche des baumes et des résines (décongestionnant des muqueuses des voies respiratoires).

BÉCHIQUE : calme la toux et les irritations du pharynx. Voir Antitussif, Fluidifiant, Expectorant et Pectoral.

C

CALMANT : apaise la douleur, diminue la surexcitation, l'irritabilité et provoque aussi le sommeil en agissant sur le système nerveux. Voir aussi Sédatif, Tranquillisant.

CARDIOTONIQUE : ralentit, renforce et régularise les battements de cœur. Synonyme : tonicardiaque. Voir Antiarythmique.

CARMINATIF : résorbe les gaz liés aux fermentations intestinales et en favorise les expulsions.

CAUSTIQUE : attaque et décape les tissus organiques. Exemple : dermocaustique (causticité cutanée). Synonyme : corrosif.

CHOLAGOGUE : contracte la vésicule biliaire, permettant ainsi l'évacuation de la bile du canal cholédoque dans l'intestin.

CHOLÉRÉTIQUE : stimule la sécrétion (= production) de la bile par le foie, favorisant ainsi la digestion des corps gras. Voir Hématoprotecteur.

CICATRISANT : favorise la cicatrisation. Synonyme : Vulnéraire.

D

DÉCONGESTIONNANT : Substance ou action qui lutte contre la congestion d'un organe (sinus, foie, poumons, reins, vaisseaux sanguins, etc.), par exemple en diminuant les processus inflammatoires.

DÉCONTRACTURANT : calme les contractures musculaires par une action révulsive et antispasmodique.

DÉPURATIF : purifie le sang (donc l'organisme) en aidant à l'élimination des déchets par une action diurétique (reins), hépatique (foie), laxative et purgative (intestin) et sudorifique (peau).

DÉTERSIF : nettoie en profondeur les plaies et les ulcères, facilitant ainsi leur cicatrisation.

DIAPHORÉTIQUE : favorise la transpiration cutanée. Synonyme : sudorifique.

DIGESTIF : facilite la digestion en aidant le travail de l'estomac. Voir Eupeptique, Stomachique.

DIURÉTIQUE : stimule la sécrétion de l'urine et augmente l'élimination des toxiques. Synonyme : aquarétique.

DRAINEUR : favorise l'élimination des toxines de l'organisme ou d'un organe en particulier.

E

ÉMÉTIQUE : provoque les vomissements, ce qui permet de vider l'estomac dans certains cas d'empoisonnement ou d'indigestion. Synonymes : émétisant, vomitif.

ÉMÉTISANT : voir Émétique, Vomitif.

ÉMÉTO-CATHARTIQUE : se dit d'un remède qui est en même temps vomitif et purgatif. Exige une grande prudence d'utilisation.

EMMÉNAGOGUE : provoque, facilite ou augmente l'apparition des règles.

ÉMOLLIENT : exerce un effet apaisant sur la peau et sur les muqueuses lorsqu'elles sont enflammées. Relâche, détend, amollit. Adoucit l'âcreté des sécrétions bronchiques. Synonyme : adoucissant.
Voir aussi Anti-inflammatoire, Antiphlogistique.

EUPEPTIQUE : se dit d'une substance qui favorise la digestion et en particulier la digestion gastrique. Voir Digestif, Stomachique.

EUPNÉIQUE : régularise la respiration et éclaircit les voies respiratoires.

EXCITANT : stimule ou augmente l'activité du système nerveux. Voir aussi Stimulant.

EXPECTORANT : favorise l'expulsion par la toux des sécrétions bronchiques et pharyngées (mucosités) accumulées dans les bronches. Voir Fluidifiant, Mucolytique, Pectoral.

F, G

FÉBRIFUGE : combat la fièvre ou en prévient les accès. Synonyme : Antipyrétique.

FLUIDIFIANT : rend les sécrétions bronchiques plus liquides et donc plus faciles à expectorer. Voir aussi Expectorant, Mucolytique.

FORTIFIANT : améliore l'état général de la personne, lui donne de la force et du tonus. Voir aussi Tonifiant.

GALACTOGÈNE (ou GALACTOGOGUE) : provoque ou accroît la sécrétion de lait.

GONADOTROPE : substance agissant sur les glandes sexuelles (= les gonades) et intervenant dans le développement et le fonctionnement des organes sexuels.

H-I

HÉMOLYTIQUE : attaque et détruit les globules rouges du sang (induisant parfois ictère et anémie).

HÉMOSTATIQUE : arrête les hémorragies, soit par vasoconstriction sanguine, soit par l'action de facteurs coagulants. Voir aussi Antihémorragique.

HÉPATOPROTECTEUR : protège contre les affections du foie et de la vésicule biliaire, aide à la régénération des cellules hépatiques. Voir aussi Cholérétique.

HYPERTENSEUR (ou HYPERTENSIF) : provoque l'élévation de la pression artérielle.

HYPNOTIQUE (ou HYPNOGÈNE) : provoque le sommeil. Synonyme : somnifère. Voir aussi Narcotique.

HYPOCHOLESTEROLÉMIANT : abaisse la concentration du cholestérol dans le sang. Voir aussi Hypolipémiant.

HYPOGLYCÉMIANT : abaisse la concentration du glucose sanguin. Voir aussi Antidiabétique.

HYPOLIPÉMIANT : abaisse le taux de lipides dans le sang (cholestérol et triglycérides). Voir aussi Hypocholestérolémiant.

HYPOTENSEUR (ou HYPOTENSIF) : provoque une baisse de la pression artérielle.

HYPOTHERMISANT : fait baisser la température corporelle. Voir Antithermique.

IMMUNOSTIMULANT : stimule le système immunitaire.

L-M

LAXATIF : facilite l'évacuation et/ou agit sur le volume des selles.

LITHOLYTIQUE : voir Antilithisiatique.

MICROBICIDE : détruit les microbes. Voir Antibiotique, Antiseptique.

MUCOLYTIQUE : dissout ou dilue les mucosités, les rendant plus fluides et ainsi plus faciles à expulser. Voir Expectorant, Fluidifiant.

N-O

NARCOTIQUE : procure un sommeil lourd et artificiel, souvent accompagné d'une baisse de la sensibilité. Voir Hypnotique, Somnifère.

OESTROGÉNIQUE (ou OESTROGEN-LIKE ou OESTROGENO-MIMÉTIQUE) : se dit d'une substance qui a une action identique à celle des oestrogènes.

P

PARASITICIDE : voir Antiparasitaire.

PECTORAL : exerce une action bénéfique sur l'appareil respiratoire. Les plantes béchiques et les plantes expectorantes sont des pectorales.

PHLÉBOTONIQUE : augmente la tonicité des parois des veines, ce qui favorise la circulation sanguine dans le système veineux. Synonymes : veinotonique ou tonique veineux.

PROGESTERON-LIKE (ou PROGESTERONO-MIMÉTIQUE) : substance qui a une action identique à celle de la progestérone.

PURGATIF : très fortement laxatif, accélérant le péristaltisme et irritant parfois la muqueuse intestinale.

R-S

RUBÉFIANT : substance dont l'application sur la peau produit une congestion intense et passagère, une irritation et une rougeur de la peau plus ou moins vive.

SÉDATIF : calme et régularise l'activité nerveuse ou l'excitation d'un organe, et permet d'apaiser les douleurs. Voir aussi Analgésique, Antalgique, Calmant, Tranquillisant.

SOMNIFÈRE : substance qui provoque le sommeil. Synonyme : hypnotique. Voir aussi Narcotique.

SOPORIFIQUE : voir Hypnotique, Narcortique, Somnifère.

SPASMOLYTIQUE : lutte contre les crampes, les spasmes. Synonyme : antispasmodique.

STIMULANT : excite et augmente les fonctions d'éveil, l'activité nerveuse, vasculaire et musculaire. Voir aussi Excitant.

STOMACHIQUE : aide au fonctionnement de l'estomac (tant au niveau sécrétoire que moteur), facilite et active la digestion. Voir Digestif, Eupeptique.

STUPÉFIANT : engourdit les centres nerveux et altère les facultés mentales, ce qui produit un état de stupeur (indifférence), provoque une accoutumance dangereuse.

SUDORIFIQUE : stimule, favorise la transpiration et provoque la sécrétion de la sueur. Synonyme : diaphorétique.

T-V

TONICARDIAQUE : synonyme : Cardiotonique. Voir aussi Antiarythmique.

TONIFIANT (ou TONIQUE) : exerce une action fortifiante et défatigante sur l'organisme : stimule sa vigueur en reconstituant ses forces. Voir aussi Fortifiant.

TRANQUILLISANT : tranquillise, calme, rassure. Voir aussi Calmant, Sédatif.

VASOCONSTRICTEUR : provoque le resserrement des vaisseaux sanguins par contraction musculaire. Les vasoconstricteurs, en resserrant les vaisseaux, freinent les hémorragies, ils sont également hypertenseurs.

VASODILATATEUR : dilate les vaisseaux sanguins (= augmente leur diamètre), provoquant le gonflement des tissus irrigués. Facilite la circulation, en particulier celle des petits vaisseaux.

VASOPROTECTEUR : fortifie et régénère les cellules formées par les vaisseaux capillaires, par lesquels le sang circule à l'intérieur des tissus. Synonyme : angioprotecteur.

VEINOTONIQUE (ou TONIQUE VEINEUX) : augmente la tonicité des parois des veines, ce qui favorise la circulation sanguine dans le système veineux. Synonyme : phlébotonique.

VERMIFUGE : voir Ascaride, Anthelminthique.

VOMITIF : provoque les vomissements d'une manière plus ou moins brusque et désagréable. Synonymes : émétique, émétisant.

VULNÉRAIRE : contribue à la cicatrisation des plaies et à la guérison des contusions. Synonyme : cicatrisant.

INDEX NOMS FRANÇAIS - NOMS LATINS

NOM VERNACULAIRE	NOM SCIENTIFIQUE LATIN
Achillée millefeuille	*Achillea millefolium*
Acore calamus	*Acorus calamus*
Agastache anisée	*Agastache foeniculum*
Ail	*Allium sativum*
Ajowan	*Trachyspermum ammi*
Aneth des Indes	*Anethum sowa*
Aneth odorant	*Anethum graveolens*
Anis étoilé (badiane)	*Illicium verum*
Anis vert	*Pimpinella anisum*
Angélique	*Angelica archangelica*
Arbre à thé (tea tree)	*Melaleuca alternifolia*
Armoise	*Artemesia vulgaris*
Badiane (anis étoilé)	*Illicium verum*
Basilic clocimum	*Ocimum gratissimum L. eugenoliferum*
Basilic européen	*Ocimum basilicum L. var. « Feuilles de laitue »*
Basilic tropical ou basilic exotique	*Ocimum basilicum L. var. basilicum*
Bay Saint-Thomas	*Pimienta racemosa*
Benjoin absolue	*Styrax benzoin*
Bergamote	*Citrus bergamia*
Bois de guaïac	*Bulnesia sarmienti*
Bois de hô (bois de shiu, laurier du Japon)	*Cinnamomum camphora CT linalol*
Bois de rose	*Aniba rosaeodora*
Bois de santal albal	*Santalum album*
Bois de santal amyris	*Amyris balsamifera*
Bois de Siam	*Fokiena hodginsii*
Bois de shiu (Bois de hô, laurier du Japon)	*Cinnamomum camphora CT linalol*
Bouleau jaune	*Betula alleghaniensis*
Cade	*Juniperus oxycedrus*
Cajeput	*Melaleuca leucadendron cajuputii*
Camomille matricaire ou camomille allemande	*Chamomilla recutica (ex Matricaria recutica)*
Camomille bleue du Maroc (tanaisie annuelle)	*Tanacetum annuum*
Camomille romaine (ou noble)	*Chamaemelum nobile (ex Anthemis nobilis)*
Camphre	*Cinnamomum camphora*
Cannelier de Chine	*Cinnamomum aromaticum / Cassia*
Cannelle (écorce de Ceylan)	*Cinnamomum verum*
Cannelle (feuille de Ceylan)	*Cinnamomum zeylanicum*
Cardamome	*Elletaria cardamomum*
Carotte cultivée	*Daucus carota L. var sativa*
Carotte sauvage	*Daucus Carota L. ssp maximus*
Carvi	*Carrum carvi*
Cataire citronnée	*Nepeta cataria*
Cèdre de l'Atlas	*Cedrus atlantica*
Cèdre de Virginie (genévrier de Virginie)	*Juniperus virginiana*
Cèdre d'Himalaya	*Cedrus deodara*

NOM VERNACULAIRE	NOM SCIENTIFIQUE LATIN
Céleri	*Alpium graveolens L.*
Criste marine	*Crithmum maritimum*
Ciste	*Cistus ladaniferus*
Citron	*Citrus limomum*
Citron vert (limette)	*Citrus aurantifolia Swingle*
Citronnelle de Ceylan	*Cymbopogon nardus (L.) Rendle*
Citronnelle de Java	*Cymbopogon winterianus*
Combawa	*Citrus hystrix*
Copahu	*Copaifera officinalis L.*
Coriandre	*Coriandrum sativum*
Cumin	*Cuminum cyminum L.*
Curcuma	*Curcuma longa*
Cyprès toujours vert	*Cupressus sempervirens*
Cyprès bleu	*Callitris intratropica*
Élémi	*Canarium luzonicum*
Encens somalie (oliban)	*Boswellia carterii*
Épazote	*Chenopodium ambrosoïdes*
Épinette noire	*Picea mariana*
Estragon	*Artemisia dracunculus*
Eucalyptus à cinéole	*Eucalyptus polybractea cineolifera*
Eucalyptus citronné	*Eucalyptus citriodora*
Eucalyptus à cryptone	*Eucalyptus polybractea cryptonifera*
Eucalyptus globulus	*Eucalyptus globulus*
Eucalyptus mentholé	*Eucalyptus dives Schau. piperitoniferum*
Eucalyptus radié (officinal)	*Eucalyptus radiata*
Fenouil doux	*Foeniculum vulgare var dulce*
Fenouil marin (=Criste marine)	*Crithum maritimum*
Férule gommeuse / galbanum	*Ferula gummosa Boiss.*
Galangal alpine	*Alpinia officinarum*
Gaulthérie couchée (« wintergreen »)	*Gaultheria procumbens*
Gaulthérie odorante	*Gaultheria fragrantissima*
Genévrier de Virginie (Cèdre de Virginie)	*Juniperus virginiana*
Genévrier des montagnes	*Juniperus communis var montana*
Genévrier commun érigé	*Juniperus communis ssp communis*
Genévrier érigé à terpinéole *terpineoliferum*	*Juniperus communis ssp communis*
Géranium d'Égypte	*Pelargonium x asperum cv Egypte*
Géranium rosat Chine	*Pelargonium x asperum cv Chine*
Géranium rosat Bourbon	*Pelargonium Roseum type bourbon*
Géranium rosat	*Pelargonium graveolens*
Gingembre	*Zingiber officinale Roscoe*
Girofle (clou ou feuille)	*Eugenia caryophyllus Sprengel*
Hélichryse italienne (immortelle)	*Helichrysum italicum*
Hélichryse de Madagascar	*Helichrysum gymnocephalum*
Hysope officinale	*Hyssopus officinalis*
Hysope couchée	*Hyssopus officinalis var. decumbens*
Immortelle (hélichryse italienne)	*Helichrysum italicum*

NOM VERNACULAIRE	NOM SCIENTIFIQUE LATIN
Inule odorante	*Inula graveolens*
Jasmin absolue	*Jasmimum grandiflorum*
Kachur (zédoaire, safran des Indes)	*Curcuma zedoaria Roscoe*
Katrafay	*Cedrelopsis grevei*
Khella	*Ammi visnaga*
Lantana	*Lantana camara*
Laurier noble	*Laurus nobilis*
Laurier du Japon (bois de hô, bois de shiu)	*Cinnamomum camphora CT linalol*
Lavande aspic	*Lavendula latifolia*
Lavande stoechade (à toupet, maritime, papillon)	*Lavandula stoechas*
Lavande vraie (officinale)	*Lavendula angustifolia*
Lavandin grosso	*Lavandula x grosso*
Lavandin super	*Lavandula burnatii CT Super*
Lavandin Reydovan	*Lavandula hybrida Rev. Clone Reydovan*
Lédon du Groenland	*Ledum groenlandicum*
Lemongrass	*Cymbopogon citratus*
Lentisque pistachier	*Pistacia lentiscus*
Leptosperme citronné	*Leptospermum citratum*
Limette (citron vert)	*Citrus aurantifolia Swingle*
Litsée citronnée	*Litsea cubeba*
Livèche	*Levisticum officinale*
Mandarine d'Italie ou du Mexique	*Citrus reticulata*
Manuka	*Leptospermum scoparium*
Marjolaine à coquilles (ou des jardins)	*Origanum majorana*
Marjolaine sylvestre (thym d'Espagne)	*Thymus mastichina*
Mélisse officinale	*Melissa officinalis*
Menthe à longues feuilles (ou sylvestre)	*Mentha longifolia ou mentha sylvestris*
Menthe bergamote (ou citronnée)	*Mentha citrata*
Menthe verte	*Mentha spicata*
Menthe des champs	*Mentha arvensis*
Menthe poivrée	*Mentha x piperita var officinalis*
Menthe pouliot (pouillot)	*Mentha pulegium*
Monarde	*Monarda fistulosa*
Muscade (noix de)	*Myristica fragrans*
Myrrhe Somalie	*Commiphora myrrha*
Myrte	*Myrtus communis*
Myrte rouge	*Myrtus communis L, myrtenylacetatiferum*
Myrte citronnée	*Backhousia citriodora*
Nard jatamansi	*Nardostachys jatamansi*
Néroli (fleur d'oranger, orange amère, néroli bigarade)	*Citrus aurantium*
Orange amère (Fleur d'oranger, néroli bigarade)	*Citrus aurantium L. ssp amara Engl.*
Orange douce	*Citrus sinensis*
Oignon	*Allium cepa*
Origan d'Espagne	*Corydothymus capitatus*
Origan de Grèce	*Origanum heracleoticum*
Origan compact	*Origanum compactum*

NOM VERNACULAIRE	NOM SCIENTIFIQUE LATIN
Origan vulgaire	*Origanum vulgar*
Palmarosa	*Cymbopogon martinii*
Pamplemousse	*Citrus paradisi*
Patchouli	*Pogostemon cablin*
Persil	*Petroselinum sativum*
Petit calament	*Calamintha nepeta ssp nepeta*
Petit grain bigarade	*Citrus aurantium*
Petit grain mandarine	*Citrus reticula blanco*
Pin lariccio	*Pinus lariccio*
Pin de Patagonie	*Pinus ponderosa*
Pin sibérien	*Abies sibirica*
Pin sylvestre	*Pinus sylvestris*
Poivre noir	*Piper nigrum*
Pruche	*Tsuga cadanensis*
Ravensare anisata	*Ravensara anisata*
Ravensare aromatique	*Ravensara aromatica*
Ravintsare (ravintsara, ancien ravensare aromatique)	*Cinnamomum camphora CT cinéole*
Rhododendron	*Rhododendron anthopogan D. Don*
Romarin à camphre	*Rosmarinus officinalis à camphre*
Romarin à cinéole	*Rosmarinus officinalis cineoliferu*
Romarin verbénone	*Rosmarinus officinalis à verbénone*
Rosalina	*Melaleuca ericifolia*
Rose de Damas	*Rosa damascena*
Safran des Indes (zédoaire, kachur)	*Curcuma zedoaria Roscoe*
Santal Albal	*Santalum album*
Sapin baumier	*Abies balsamea*
Sapin de Sibérie	*Abies Sibirica Ledeb*
Saro	*Cinnamosma fragans*
Sarriette des jardins (ou annuelle)	*Satureja hortensis*
Sarriette des montagnes	*Satureia montana*
Sassafras	*Sassafras*
Sauge d'Espagne	*Salvia lavandulifolia Vahl.*
Sauge officinale	*Salvia officinalis*
Sauge sclarée	*Salvia sclarea*
Serpolet	*Thymus serpyllum*
Tagete	*Tageta bipinata*
Tanaisie annuelle (camomille bleue du Maroc)	*Tanacetum annuum*
Tea tree (arbre à thé)	*Melaleuca alternifolia*
Tea tree citronné	*Leptospermum petersonii*
Térébenthine	*Pinus maritimum*
Thuya	*Thuja occidentalis*
Thym à feuilles de sariette	*Thymus satureioides*
Thym à géraniol	*Thymus vulgaris geranioliferum*
Thym à paracymène	*Thymus vulgaris paracymeniferum*
Thym d'Espagne (marjolaine sylvestre)	*Thymus mastichina*
Thym indien (ajowan)	*Trachyspermum ammi*

NOM VERNACULAIRE	NOM SCIENTIFIQUE LATIN
Thym à linalol	*Thymus vulgaris à linalol*
Thym saturéoïdes à bornéol	*Thymus satureioides à bornéol-carvacrol*
Thym à thujanol	*Thymus vulgaris à thujanol*
Thym à thymol	*Thymus vulgaris à thymol*
Valériane officinale	*Valeriana officinalis*
Valériane des Indes	*Valeriana wallichi*
Vanille (oléorésine)	*Vanilla planifolia et Vanilla tahitensis*
Verge d'or	*Solidago cadanensis*
Verveine odorante / citronnée	*Lippia citriodora*
Vétiver	*Vetiveria zizanoides*
Violette absolue	*Viola odorata*
Xanthoxylum	*Xanthoxylum armatum*
Ylang-ylang	*Cananga odorata var. guenuina*
Zédoaire (kachur, safran des Indes)	*Curcuma zedoaria Roscoe*

INDEX NOMS LATINS - NOMS FRANÇAIS

NOM SCIENTIFIQUE LATIN	NOM VERNACULAIRE
Abies balsamea	Sapin baumier
Abies sibirica	Pin sibérien
Abies sibirica Ledeb	Sapin de Sibérie
Achillea millefolium	Achillée millefeuille
Acorus calamus	Acore calamus
Agastache foeniculum	Agastache anisée
Allium cepa	Oignon
Allium sativum	Ail
Alpinia officinarum	Galangal alpine
Alpium graveolens L.	Céleri
Ammi visnaga	Khella
Amyris balsamifera	Bois de santal amyris
Anethum graveolens	Aneth odorant
Anethum sowa	Aneth des Indes
Angelica archangelica	Angélique
Aniba rosaeodora	Bois de rose
Artemesia vulgaris	Armoise
Artemisia dracunculus	Estragon
Backhousia citriodora	Myrte citronnée
Betula alleghaniensis	Bouleau jaune
Boswellia carterii	Encens somalie (oliban)
Bulnesia sarmienti	Bois de guaïac
Calamintha nepeta ssp nepeta	Petit calament

NOM SCIENTIFIQUE LATIN	NOM VERNACULAIRE
Callitris intratropica	Cyprès bleu
Cananga odorata var. guenuina	Ylang-ylang
Canarium luzonicum	Élémi
Carrum carvi	Carvi
Cedrelopsis grevei	Katrafay
Cedrus atlantica	Cèdre de l'Atlas
Cedrus deodara	Cèdre d'Himalaya
Chamaemelum nobile (ex Anthemis nobilis)	Camomille romaine (ou noble)
Chamomilla recutica (ex Matricaria recutica)	Camomille matricaire ou allemande
Chenopodium ambrosoïdes	Épazote
Cinnamomum aromaticum / Cassia	Cannelier de Chine
Cinnamomum camphora	Camphre
Cinnamomum camphora CT cinéole	Ravintsare (ravintsara, ancien ravensare aromatique)
Cinnamomum camphora CT linalol	Bois de hô (bois de Shiu, laurier du Japon)
Cinnamomum camphora CT linalol	Bois de shiu (bois de hô, laurier du Japon)
Cinnamomum camphora CT linalol	Laurier du Japon (bois de hô, bois de shiu)
Cinnamomum verum	Cannelle (écorce de Ceylan)
Cinnamomum zeylanicum	Cannelle (feuille de Ceylan)
Cinnamosma fragans	Saro
Cistus ladaniferus	Ciste
Citrus aurantifolia Swingle	Citron vert (limette)
Citrus aurantifolia Swingle	Limette (citron vert)
Citrus aurantium	Néroli (fleur d'oranger, orange amère, néroli bigarade)
Citrus aurantium	Petit grain bigarade
Citrus aurantium L. ssp amara Engl.	Orange amère (fleur d'oranger, orange amère, néroli bigarade)
Citrus bergamia	Bergamote
Citrus hystrix	Combawa
Citrus limomum	Citron
Citrus paradisi	Pamplemousse
Citrus reticula blanco	Petit grain mandarine
Citrus reticulata	Mandarine d'Italie ou du Mexique
Citrus sinensis	Orange douce
Commiphora myrrha	Myrrhe Somalie
Copaifera officinalis L.	Copahu
Coriandrum sativum	Coriandre
Corydothymus capitatus	Origan d'Espagne
Crithmum maritimum	Criste marine
Crithum maritimum	Fenouil marin (=Criste marine)
Cuminum cyminum L.	Cumin
Cupressus sempervirens	Cyprès toujours vert
Curcuma longa	Curcuma
Curcuma zedoaria Roscoe	Kachur ou zédoaire ou safran des Indes
Cymbopogon martinii	Palmarosa
Cymbopogon Nardus (L.) Rendle	Citronnelle de Ceylan
Cymbopogon winterianus	Citronnelle de Java
Cymbopogon citratus	Lemongrass

NOM SCIENTIFIQUE LATIN	NOM VERNACULAIRE
Daucus Carota L. ssp maximus	Carotte sauvage
Daucus carota L. var sativa	Carotte cultivée
Elletaria cardamomum	Cardamome
Eucalyptus citriodora	Eucalyptus citronné
Eucalyptus dives Schau. piperitoniferum	Eucalyptus mentholé
Eucalyptus globulus	Eucalyptus globulus
Eucalyptus polybractea cineolifera	Eucalyptus à cinéole
Eucalyptus polybractea cryptonifera	Eucalyptus à cryptone
Eucalyptus radiata	Eucalyptus radié (officinal)
Eugenia caryophyllus Sprengel	Girofle (clou ou feuille)
Ferula gummosa Boiss.	Férule gommeuse / Galbanum
Foeniculum vulgare var dulce	Fenouil doux
Fokiena hodginsii	Bois de Siam
Gaultheria fragrantissima	Gaulthérie odorante
Gaultheria procumbens	Gaulthérie (« wintergreen »)
Helichrysum gymnocephalum	Hélichryse du Madagascar
Helichrysum italicum	Hélichryse italienne ou immortelle
Hyssopus officinalis	Hysope officinale
Hyssopus officinalis var. decumbens	Hysope couchée
Illicium verum	Anis étoilé ou badiane
Inula graveolens	Inule odorante
Jasmimum grandiflorum	Jasmin absolue
Juniperus communis ssp communis	Genévrier érigé
Juniperus communis var montana	Genévrier des montagnes
Juniperus oxycedrus	Cade
Juniperus virginiana	Cèdre de Virginie ou genévrier de Virginie
Lantana camara	Lantana
Laurier noble – Laurus nobilis	Laurier noble
Lavandula burnatii CT Super	Lavandin super
Lavandula hybrida Rev. Clone Reydovan	Lavandin Reydovan
Lavandula stoechas	Lavande stoechade (à toupet, maritime, papillon)
Lavandula x grosso	Lavandin grosso
Lavendula angustifolia	Lavande vraie (officinale)
Lavendula latifolia	Lavande aspic
Ledum groenlandicum	Lédon du Groenland
Leptospermum citratum	Leptosperme citronné
Leptospermum petersonii	Tea tree citronné
Leptospermum scoparium	Manuka
Levisticum officinale	Livèche
Lippia citriodora	Verveine odorante
Litsea cubeba	Litsée citronnée
Melaleuca alternifolia	Arbre à thé ou tea tree
Melaleuca ericifolia	Rosalina
Melaleuca leucadendron cajuputii	Cajeput
Melaleuca quinquenervia	Niaouli
Melissa officinalis	Mélisse

NOM SCIENTIFIQUE LATIN	NOM VERNACULAIRE
Mentha arvensis	Menthe des champs
Mentha citrata	Menthe bergamote (ou citronnée)
Mentha longifolia ou mentha sylvestris	Menthe à longues feuilles (ou sylvestre)
Mentha pulegium	Menthe pouliot (pouillot)
Mentha spicata	Menthe verte
Mentha x piperita var officinalis	Menthe poivrée
Monarda fistulosa	Monarde
Myristica fragrans	Muscade (noix de)
Myrtus communis	Myrte
Myrtus communis L, myrtenylacetatiferum	Myrte rouge
Nardostachys jatamansi	Nard jatamansi
Nepeta cataria	Cataire citronnée
Ocimum basilicum L. var. « Feuilles de laitue »	Basilic européen
Ocimum basilicum L. var. Basilicum	Basilic tropical ou basilic exotique
Ocimum gratissimum L. eugenoliferum	Basilic clocimum
Origanum compactum	Origan compact
Origanum heracleoticum	Origan de Grèce
Origanum majorana	Marjolaine à coquilles (ou des jardins)
Origanum vulgar	Origan vulgaire
Pelargonium graveolens	Géranium rosat
Pelargonium Roseum type bourbon	Géranium rosat Bourbon
Pelargonium x asperum cv Chine	Géranium rosat Chine
Pelargonium x asperum cv Egypte	Géranium d'Égypte
Petroselinum sativum	Persil
Picea mariana	Épinette noire
Pimienta racemosa	Bay Saint-Thomas
Pimpinella anisum	Anis vert
Pinus lariccio	Pin lariccio
Pinus maritimum	Térébenthine
Pinus ponderosa	Pin de Patagonie
Pinus sylvestris	Pin sylvestre
Piper nigrum	Poivre noir
Pistacia lentiscus	Lentisque pistachier
Pogostemon cablin	Patchouli
Ravensara anisata	Ravensare anisata
Ravensara aromatica	Ravensare aromatique
Rhododendron anthopogan D. Don	Rhododendron
Rosa damascena	Rose de Damas
Rosmarinus officinalis à camphre	Romarin à camphre
Rosmarinus officinalis à verbénone	Romarin verbénone
Rosmarinus officinalis cineoliferu	Romarin à cinéole
Salvia lavandulifolia Vahl.	Sauge d'Espagne
Salvia officinalis	Sauge officinale
Salvia sclarea	Sauge sclarée
Santalum album	Bois de santal albal ou santal albal
Sassafras	Sassafras

NOM SCIENTIFIQUE LATIN	NOM VERNACULAIRE
Satureia montana	Sarriette des montagnes
Satureja hortensis	Sarriette des jardins (ou annuelle)
Solidago cadanensis	Verge d'or
Styrax benzoin	Benjoin absolue
Tageta bipinata	Tagete
Tanacetum annuum	Camomille bleue du Maroc ou tanaisie annuelle
Thuja occidentalis	Thuya
Thymus mastichina	Marjolaine sylvestre (thym d'Espagne)
Thymus mastichina	Thym d'Espagne (marjolaine sylvestre)
Thymus satureioides	Thym à feuilles de sariette
Thymus satureioides à bornéol-carvacrol	Thym saturéoïdes à bornéol
Thymus serpyllum	Serpolet
Thymus vulgaris à linalol	Thym à linalol
Thymus vulgaris à thujanol	Thym à thujanol
Thymus vulgaris à thymol	Thym à thymol
Thymus vulgaris geranioliferum	Thym à géraniol
Thymus vulgaris paracymeniferum	Thym à paracymène
Trachyspermum ammi	Ajowan ou thym indien
Tsuga cadanensis	Pruche
Uniperus communis ssp communis terpineoliferum	Genévrier érigé à terpinéole
Valeriana officinalis	Valériane officinale
Valeriana wallichi	Valériane des Indes
Vanilla planifolia et Vanilla tahitensis	Vanille (oléorésine)
Vetiveria zizanoides	Vétiver
Viola odorata	Violette absolue
Xanthoxylum armatum	Xanthoxylum
Zingiber officinale Roscoe	Gingembre

INDEX

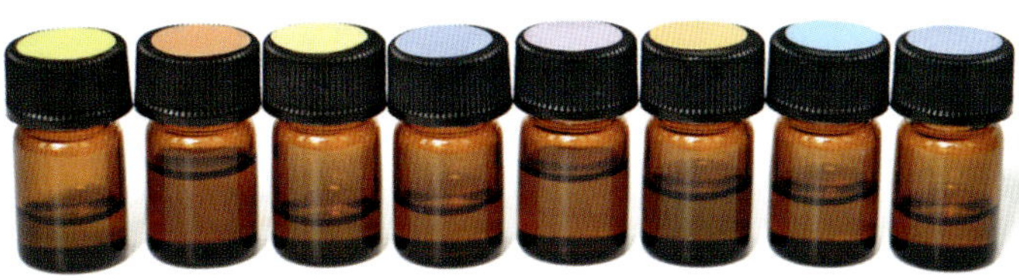

Bonnes adresses

Liste non exhaustive de producteurs et/ou distributeurs français d'huiles essentielles :

- ABC de la Nature – abcdelanature.com
- Abiessence – abiessence.com
- Agayon – agayon.com
- Agnels (Les) – lesagnels.com
- Algovital – algovital.fr
- Âme des simples (L') – amedessimples.gandi-sitemaker.net
- Arko Essentiel – arkoessentiel.fr
- Aroma Forest – huiles-essentielles-madagascar.com
- Aroma-Zone – aroma-zone.com
- Arom Import – aromimport.com
- Astérale – asterale.com
- Astratella – astratella.com
- Biofloral – biofloral.fr
- Bioflore – bioflore.be
- Bio- life (Primavera libe) – biolife.be
- Biossentiel – biossentiel.com
- Biovert – biover.be
- Bleu d'Argens – bleudargens.fr
- Bleu de Provence – distillerie-bleu-provence.com
- Casaromes – casaromes.com
- Cembra – cembra.org
- Centre Arôme – centre-arome.fr
- Cinier B – cinier-b.com
- Combe d'Ase (laboratoire) – lca-aroma.com
- Compagnie des sens (La) – compagnie-des-sens.fr
- Comptoir d'Aroma (Le) – comptoiraroma.fr
- Comptoirs et compagnies (Manuka sauvage) – comptoirsetcompagnies.com
- Comtaromatica – comtaromatica.com
- Corsica Pam – corsicapam.com
- De Saint Hilaire – de-saint-hilaire.fr
- Delval Nicolas – nicolasdelval.com
- Derpha – derpha.com
- Dietaroma – dietaroma.fr
- Distillerie l'Alambic Bègue – alambic-begue.e-monsite.com
- Distillerie du Maido – ladistilleriedumaido.com
- Distillerie du Siron – distilleriesiron lavande.fr
- Domaine Amurreda – domaine-amuredda.fr
- Drome provençale (La) – drome-provencale.com
- Eona – eona-lab.com
- Eolésens – la-source.info
- Essenciagua – essenciagua.fr
- Essentielles du clos (les) – lesessentiellesduclos.fr
- Etnas – etnas-labo.com
- Ferme de Saussac – fermedesaussac.fr
- Florame – florame.com
- Florihana – florihana.com
- Florilab – florilab.fr
- Florvital – florvital.fr
- Fytosan – fytosan.com
- Garrigue (La) – garrigue-essentielle.com
- Gattilier – legattilier.com
- Gedane – gedane.com
- Golgemma – golgemma.com
- GPH Diffusion – gphdiffusion.com
- Herbes et Traditions – herbes-et-traditions.fr
- Hevea – labo-hevea.com
- Huiles et Sens – huiles-et-sens.com
- In- Lustrys – inlustrys.com
- Jardin des nielles et des senteurs – hallefermiere.com
- Lavandes et compagnie – lavandesetcompagnie.com
- Lueur du Sud – lueurdusud.com
- Luxaromes – luxaromes.com
- Mandriolu – mandriolu.com
- Martinetti – martinettibio.com
- NatFarm – s216270108.onlinehome.fr/natfarm/Fr
- Naturacelt – naturacelt.com
- Naturactive (Pierre Fabre) – naturactive.fr
- Néroliane – neroliane.com
- Normandie Aromes – normandie.aromes.free.fr
- Ojade – ojade.ch
- Oshadi – myrtea.com
- Osmobiose – osmobiose.com
- Paradesa – paradesa.fr
- Phytosun aroms (Omega Pharma) – phytosunaroms.fr
- Plantes & Vie – plantesetvie.fr
- Pranarom – pranarom.com
- Prophessence – prophessence.com
- Puressentiel – puressentiel.com
- Pyrenessences – pyrenessences.com
- Revelessence – revelessence.com
- Rivière des Arômes – riviere-des-aromes.fr
- Rosier Davenne – laboratoire-rosier-davenne.com
- Run'Essence – aromavitry.com
- Senteurs du Claut (Les) – lessenteursduclaut.fr
- Sevessence – sevessence.com
- Sharini – sharini.com
- Sirius – sirius-bio.com
- Terre des Vosges – terredesvosges.com
- Terre Essentielle – terre-essentielle.com
- Usuri – usuri.fr
- Valnet (Cosbionat) – docteurvalnet.com
- Vanillarome – vanillarome.com
- Vie claire (La) – lavieclaire.com
- Vitalba – vitalba.fr
- Verdon Roses et Arômes – verdon-rosesetaromes.com
- Well Edis – well-edis.fr

Bibliographie

- Baudoux Dominique et Zhiri Abdesselam, *Les cahiers pratiques d'aromathérapie selon l'école française, cahier dermatologie,* éditions Inspir Development, 2010
- Baudoux, Dominique, *L'aromathérapie, se soigner par les huiles essentielles*, éditions Amyris, 2008
- Bosson Lydia, *Hydrolathérapie,* éditions Amyris, 2015
- Bosson, Lydia, *Aromathérapie énergétique – Guérir avec l'âme des plantes*, éditions Amyris, 2012
- Botineau Michel, *Guide des plantes toxiques et allergisantes*, éditions Belin, 2011
- Clergeaud, Chantal et Lionel, *Les huiles végétales, huiles de santé et de beauté*, éditions Amyris, 2003
- Delmas, Patricia, *Guide des eaux florales et hydrolats*, éditions Médicis, 2012
- Escuder Olivier, *Plantes médicinales - mode d'emploi*, édition Ulmer, 2007
- Faucon, Michel, *Traité d'aromathérapie scientifique et médicale*, éditions Sang de la terre, 2012
- Franchomme Pierre, *La science des huiles essentielles médicinales*, éditions Guy Trédaniel, 2015
- Hélène Berton, *Tout savoir sur les huiles essentielles pour la peau, recettes, usages et conseils, une saine alternative cosmétique*, éditions Favre, 2008
- Lemesle, Simon, *Huiles essentielles et eaux florales de Madagascar*, 2012
- Mailhebiau, Philippe, *La nouvelle aromathérapie, essences & sens*, éditions Eugenia, 2011
- Millet, Fabienne, *Le guide Marabout des huiles essentielles, se soigner par l'aromathérapie au quotidien*, éditions Marabout, 2010
- Padrini, Francesco, *Le massage avec les huiles essentielles tonifiant, relaxant, antistress*, éditions De Vecchi, 2007
- Penoël Daniel et Franchomme Pierre, *L'Aromathérapie exactement*, éditions Roger Jollois, 2001

Remerciements des auteurs

Tous mes remerciements au Docteur Bérangère Arnal, grande professionnelle de l'aromathérapie, pour son soutien dans notre démarche et l'élaboration de notre ouvrage, ainsi qu'à Véronique et Raymond Agnel, qui m'ont transmis leur savoir et leur amour pour les huiles essentielles.

Laurence Bec

Julie Cot des éditions Fleurus pour sa patience et son professionnalisme ; Marie-Alexandra Solari, Nathalie Macé, Rémy Le Jeune pour leur soutien, leur amitié et ce qu'ils m'ont appris ; Emmanuelle et Olivier Servigne de la distillerie Lueur du Sud, Michèle Pantalacci de la distillerie Listincu – Vitalba et Sébastien Portal de la distillerie Florvital pour leurs précieuses informations ; Olivier Escuder pour son enseignement et sa disponibilité ; sans oublier Anne, Marie-Laure, et tous les amis qui m'ont encouragé durant la rédaction de ce livre.

Éric Gerbeau

Un grand merci au Docteur Bérengère Arnal, mon ancien professeur et mentor au D.U. de phytothérapie à la faculté de médecine de l'université de Paris-XIII (promotion 2003), elle a accepté avec beaucoup d'enthousiasme de préfacer cet ouvrage, je la remercie de son soutien et de son amitié précieuse en toutes choses ; je remercie également les producteurs-distillateurs d'huiles essentielles Michèle Pantalacci et son équipe (Vitalba), Emmanuelle et Olivier Servigne (Lueur du Sud) et Valery Bouyer (PlantaBenèze) ; Julie Cot et les éditions Fleurus ; Ma mère, ma famille, mes amis, et mes étudiants qui m'ont encouragé et soutenu durant la rédaction de ce livre.

Rémy Le Jeune

Je tiens à remercier mon entourage familial pour leur soutien pendant toute la rédaction de ce beau livre, ainsi que Laurence Bec pour m'avoir conviée à l'élaboration de ce projet d'écriture.

Caroline Hofman

Direction éditoriale : Tatiana Delesalle

Édition : Julie Cot

Direction artistique : Julie Mathieu et Julie Pauwels

Fabrication : Sabine Marioni

Photographies : ©Istock à l'exception de la photographie p. 15 ©Vitalba /distillerie Listincu et de la photographie de Rémy Le Jeune (rabat arrière de la couverture) ©David Guilbert avec leur aimable autorisation.

Préparation du texte : Fabienne Vaslet à l'exception de la partie « Bien les connaître » (hormis « Avertissement » pp. 226-227) préparée par Hélène Fintament Gaudin

Lecture-correction : Fabienne Vaslet

Adaptation graphique et mise en pages : Catherine Le Troquier

Texte :

©Éric Gerbeau : « À propos des huiles essentielles » pp. 9-63 (à l'exception des descriptions des HA de basilic doux à linalol, cannelle écorce, fleur d'orange, livèche, mélisse et tilleul ; « Avertissement, précautions d'emploi et contre-indications » p. 66-67 ; « Avertissement » pp. 226-227 ; « Annexes » pp. 357-381.

©Caroline Hofman : « Les trousses aromatiques » p. 228 à 239 ; la description des six systèmes ainsi que l'ensemble des formules aromatiques à respirer de la partie « Bien les utiliser ».

©Laurence Bec : partie « Bien les connaître » : description de toutes les huiles essentielles à l'exception de celles citées ci-dessous ; partie « Bien les utiliser » : élaboration de toutes les formules aromatiques à l'exception de la liste ci-dessous.

©Rémy Le Jeune : partie « Bien les connaître » description des huiles essentielles suivantes : angélique, basilic tropical, cèdre de l'atlas, ciste ladanifère, citron, encens, estragon, gaulthérie, genévrier, inule odorante, katafray, laurier noble, lédon du groenland, litsée, marjolaine à coquilles, myrrhe, myrte vert, nard, poivre noir, ravinstara, sapin baumier, sarriette des montagnes, tea tree, thym sarriette, tulsi ; partie « Bien les utiliser » élaboration des formules aromatiques du système nerveux, du système locomoteur et une partie du système respiratoire (grippe, bronchite aigüe, sinusite, otite).

L'éditeur tient à remercier au nom des auteurs les distilleries Lueur du sud, Listincu-Vitalba et Florvital pour leurs précieuses informations, et l'autorisation de reproduction de la photographie p. 15 et de l'étiquette p. 49.

Les conseils aromatiques proposés dans ce livre ne dispensent pas d'un diagnostic, ni d'un avis médical. L'usage des huiles essentielles et des hydrolats n'est pas anodin pour votre santé. En cas de grossesse, d'allaitement ou de maladie, demandez conseil à votre pharmacien ou médecin traitant. Lisez attentivement les recommandations, et les précautions à prendre. L'éditeur et les auteurs ne pourront être tenus responsables d'une mauvaise utilisation des huiles essentielles.

15/27, rue Moussorgski
75895 Paris cedex 18
Dépôt légal : février 2016
ISBN : 978-2-3170-0402-5
MDS : 76240

Imprimé par DZS en Slovénie
Achevé d'imprimer en janvier 2016
Numéro d'édition : A16015